Marlís González-Fernández / Stephen Schaaf

Associate Editors: Jennifer M. Zumsteg / Danielle Perret / David J. Kennedy

HANDBOOK OF PHYSICAL MEDICINE AND REHABILITATION

物理医学与康复手册

主　编　〔美〕　马利斯·冈萨雷斯·费尔南德斯
　　　　　　　斯蒂芬·沙夫

主　审　刘　军　陈　龙　苏　彬

主　译　李　奇　计樱莹　帅胜斌

U0339889

天 津 出 版 传 媒 集 团

天津科技翻译出版有限公司

著作权合同登记号：图字：02-2022-295

图书在版编目（CIP）数据

物理医学与康复手册 / （美）马利斯·冈萨雷斯·费尔南德斯（Marlís González-Fernández），（美）斯蒂芬·沙夫（Stephen Schaaf）主编；李奇，计樱莹，帅胜斌主译. —天津：天津科技翻译出版有限公司，2024.9
书名原文：Handbook of Physical Medicine and Rehabilitation
ISBN 978-7-5433-4427-3

Ⅰ. ①物… Ⅱ.①马… ②斯… ③李… ④计… ⑤帅… Ⅲ.①康复医学-手册 Ⅳ.①R49-49

中国国家版本馆 CIP 数据核字（2024）第 030832 号

The original English language work:
Handbook of Physical Medicine and Rehabilitation
9780826162250
By: Marlís González-Fernández MD, PhD and Stephen Schaaf MD
Springer Publishing Company
New York, NY, USA
Copyright © 2022. All rights reserved.

授权单位：Springer Publishing Company
出　　版：天津科技翻译出版有限公司
出 版 人：方　艳
地　　址：天津市南开区白堤路 244 号
邮政编码：300192
电　　话：022-87894896
传　　真：022-87893237
网　　址：www.tsttpc.com
印　　刷：高教社（天津）印务有限公司
发　　行：全国新华书店
版本记录：787mm×1092mm　16 开本　31 印张　700 千字
　　　　　2024 年 9 第 1 版　2024 年 9 月第 1 次印刷
　　　　　定价：188.00 元

（如发现印装问题，可与出版社调换）

译校者名单

主　审　刘　军　陈　龙　苏　彬

主　译　李　奇　计樱莹　帅胜斌

副主译　汤智伟　蔡倩倩　梁成盼　黄桂兰

秘　书　刘苗苗　高明威

译校者　(按姓氏汉语拼音排序)

蔡倩倩　天津大学天津医院

陈　勇　江苏省荣军医院

褚晓蕾　天津大学天津医院

杜元才　无锡市康复医院

段奕璇　天津大学天津医院

高明威　天津大学天津医院

韩艳玲　无锡嘉仕恒信医院

黄桂兰　无锡市中心康复医院

计樱莹　无锡市中心康复医院

李　奇　天津大学天津医院

李　震　山东省滨州市中医医院

李世浩　天津大学天津医院

梁成盼　无锡市中心康复医院

刘苗苗　天津市儿童医院

陆　霞　无锡市中心康复医院

史　璇　无锡耘林康复医院

帅胜斌　天津大学天津医院

汤智伟　华中科技大学同济医学院附属同济医院

王　鑫　天津大学天津医院

肖　锋　华中科技大学同济医学院附属同济医院

尹传瑞　无锡市新吴区康复医院

张　金　无锡市中心康复医院

张　丽　无锡市中心康复医院

张　晟　天津大学天津医院

编者名单

Aaron E. Bunnell, MD Assistant Professor, Department of Rehabilitation Medicine, University of Washington, Seattle, Washington

Abana Azariah, MD Clinical Chief, Disorders of Consciousness Program, TIRR

Adam S. Tenforde, MD, FACSM Director of Running Medicine, Spaulding Rehabilitation Hospital; Assistant Professor, Department of Physical Medicine and Rehabilitation, Harvard Medical School, Boston, Massachusetts

Alba Azola, MD Assistant Professor, Department of Physical Medicine and Rehabilitation, John Hopkins University School of Medicine, Baltimore, Maryland

Albert C. Recio, MD, PT Aquatics Medical Director, Kennedy Krieger Institute; Assistant Professor, Department of Physical Medicine and Rehabilitation, Johns Hopkins School of Medicine, Baltimore, Maryland

Alexander Lloyd, MD Fellow, Department of Rehabilitation and Performance Medicine,

Alison M. Bays, MD, MPH&TM Assistant Professor, Division of Rheumatology, Department of Medicine, University of Washington, Seattle, Washington

Allison Bean, MD, PhD Assistant Professor, Department of Physical Medicine and Rehabilitation, University of Pittsburgh Medical Center, Pittsburgh, Pennsylvania

Amanda K. Gallagher, MA, CCC-SLP Speech-Language Pathologist, Department of Physical Medicine and Rehabilitation, Johns Hopkins Hospital, Baltimore, Maryland

Amanda L. Olney, DPT, GCS Rehabilitation Care Service, VA Puget Sound Health Care System, Seattle, Washington

Ameet Nagpal, MD, MS, Med Division Chief of Pain Medicine, Department of Anesthesiology, UT Health San Antonio, San Antonio, Texas

Amos Song, MD Resident, Department of Physical Medicine and Rehabilitation, Vanderbilt University Medical Center, Nashville, Tennessee

Amy K. Unwin, MD Resident Physician, Department of Rehabilitation Medicine, University of Washington, Seattle, Washington

Amy Starosta, PhD Clinical Assistant Professor, Department of Rehabilitation Medicine, School of Medicine, University of Washington, Seattle, Washington

Anesthesiology, UT Health San Antonio, San Antonio, Texas

Anthony Kenrick, MD Resident, Department of Orthopaedic Surgery, Stanford University, Palo Alto, California

Ashley M. Eaves, MD, MA Resident Physician, Department of Rehabilitation Medicine, University of Washington, Seattle, Washington Assistant Professor, Department of Physical Medicine and Rehabilitation, John Hopkins Hospital, Baltimore, Maryland

Aubree M. Fairfull, MD Resident Physician, Department of Rehabilitation Medicine, University of Washington, Seattle, Washington

Audrey S. Leung, MD Assistant Professor, Department of Rehabilitation Medicine, University of Washington, Seattle, Washington

Bhavesh Patel, DO Resident Physician, Department of Physical Medicine and Rehabilitation, Johns Hopkins University School of Medicine, Baltimore, Maryland

Bo Song, MD Resident, H. Ben Taub Department of Physical Medicine and Rehabilitation, Baylor College of Medicine, Houston, Texas

Brian J. Krabak, MD, MBA Clinical Professor, Departments of Rehabilitation and Orthopaedics and Sports Medicine, University of Washington, Seattle,

Washington

Brian Mugleston, MD   Resident, Department of Rehabilitation Medicine, University of Washington, Seattle, Washington

Carmen E. López-Acevedo, MD   Residency Program Director, Professor of Physical Medicine and Rehabilitation, Department of Physical Medicine, Rehabilitation and Sports Medicine, University of Puerto Rico School of Medicine, San Juan, Puerto Rico

Caroline A. Schepker, DO   Resident Physician, Department of Rehabilitation and Regenerative Medicine, Columbia University Medical Center, New York, New York

Caroline T. Goldin, MD   Instructor/Fellow, Department of Neurology, University of Colorado School of Medicine, Aurora, Colorado

Chad Hanaoka, BA   Research Assistant, Shirley Ryan AbilityLab, Chicago, Illinois

Cheng-Chuan Chiang, DO   Medical Student, Department of Physical Medicine and Rehabilitation, John Hopkins Hospital, Baltimore, Maryland

Cherry Junn, MD   Assistant Professor, Program Director, Brain Injury Medicine Fellowship, Department of Rehabilitation Medicine, University of Washington, Seattle, Washington

Christopher J. Visco, MD   Assistant Professor, Department of Rehabilitation and Regenerative Medicine, Columbia University Medical Center, New York, New York

Cindy Lin, MD, FACSM   Clinical Associate Professor, Sports and Spine Medicine, Department of Physical Medicine and Rehabilitation, University of Washington, Seattle, Washington

Clausyl (CJ) Plummer II, MD   Assistant Professor, Department of Physical Medicine and Rehabilitation, Vanderbilt University Medical Center, Nashville, Tennessee Cord Injury, Kennedy Krieger Institute, Baltimore, Maryland

Craig DiTommaso, MD   Medical Director, Post-Acute Medical Rehabilitation Hospital of Humble, Humble, Texas; Attending Physician and Director of Early Career Development, U.S. Physiatry, LLC, The Woodlands, Texas

Cristina L. Sadowsky, MD   Clinical Director, International Center for Spinal Cord Injury, Kennedy Krieger Institute; Associate Professor, Department of Physical Medicine and Rehabilitation, Johns Hopkins School of Medicine, Baltimore, Maryland

Daniel Ezidiegwu, DO   Resident, Department of Physical Medicine and Rehabilitation, Johns Hopkins University School of Medicine, Baltimore, Maryland

David Rothman, PhD   Assistant Clinical Professor, Department of Physical Medicine and Rehabilitation, Virginia Commonwealth University, Sheltering Arms Institute, Richmond, Virginia

David Z. Prince, MD   Director, Cardiopulmonary Rehabilitation; Assistant Professor, Department of Rehabilitation Medicine, Montefiore Medical Center, Albert Einstein College of Medicine, Bronx, New York

Deborah A. Crane, MD, MPH   Associate Professor,Department of Rehabilitation Medicine, University of Washington, Seattle, Washington

Debra Cherry, MD, MS   Director, Occupational and Environmental Medicine Residency; Associate Professor, Department of General Internal Medicine; Adjunct Department of Rehabilitation Medicine, University of Washington, Seattle, Washington

Derek Yu, MD   Neurologist, Kaiser Permanente of Washington, Tacoma, Washington

Desiree Roge, MD   Associate Professor, Department of Rehabilitation Medicine, University of Washington, Seattle, Washington

Dominique Vinh, MD   Assistant Professor, Department of Physical Medicine and Rehabilitation, John Hopkins Hospital, Baltimore, Maryland

Dorianne Feldman, MD, MSPT   Medical Director, Inpatient Rehabilitation Program;

Duane Robinson, MD   Medical Director, Air Force Medical Service, Washington, DC

Elaine Tsao, MD   Assistant Professor, Department of Rehabilitation Medicine, University of Washington, Seattle Children's Hospital, Seattle, Washington

Elizabeth Farrell, PT, DPT, PCS, ATP/SMS Senior Physical Therapist IV, International Center for Spinal Cord Injury, Kennedy Krieger Institute,

Baltimore, Maryland

Erin Michael, PT, DPT, ATP/SMS Manager, Patient Advocacy and Special Programs, International Center for Spinal Cord Injury, Kennedy Krieger Institute, Baltimore, Maryland

Eugene L. Palatulan, MD Resident Physician, Department of Rehabilitation and Regenerative Medicine, Columbia University Medical Center, New York, New York

Evan Sweren, BA MD Candidate, University of Michigan Medical School, Ann Arbor, Michigan Glendaliz Bosques, MD Chief of Pediatric Rehabilitation Medicine, Dell Children's Hospital; Associate Professor, Department of Neurology, Dell Medical School at University

Gloria Hou, MD Co-Medical Director, UW Medicine Multiple Sclerosis Center, University of Washington, Seattle, Washington

Gloria von Geldern, MD Associate Professor, Department of Neurology, University of Washington, Seattle, Washington

Heather R. Baer, MD Associate Professor, Departments of Physical Medicine and Rehabilitation and Neurology, University of Colorado Denver, Denver, Colorado

Holly Vance, RN, BSN, CWON Clinical Nurse Educator, Wound, Ostomy, Limb Preservation and Amputee Services, Harborview Medical Center, Seattle, Washington

Ileana Howard, MD Associate Professor, Department of Rehabilitation Medicine, University of Washington, Seattle, Washington

Irvin J. Huang, DO Fellow, Division of Rheumatology, Department of Medicine, University of Washington, Seattle, Washington

Isaiah Levy, MD Resident, Department of Physical Medicine and Rehabilitation, University of Pittsburgh Medical Center, Pittsburgh, Pennsylvania

Jaclyn Omura, MD Assistant Professor, Department of Rehabilitation Medicine, University of Washington, Seattle, Washington

Jeffrey Tsai, MD, PhD Associate Professor, Department of Neurology, University of Washington, Seattle, Washington

Jenna L. Thomason, MD, MPH Acting Instructor, Division of Rheumatology, Department of Medicine, University of Washington, Seattle, Washington

Jennifer Leet, MD Resident, Department of Rehabilitation Medicine, UT Health San Antonio, San Antonio, Texas

Jennifer M. Zumsteg, MD Associate Professor, Department of Rehabilitation Medicine, University of Washington, Seattle, Washington

Jesse Fann, MD, MPH Professor, Department of Psychiatry and Behavioral Sciences, University of Washington, Seattle, Washington

Jessica Engle, DO Assistant Professor, Attending Physician, Department of Physical Medicine and Rehabilitation, Johns Hopkins University School of Medicine, Baltimore,

Jessica Tse, MD Resident Physician, Department of Physical Medicine and Rehabilitation, Loma Linda University Health, Loma Linda, California

John Chan, MD Resident, Department of Orthopaedic Surgery, Stanford University, Palo Alto, California

Josh Levin, MD Clinical Associate Professor of Orthopedic Surgery and Neurosurgery; Interim Director, Physical Medicine and Rehabilitation Residency; Director, Physical Medicine and Rehabilitation Spine Fellowship, Stanford University Medical Center, Palo Alto, California

Junghoon Choi, MD Clinical Instructor, Department of Physical Medicine and Rehabilitation, NYU Langone, Brooklyn, New York

Kate E. Delaney, MD Acting Assistant Professor, Department of Rehabilitation Medicine, University of Washington, Seattle, Washington

Katherine C. Ritchey, DO, MPH Advance Scholar, Geriatrics Research, Education and Clinical Center (GRECC), VA Puget Sound Health Care System; Clinical Instructor, Division of Geriatric and Gerontology, Department of Medicine, University of Washington, Seattle, Washington

Katherine Streeter Wright, PhD Clinical Instructor, Kayla Williams, MD Resident Physician, Department of Physical Medicine and Rehabilitation, UT Southwestern Medical Center, Dallas, Texas

Kayli Gimarc, MD   Resident, Department of Rehabilitation Medicine, University of Washington, Seattle, Washington

Kelly Pham, MD   Assistant Professor, Department of Kendl M. Sankary, MD Resident, Department of Rehabilitation Medicine, University of Washington, Seattle, Washington

Kentaro Onishi, DO   Assistant Professor, Departments of Physical Medicine and Rehabilitation and Orthopedic Surgery, University of Pittsburgh Medical Center, Pittsburgh, Pennsylvania

Kevin Alschuler, PhD   Associate Professor, Department of Rehabilitation Medicine; Director of Psychology MS Center, University of Washington, Seattle, Washington

Kevin Barrette, MD   Associate Professor, Department of Neurosurgery, University of California, San Francisco, San Francisco, California

Kevin Hakimi, MD   Associate Professor, Department of Rehabilitation Medicine, University of Washington, Seattle, Washington

Kristina E. Patrick, PhD, BCBA   Assistant Professor, Department of Neurology, University of Washington; Division of Pediatric Neurology, Seattle Children's Hospital, Seattle, Washington

Lakeya S. McGill, PhD   Postdoctoral Fellow, Department of Physical Medicine and Rehabilitation, Johns Hopkins University School of Medicine, Baltimore, Maryland

Lesley Abraham, MD   Acting Assistant Professor, Department of Rehabilitation Medicine, University of Washington, Seattle, Washington

Lesley C. Kaye, MD   Assistant Professor, Department of Neurology, University of Colorado School of Medicine, Aurora, Colorado

Luis Garza, MD, PhD   Professor, Department of Dermatology, Johns Hopkins University School of Medicine, Baltimore, Maryland

Lyndly Tamura, MD   Resident, Department of Orthopaedic Surgery, Stanford University, Palo Alto, California

Madeline A. Dicks, DO   Resident Physician, Department of Rehabilitation Medicine, UT Health San Antonio, San Antonio, Texas

Manoj Mohan, DO   Resident, Department of Orthopaedic Surgery, Stanford University, Palo Alto, California

Marisa Osorio, DO   Division Chief, Pediatric Rehabilitation Medicine; Associate Professor, Department of Rehabilitation Medicine, University of Washington, Seattle, Washington

Mark E. Sederberg, DO   Visiting Instructor, Department of Physical Medicine and Rehabilitation, University of Utah, Salt Lake City, Utah

Mark Harrast, MD   Clinical Professor, Departments of Rehabilitation Medicine, Orthopaedics, and Sports Medicine, University of Washington; Medical Director, University of Washington Medicine Sports Medicine Center at Husky Stadium, Seattle, Washington

Mark S. Hopkins, PT, CPO, MBA   Chief Executive Officer, Dankmeyer, Inc., Linthicum Heights, Maryland

Marlís González-Fernández, MD, PhD   Associate Professor, Physical Medicine and Rehabilitation and Orthopaedic Surgery; Vice Chair for Clinical Operations, Department of Physical Medicine and Rehabilitation, Johns Hopkins University School of Medicine, Baltimore, Maryland

Martin B. Brodsky, PhD, ScM, CCC-SLP, F-ASHA   Associate Professor, Department of Physical Medicine and Rehabilitation, Johns Hopkins University, Baltimore, Maryland
Maryland

Matt LaCourse, MD   Resident, Department of Rehabilitation Medicine, University of Washington, Seattle, Washington

Matthew N. Bartels, MD, MPH   Professor and Chairman, Department of Rehabilitation Medicine, Albert Einstein College of Medicine, Montefiore Health System, Bronx, New York

Megan Thomson, MD   Emergency Medicine Resident Physician, Medical University of South Carolina, Charleston, South Carolina

Melinda Loveless, MD   Clinical Assistant Professor, Department of Rehabilitation Medicine, University of Washington, Seattle, Washington

Melissa Osborn, MD   Fellow, Department of Anesthesiology and Pain Medicine, University of Washington, Seattle, Washington Memorial

Hermann; Attending Physician, McGovern UT Health School of Medicine, Houston, Texas

Meredith Linden, PT, DPT, ATP/SMS   Clinical Specialist, International Center for Spinal

Michelle Accardi-Ravid, PhD   Assistant Professor (Clinical), Division of Physical Medicine and Rehabilitation, Craig H. Neilsen Rehabilitation Hospital, University of Utah Health, Salt Lake City, Utah

Monica Verduzco-Gutierrez, MD   Professor and Chair, Department of Rehabilitation Medicine, UT Health San Antonio, San Antonio, Texas

Nathan Darji, DO   Brain Injury Medicine Fellow, Spaulding Rehabilitation Hospital, Harvard Medical School, Boston, Massachusetts

Nickolas A. Dasher, PhD   Assistant Professor, Division of Rehabilitation Psychology and Neuropsychology, Department of Rehabilitation Medicine, University of Washington, Seattle, Washington

Nitin Jain, MD, MSPH   Co-Director, UT Southwestern Musculoskeletal and Sports Medicine; Vice Chair, Department of Physical Medicine and Rehabilitation; Professor of Physical Medicine and Rehabilitation, Orthopaedics, and Population and Data Sciences, University of Texas Southwestern, Dallas, Texas Northwestern Feinberg School of Medicine, Chicago, Illinois

Ny-Ying Lam, MD   Assistant Professor, Department of Rehabilitation Medicine, University of Washington, Seattle, Washington of Texas-Austin, Austin, Texas Orthopedic Surgery, Baylor College of Medicine, Houston, Texas

Patricia C. Siegel, OTD, OTR/L, CHT   Assistant Professor, Occupational Therapy Graduate Program, University of New Mexico, Albuquerque, New Mexico

Philippines G. Cabahug, MD   Director, Spinal Cord Injury Medicine Fellowship, International Center for Spinal Cord Injury, Kennedy Krieger Institute; Assistant Professor, Department of Physical Medicine and Rehabilitation, Johns Hopkins School of Medicine, Baltimore, Maryland

Prakash Jayabalan, MD, PhD   Director of Clinical Musculoskeletal Research, Shirley Ryan AbilityLab; Assistant Professor, Department of

Physical Medicine and Rehabilitation,

Prathap Jayaram, MD   Director of Regenerative Sports Medicine; Assistant Professor, H. Ben Taub Department of Physical Medicine and Rehabilitation, Department of

Preeti Raghavan, MD   Sheikh Khalifa Stroke Institute Endowed Chair, Associate Professor, Departments of Physical Medicine and Rehabilitation and Neurology, Johns Hopkins University School of Medicine, Baltimore, Maryland Professor, Department of Environmental and Occupational Health Sciences, University of Washington, Seattle, Washington

R. Samuel Mayer, MD, MEHP   Associate Professor, Department of Physical Medicine and Rehabilitation, Johns Hopkins University School of Medicine, Baltimore, Maryland

Rachel V. Aaron, PhD   Assistant Professor, Department of Physical Medicine and Rehabilitation, Johns Hopkins University School of Medicine, Baltimore, Maryland

Rebecca A. Dutton, MD   Assistant Professor, Department of Orthopaedics and Rehabilitation, University of New Mexico, Albuquerque, New Mexico
Rehabilitation Medicine, University of Washington, Seattle, Washington

Richard Fontánez, MD   Chief Resident, Department of Physical Medicine, Rehabilitation and Sports Medicine, University of Puerto Rico School of Medicine, San Juan, Puerto Rico

Ronald J. Sweren, MD   Director, Phototherapy/ Photopheresis Program; Assistant Professor, Department of Dermatology, Johns Hopkins University School of Medicine, Baltimore, Maryland

Rudy Garza, MD   Assistant Professor, Department of

Ryan Lewis, MD   Resident Physician, Department of Physical Medicine and Rehabilitation, Johns Hopkins University School of Medicine, Baltimore, Maryland

Ryan Nussbaum, DO   Resident, Department of Physical Medicine and Rehabilitation, Northwestern Feinberg School of Medicine, Chicago, Illinois

Sarah B. Simmons, MD, PhD   Neuroimmunology Fellow, Mellen Center, Cleveland Clinic, Cleveland,

Ohio

Sarah Hwang, MD   Director of Women's Health Rehabilitation, Shirley Ryan AbilityLab; Assistant Professor, Departments of Physical Medicine and Rehabilitation and Obstetrics and Gynecology, Northwestern University, Chicago, Illinois

Scott J. Campea, MD   Clinical Assistant Professor, Department of Rehabilitation Medicine, University of Washington, Seattle, Washington

Shahin Hakimian, MD   Associate Professor, Department of Neurology, University of Washington, Seattle, Washington

Shauna K. Berube, MS, CCC-SLP   Speech-Language Pathologist, Department of Physical Medicine and Rehabilitation, Johns Hopkins Hospital, Baltimore, Maryland

Sherry Igbinigie, MD   Sports Medicine Fellow, Department of Rehabilitation Medicine, University of Washington, Seattle, Washington

Soo Yeon Kim, MD   Assistant Professor, Department of Physical Medicine and Rehabilitation, Johns Hopkins University School of Medicine, Baltimore, Maryland

Stephanie R. Douglas, MD   Research Assistant, Boston, Massachusetts Swedish Medical Center, Seattle, Washington

Thiru Annaswamy, MD, MA   Staff Physician and Section Chief, Spine and Electrodiagnostic Sections, Physical Medicine and Rehabilitation Service, VA North Texas Health Care System; Professor, Department of Physical Medicine and Rehabilitation, UT Southwestern Medical Center, Dallas, Texas

Tony Nguyen, MD   Attending Physician, Post-Acute Medical Rehabilitation Hospital of Humble, Humble, Texas; Attending Physician, U.S. Physiatry, LLC, The Woodlands, Texas

Tracey Isidro, MD   Resident, H. Ben Taub Department of Physical Medicine and Rehabilitation, Baylor College of Medicine, Houston, Texas

Tyler Clark, MD   Resident, Department of Rehabilitation Medicine, UT Health San Antonio, San Antonio, Texas

Verónica Rodríguez, MD   Professor of Physical Medicine and Rehabilitation, Department of Physical Medicine, Rehabilitation and Sports Medicine, University of Puerto Rico School of Medicine, San Juan, Puerto Rico

Vishal Bansal, MD   Physician, Department of Physical Medicine and Rehabilitation University of Texas Health Houston, Houston, Texas

Xiaoning Yuan, MD, PhD   Resident Physician, Department of Rehabilitation and Regenerative Medicine, Columbia University Medical Center, New York, New York

中文版序言

近年来,康复医学作为新兴学科得到迅速发展,学科体系逐步完善,逐渐形成神经康复、骨科康复、言语康复等亚专业学科。目前,随着全球经济社会的快速发展,人均寿命的延长,各国逐渐进入老龄化,国际医学界早已提出"医疗—康复—养老"一体化的医疗模式,在此背景下,康复医学得到了长足发展。

我国康复医学发展起步较晚,该学科在 20 世纪末期才得到国内学术界的重视。我国早期康复医学研究以运动损伤康复为主,主要针对竞技体育运动员。经过几代人的努力,我国康复医学得到了迅猛发展,研究对象逐步扩展到各类疾病人群和健康人群,对提高全社会的健康水平发挥着至关重要的作用。近年来,随着人工智能的迅猛发展,我国在可穿戴康复设备研发领域取得了多项科技成果,有些已达到国际前沿水平。

译者团队多年来在临床康复领域积累了各类疾病的康复诊疗经验,同时积极钻研,取得了丰硕的学术成果,长期在各省、市康复学术团体担任重要职务。多年来的临床工作使各位医生深受启发,带领团队翻译《物理医学与康复手册》一书。本书涵盖物理和康复医学诊断管理、肌肉骨骼系统疾病、依据疾病进行物理和康复治疗,以及诊断、模式、设备和技术四部分内容,贯穿诊断、治疗、康复的全过程。

希望本书可以成为临床康复专业从业人员的案头书,为康复科医师、技师、护士的临床工作提供指导。

刘军

天津大学天津医院

中文版前言

在医学领域中,物理医学与康复是至关重要的学科之一。它们涵盖了一系列广泛的治疗方法,对于恢复患者的身体健康和提高生活质量具有不可替代的作用。随着各类因素导致的功能障碍,康复的需求显得格外急切,但康复手段繁杂,操作人员的水平不一,某些疾病的病因不明,以及缺少循证医学支撑等,都阻碍着康复领域进一步发展,为此,对于专业人士,不仅要有扎实的基础,更需要具备纵观全局的思维。《物理医学与康复手册》一书为我们提供了这一领域的基本知识和最新进展,是一本极具价值的参考书。

《物理医学与康复手册》旨在为康复从业人员提供实时临床参考。本书各个章节以简洁、易懂为目的,内容以临床为主、循证医学为辅助支撑,综合了多位专家、学者的见解与临床经验,补充了对待某类疾病因考虑不全、视角不清导致的无从下手的问题,是一本极具参考意义的书籍。

《物理医学与康复手册》分为四个部分,包含了康复过程中可能遇到的各种问题,从诊断、评估到治疗,再结合疾病、临床常见问题等方面进行阐述。这不仅有助于读者更好地理解疾病和康复过程,还能为他们提供实用的指导和建议。总的来说,这是一本内容丰富、结构严谨、语言流畅的参考书籍。它既适合医学专业人士阅读和学习,也适合广大患者和家属参考和使用。通过本书的阅读和学习,读者能够更好地了解物理医学与康复领域的知识和技术。

本书由我和计樱莹、帅胜斌担任主译,带领优秀的康复专业人员进行翻译工作。他们在翻译过程中付出了巨大的努力,对原文进行了深入地剖析和解读,力求准确地传达作者的原意。同时,他们还结合自己的专业知识和临床经验,对译文进行了反复的校对和润色,确保语言的流畅性和可读性。但是,由于能力和时间等因素的限制,我们的翻译工作难免存在不足之处,因此,我们欢迎读者提出宝贵的意见和建议,以便我们不断改进和完善。

最后,我要感谢所有参与本书翻译工作的人员,他们的辛勤付出和共同努力使得这本书能够得以出版。同时,也要感谢 Marlís González-Fernández 和

Stephen Schaaf 为本书所做的贡献，以及所有支持本书出版的人员。让我们共同期待这本书在康复医学领域发挥更大的作用，为人类的健康事业做出更大的贡献。

李嵩

天津大学天津医院

前　言

　　物理医学与康复是一个广阔的领域，需要医生不拘于专科领域，要以更广的视角去观察患者。这就要求临床医生要有更广博的专业知识，而这些知识往往超出了他们日常工作的范畴。

　　本书章节简洁，以循证为依据，以临床为导向，旨在为康复从业人员提供参考。本书适合需要掌握基础知识的低年资医生，以及需要考取专业领域证书或想了解最新康复进展的从业人员阅读。我们希望这种临床快速参考模式对康复从业人员有所帮助。

　　该书分为4个部分：第1部分介绍物理医学与康复诊断管理；第2部分回顾人体各部位的肌肉骨骼系统疾病的管理；第3部分从问题出发，讨论其物理医学与康复管理；第4部分涉及物理医学和康复诊断、模式、设备和技术。这些内容为康复人员临床中所需的日常信息。

　　我们希望这本书可以成为康复从业人员日常实践中经常使用的、重要的参考书。

Marlís González-Fernández

Stephen Schaaf

目　录

共同交流探讨
提升专业能力

▪▪▪ 智能阅读向导为您严选以下专属服务 ▪▪▪

 【推荐书单】 专业好书推荐，助您精进专业知识。

 【读者社群】 与书友分享阅读心得，交流专业知识与经验。

操作步骤指南

微信扫码直接使用资源，无需额外下载任何软件。如需重复使用可再扫码，或将需要多次使用的资源、工具、服务等添加到微信"收藏"功能。

扫码添加
智能阅读向导

物理医学与康复诊断管理

第 1 章

截肢和假肢

Mark S. Hopkins, Marlís González-Fernández

核心定义

假肢是患者肢体缺失后康复的重要组成部分。

假肢接口是患者和假肢之间的连接。该接口由接受腔和悬吊装置组成。传统的假肢是被动型的,但它包括主动且复杂的控制元件,如抽真空装置和肌电装置。骨融合完全改变了人与假肢的连接,从根本上改变了传统的接受腔接口定义。假肢的结构包含各种材料。通常,假肢特指外骨架(即假肢的各个部分之间通过外壳连接)或内骨骼(即部分通过内部的模块化元件连接)结构。内骨骼结构通常是可调节的。现在常见的做法是放弃外装饰覆盖,暴露内骨骼部件。

假肢的主要部分包括足、膝、髋、手、腕、肘和肩关节,以及构成完整功能单元的各种连接器。

"配件"是一个经典的术语,用来描述假体附带的各种物品,但可能不是主要的功能组件。尽管如此,它们对于成功地使用假肢仍然是至关重要的。残肢袜、收缩袜、穿戴辅助工具等通常被认为是配件。除了配件外,凝胶接受腔内衬套(硅胶套)和凝胶护膝及其他项目为消耗品,需定期更换。

图 1.1 总结了常见的截肢平面和部位。假肢要根据残肢状况(长度、力量、皮肤完整性、感觉和近端关节活动度)、功能性步行潜力、既往假肢的使用,以及患者的目标和生活方式进行设计。

病因和病理生理学

血管失代偿性截肢(由糖尿病或周围血管疾病所致)最常见,占所有截肢的 82%;其中下肢截肢占 97%。创伤性截肢占所有截肢手术的 16%,其中 68% 为上肢截肢。其余截肢为先天性截肢和癌症相关截肢。大多数先天性截肢(60%)是上肢,而 76% 的癌症相关截肢主要为下肢[1]。

诊断方法

康复治疗计划

截肢患者的康复是治疗师和康复团队核心能力的体现。长期的、终身的康复治疗计划需要多学科团队共同决策。截肢患者的康复从产前咨询到生命末期的全周期都可进行,以及从术前到长期康复治疗的各个方面。典型的截肢康复治疗包括假肢的处方、

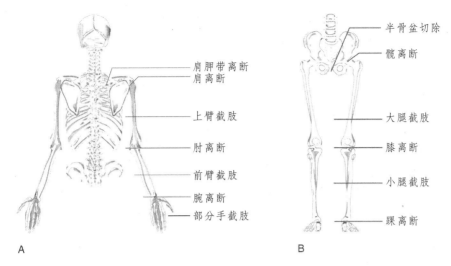

肩胛带离断
肩离断
上臂截肢
肘离断
前臂截肢
腕离断
部分手截肢

半骨盆切除
髋离断
大腿截肢
膝离断
小腿截肢
踝离断

A

B

图 1.1 常见截肢平面；(A)上肢，(B)下肢。

供应、训练和长期管理，然而，许多人根本不使用假肢，或者选择间断性地使用假肢。治疗师在截肢多学科康复团队中至关重要，他们是成功连接内科、外科和治疗等多个专业的桥梁。截肢患者的康复应是一种终身和分阶段的治疗计划[2]。

恢复和康复阶段

截肢术前康复目标是基于截肢后预期的情况对患者进行评估和教育、鼓励患者参与决策。截肢后急性期的重点是残肢愈合、疼痛管理、挛缩预防，以及早期促进独立活动和日常生活活动(ADL)。截肢后亚急性期阶段通常集中在假肢的处方和制作，以及假肢的使用训练上，这段时间需要开始考虑恢复截肢前的工作，如家庭护理、儿童护理、重返工作岗位和娱乐/休闲活动。对于这类人群来说，终身监护是至关重要的，因为假肢患者需要帮助，以确保假肢的适配安装和功能，辅助设备升级和更换，监测残肢的健康状况，以及管理与长期使用假肢相关的并发症。

假肢供应和培训

假肢及矫形器师是团队的重要成员，负责评估、处方、制作、维护和更换假肢。他们负责完成假肢设计和使用组件的细节。物理治疗师和作业治疗师通常承担两个主要职能：①功能评估员负责记录不同时间段的治疗效果和变化；②假肢使用训练。物理治疗师通常管理下肢假肢的步态和移动训练。作业治疗师通常重点管理上肢假肢的灵活性和 ADL 训练。对于复杂的、多部位截肢患者，以及复杂的医疗/手术条件的患者，可能需要联合治疗。在手术前，内科医生/外科医生、治疗师和假肢及矫形器师需进行沟通，并涵盖患者整个生命周期。

先进的手术选择

在先进的假肢设计和组件中，通过对残肢进行手术改造来解决假肢的安装问题，提高假肢终身使用的耐用性和改善肢体功能是很常见的。神经、软组织和骨重建的手术中肢体修复是相当常见的，可以在康复的多个阶段进行。特定的技术,如靶向肌肉神经再生用于外部动力假肢的运动和感觉控制,骨整形手术改善残肢负荷和稳定性,以及骨整合假肢(允许无接受腔适配),已使长期使用假肢患者的生活质量得到了提高。

治疗

下肢假肢

病史、体格检查和当前功能可确定患者的潜在能力。许多标准化的测试也有助于评估。美国使用最广泛的分类系统是由医疗保险和医疗补助服务中心(CMS)提供的,帮助患者选择膝关节和足/踝关节[3]假肢。功能分类标记为0~4,代表假肢逐步增加患者潜在的步行功能(表1.1)。

假肢的设计反映了肢体缺失的平面和假肢的预期功能。一般类型的假肢包括术后即装和早期假肢、临时假肢、正式假肢及专用的或特定运动假肢。术后即装和早期假肢在截肢后不久进行安装,通常在手术室安装,目的是防止水肿、保护肢体与切口、减轻疼痛、促进愈合和早期功能独立。一旦残肢具有穿脱接受腔的耐受力就可以提供临时

假肢,主要有3个目标:①残肢定型(体积减小、塑形、加强力量和脱敏);②最大限度地提高早期独立功能;③为正式假肢的安装做评估。正式假肢在上述目标都实现时使用,目的是使假肢的使用时间更长,并且可更美观。当肢体大小或体积发生显著变化和(或)由磨损导致功能发生显著变化时,正式假肢将被调整或更换。当正式假肢不合适时(例如,游泳、短跑或在极端环境中使用),可以为职业或业余活动提供专业或特定活动的假肢。

下肢假肢包括患者和假肢接口(接受腔和悬吊系统)、假肢构件、代偿功能单元(足/踝关节、膝关节、髋关节)、袜子、衬垫等。

假足/踝关节系统是典型的被动装置,使用弹性材料来适应地面表面。根据物理铰链的存在和提供能量返回和释放的能力,它们可以分为两大类。可提供动力和微处理器控制的足/足踝系统。

部分足部假肢

在设计部分足部假肢时,一般考虑的是截肢平面和残余足的功能(图1.2)。从生物力学角度看,部分足部假肢是为了支持残余

表1.1 CMS:功能水平和相应的假肢组件

级别	足/踝部件	膝单元
K0(无使用假肢的功能潜力)	不符合使用假肢的条件	不符合使用假肢的条件
K1(受限于家庭范围内的移动者)	仅SACH或单轴	不允许液压控制
K2(家庭和有限的社区距离移动者)	允许柔性龙骨或多轴结构	不允许液压控制
K3(社区距离;不同的节奏;穿越环境障碍的移动者)	任何足部/踝关节组件;包括能量储存和多轴动态响应	大多数膝关节单元包括液体,微处理器控制;没有高活动的膝关节框架
K4(活动量大的成人、运动员或儿童)	任何足和踝关节组件	任何膝关节

CMS,美国联邦医疗保险和医疗补助服务中心;SACH,静踝弹性后跟。

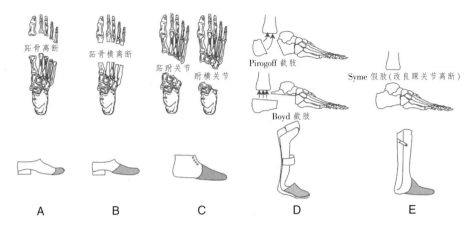

图 1.2　部分足截肢和合适的假肢：(A~C)部分足假肢，(D)胫骨结节高度部分足假肢，(E)Syme 假肢。

的足部结构，控制力的分布，代偿失去的前杠杆臂，并保证鞋合脚。假肢结构和杠杆臂控制由组件的高度和所选择的材料决定，因此，通常残肢越短，组件越高。

Syme 假肢

Syme 截肢术是指踝关节离断，保留足跟脂肪垫的特殊术式。因此，它允许远端负重并能减少近端负荷。球状远端减少了近端悬挂和长杠杆臂的需要，表面积允许力的分布和更多的假体控制。相反，它的接受腔末端为假肢足/踝关节系统提供了有限的空间。该残肢面通常可用于全远端负重和自悬吊。接受腔通常直接安装在足上(图 1.3)。为便于穿戴或插入圆柱形带有软质泡沫的衬套，可在接受腔上开窗或门。可能使用到袜子或凝胶衬垫。由于空间有限，需要设计较低轮廓外形的踝或足，可以选择低储能足。

小腿假肢

小腿假肢包括一个优化负重和摆动相作用力的接口(图 1.3)。小腿截肢的范围从远端 Syme 踝关节离断延伸到膝关节近端；然而，有一些外科手术的因素决定了最佳的

长度。杠杆作用和表面积随着肢体的延长而增加，但在肢体远端，软组织覆盖可能受到限制，使肢体容易出现皮肤问题，并限制足部/踝关节的选择。在近端，必须保持伸直机制以控制膝关节，短杠杆和表面积可能需要接受腔的设计延伸到膝关节以上，从而导致更复杂的安装。小腿中上 1/3 处被认为是理想的截肢平面。残肢末端负重通常不耐受，所以身体重量由整个残体承担，除了压力敏感区域。

小腿假肢有许多设计方案，其最终目标是舒适性和控制性。使用凝胶套已经成为普遍的做法。凝胶套旨在提供悬吊能力，控制剪切和压力，并以一个均匀可靠的模式缓冲。带机械锁的凝胶套或凝胶护套可用于产生吸力或提高真空度，以改善摆动相控制。在理想的长度下，所有的足/踝设计都可以选择，包括较长的"J"形储能足，多轴动态响应足和集成的冲击、扭矩递减系统。

膝离断假肢

膝离断假肢的设计旨在最大限度地提高这种平面截肢的优势，包括远端负重、减少近端负荷、全髋关节运动能力、远端球形

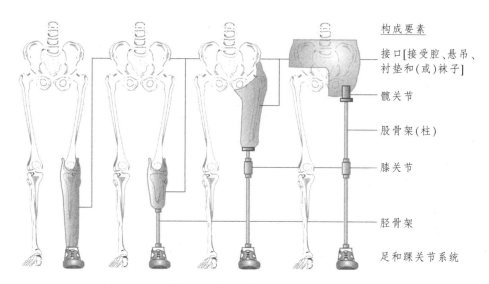

构成要素

接口[接受腔、悬吊、衬垫和(或)袜子]

髋关节

股骨架(柱)

膝关节

胫骨架

足和踝关节系统

图1.3 Syme假肢和经小腿、大腿及髋关节离断的假体。

允许减少近端悬吊,以及用来控制假体的长杠杆臂和表面区域。缺点是接受腔远端空间有限,对于假肢膝关节结构有一定影响,难以获得满意的美观修复。

与大腿假肢相比,膝离断假肢的接受腔设计相对简单,因为远端肢体负重和自悬吊的可用性可以消除或显著减少骨盆的负重、近端接受腔边缘的复杂设计或近端悬吊系统(如皮带)的需求。这些优点使膝离断假肢的接口对患者来说不那么麻烦,并提高了行走和坐时的舒适度。多轴的膝关节结构是常规选择,因为适用于大腿长度较短患者且坐位的舒适度较高。足部和踝关节的选择是基于患者的功能潜力,结合膝关节功能单元而确定形成一套综合的足/踝和膝系统。

大腿假肢

在大腿截肢平面,残肢长度成为主要考虑因素。较短的截肢长度显著减少了表面积和杠杆的控制力作用。这是膝关节假肢控制中特别重要的问题。短肢的假肢设计必须考虑适应性,接受腔边缘和骨盆悬吊带分别用

于站立和摆动阶段控制。髋离断假肢可能适合于非常短的大腿截肢。虽然长残肢有利于杠杆作用和控制,但给某些膝关节单位留的空间有限。

大腿假肢接受腔的形状为四边形,有坐骨包容。这样的设计能承受骨盆重量,减轻残端负重。坐骨包容接受腔的设计旨在更好地控制股骨,从而减少步态偏差,如由于接受腔不稳定导致的躯干外侧倾斜。坐骨下大腿假肢接受腔的设计越来越普遍,使用流体力学凝胶衬垫和大腿软组织负荷或提高真空度,在没有骨盆负荷的情况下提高稳定性和舒适性。大腿假肢接受腔的主要目标仍然是患者的舒适度和控制能力。膝关节的选择基于患者的功能潜力和可用的残肢杠杆等因素。

髋离断或半骨盆假肢

髋离断或半骨盆假肢的设计是基于残留的骨盆结构和坐骨结节用于负重及髂骨悬吊的可用性。如果没有这两个骨性结构,接受腔控制依赖于软组织收缩,可能不稳定。

接受腔接口最常见的制造方式是整件式，带有连接髋关节的硬质配件围绕并封装整个剩余骨盆的软性包容腔，用于承重、悬吊和旋转控制。骨盆运动(骨盆后倾斜)用于启动摆动相。负重下膝关节和髋关节的假肢对线有伸展偏移时稳定性较好。髋关节是典型的单轴关节，具有伸展辅助机制，并与放置在接受腔远端前侧的轴对齐，以获得最大的伸展偏移和坐姿舒适度。如果不主动控制髋关节，膝关节和足/踝关节组件的选择在很大程度上是基于对站立稳定性和安全性的需要。

上肢假肢

上肢假肢使用者的人群与下肢假肢使用者的人群有很大的不同。这主要是由于上肢截肢的数量有限和假肢排斥率高。单侧上肢截肢者将很快变成健侧肢体掌握日常生活能力。上肢截肢者通常有 3~6 个月成功安装假肢的关键时期，在此之后他们更有可能拒绝安装假肢。通过适当的训练，双侧上肢

截肢者可以在大多数基本的日常生活活动中获得独立。上肢假体的描述反映了截肢的平面(见图 1.1)。对于上肢截肢的患者，有六种基本选择：无假肢、被动或静态末端装置、身体动力、体外力源、混合动力或特殊假肢。被动一词仅指末端装置，它不能被激活以打开或关闭；然而，假肢作为残肢的延伸，用于双手活动和在空间中操纵物体。被动系统在外观上更容易被接受。身体动力系统要求使用者通过双肩关节或屈曲外展向牵引索提供拉力(图 1.4)。体外力源系统通常通过来残余肌肉的肌电图(EMG)信号进行肌电控制。

部分手假肢

部分手假肢由于其功能有限和美观性差，比其他任何水平的假肢更容易被排斥。作业治疗师对成功开具假肢处方至关重要，且应该尽早参与其中。开具处方时一般考虑的是截肢的平面是否具有潜在使用能力的手功能，以及单侧和双侧受累。截肢平面包

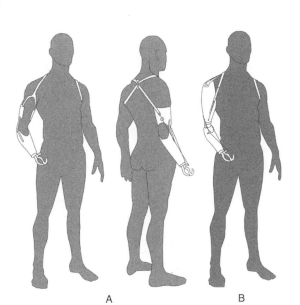

构成要素

接口(接受腔、悬吊带、硅胶套/袜子)

控制系统(线束)

肘部装置

腕部装置

终端装置

图 1.4 (A)前臂和(B)上臂自身力源假肢。

括部分或完全指关节离断、射线切除、经掌骨和经腕骨。

腕离断和前臂假肢

腕离断和前臂假肢的设计是基于残肢的长度和可用的前臂旋转。在腕离断平面，完整的桡骨和尺骨可以改善远端压力耐受性和完全旋前/旋后。然而，接受腔末端留给腕和末端装置的空间有限；因此，假肢可能比完整的对侧肢体更长。前臂平面，杠杆臂的长度决定了控制系统、部件和接口。如果残肢长度较短，则需要一个假肢接口，并可能延伸到肘部以上。

肘离断和上臂假肢

残肢长度和假肢的控制是肘离断和上臂假肢设计的主要问题。在肘离断平面，全肱骨长度、有良好耐受力和较宽的肱骨末端及充分杠杆可以提高对假肢的控制。然而，留给假肢肘关节结构的空间有限，通常需要使用外铰链或一个比非截肢肢体低的肘关节组件。上臂截肢平面及杠杆臂的长度决定了控制系统、部件和接口。较长的残肢允许接受腔边缘线和肩关节远端保持相对较低的位置。在中等长度的平面，接受腔通常延伸到胸肌和肩胛骨区域以控制旋转。在较高的截肢平面且杠杆臂较短，接受腔可以延伸到肩峰（即肩帽）。残余肱骨很短的患者适合使用肩离断假肢。肘部单元、腕部单元和终端装置的选择是基于所选择的控制系统。常见的混合控制系统是一个身体动力的肘部单元和一个体外力源的手终端装置。

肩离断和肩胛区/胸廓假肢

在设计近端截肢平面的假肢时，一般要考虑使用肩胛带控制接口和胸肌、上斜方肌或肩胛肌的潜在肌电部位。如果没有肩胛带，控制能力减弱，大多数患者会选择放弃假肢安装。被动系统在这一截肢平面上很常见，通常由健侧肢体操作，有手动锁定肘关节装置。全身动力系统是可能的，但通常需要使用腹股沟控制带和下颌推动开关，患者不易接受。具有身体动力和体外力源组合的混合动力系统更为常见。通过手术干预来扩大肌电部位，如定向肌肉神经移植，以及使用动力的肩、肘、腕和手来增加运动和顺序控制是可能的，并能显著提高功能。

（肖锋 译　李世浩 汤智伟 李奇 审）

参考文献

1. Dillingham TR, Pezzin LE, MacKenzie EJ. Limb amputation and limb deficiency: epidemiology and recent trends in the United States. *Southern Med J.* 2002;95(8):875–884.

2. Keszler M, Wright K, Miranda A, Hopkins M. Multi-disciplinary amputation team management of individuals with limb loss. *Curr Phys Med Rehabil Rep.* 2020;8:118–126. doi:10.1007/s40141-020-00282-4

3. Centers for Medicare and Medicaid Services. Local Coverage Determinations (LCD) for Lower Limb Prosthesis [#33787]. Medicare-Coverage-Database. Accessed April 27, 2021. http://www.medicarenhic.com/dme/medical_review/mr_lcds/mr_lcd-current/L33787_2020-01-01_PA_2020-04.pdf

第 2 章

脑肿瘤

Ny-Ying Lam,Elaine Tsao,Jessica Tse

核心定义

脑肿瘤分为原发性和继发性肿瘤(转移性肿瘤)。原发性脑肿瘤是一种中枢神经系统肿瘤。在成年人中,脑膜瘤(一种非恶性肿瘤)最常见(占成人中枢神经系统肿瘤的37.1%)。成人最常见的恶性中枢神经系统肿瘤是胶质瘤,其中多形性胶质母细胞瘤是最常见的类型,预后最差。转移性脑肿瘤是最常见的脑肿瘤,常见的来源是肺癌、乳腺癌和黑色素瘤。

儿科(0~19 岁)常见的中枢神经系统肿瘤类型是胶质瘤(约占 46.5%),其中毛细胞星形细胞瘤是最常见的类型。胚胎性肿瘤是第二常见的儿童脑肿瘤类型(10.4%),在 0~4 岁最为常见。髓母细胞瘤是一种恶性肿瘤,占所有胚胎性肿瘤的 63.3%。脑肿瘤的位置也因年龄而异。在 0~14 岁人群中,肿瘤主要位于小脑和脑干(28.4%)。在 15~19 岁人群中,垂体和颅咽管的肿瘤(31.9%)更常见[1]。

神经胶质瘤是根据 2016 年世界卫生组织(WHO)发布的《中枢神经系统肿瘤分类》进行分类的,该分类使用了从活检中获得的组织学和分子参数。WHO 分级显示肿瘤的侵袭性,Ⅰ级侵袭性最低,Ⅳ级侵袭性最高。

几乎所有的低级别肿瘤(Ⅰ级和Ⅱ级)都会发展为高级别肿瘤(Ⅲ级和Ⅳ级)。胶质瘤分类的分子谱存在异柠檬酸脱氢酶(IDH)突变和染色体 1p/19q 联合缺失,每一种都有较好的预后。O-甲基鸟嘌呤-DNA 甲基转移酶启动子甲基化也有较好的预后[6],通常进行评估,但不是 WHO 标准的一部分[2]。

病因和病理生理学

原发性脑肿瘤的病因不明,除非有相关的遗传疾病(如神经纤维瘤病、结节性硬化症、希佩尔-林道综合征、利-弗劳梅尼综合征)和艾滋病毒/艾滋病(原发性中枢神经系统淋巴瘤)。

脑肿瘤的最初表现差异很大,尽管大多数表现为非特异性的神经体征和症状,如头痛、癫痫发作、精神状态改变或失去平衡。局灶性神经功能缺损是否出现取决于肿瘤的大小和位置[3]。

诊断方法

脑肿瘤的初步检查包括头部 CT 成像。如果发现颅内肿块,脑 MRI 增强扫描可以更好地评估病变。影像学上的病变特征,如部位和成分,可提示特定的肿瘤类型;然而,病理诊断对于准确识别和 WHO 分类至关重要。手术的目的是获取病理组织,并在保留或改善神经系统状态的同时减少肿瘤负荷和占位效应。手术选择包括立体定向活检、次全切除或大体全切除。

肿瘤复发的检查可能在新的或恶化的神经学发现的情况下开始。头部 CT 可以快速评估脑肿瘤治疗的并发症,如脑积水、水肿或出血。脑 MRI 和 PET 扫描可能有助于区分肿瘤复发和放射性坏死。

治疗

根据肿瘤的类型和分期确定治疗方案。恶性脑肿瘤的治疗方法包括手术切除、化疗和放疗。监测或完全切除可能足以治疗良性肿瘤。表 2.1 列出了部分脑肿瘤的典型治疗方案。

放射治疗可作为基础治疗或辅助治疗。常规放射治疗通常需要数天到数周,直到靶区达到目标治疗剂量。质子治疗使靶区具有更高效的局部剂量,对周围正常组织的损伤较小,通常需要更少的剂量。立体定向放射外科(SRS)适用于边界清楚的小

病变,治疗精度高、靶区剂量高、对附近结构的影响最小,对直径<4cm 的病变治疗效果最佳。

类固醇常用于脑肿瘤患者,以减少血管源性水肿与占位效应相关的症状。功能下降可能发生在类固醇减量期间,因此,如果注意到功能变化,应考虑减量。应开出治疗症状最低剂量的类固醇,以尽量减少类固醇相关的副作用。癫痫发作的脑肿瘤患者通常需要抗惊厥治疗;然而治疗时间尚不明确。未发病的患者不需要预防癫痫发作。

脑肿瘤患者的康复干预可以针对肿瘤本身和(或)治疗后遗症所造成的损伤。如果有条件,应制订详细、可行的脑神经损伤康复计划,以满足患者的个体需求。清楚地了解脑肿瘤的类型、分期和相关的预后对于制订适当的目标是必要的。为适应癌症治疗计划、治疗相关的副作用和疲劳,治疗的频率和强度可以进行相应调整。晚期脑肿瘤或预后不良的患者仍可从康复中获益,其目标是通过增加功能独立性和减少照护者负担来提高生活质量。然而,由于治疗效果差或肿瘤进展进而导致功能进一步下降的可能性必须作为康复计划的一部分

表2.1　部分脑肿瘤的治疗方案

脑肿瘤类型	治疗方案
胶质母细胞瘤	如果条件具备,进行手术切除
	"Stupp 方案"=放疗+6 个周期的替莫唑胺辅助治疗
间变性少突胶质细胞瘤	如果条件具备,进行手术切除
	放疗+6 个周期的辅助化疗
	PCV(丙卡嗪、洛莫司新碱、长春新碱)或替莫唑胺(替莫达®)
复发性胶质母细胞瘤	贝伐珠单抗、替莫唑胺、洛莫司汀
转移性脑肿瘤	如果可能,手术切除
	针对原发肿瘤,化疗±放疗型(如果肿瘤是放射反应型)

加以考虑。

　　神经认知功能障碍在脑肿瘤患者中很常见，可能是由于直接的肿瘤作用，也可能是治疗的后遗症。认知功能障碍对于恶性胶质瘤的幸存者来说尤其具有挑战性，50%的胶质母细胞瘤患者在确诊 6 年后发现有认知功能下降。在这一患者人群中，使用哌甲酯和莫达非尼等神经兴奋剂治疗疲劳和认知功能障碍是安全的，但关于其真正疗效的研究有限[4,5]。

　　抑郁症在所有癌症患者中都普遍存在，而行为或情绪的变化在脑肿瘤患者中更常见。对于情绪障碍，应长期筛查和监测。心理治疗可以解决癌症诊断后的心态和应对新的障碍或残疾，同时提供对抗疲劳或睡眠障碍的技能。治疗师也可以为患者提供精神上的支持。姑息治疗咨询为确定疾病危及生命的患者的护理目标，为预后不良的患者提供了额外的支持。

并发症

脑肿瘤相关并发症

　　癌症相关疲劳、癌症相关恶病质、深静脉血栓形成（DVT）、抗利尿激素异常分泌综合征、血管源性水肿、肿瘤进展或复发、脑积水、癫痫、头痛、局灶性神经功能缺损、神经源性膀胱、神经源性直肠、痉挛、吞咽困难、睡眠障碍、认知障碍、谵妄、反应性情绪和调节障碍、抑郁和焦虑。

治疗相关并发症

　　糖皮质激素药物相关：失眠、精神病/躁动、肌病和高血糖。

　　手术相关：手术部位感染、出血、脑性耗盐综合征、颅后窝综合征。

　　化疗相关：疲劳、周围神经病变、恶心、贫血、白细胞减少、血小板减少、"化疗脑"（化疗后认知异常）。放射相关并发症见表2.2。

功能预后和结果

　　表 2.3 列出了各年龄组常见脑肿瘤类型的 5 年生存率。功能预后因肿瘤大小、部位、术后并发症和治疗相关并发症的不同而有显著差异[13]。

儿童脑肿瘤幸存者

　　儿童脑肿瘤的 5 年生存率已从 1990 年的 76.5% 上升到 2011 年的 88.3%。随着生存率的提高，儿童脑肿瘤幸存者的多项结局指标（包括神经认知功能、一般健康状况、职

表 2.2　放射相关并发症

放射相关并发症	时间	症状	诊断及治疗
急性放射性脑病	0~6 周	头痛、恶心、呕吐、局灶性神经系统症状	血管源性水肿 处方：类固醇
早期延迟	6 周至 6 个月	疲劳或嗜睡、局灶性神经系统症状、脑病	放射组织的脱髓鞘 处方：类固醇
后期延迟	6~12 个月	痴呆、共济失调、尿失禁、局灶性神经系统体征	放射性坏死，血管异常不可逆

表 2.3 各年龄组常见脑肿瘤类型的 5 年相对生存率

脑肿瘤类型	0~14 岁	15~39 岁	40 岁以上
毛细胞性星形细胞瘤（Ⅰ级）	96.9%	93.2%	79.7%
间变性星形细胞瘤（Ⅲ级）	21.9%	55.7%	19.8%
胶质母细胞瘤（Ⅳ级）	19.6%	22.7%	4.3%
髓母细胞瘤（Ⅳ级）	72.8%	75.1%	69.0%
脑膜瘤（Ⅰ~Ⅲ级）	–	89.0%	61.5%

业、社会和心理适应）均出现了相关的长期发病率。神经认知缺陷包括注意力、工作记忆、处理速度和视觉空间技能方面的问题。神经认知功能障碍的危险因素包括头部或脊髓放射、手术、化疗及肿瘤本身的影响。与一般人群相比，幸存者患抑郁、焦虑、自杀意念、行为和社会适应问题的风险也更高。长期的健康问题可能包括身体功能受限、神经感觉缺陷、神经内分泌功能障碍和神经并发症，如脑卒中或迟发性癫痫发作。这些问题也可能导致儿童脑肿瘤成年幸存患者在教育和职业方面存在不良结局[6]。

成人原发性脑瘤的幸存者

与年龄和性别匹配的健康对照组相比，成人恶性胶质瘤患者的生活质量较低，包括身体或功能状态、心理状态和社会功能状态。与健康人和非中枢神经系统癌症患者相比，低级别神经胶质瘤患者的总体生活质量也较低，并伴有更多的疲劳、认知功能障碍和情绪改变。

疲劳是神经胶质瘤患者最显著的症状，也可能是高级别神经胶质瘤患者总生存率较差的独立危险因素。另一个常见的问题是疼痛，>50% 的恶性胶质瘤患者会出现头痛，这是最常见的疼痛类型[7]。

关于脑肿瘤患者康复疗效的文献有限，但有证据表明，患者在住院和门诊环境中均可获得功能增益。大多数评估住院康复的研究表明，脑肿瘤患者可以在出院后维持康复疗效。此外，它们的功能增益与脑卒中和脑损伤患者的功能增益相当，并在不同的肿瘤类型、不同部位或转移的肿瘤中实现[12]。

基本诊疗程序

对脑肿瘤患者的精神状态改变或急性神经系统改变的检查

实验室检查：
- 全血细胞计数（CBC），血液生化检查±肝功能检查（LFT）。
- 尿培养。
- 如果涉及全身感染、脑膜炎、脑炎，可考虑血液培养或腰椎穿刺抽取脑脊液（CSF）进行评估。
- 如果服用癫痫药物，检查抗癫痫药物水平。

成像：头部 CT。
- 如果出血、脑室增大或肿瘤负荷增加均为阴性，则考虑用脑 MRI 进行对比。

其他：考虑脑电图。

会诊：神经外科和（或）神经病学和（或）神经肿瘤学科会诊。

鉴别诊断：血管源性水肿、抗利尿激素异常分泌综合征、感染（尿路感染、肺炎、菌血症、颅内脓肿、脑膜炎、脑炎）、脑积水、出血、肿瘤进展、癫痫、放射作用（急性、早期迟发性、坏死）、谵妄、药物作用（阿片类药物、镇静药物）、脑卒中、颅内压升高、化疗相关的中枢神经毒性（甲氨蝶呤、异环磷酰胺、阿糖胞苷）、可逆性后部脑病综合征。

资源

主要相关组织

- 美国脑瘤协会：https://www.abta.org/.
- 美国国家脑瘤协会：https://braintumor.org/.
- 儿童脑瘤基金会：https://cbtf.org.

医生/医疗资源

- 免费教育报告、护理临床指南：https://www.abta.org/.
- 教材：Cristian, Adnan. *Central Nervous System Cancer Rehabilitation*, St.Louis, Elsevier, 2019。
- 教材：Stubblefield, Michael. *Cancer Rehabilitation: Principles and Practice, Second Edition*. New Youk, Springer Publishing Conpany, 2019.
- 神经肿瘤试验应用程序。

患者教育/支持资源

- 美国癌症协会：https://www.cancer.org/cancer/brain-spinal-cord-tumors-adults/about.html.
- 美国国家癌症研究所：https://www.cancer.gov/types/brain.
- 癌症网：https://www.cancer.net/.
- 美国脑肿瘤注册中心：https://www.cbtrus.org/www.cbtrus.org/index.html.
- 美国儿童脑肿瘤基金会：https://www.childhoodbraintumor.org/.
- 《美国国立综合癌症网络指南》：https://www.nccn.org/patients/guidelines/cancers.aspx.
- 脑瘤社区应用：ABTA 激励社区。
- 癌症支持应用：生活在一起，回归生活。

（肖锋 译　李震 汤智伟 李奇 审）

参考文献

1. Ostrom QT, Gittleman H, Truitt G, Boscia A, Kruchko C, Barnholtz-Sloan JS. CBTRUS statistical report: primary brain and other central nervous system tumors diagnosed in the United States in 2011–2015. *Neuro Oncol*. 2018;20(S4):1–86.

2. Louis DN, Perry A, Reifenberger G, et al. The 2016 World Health Organization classification of tumors of the central nervous system: a summary. *Acta Neuropathol*. 2016;131(6):803–820.

3. Comelli I, Lippi G, Campana V, Servadei F, Cervellin G. Clinical presentation and epidemiology of brain tumors firstly diagnosed in adults in the emergency department: a 10-year, single center retrospective study. *Ann Transl Med*. 2017;5(13):269.

4. Boele FW, Douw L, de Groot M. The effect of modafinil on fatigue, cognitive functioning, and mood in primary brain tumor patients: a multicenter randomized controlled trial. *Neuro Oncol*. 2013;15(10):1420–1428.

5. Gehring K, Patwardhan SY, Collins R, et al. A randomized trial on the efficacy of methylphenidate and modafinil for improving cognitive functioning and symptoms in

patients with a primary brain tumor. *J Neurooncol.* 2012;107(1):165–174.

6. Rey-Casserly C, Diver T. Late effects of pediatric brain tumors. *Curr Opin Pediatr.* 2019;31(6):789–796. doi:10.1097/MOP.0000000000000837

7. Liu R, Page M, Solheim K, Fox S, Chang SM. Quality of life in adults with brain tumors: current knowledge and future directions. *Neuro Oncol.* 2009;11:330–339.

8. Huang ME, Cifu DX, Keyser-Marcus L. Functional outcomes in patients with brain tumor after inpatient rehabilitation: comparison with traumatic brain injury. *Am J Phys Med Rehab.* 2000;79(4):327–335.

9. Roberts PS, Nuño M, Sherman D, et al. The impact of inpatient rehabilitation on function and survival of newly diagnosed patients with glioblastoma. *PMR.* 2014;6:514–521.

10. Shahpar S, Wong AWK, Keeshin S, et al. Functional outcomes of an interdisciplinary outpatient rehabilitation program for patients with malignant brain tumors. *PMR.* 2018;10(9):926–933.

11. Tang V, Rathbone M, Dorsay JP, Jiang S, Harvey D. Rehabilitation in primary and metastatic brain tumours: impact of functional outcomes on survival. *J Neurol.* 2008;255:820–827.

12. Shahpar S, Mhatre PV, Huang ME. Update on brain tumors: new developments in neuro-oncologic diagnosis and treatments, and impact on rehabilitation strategies. *PMR.* 2016;8:678–689.

13. Ostrom QT, Wright CH, Barnholtz-Sloan JS. Brain metastases: epidemiology. *Handb Clin Neurol.* 2018;149:27–42.

第 **3** 章

癌症康复

Ryan Lewis, Bhavesh Patel, Jessica Engle

核心定义

癌症康复是一个不断发展的领域,可被定义为"医疗护理应贯穿于整个肿瘤护理过程,并由训练有素的康复专业人员在其执业范围内诊断和治疗患者的身体、心理和认知问题,以保持或恢复功能,减轻症状,最大限度地提高患者独立性和改善生活质量"[1],这个定义的一个重要方面是可整合康复干预的连续护理。被广泛接受的 Dietz 分类法最能体现这一点[2,3],包括以下四个阶段:

预康复:在诊断后,治疗前的早期干预,重点是建立功能基线,识别和预防潜在的损伤。

恢复性康复:对于有潜在的可治愈的癌症和可逆性障碍的患者,重点是完全的功能恢复。

支持性康复:对于慢性癌症和潜在的不可逆缺陷的患者,重点是最大限度地提升功能独立性。

姑息性康复:对于难治性晚期癌症患者,重点是最大限度地提高生活质量。

虽然癌症包括各种疾病的病理过程,但康复的重点是利用多学科和综合的方法来改善功能障碍,其总体目标是提高生活质量。

病因和病理生理学

癌症是美国的第二大死亡原因。截至 2019 年,有 1690 万美国人在其生命中的某个阶段患有癌症。在美国,肺癌、结直肠癌、乳腺癌和前列腺癌是常见的恶性肿瘤。癌症与年龄的增长有关,80% 的癌症是在 55 岁以上的人群中被诊断出来的。癌症预防可以通过改变生活方式、增加体育活动、减少不健康行为,以及早期筛查和检测来实现。通过预防,5 年癌症生存率自 20 世纪 60 年代以来有所上升。癌症幸存者更有可能在自然衰老过程中出现各种肌肉骨骼损伤和并发症,使癌症相关的损伤和残疾变得复杂。

诊断方法

对癌症康复患者的评估可以利用各种方法来帮助确定功能障碍的病因,并指导治疗。常用的评估方法可分为 3 类:生理评估、心理评估和功能评估。

生理

影像学：MRI、CT、PET 或骨扫描用于评估疾病进展和新的转移。超声或 MRI 可用于评估肌肉骨骼、软组织和血管病理。胸部 X 线片可用于评估肺部和心脏病变。

实验室检测：常对CBC、综合代谢检查(CMP)、糖化血红蛋白、促甲状腺激素、脂质组进行检测，确定可治疗的并发症(如糖尿病、高脂血症、甲状腺功能障碍)，并监测与治疗相关的副作用(如贫血、血小板减少)。肿瘤标志物被用于评估疾病进展和治疗反应。当存在神经病变时，应评估促甲状腺激素、维生素 B$_{12}$、血糖、叶酸、血清蛋白电泳和肌酸激酶(CK)，以排除其他的原因。

电诊断：神经传导速度研究和肌电图有助于评估神经病变。

淋巴评估：通过直接测量大小、生物阻抗谱或淋巴管造影(金标准)记录对监测淋巴水肿很重要[5]。

心肺评估：用于高危患者组运动前评估的一部分[6]。

心理

情绪：使用患者自主报告的量表进行正式评估，如患者健康问卷-9(PHQ-9)和贝克抑郁自评量表，用于筛查抑郁症。

认知：认知功能筛查应使用经过验证的工具，如癌症治疗功能评估-认知功能量表、蒙特利尔认知评估量表(MOCA)、简易精神状态量表(MMSE)或简易智力状态评估量表。阳性筛查后应进行神经心理测试，这是诊断的金标准[7]。

功能

一般功能评估应使用经过验证的工具进行，如美国东部肿瘤协作组体力状态评分、Karnofsky 功能状态评分、健康调查量表-36 或功能独立性测量。6 分钟步行测试、站-起-走计时测试。Tinetti 平衡量表评分和 Berg 平衡量表对于评估灵活性和平衡能力很重要。使用简明疼痛评估量表(BPI)或视觉模拟量表等对疼痛进行评估。疲劳是该人群的一个重要问题。慢性病治疗功能评估-疲劳量表、Piper 疲乏调查量表或视觉模拟量表可用于评估该人群的疲劳状况。

治疗

医学管理

癌症康复的医学管理重点是对功能障碍和癌症治疗副作用的药理学管理。治疗通常与非药物康复干预结合。并发症和危险因素管理是与肿瘤科、外科和核心医疗团队协调进行的。虽然患者不是由康复医生直接管理，但了解潜在的肿瘤急症对于及时转诊和尽量减少后遗症非常重要。下文详细介绍了医疗管理计划的常见组成部分。

疼痛管理：根据 WHO 疼痛阶梯[8]，包括以下几个方面：①非阿片类药物，泰勒诺，非甾体抗炎药(NSAID)，根据患者的并发症定制；②阿片类药物，对于非阿片类药物难以治疗的疼痛；③辅助药物，抗惊厥药(即加巴喷丁、普瑞巴林)、抗抑郁药[如三环类抗抑郁药(TCA)/5-羟色胺去甲肾上腺素再摄取抑制剂(SNRI)]、局部药物(即利多卡因贴片、双氯芬酸乳膏、辣椒素乳膏)、皮质类固醇、双膦酸盐；④介入治疗，关节/硬膜外类固醇注射、神经阻滞、射频消融术。

痉挛：最常见的治疗方法是使用巴氯芬和局部化学神经支配(即肉毒杆菌毒素注射)。其他药物(如替扎尼定、丹曲林、地西泮)可视需要服用/注射。

周围神经病变:使用度洛西汀治疗周围神经病变的证据最充分。其他神经病变药物(如加巴喷丁、普瑞巴林、三环类抗抑郁药)在临床中经常使用。局部用药,如薄荷醇或联合使用阿米替林和氯胺酮[9,10]。

认知障碍:哌甲酯和莫达非尼等神经兴奋剂在一些研究中显示出轻度到中度的证据,并在临床实践中使用,但未获得美国食品药品监督管理局(FDA)的批准[7]。

情绪:抑郁症和焦虑症等与情绪有关的疾病,在癌症患者群体中很常见,通常在精神科医生或普通医疗团队的指导下,用适当的精神药物进行治疗。

睡眠障碍:最常用褪黑素或曲唑酮治疗。开处方者必须谨慎对待其他镇静和催眠药物的相互作用。

厌食症/恶病质:使用适当的膳食补充剂来提供足够的营养和补充代谢不足。目前还没有 FDA 批准的药物[11],但孕酮类似物和糖皮质激素已被发现对食欲刺激可能有益,尽管缺乏足够的证据。

胃肠道:肠道治疗方案开始使用粪便软化剂和泻药来控制便秘,使用栓剂和灌肠剂来治疗神经源性直肠。止吐药可控制恶心症状。胃肠道黏膜炎可以通过口服漱口水和适当的止痛药来治疗。

泌尿生殖系统:尿失禁和尿潴留是通过使用适当的药物来管理的(如羟丁胺,他莫洛辛)。患者可能需要转诊到泌尿科,医生需要对其进行尿动力学研究。应监测患者的抗胆碱能副作用,特别是对认知能力的影响。

性功能:常见的症状,如勃起功能障碍和阴道萎缩或干燥,可以用磷酸二酯酶抑制剂(如西地那非)和局部阴道润滑剂。当患者患有激素敏感性癌症时,可使用非激素局部药物[12]。

皮肤学:皮疹/皮肤刺激可以用适当的局部或口服药物治疗,可能需要转诊到皮肤科医生进行进一步的检查和治疗。己酮可可碱和维生素 E 在预防辐射诱导纤维化方面显示出一些益处,但目前尚无治疗共识[13]。

二级癌症预防:治疗应侧重共病的管理和减少危险因素(如戒烟、减少饮酒量)。一些常见的肿瘤紧急情况如下[14]。

1.脊髓压迫:需要紧急的神经外科评估才能进行减压。

2.深静脉血栓形成/肺栓塞:紧急检查(即静脉双相波超声,CT 与肺栓塞方案)需要立即开始治疗性抗凝。

3.恶性心包积液:需要心外科、急诊或心脏手术评估。

4.上腔静脉综合征:需要紧急血管手术评估。

5.肿瘤溶解综合征,中性粒细胞减少性高热:通常需要紧急住院治疗,在肿瘤医生团队指导下进行医疗处置。

6.感染:如果功能和(或)精神状态发生任何变化,临床医生必须设置一个较低的感染性检查阈值。

康复

根据美国医学研究所的定义,癌症综合康复旨在解决幸存者护理的 4 个支柱[15,16]。

1.监测:检测原发性癌症复发、其他癌症的发展及晚期影响。

2.干预:治疗相关并发症。

3.预防:预防复发、新发癌症、迟发反应和并发症。

4.协调:与核心治疗、肿瘤学和其他专业的专家合作。

由美国临床肿瘤学会提出的综合癌症康复模式,在前瞻性监测模式的基础上进行了扩展,它提供了康复门诊护理,包括以下级别的阶梯式门诊护理[16]：

1.一般调节活动(非专业)：对没有任何特定功能障碍且不需要专家监督的患者(即物理治疗)进行运动咨询。

2.一般训练活动(专业)：为没有任何特殊功能障碍的患者提供的运动项目。

3.损伤指导护理(简单)：对有功能障碍但没有任何严重症状/系统问题的患者进行损伤驱动干预(如辐射性纤维化、化疗引起的周围神经病变)。这一级别也可能涉及社会心理咨询，以解决情绪和应对问题。

4.损伤指导护理(复杂)：重点关注有严重的功能障碍或有并发症的患者。这些患者可能对一线干预措施难以接受，这一级别的护理需要癌症康复医生和多学科团队成员之间的协调合作[即物理治疗(PT)、作业治疗(OT)、言语和语言治疗(SLP)、心理学]。

该模式将住院康复描述为综合癌症康复护理的一个重要方面，因为这是大多数损伤(特别是晚期癌症)的护理目标[16]。护理目标与门诊康复的 4 级相似，采用多学科方法(PT、OT、SLP、病例管理/社会工作、心理学、营养师)。

运动训练是所有癌症康复计划的一个组成部分，它被整合到每个层次的护理中[16]。这种简单干预措施的重要性源于其对各种症状和功能障碍的积极影响，以及对癌症幸存者的潜在发病率和死亡率的益处。通过对运动指南进行回顾，得出了以下建议[6,12]。

持续时间：建议进行中等强度的有氧运动，每周至少 3 天，间隔至少 30 分钟。每周至少进行 2 天，包括主要肌肉群。长期锻炼(18 周)已被证明对生活质量和肌肉有积极的影响。

强度：目标是达到中等强度，描述为基线代谢当量(MET)的 3~6 倍。它应包括在每个阶段的热身和放松。中等强度也可以主观地定义为"在劳累时可以说话，但不能唱歌的能力"[17]。

设置：建议采用小组或监督下的锻炼课程，因为这可以对患者进行鼓励，有可能提高其生活质量和健身效果。

安全性：使用运动前的医疗评估可以进行适当的风险分层，识别并发症、疾病和治疗效果。虽然运动在所有癌症类型和治疗阶段中通常都是安全的，但重要的是要注意特定的安全因素，需要对活动进行调整(表 3.1)[14,18]。

这里概述了作为康复管理计划常见组成部分的其他损伤驱动的干预措施。

参考

PT：用于设计康复计划，提高功能灵活性、进行步态和平衡训练，以及专业的治疗(即淋巴水肿治疗，盆底康复，周围神经病变脱敏和镜像治疗)[12]。

OT：对于日常生活活动(ADL)和安全进行培训，适应性设备的使用，以及对家庭改造的建议。

SLP：用于言语、吞咽、认知评估和治疗的娱乐疗法：用于放松的策略(即音乐治疗)，休闲活动和社会融合。

心理学：用于综合神经心理测试和治疗[即认知行为疗法(CBT)]，以解决或调节情绪和认知功能的障碍。

营养师：关于肠内营养(口服和鼻饲管)和肠外营养的建议，以确保足够的热量和营养摄入。

假肢医生/矫形器：使用适当的假肢/矫形器，以最大限度地提高功能灵活性。

性治疗师：用于性功能障碍的评估(如低性欲)、教育和非药物治疗。

表 3.1 癌症生存者常见的康复安全考虑因素和建议

因素	建议
FEV_1<或 FVC<50%预测值;指脉血氧饱合度<90%	限制有氧运动,并考虑补充氧气
心脏治疗>最大值的 80%;LVEF<20%	限制有氧运动
不稳定性心律失常	仅通过心脏监测运动
恶性肿瘤导致>50%骨皮质受累;有病理性骨折的风险	非承重预防措施
骨恶性肿瘤导致 25%~50%的皮质受累	部分负重注意事项
骨恶性肿瘤导致<25%骨皮质受累	不做高负荷的活动或运动
任何级别的淋巴水肿	对运动或锻炼没有任何限制
不受控的呕吐或腹泻	不做剧烈活动
血小板<20 000×10⁶/L	行走能力有限,不要进行高坠落风险的活动
中性粒细胞<1000/mm³	中性粒细胞减少预防措施
血红蛋白<8g/dL	低强度、症状有限的干预

FEV_1,1 秒用力呼气量;FVC,用力肺活量;LVEF,左心室射血分数。

熟练护理:对于需要在家庭环境中继续进行医疗管理或监测的患者(如实验室抽血、静脉输液、饲管喂养、引流管/管线管理、伤口护理)。

家庭健康助理:在家协助 ADL。

软件:协助获取资源。

模式[12,14]:尽管在癌症患者群体中存在有限的证据,但以下方法可以在实践中使用以改善功能。在美国,高频治疗通常是禁止使用的, 因为有潜在的增强肿瘤扩散的风险。该方法通常不应直接使用在肿瘤部位/辐射区域或严重损伤的皮肤(如开放性伤口、严重感觉受损、周围血管疾病/缺血)。

1.浅层热疗:可用于治疗肌筋膜疼痛。

2.冷冻疗法:有利于治疗疼痛或急性炎症。

3.经皮神经电刺激:可用于感觉疼痛的治疗。

4.功能性电刺激:用于恢复肌肉收缩(需要完整的神经传导)。

5.手法治疗或按摩:按摩软组织以改善疼痛、活动范围和淋巴刺激;完全减充血治疗是淋巴水肿治疗的主要方法,包括手动淋巴引流和压迫[19]。

6.低水平激光治疗:可用于治疗口腔黏膜炎和淋巴水肿。

7.脊柱刺激:骨质脆弱者(即癌症转移、骨质疏松症)和脊柱病变者(如脊髓受压、椎管狭窄、脊髓病、神经根病)禁用。

8.支具对骨骼不稳定或椎体压迫性疼痛有益。

9.针灸可用于治疗肌肉骨骼疼痛;它在神经性疼痛治疗中的作用仍在研究中[10]。

10.扰频器疗法:治疗周围神经病变的新兴治疗方法[10]。

咨询

1.建议所有患者和功能障碍患者进行体育活动,并有如前所述的限制。瑜伽和水上疗法等活动也被证明是有益的[12]。

2.所有患者都应接受适当的睡眠健康教育,以帮助减轻疲劳和认知功能障碍的影响。

3.重要的是要提供关于疲劳预期和监

测有关症状的教育,提倡有规律的锻炼,并讨论节能技术。

4.建议提供关于潜在的与治疗相关的认知影响的教育,并在心理刺激、放松、压力管理和适应性方面提供指导策略(SLP),神经心理学有助于教学和实施这些策略。

5.定期筛查与情绪相关的障碍(如抑郁/焦虑),对社会支持进行评估,以及适当的神经心理学转诊进行非药物治疗干预(如 CBT)。

6.与年龄相适应的生活方式的调整:包括定期锻炼、平衡饮食、控制体重,以及戒烟或戒酒。

（肖锋 译　李世浩 汤智伟 李奇 审）

参考文献

1. Silver JK, Raj VS, Fu JB, Wisotzky EM, Smith SR, Kirch RA. Cancer rehabilitation and palliative care: critical components in the delivery of high-quality oncology services. *Support Care Cancer*. 2015;23:1–11.

2. Dietz JH, Jr. Rehabilitation of the cancer patient. *Med Clin North Am*. 1969;53(3):607–624.

3. Chowdhury RA, Brennan FP, Gardiner MD. Cancer rehabilitation and palliative care-exploring the synergies. *J Pain Symptom Manage*. 2020;60(6):1239–1252. doi:10.1016/j.jpainsymman.2020.07.030. Epub 2020 Aug 6. PMID: 32768554; PMCID: PMC7406418.

4. American Cancer Society. Cancer facts and figures 2021. 2021. Accessed April 27, 2021. https://www.cancer.org/content/dam/cancer-org/research/cancer-facts-and-statistics/annual-cancer-facts-and-figures/2021/cancer-facts-and-figures-2021.pdf

5. Greene AK, Goss JA. Diagnosis and staging of lymphedema. *Semin Plast Surg*. 2018;32(1):12–16. doi:10.1055/s-0038-1635117. Epub 2018 Apr 9. PMID: 29636648; PMCID: PMC5891654.

6. Segal R, Zwaal C, Green E, et al. Exercise for people with cancer: a systematic review. *Curr Oncol*. 2017;24(4):e290–e315. doi:10.3747/co.24.3619

7. Brewster KK, Shalev D, Levenson JA. Chemotherapy-related cognitive impairment #342. *J Palliat Med*. 2017;20(12):1407–1408. doi:10.1089/jpm.2017.0524

8. Anekar AA, Cascella M. WHO analgesic ladder. In: *StatPearls*. StatPearls Publishing; 2020. PMID: 32119322.

9. Hershman DL, Lacchetti C, Loprinzi CL. Prevention and management of chemotherapy-induced peripheral neuropathy in survivors of adult cancers: American Society of Clinical Oncology Clinical Practice Guideline Summary. *J Oncol Pract*. 2014;10(6):e421–e424. doi:10.1200/JOP.2014.001776. PMID: 29424607.

10. Hou S, Huh B, Kim HK, Kim KH, Abdi S. Treatment of chemotherapy-induced peripheral neuropathy: systematic review and recommendations. *Pain Physician*. 2018;21(6):571–592. PMID: 30508986.

11. Advani SM, Advani PG, VonVille HM, Jafri SH. Pharmacological management of cachexia in adult cancer patients: a systematic review of clinical trials. *BMC Cancer*. 2018;18(1):1174. doi:10.1186/s12885-018-5080-4. PMID: 30482179; PMCID: PMC6260745.

12. Stout NL, Santa Mina D, Lyons KD, Robb K, Silver JK. A systematic review of rehabilitation and exercise recommendations in oncology guidelines. *CA Cancer J Clin*. 2020;71:149–175. doi:10.3322/caac.21639. Epub ahead of print. PMID: 33107982.

13. Straub JM, New J, Hamilton CD, Lominska C, Shnayder Y, Thomas SM. Radiation-induced fibrosis: mechanisms and implications for therapy. *J Cancer Res Clin Oncol*. 2015;141(11):1985–1994. doi:10.1007/s00432-015-1974-6

14. Maltser S, Cristian A, Silver JK, Morris GS, Stout NL. A focused review of safety considerations in cancer rehabilitation. *PM R.* 2017;9(9S2):S415–S428. doi:10.1016/j.pmrj.2017.08.403. PMID: 28942913; PMCID: PMC5627359.

15. Hewitt M, Greenfield S, Stovall E, eds. *From Cancer Patient to Cancer Survivor: Lost in Transition.* National Academies Press; 2006.

16. Alfano CM, Cheville AL, Mustian K. Developing high-quality cancer rehabilitation programs: a timely need. *Am Soc Clin Oncol Educ Book.* 2016;35:241–249. doi:10.1200/EDBK_156164. PMID: 27249704.

17. Centers for Disease Control and Prevention, Division of Nutrition, Physical Activity, and Obesity, National Center for Chronic Disease Prevention and Health Promotion. Measuring physical activity intensity. Accessed September 17, 2020. https://www.cdc.gov/physicalactivity/basics/measuring/index.html.

18. Mayer RS. Rehabilitation of individuals with cancer. In: Niederhuber JE, et al., eds. *Abeloff's Clinical Oncology.* 6th ed. Elsevier; 2020:729.

19. Schaverien MV, Moeller JA, Cleveland SD. Nonoperative treatment of lymphedema. *Semin Plast Surg.* 2018;32(1):17–21. doi:10.1055/s-0038-1635119. Epub 2018 Apr 9. PMID: 29636649; PMCID: PMC5891656.

第 **4** 章

脑性瘫痪

Marisa Osorio，Kelly Pham，Jaclyn Omura，Desiree Roge

核心定义

脑性瘫痪(CP，以下简称"脑瘫")：在胎儿或婴儿大脑发育过程中出现的非进行性损伤，导致出现活动受限，主要表现为运动和姿势发育障碍[1]。

病因和病理生理学

CP 是由产前、围生期或产后对大脑的静态损伤引起的。脑损伤的病因是大脑发育时出现缺氧、缺血、炎症，或与遗传障碍和先天性畸形有关。

产前危险因素包括多胎妊娠、先天性感染[乙型肝炎、梅毒、HIV、乙型链球菌、TORCH 感染(弓形虫病、风疹、巨细胞病毒、疱疹)]、母体疾病(癫痫发作、智力障碍、甲状腺疾病、凝血功能障碍)、脑畸形(裂脑畸形、多小脑回畸形等)，以及胎盘并发症[2]。对 CP 遗传病因的认识尚处于初级阶段，但早期研究表明，一氧化氮合成酶 T 等位基因和载脂蛋白 E ε4 等位基因与 CP 的发生存在联系[3]。

在围生期，早产、低胎龄、低出生体重、高胎龄、胎膜早破、母体感染、血栓形成(导致围生期脑卒中)、高胆红素血症、胎盘并发症、出生缺氧都是危险因素[2,4]。早产是脑损伤的重要危险因素，因为血管系统尚不成熟，易发生脑出血，导致脑血流紊乱和灌注压改变[5]。无论出血的严重程度如何，生发基质出血和脑室出血都有可能导致长期的神经系统后遗症。出血和脑积水越严重，神经功能损害越大[6]。

出生后脑损伤可包括感染(脑膜炎)、创伤(非意外创伤、机动车事故、跌倒等)、缺氧缺血性脑病(新生儿缺氧缺血脑病、溺水、心脏骤停等)和脑卒中。

诊断方法

诊断 CP 时，应详细了解病史，包括出生史、发育史、病史和家族史。在获取发育史时，要考虑前文提到的危险因素。例如，早产或先天性感染的病史可以支持 CP 的诊断。发育史可以显示部分或所有发育领域的延迟。由于 CP 是静态的，不会出现技能丧失，有任何发育退化的病史都应考虑其他诊断。家族史可以为 CP 的遗传病因或其他诊断提供背景。病史有助于排除其他诊断。

体格检查包括全面的神经系统检查，评估 CP 的阳性体征(反射亢进、痉挛、肌张力障碍等) 和中枢神经系统损伤的阴性体征

(肌张力过低和无力)。

在早产儿中,颅脑超声是常规检查,可提供脑室内出血或白质损伤的证据。在足月儿中,脑部 MRI 是标准检查,在早产儿中最常见的表现是脑室旁白质软化症,在缺血缺氧性脑病中最常见的表现是深层脑组织高信号。影像学检查结果不具备诊断性,但对整体临床情况有帮助。值得注意的是,正常的影像学检查不能排除 CP,但应探讨引起这些症状的其他病因。

脑瘫的诊断依赖于患者的症状是否符合定义脑瘫的标准,尤其是发育中的大脑出现非进行性病变,导致出现影响运动和姿势的永久性障碍[7]。越来越多的证据支持使用 Prechtl 提出的全身运动评估和汉默史密斯婴幼儿神经系统检查对有 CP 风险的婴儿进行早期诊断[8,9]。

治疗

CP 患儿的治疗需要多学科团队的协作,该团队要了解与 CP 相关的主要和次要疾病及多系统受累情况。在根据受损程度和儿童年龄设定治疗目标时,家长和儿童也应作为团队成员参与进来。

目前 CP 还无法治愈。康复治疗包括 PT、OT、SLP、喂养及视觉治疗和行为治疗。这些疗法有助于治疗运动和沟通障碍及其他并发症。治疗应该是儿童能主动参与的、重复性的、结构化的粗大运动,手功能和学习任务的练习[9]。早期治疗的强度和频率通常更高。随着患儿的成长,以目标为导向的零星强化治疗模式是最有效的[10]。

早期干预的目标是最大限度地提高早期神经可塑性,从而改善运动、认知和沟通能力,并减少继发性并发症[9]。

伸展和力量训练是大多数 OT 和 PT 项目的一部分。在 CP 患者中,有证据支持运动功能改善的治疗干预包括强制性诱导运动治疗、双手治疗、目标定向训练、家庭训练目标和肉毒杆菌毒素注射(BoNT)治疗后的作业治疗[10]。其他治疗包括河马疗法、机器人辅助训练、跑台训练和水疗法,但相对证据不足。颅骶治疗、高压氧、神经发育治疗和感统训练对 CP 患儿运动功能改善无效[10]。

环境改造,如矫形器和适应性设备(包括助行器、步态训练器、轮椅、手杖、站立器和沐浴设备),应使环境适应儿童的各发育阶段,从而有助于其融入社会和独立。增强和替代的沟通设备可以弥补有限或缺失的语言能力。例如,通信符号板和电子语音输出设备。

挛缩的预防和肌张力管理在 CP 中很重要。如果不治疗,这些症状可能随着时间的推移而加重,影响患儿的生活质量,并影响其活动和参与能力。肌张力障碍和痉挛是常见的肌张力异常。

调节肌张力药物对 CP 疗效的研究有限[11,12]。地西泮是唯一有证据的药物,推荐用于 CP 患儿痉挛的短期治疗[12]。其他常用的药物有巴氯芬、三己苯和左旋多巴,但证据有限。

肉毒毒素常与口服药物和(或)苯酚或乙醇(酒精)阻断剂联合使用。BoNT 治疗应在年幼时开始,此时步态模式和运动功能仍然灵活,允许粗大运动功能的学习。肌肉的结构随着生长而变化,导致了不可逆挛缩的发展。肉毒毒素在 CP 局灶性痉挛的治疗中有效[10],关于减少 CP 肌张力障碍的数据不足,因此,其必须与其他方法联合使用,如物理治疗、支具和持续的石膏固定[10,13,14]。儿科用药指南建议以较低剂量给药,为 12～16U/kg,特别是对于粗大运动功能分级系统(GMFCS)V 级患者和合并吞咽困难或肺部问题患者[14]。

　　鞘内注射巴氯芬疗法用于治疗广泛性痉挛和(或)肌张力障碍。鞘内注射巴氯芬疗法可能是 CP 肌张力障碍和痉挛的有效治疗方法,其目标是方便护理,减轻疼痛。没有证据表明它能改善功能[10-12]。

　　选择性背侧神经根切断术是一种旨在减少脑瘫痉挛的手术方法。它包括将 L2~S2 神经根暴露出来的椎板切除术,并在电生理监测下选择性切断一部分反应异常的背侧神经根。消除脊髓后根的异常反射弧可以在不影响运动神经的情况下减少痉挛[15]。选择性背侧神经根切断术特别适用于以下情况:4~8 岁的儿童,患有双瘫性 CP,脑 MRI 显示脑室旁白质软化症,GMFCS 水平为 I ~ III 级,痉挛性张力为主,上肢受累较少,具有良好的潜在力量和选择性运动控制能力,挛缩较少。大多数研究显示痉挛减轻,但功能改善的证据有限且尚无定论。部分研究表明运动能力、耐力和平衡能力的提高可以减少跌倒,提高 ADL 的独立性,并延缓随年龄增长的功能衰退[15]。部分研究表明,在年幼时采用选择性背侧神经根切断术干预的患儿,成长后对手术的需求较少,而另一部分研究表明二者没有显著性差异。痉挛的减轻暴露了肌力较低的情况。因此,手术后需要重点进行肌力训练和步态训练,以改善预后。出于姑息性原因,也可以考虑为 GMFCS IV 或 V 级水平的儿童采用选择性背侧神经根切断术治疗。

矫形手术

　　在 CP 儿童中,合并肌张力增高、肌肉无力、运动功能受损会导致挛缩和力臂疾病或骨扭转异常的进展。双关节肌肉(如髂腰肌、腘绳肌、股直肌和腓肠肌)通常处于挛缩状态。随着时间的推移,挛缩和力臂疾病可

能会进展,导致不必要的代偿性步态异常。三维步态检测和运动分析有助于鉴别这些问题,并为手术计划提供帮助。旨在改善行走儿童步态的手术有助于纠正这些畸形。软组织延长术、肌肉转移术、截骨术和关节融合术常作为单事件-多节段手术的一部分同时使用。单事件-多节段手术的优点是只需要一次住院和一段康复期。关于单事件-多节段手术结果的研究还很有限[10]。

　　在非步行组,下肢骨科手术的目标是方便姿势控制,防止皮肤破溃,避免髋关节脱位(包括如腘绳肌、髋屈肌和内收肌的延长)。在髋关节脱位时可能需要进行髋部手术。

　　据报道,CP 儿童髋关节移位的发生率为 35%,这是肌肉和骨骼发育异常的结果[16]。对于大多数儿童来说,髋关节内收肌、腘绳肌和髋关节屈肌之间存在张力异常和肌肉失衡。在活动受限或不能行走的儿童中,往往存在髋臼浅和髋外翻,增加了半脱位的风险。进展的风险与 GMFCS 水平直接相关,GMFCS V 级组高达 90%[17]。对于可行走的儿童,行走的目标要求髋关节保持稳定。在非活动组中,髋关节脱位可能导致疼痛、坐位平衡困难和会阴护理困难。早期鉴别和矫形干预可预防髋关节脱位,避免进行挽救性手术[16]。CP 的髋关节监测指南依赖于一系列的体检和骨盆 X 线片[17]。手术干预取决于半脱位和结构异常的程度。

　　脊柱侧弯的发生率与 GMFCS 水平呈线性相关,GMFCS V 级发生脊柱侧弯的概率接近 100%。脊柱的畸形各不相同,并可能导致骨盆倾斜。典型表现为长 C 型左后凸侧弯。在青春期或使用轮椅的时间增加时,曲度呈渐进性发展,且进展迅速[17]。建议每年或每 2 年进行一次站立位或坐位的脊柱前后位和侧位的 X 线检查[17]。40°以下的弯曲,坐姿平衡良好的,密切观察即可。已经证实

了支具治疗神经肌肉性脊柱侧弯是无效的[18,19]。当脊柱侧凸显著进展和坐姿平衡丧失时,应考虑脊柱内固定和融合术[18,19]。

上肢手术的目标包括改善功能,促进护理和美容。有明显手足徐动和肌张力障碍的患者预后往往不可预测且结果较差[20]。

并发症

- 活动障碍:不能行走,异常步态。
- 精细运动障碍。
- 痉挛。
- 肌张力障碍。
- 舞蹈症、手足徐动症或舞蹈手足徐动症。
- 挛缩。
- 髋关节发育不良/脱位。
- 神经肌肉型脊柱侧弯。
- 骨量减少/骨质疏松症/脆性骨折。
- 疼痛。
- 睡眠障碍/睡眠呼吸暂停(阻塞性和中枢性)。
- 癫痫。
- 智力障碍。
- 学习障碍。
- 注意力问题。
- 行为问题。
- 沟通问题。
- 视力问题(斜视、皮层视力障碍、眼球震颤)。
- 听力障碍。
- 吞咽困难。
- 流涎。
- 反流。
- 便秘。
- 排尿困难/神经源性膀胱。
- 肺部问题/吸入性肺炎/慢性肺病。
- 感觉障碍。

功能预后和结果

1997 年提出的 GMFCS 是描述 CP 儿童运动水平的一种方法[21]。然而,脑瘫患儿的运动功能预后仍然仅依赖于临床观察评估,包括 2 岁时是否存在里程碑式的原始反射和粗大运动。2002 年,一项针对 CP 儿童的纵向队列研究使用功能能力的标准化测量[粗大运动功能测量 66(GMFM-66)]收集了 5 年的数据,并将其与 GMFCS 水平进行了比较(图 4.1),得出年龄和 GMFCS 水平是预测 CP 儿童粗大运动功能的最佳工具[22]。此后,多项研究表明,GMFCS 水平随着时间的推移保持稳定。其有助于为 CP 患者及其家属提供前瞻性指导。其他的分类系统也被创建来描述手的功能和交流能力。

研究表明,CP 儿童中合并有慢性疾病(包括哮喘、糖尿病和癌症)的,其生活质量处于最低水平。这是一个令人惊讶的发现,但可以用 CP 对国际功能、残疾和健康分类系统所有领域 (身体结构和功能、环境、活动、参与、个人因素)的影响来解释。

基本诊疗程序

门诊就诊

诊断方法
- 大脑 MRI 平扫。
- 脊柱 MRI 平扫。

康复治疗方法
- PT:评估下肢力量,平衡、协调、步态训练,居家拉伸项目。
  - 考虑进行耐用医疗器械评估:辅助

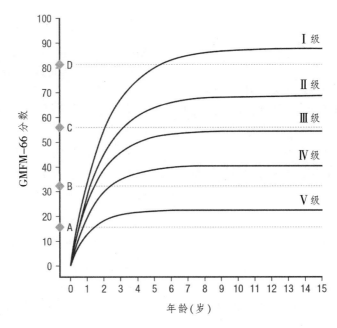

图 4.1　根据粗大运动功能分级系统预测的平均发育水平。纵轴上的菱形标识了 4 个 GMFM-66 项目,这些项目预测了儿童何时有 50% 的机会成功完成该项目。GMFM-66 第 21 项(菱形 A)评估儿童坐位时能否在治疗师帮助其支撑躯干的情况下,抬起头部并保持垂直位置;第 24 项(菱形 B)评估儿童坐在垫子上时,在没有手臂支撑的情况下能否保持 3 秒;第 69 项(菱形 C)评估儿童在没有支撑的情况下走 10 步的能力;第 87 项 (菱形 D) 评估儿童能否在双手无辅助时双足交替走下四级台阶。(Reprinted by permission from Rutz E,Thomason P,Willoughby K. Integrated management in cerebral palsy: musculoskeletal surgery and rehabilitation in ambulatory patients. In: Cerebral Palsy: A Multidisciplinary Approach. Springer Nature; 2018.)

器具、手动轮椅、电动轮椅、站立架。

　　❑ 考虑进行水疗。

　■ OT:评估上肢力量、精细运动技能和与年龄相符的自我护理技能。

　　❑ 考虑进行耐用医疗器械评估:活动椅、自适应汽车座椅、浴椅、马桶椅、手/手腕夹板。

　■ 言语治疗:言语和(或)非言语沟通技能评估、吞咽评估、认知技能。

　　❑ 考虑推荐使用增强沟通的设备。

　　❑ 考虑做透视吞咽检查。

　■ 踝足矫形器(AFO)的矫形/假肢的使用,以保持踝关节的关节活动度(ROM)并促进最佳步态力学的形成。

　　❑ 考虑白天和(或)晚上佩戴踝足矫形器。

药物

■ 便秘

　❑ 聚乙二醇。

　❑ 乳果糖。

　❑ 塞纳。

　❑ 比沙可啶栓剂。

■ 流涎

　❑ 格隆溴铵。

　❑ 莨菪碱片。

　❑ 肉毒毒素

■ 痉挛状态管理

　❑ 巴氯芬。

　　❏ 安定。

　　❏ 丹曲林。

■ 肌张力障碍管理

　　❏ 巴氯芬。

　　❏ 苯海索。

　　❏ 安定。

　　❏ 左旋多巴/卡比多巴。

■ 助眠剂

　　❏ 褪黑素。

　　❏ 曲唑酮。

　　❏ 可乐定。

■ 疼痛管理

　　❏ 泰诺。

　　❏ 非甾体抗炎药。

健康维护

■ 骨盆 X 线片,两种体位[正位(AP)和蛙位]。

■ 脊柱 X 线片,两种体位(脊柱侧弯)。

■ 维生素 D 水平。

■ 流感疫苗。

资源

■ 美国脑瘫与发育医学学会网址:www.aacpdm.org.

■ CanChild 网址:www.canchild.ca.

■ CP Now 网址:www.cpnowfoundation.org.

■ 脑瘫基金会网址:www.yourcpf.org.

■ 联合脑瘫网址:www.UCP.org.

■ 脑瘫基金会网址:开发的应用可在苹果和安卓设备的应用商店中找到。

■ 由 Shriner 医院开发的应用可在苹果和安卓设备的应用商店中找到。

■ 教材:*Pediatric Rehabilitation Principles and Practice* (Fifth Edition).

(段奕璇 译　李奇 汤智伟 审)

参考文献

1. Rosenbaum P, Paneth N, Leviton A, et al. A report: the definition and classification of cerebral palsy April 2006. *Dev Med Child Neurol.* 2007;49(suppl 109):8–14.

2. McIntyre S, Taitz D, Keogh J, Goldsmith S, Badawi N, Blair E. A systematic review of risk factors for cerebral palsy in children born at term in developed countries. *Dev Med Child Neurol.* 2013;55:499–508.

3. Wu YW, Croen LA, Vanderwerf A, Gelfand AA, Torres AR. Candidate genes and risk for CP: a population-based study. *Pediatr Res.* 2011;70(6):642–646.

4. Accordino F, Consonni S, Fedeli T, et al. Risk factors for cerebral palsy in PPROM and preterm delivery with intact membranes. *J Matern Fetal Neonatal Med.* 2016;29 (23):3854–3859.

5. Ballabh P. Intraventricular hemorrhage in premature infants: mechanism of disease. *Pediatr Res.* 2010;67(1):1–8.

6. Leijser LM, Miller SP, van Wezel-Meijler G, et al. Posthemorrhagic ventricular dilatation in preterm infants: when is bet to intervene? *Neurology.* 2019;90(8):e698–e706.

7. Smithers-Sheedy H, Badawi N, Blair E, et al. What constitutes cerebral palsy in the twenty-first century? *Dev Med Child Neurol.* 2014;56:323–328.

8. Kwong AK, Fitzgerald TL, Doyle LW, Cheong JLY, Spittle AJ. Predictive validity of spontaneous early infant movement for later cerebral palsy: a systematic review. *Dev Med Child Neurol.* 2018;60:480–489.

9. Novak I, Morgan C, Adde L, et al. Early, accurate diagnosis and early intervention in

cerebral palsy: advances in diagnosis and treatment. *JAMA Pediatr*. 2017;171(9):897–907.

10. Novak I, McIntyre S, Morgan C, et al. A systematic review of interventions for children with cerebral palsy: state of the evidence. *Dev Med Child Neurol*. 2013;55(10):885–910.

11. Fehlings D, Brown L, Harvey A, et al. Pharmacological and neurosurgical interventions for managing dystonia in cerebral palsy: a systematic review. *Dev Med Child Neurol*. 2018;60(4):356–366.

12. Delgado MR, Hirtz D, Aisen M, et al. Practice parameter: pharmacologic treatment of spasticity in children and adolescents with cerebral palsy (an evidence-based review) Report of the quality standards subcommittee of the American Academy of Neurology and the practice committee of the Child Neurology Society. *Neurology*. 2010;74:336–343.

13. Hoare BJ, Wallen MA, Imms C, Villanueva E, Rawicki HB, Carey L. Botulinum toxin A as an adjunct to treatment in the management of the upper limb in children with spastic cerebral palsy (UPDATE). *Cochrane Database Syst Rev*. 2010;2010(1):CD003469.

14. Love SC, Novak I, Kentish M, et al. Botulinum toxin assessment, intervention and after-care for lower limb spasticity in children with cerebral palsy: international consensus statement. *Eur J Neurol*. 2010;17(suppl 2):9–37.

15. Thomas SP, Addison AP, Curry DJ. Surgical tone reduction in cerebral palsy. *Phys Med Rehabil Clin N Am*. 2020;31(1):91–105.

16. Shrader MW, Wimberly L, Thompson R. Hip surveillance in children with cerebral palsy. *J Am Acad Orthop Surg*. 2019;27(20):760–768.

17. Schroeder KM, Heydemann JA, Beauvais DH. Musculoskeletal Imaging in cerebral palsy. *Phys Med Rehabil Clin N Am*. 2020;31(1):39–56.

18. Jones-Quaidoo SM, Yang S, Arlet V. Surgical management of spinal deformities in cerebral palsy. *J Neurosurg Spine*. 2010;13(6):672–685.

19. Koman LA, Sarlikiotis T, Smith BP. Surgery of the upper extremity in cerebral palsy. *Orthop Clin North Am*. 2010;41(4):519–529.

20. Palisano R, Rosenbaum P, Walter S, Russell D, Wood E, Galuppi B. Development and reliability of a system to classify gross motor function in children with cerebral palsy. *Dev Med Child Neurol*. 1997;39:214–223.

21. Rosenbaum PL, Walter SD, Hanna SE, et al. Prognosis for gross motor function in cerebral palsy: creation of motor development curves. *JAMA*. 2002;288(11):1357–1363.

22. O'Shea T. Diagnosis, treatment and prevention of cerebral palsy in near-term/term infants. *Clin Obstet Gynecol*. 2008;51(4):816–828.

第 5 章

心脏康复

Matthew N.Bartels, David Z.Prince

核心定义

心脏康复的治疗重点是治疗与心脏相关的疾病,治疗目的是二级预防和恢复心脏疾病后的功能。传统上,心脏康复侧重于缺血性心脏病,但随着心脏疾病管理的进步,已扩展到包括心力衰竭,以及手术后和心脏移植相关的康复。表5.1列出了目前讨论心脏康复需要了解的基本术语。心脏康复是缺血性心脏病患者最有效的二级预防形式之一,根据 Ⅰa 级证据,可将冠状动脉事件减少20%~30%[1]。

病因和病理生理学

由于缺乏运动、肥胖和不良的生活方式,心血管疾病是美国高发病率和高死亡率的主要原因。2017 年全美健康访谈调查结果显示,所有心脏相关疾病的患病率为10.6%,男性患病率高于女性[2]。最常见的心脏病是缺血性心脏病,其次为心力衰竭。心脏瓣膜病、心律失常、脑卒中、外周动脉疾病和静脉疾病是心血管疾病的其他类型。

动脉粥样硬化性心脏病

这一类别包括亚临床疾病、稳定型心绞痛、急性冠脉综合征和冠心病。急性疾病可导致心肌梗死,并与猝死有关。心肌梗死的幸存者需要进行二级预防,以改变生活方式,防止复发性心脏病,并从梗死损伤中恢复。心脏康复在改善疾病和改善梗死后的预后方面发挥着重要作用。

心肌病与心力衰竭

这一类别包括射血分数降低的心力衰竭(HFrEF)患者和射血分数保留的心力衰竭(HFpEF)患者。心脏康复在改变疾病、提高生活质量,以及帮助降低发病率和死亡率方面发挥着重要作用。

瓣膜性心脏病

这是一类瓣膜性心脏病患者,他们通常需要接受康复治疗。通常,这些患者也在手术或经皮介入治疗后进行康复治疗以恢复功能。

心脏手术后

这些患者通常患有瓣膜病或缺血性疾

表 5.1　心脏康复的基本术语

术语	定义
心力衰竭	心输出量不足
HFpEF	保留射血分数的心力衰竭
HFrEF	射血分数降低的心力衰竭
收缩末期容积(ESV)	收缩末期左心室容积
舒张末期容积(EDV)	舒张末期左心室容积
射血分数(EF)	每搏输出量和舒张末期容积的百分比[(EDV−ESV)/EDV]
每搏输出量(SV)	单次心跳中泵送的血液体积
心率(HR)	每分钟心跳次数
收缩压(SBP)和舒张压(DBP)	通常以毫米汞柱表示
平均血压(MBP)	平均血压计算值为[MBP=(2×DBP+SBP)/3]
运动能力	最大的运动能力。通常通过压力测试进行评估
最大摄氧量	最大耗氧量,通常以 mL/(kg·min)表示
心脏运动试验	心肺运动试验,个人最大运动能力的评估方法
运动负荷试验	进行运动试验以确定是否存在心肌缺血,可以通过超声心动图、12 导联心电图或核成像进行评估
一级预防	预防个人患病的医疗和康复工作
二级预防	医疗和康复结合,防止个人疾病再次发生,降低发病率和死亡率

病,在手术干预后康复。重点是恢复功能和二级预防。

心脏移植

这类患者在心脏移植前进行康复,重点是最大限度地发挥功能,为移植手术做准备。移植术后康复的重点是恢复功能、提供教育和逆转移植手术后的不良状态。

诊断方法

大多数的心脏康复患者需要诊断、评估潜在的心脏基本状况及运动能力,以便制订运动处方和安全指南。表5.2概述了基本试验。

治疗

医学

心脏病患者在心脏康复中的医疗管理是为了优化对其抗缺血或心力衰竭的管理。它还侧重于维持以二级预防为重点的医疗制度。

表 5.3 列出了缺血性心脏病患者心脏康复计划中应包括的医疗管理要素。这些干预通常由初级医疗/心脏团队进行;心脏康复专家应确认每位患者的医疗方案是适当的,并且符合二级预防指南,以便为基于运动的心脏康复计划做好准备[3-6]。

表 5.2　心脏基本状况及运动能力评估试验

试验	目的
心电图	为心脏康复期间的比较提供基线
	识别已存在的病变和心律失常
超声心动图	评估射血分数并评估肺动脉高压
心脏负荷试验	评估心肌缺血
	获得峰值心率
心肺运动试验	在最大限度的医疗管理条件下进行功能性实验室运动测试,以评估安全性,排除遗留疾病,并设置运动参数
现场运动测试(6 分钟步行测试、穿梭步行测试或其他)	在最大限度的医疗管理条件下进行功能性现场运动测试,以评估安全性并设置运动参数
右心导管检查	排除高危人群的肺动脉高压,也用于评估心力衰竭患者的心输出量
冠状动脉造影	评估和治疗缺血性心脏病患者常见的冠状动脉疾病
胸片	评估心力衰竭或并发的肺部疾病

康复

心脏康复分为三个阶段：第一阶段为急性期住院期间直到心脏事件后出院；第 1b 阶段为长期住院患者康复。出院后或血运重建后,患者接受门诊康复此时为心脏康复第二阶段。第三阶段心脏康复是对康复期间获得的二级预防和调节的终身维护[7]。第二阶段康复计划通常包括每周 3 次的心脏康复,为期 12 周,共 36 次。充分实现心脏康复疗效的挑战是获得康复项目的途径有限[8]。先进项目可以在一年内实施,现在也有针对中低风险患者的(基于家庭)第二阶段项目的调查,这似乎是一个可以接受的替代方案。心脏康复运动包括有氧运动(如跑步机或测功仪)、力量训练、教育和风险因素调整等。运动是为了在适合患者风险水平的区域内达到目标心率。有许多标准描述了训练的核心组成部分、教育计划和干预的适当时机的益处[3-7]。表 5.4 概述了康复干预措施和证据水平。

功能预后和结果

目前已经证明接受心脏康复治疗的患者发病率和死亡率有所降低[10]。参与门诊心脏康复可以降低未来事件发生的可能性,降低心绞痛症状的强度,并有助于改善冠状动脉疾病的危险因素。

基本诊疗程序

住院患者

心脏康复的住院医嘱最有可能应用于急性冠脉综合征入院后或心脏手术后状态。由于临床状态和入院前功能的变化很大,无法确定通用参数。当物理医学与康复(PMR)团队提供会诊时,建议与首诊团队讨论急性期康复的限制指标和选择患者；当患者入院后需要接受 PMR 会诊并需要进行急性期康复时,需与心脏科医生确认。以下示例医嘱

表5.3 心脏康复计划中缺血性心脏病的医疗管理

要素	说明	证据水平
康复前的心脏压力测试	这通常在康复开始之前完成	Ⅰ级:有症状 Ⅱa级:低概率
体重管理	达到目标体重指数或腰围	Ⅰ级
戒烟		Ⅰ级
心理问题的管理	心脏病患者的抑郁和焦虑处于较高水平	Ⅱa级
饮酒管理	转介至外部管理计划	Ⅱb级
抗血小板药物	与基层医疗团队协调	Ⅰ级:阿司匹林 Ⅲ级:潘生丁,不推荐
β受体阻滞剂	与基层医疗团队协调	Ⅰ级:所有患者LVEF>40% Ⅱb级:其他慢性冠心病
肾素-血管紧张素醛固酮阻滞剂	与基层医疗团队协调	伴有高血压、糖尿病、LVEF<40%的冠状动脉疾病
流感疫苗	与基层医疗团队协调	Ⅰ级
激素替代疗法	与基层医疗团队协调	Ⅲ级:无明显益处,不推荐
营养补充剂	维生素C和E、β胡萝卜素、维生素B_6、维生素B_{12}、大蒜、辅酶Q10、硒、铬	Ⅲ级:无明显益处,不推荐
抗缺血对症治疗	β受体阻滞剂、钙离子通道阻滞剂、长效硝酸盐、舌下含服硝酸甘油	Ⅰ级
脂质管理	改变生活方式、饮食疗法、他汀类药物疗法	Ⅰ级
辅助脂质管理	胆汁酸螯合剂、烟酸	Ⅱa级
长效钙离子通道阻滞剂或雷诺嗪		Ⅱb级
血压管理	改变生活方式、控制体重,当血压>140/90mmHg时进行药物治疗、血管紧张素转换酶抑制剂、β受体阻滞剂、利尿剂、联合治疗	Ⅰ级
糖尿病管理	维持HgA1c<7.0	Ⅱa级
糖尿病管理	药物疗法的使用	Ⅱb级
糖尿病管理	应避免罗格列酮治疗	Ⅲ级(有害)

集是一个数据收集框架,旨在推动多学科团队所有成员之间的对话和协作。

■活动:起床到椅子上。

■饮食:低钠/低胆固醇。最大流体体积(如果相关)。

■营养咨询:回顾低胆固醇、低钠饮食的建议。鼓励增加植物性饮食。

■每天治疗前获取基线生命体征,包括SBP/DBP、心率(HR)、血氧饱和度(SpO_2)、呼吸频率(RR)、体重。

表 5.4　心脏康复计划中缺血性心脏病的康复管理要素

要素	说明	证据水平
患者参与	获得患者的自我效能感,分担责任	Ⅰ 级
体力活动	进行 30~60 分钟的有氧运动,每周 5 天,如跑步机或测功机	Ⅰ 级
抗阻训练	每周至少 2 天进行低等到中等强度的锻炼	Ⅱa 级
压力减轻/放松		Ⅱa 级
为避免空气污染提供咨询	通过教育进行管理	Ⅱa 级
EECP	用于顽固性心绞痛患者	Ⅱb 级
针刺疗法	用于顽固性心绞痛的止痛	Ⅲ 级:无明显益处,不推荐
患者教育	关于疾病过程、药物和运动	Ⅰ 级
独立家庭锻炼计划中的教育和培训	创建独立的锻炼计划以维持锻炼(心脏康复第 3 阶段)	Ⅰ 级

EECP,增强型体外反搏。

■ 在进行动员、步行和 ADL 训练时进行连续遥测监测。

■ 在最大强度运动时重复测量生命体征,并在调节后与基线进行比较。

■ 根据需要休息,在病例中注明病历记录,以确定调节的基线水平。

■ 可耐受的渐进式动员和步行。记录每日进度,以便与基线进行比较。

■ 根据方案监测空腹血糖,观察调节后血糖是否下降。

■ 限制参数示例。

■ 与每日基线相比,因 SBP/HR/RR/SpO$_2$ 增加/减少而休息。

■ 保持 SBP/DBP/HR/RR/SpO$_2$ 相关的治疗。

■ 在接受治疗时,通知主治医生 SBP/DBP/HR/RR/SpO$_2$ 的增加/减少。

■ 出院后进行门诊心脏康复,并在出院前向患者提供预约日期和时间。

资源

主要相关组织

■ 美国心肺和血管康复协会(AACVPR):该全国性组织为个人门诊项目等提供认证。它是北美最大的继续教育和专业发展活动,致力于心脏和肺康复。

■ 美国心脏协会(AHA):最受认可的专业协会之一,为患者提供有关心脏护理各个方面的教育、资金和研究资源。

■ 美国运动医学会(ACSM):长期致力于促进运动表现科学和探索运动科学的专业组织。在 ACSM 的组织下,有 70 多个不同的学科聚集在一起。在这里可以了解更多关于运动测试、当前研究和运动科学的未来方向,以及如何将其应用于特殊人群,如心脏病患者(其中之一)。

■ 美国心脏病学院（ACC）：致力于心脏病领域。ACC 与 AHA 共同制定了第一份临床实践指南，目前仍是心脏病学领域实践的权威来源。

患者教育资源

这里有许多关于心脏康复的益处及如何获得心脏康复服务，有大量的资源用于患者教育。

■ 在美国，AACVPR 是致力于心肺和血管康复的最大专业组织。该全国性组织为各个项目提供认证，并在其认证的每个项目中保持临床医生掌握、医疗文档和患者教育的高标准。

■ ACC 是最大的心血管专业人员组织，其核心价值观是以患者为中心、团队合作、专业和卓越。他们开发了 CardioSmart 网站，以支持患者和提供者之间为了健康进行沟通。

■ AHA 是关于心脏病和冠状动脉事件后恢复的可靠信息来源之一。

（李世浩 译 李震 汤智伟 李奇 审）

参考文献

1. Fihn SD, Gardin JM, Abrams J, et al. 2012 ACCF/AHA/ACP/AATS/PCNA/SCAI/STS guideline for the diagnosis and management of patients with stable ischemic heart disease. *Circulation*. 2012;126:e354-e471. doi:10.1161/CIR.0b013e318277d6a0

2. Virani SS, Alonso A, Benjamin EJ, et al. AHA statistical update. Heart disease and stroke statistics—2020 update. *Circulation*. 2020;141:e139-e596. doi:10.1161/CIR.0000000000000757

3. Arnett DK, Blumenthal RS, Albert MA, et al. ACC/AHA clinical practice guideline 2019 ACC/AHA guideline on the primary prevention of cardiovascular disease: executive summary. *Circulation*. 2019;140:e563-e595. doi:10.1161/CIR.0000000000000677

4. Thomas RJ, Balady G, Banka G, et al. Performance measures: 2018 ACC/AHA clinical performance and quality measures for cardiac rehabilitation. *Circ Cardiovasc Qual Outcomes*. 2018;11:e000037. doi:10.1161/HCQ.0000000000000037

5. King, M, Bittner V, Josephson R, Lui K, Thomas RJ, Williams MA. Medical Director Responsibilities for Outpatient Cardiac Rehabilitation/Secondary Prevention Programs: 2012 update. *Circulation*. 2012;126:2535-2543.

6. Hamm LF, Sanderson BK, Ades PA, et al. Core competencies for cardiac rehabilitation/secondary prevention professionals: 2010 update. *J Cardiopulm Rehabil Prev*. 2011;31:2-10. doi:10.1097/HCR.0b013e318203999d

7. Leon AS, Franklin BA, Costa F, et al. Cardiac rehabilitation and secondary prevention of coronary heart disease. *Circulation*. 2005;111:369-376.

8. Balady GJ, Ades PA, Bittner VA, et al. Referral, enrollment, and delivery of cardiac rehabilitation/secondary prevention programs at clinical centers and beyond. *Circulation*. 2011;124:2951-2960.

9. Thomas RJ, Beatty AL, Beckie TM, et al. AACVPR/AHA/ACC SCIENTIFIC STATEMENT home-based cardiac rehabilitation. *Circulation*. 2019;140:e69-e89. doi:10.1161/CIR.0000000000000663

10. Ades PA. Cardiac rehabilitation and secondary prevention of coronary heart disease. *N Engl J Med*. 2001;345(12):892-902. doi:10.1056/NEJMra001529

第 **6** 章

淋巴水肿

Carmen E. López–Acevedo，Richard Fontánez，Verónica Rodríguez

核心定义

淋巴水肿是指皮肤下方组织中淋巴液的异常聚集。肿胀通常发生在手臂或下肢，但也可能发生在身体的其他部位，包括乳房、胸部、头部和颈部及生殖器等(美国国家淋巴水肿网定义)[1]。

病因和病理生理学

体循环内间质液的流入量增加或流出量减少，形成的一种不平衡的状态叫作淋巴水肿。淋巴液是一种富含蛋白质的液体，其内除了含有蛋白质，还有白细胞和大分子[2]。毛细淋巴管是淋巴系统的重要组成部分，其出现在没有瓣膜的真皮乳头间质空间内，并深入皮下通道。这些通道继续延伸到筋膜系统的更深通道中，它们沿着平滑肌走行且具有瓣膜[3]。当淋巴液流量减少80%时，会引发一连串炎症、扩张和回流的反应，从而导致淋巴管内液体的纤维化和停滞。

淋巴水肿最常见的原因是丝虫病。在美国，淋巴水肿最常继发于癌症治疗，尤其是乳腺癌治疗之后[2]。淋巴水肿可能是一种进

展性和致残性疾病，对自我形象和身体外观有明显影响。表6.1描述了罕见形式的淋巴水肿。

淋巴水肿可分为原发性或继发性。患有先天性或遗传性疾病的患者可能会出现原发性淋巴水肿。这些患者可能会在出生时或2岁时出现淋巴水肿。米耳罗伊病的患者在出生时或者出生不久后就会出现淋巴水肿。梅杰综合征发生在其青春期，轻微的下肢损伤后出现足踝或者足部的肿胀。女孩通常比男孩更容易受到影响。迟发性淋巴水肿与梅杰综合征相类似，不同的是，迟发性淋巴水肿通常是在患者30岁后出现[2]。

继发性淋巴水肿可能是由癌症治疗、癌症本身、放射治疗、慢性静脉功能不全、病态肥胖、脂肪水肿、创伤、感染、制动或其他全身性疾病引发的。

诊断方法

淋巴水肿的临床诊断取决于病史、体格检查和心理评估。体格检查包括：测量体积、检测功能和填写社会心理障碍等级问卷。

表 6.1　罕见形式的淋巴水肿[2.4]

头/颈淋巴水肿	出现严重的并发症和功能障碍。这种淋巴引流需要尽快治疗;很难明确测量出来。治疗方式包括皮肤护理、徒手淋巴引流(MLD)和完全消肿治疗(CDT)
生殖器淋巴水肿	与腹腔、盆腔癌症,泌尿生殖道感染和先天性疾病相关。同样表现为下肢水肿。对患者进行皮肤护理的教育很重要。必须对情绪和功能状态进行评估。对于男性,建议使用双层压缩绷带,因为其使用起来简单且舒适(如 Coban™ 双层压缩系统)
先天性淋巴水肿	通常出现在患者很小的时候。与血管畸形和遗传疾病相关,如 Turner 综合征、Noonan 综合征,1 型神经纤维瘤病,血管瘤,13、18、21 三体综合征和 Klinefelter 综合征[5]

既往史

良好的既往史记录有助于找出病因或诱因。如果有癌症病史,应获取相关具体诊断、治疗(包括化学药物治疗、放射治疗或手术)和患病时间等信息。慢性疾病的既往史也很重要。急性症状提示感染、深静脉血栓形成或复杂区域疼痛综合征。慢性症状通常与慢性系统性疾病相关,如充血性心力衰竭、慢性静脉功能不全、脂肪水肿或慢性肾病。基础诊断对指导治疗很重要;对于充血性心力衰竭或慢性肾病患者,消肿疗法是相对禁忌证。

还应了解相关症状(如相关解剖区域的感觉异常、疼痛、沉重)、并发症(如糖尿病、充血性心力衰竭、慢性肾病、类风湿关节炎和甲状腺疾病)和体重指数(BMI)的情况。

体格检查

检查内容

应对患者存在受累肢体不对称、局部肿胀、皮肤外观改变(即灰色、深色、有光泽、溃疡或畸形)、皮肤皱襞、肌肉肿大和淋巴漏的情况进行记录[2]。

触诊

评估触诊区域的温度变化、深层组织的变化(即纤维化、增厚、橡胶状)和表面纹理。Stemmer 征测试可用于评估皮肤厚度,通过捏住和提起第二足趾或第三足趾背侧的皮肤来进行评估,如果不能轻松捏住或提起皮肤,则为阳性。Stemmer 征测试对淋巴水肿的诊断和分期很重要。淋巴水肿分型包括凹陷型或非凹陷型。除了上述检查外,触诊检查还应包括淋巴结的触诊。

神经学检查

包括力量检查(例如,无痛性无力可能继发于放射后损伤)、感觉检查(至少是软接触)、深部肌腱反射检查[例如,反射亢进可能是由上运动神经元(UMN)损伤或脊髓损伤(SCI)引起的]和脑神经检查。

全面的体格检查使临床医生能够区分淋巴水肿的潜在因素:如神经压迫性病变、放射后神经病变/神经丛病变、代谢性疾病或原发性疾病的继发病变。无痛性无力通常发生在放射后诱发的神经病变中。无力伴疼痛可能与恶性侵袭有关[2]。

体积测量

体积测量对于疾病的诊断、进程的评估,以及治疗手段的选择十分重要。每次对患者进行评估时,需要使用相同的技术手段对健侧和患侧的肢体进行测量,这是非常重要的。测量方法详见表 6.2。健全的患

者,两侧肢体之间的体积差异为 2%~13%[2,6]。以下测量时出现的差异是淋巴水肿的诊断标准:

- 用卷尺测量肢体周长超过 2cm。
- 容积测量>200mL 或与健侧相比>10%。
- 臂间阻抗比>3 个标准差[2,7-9]。

生活质量和功能评估

对肢体功能进行客观评估时,可使用下肢功能评定表和上肢功能评定量表。主观评估则可以弥补客观评估在生活质量和淋巴水肿相关问题评估时的局限性。评估淋巴水肿患者功能和生活质量的专用量表包括上肢淋巴水肿量表–27、淋巴水肿生活质量量表和淋巴水肿生活影响量表等[10,11]。

淋巴水肿分期

表 6.3 描述了淋巴水肿的分级。

实验室测试和成像

淋巴水肿的诊断没有特异性的实验室检查。根据可疑的潜在诊断,可进行一些常规检测,如 CBC、基础代谢率、尿液分析、沉降率、肝功能检查和血脂测量。表 6.4 详细说明了淋巴水肿评估中要考虑的影像学检查。

治疗

多学科团队合作可在淋巴水肿的治疗中取得最佳结果。团队成员应包括理疗师、皮肤科医生、具有 CDT 认证的治疗师、血管和整形外科医生,以及心理学家/精神病学家。应将改善生活质量和日常功能作为治疗的主要目标。

完全消肿治疗

CDT 有两个阶段:急性期和慢性期。急性期的目标是控制肿胀、降低组织压力、进行宣教、加强皮肤护理并针对淋巴水肿制订锻炼计划。其间可使用多层绷带和 MLD。在组织体积稳定后,便到了慢性期。这一阶段主要采用压力衣、自排水技术和锻炼,以保持前一阶段取得的成果。有研究发现

表 6.2 淋巴水肿评估中体积测量的方法

肢体周长	测量部位通常不包括手或足。体积差通常为患侧与健侧周长的差值
积液抽取	由于设备需要和卫生原因,该方法不常用并且不实用
透视法	使用垂直方向的方形光束框架。这种设备价格昂贵,更多的时候用于有目的的研究
生物阻抗光谱法	该方法可以对淋巴水肿进行评估。可单侧或双侧使用,廉价、快速且无创。可帮助诊断早期淋巴水肿,并可用于后续随访。如果患者有植入式心脏装置,则禁用此法

表 6.3 淋巴水肿的分级[2,8]

0	淋巴转移受到影响但不存在水肿。对淋巴水肿的二级预防很重要
1	随肢体抬高可以逆转的凹陷性水肿。无组织损伤
2	水肿是不可逆的,皮肤会发生变化。Stemmer 征阳性
3	体积变化非常明显,可观察到橡皮样肿胀,皮肤有非常明显的变化,Stemmer 征阳性

表 6.4 淋巴水肿评估中应考虑的影像学检查

影像学检查	说明
放射性核素淋巴显像	淋巴水肿评估的首选方法。将放射性同位素标记的示踪剂注入足的趾部空间。记录到近端淋巴结的运动,可以看见淋巴缓慢的移动与回流。该方法对淋巴水肿的诊断有92%的敏感性和100%的特异性[2]
吲哚菁绿淋巴造影术	注入0.5%的注射用吲哚菁绿药物并在其流经淋巴系统时使用红外摄像机进行跟踪。可用于早期诊断、分级和随访。比淋巴闪烁显像更便宜且通常更安全[12]
超声	可对隔室进行可视化并可评估皮肤增厚和皮下积液情况。特征性外观被描述为马歇尔裂(皮下变化)和"暴风雪"型脂肪水肿[9]
多普勒超声	评估淋巴水肿的其他可能原因,如深静脉血栓形成或慢性静脉功能不全
MRI 或 CT 扫描	MRI用于分级,可用于早期阶段[3],以及评估癌症复发或侵袭

CDT 与 MLD 和加压绷带相结合有良好的效果[2,13,14]。CDT 的相对禁忌证包括心力衰竭、动脉疾病、肝脏疾病、肾衰竭、活动性皮肤感染、深静脉血栓形成和转移性疾病造成的水肿。

皮肤护理和减重

充分的皮肤护理对淋巴水肿患者至关重要。建议使用保湿剂、适当的衣物保护皮肤免受磨损,并避免过热或过冷。建议使用不含肥皂的、pH 值为中性的润肤露。BMI >50kg/m² 可导致淋巴水肿[12]。要鼓励患者减肥以减少并发症和淋巴水肿的体积。

手法和设备

MLD:从肢体远端到近端进行 30~45 分钟轻柔的滑动运动。该项技术可以教给患者在家中进行。MLD 可以减轻患者症状,尤其是四肢的疼痛或沉重感。该项技术十分安全且通常耐受性良好。在治疗继发于乳腺癌的上肢淋巴水肿时,取得了良好的效果[2,4]。

绷带:加压绷带在淋巴水肿的治疗中很重要。绷带从远端到近端应用在受影响的肢体上,每天至少使用 23 小时。泡沫衬垫可置于绷带与皮肤之间,避免绷带与皮肤的直接接触。

压力衣:用于 CDT 的关节阶段。必须根据患者的个人情况选择材料、尺寸与设计方式。根据个人情况定制是首选,但因成本问题可能会限制其实用性。压力衣通常在白天使用。

物理方式:气动压缩泵可在家中用作压力衣的辅助工具。压力通常可以调整到 25~60mmHg。激光疗法被广泛使用,用于淋巴管生成和刺激淋巴液的移动。有比较明确的证据表明这种方式可用于乳腺癌相关淋巴水肿患者[10,15]。远红外辐射、体外冲击波、星状神经节阻滞和肌内效贴扎也已经被用于治疗淋巴水肿。

手术:用于保守治疗失败的患者。外科手术包括带血管的淋巴结转移、淋巴管搭桥和蛋白质脂肪抽取移除术。手术前后使用 CDT 可改善预后。更为激进的方法包括广泛根治性地切除,此方法仅用于情况比较严重或顽固性疾病[2]。

运动：通常建议进行等长、有氧和轻度渐进抗阻运动，腹式呼吸的控制和适当姿势的摆放也十分重要[2]。最近的报告表明，抗阻运动对手臂功能和力量有积极影响，对乳腺癌患者尤为明显[2,4]。

自我管理：应对患者服装的选择、仪器设备的使用、在家庭中徒手淋巴引流技术的运用，以及患者的锻炼计划进行指导[2]。

药物干预

治疗淋巴水肿最常见的药物见表6.5。

相关损伤与并发症

淋巴水肿最常见的并发症是皮肤感染。蜂窝织炎或真菌感染需要抗生素或抗真菌治疗。在对皮肤感染治疗的同时需要对患者进行适当的卫生教育、皮肤护理并对患肢进行细致的自我检查。淋巴水肿患者可能会出现乳头状瘤病、淋巴囊肿或象皮病。慢性淋巴水肿最可怕和最严重的并发症是Stewart-Treves综合征，这是一种源自慢性淋巴水肿的血管肉瘤。这种并发症预后不良，与紫色黄斑皮损有关。当腋下组织出现瘢痕时，就会发生腋网综合征。可以通过触诊或观察到紧绷的细线来进行诊断。治疗方法包括消肿疗法、瘢痕组织按摩松解或使用溶组织梭菌胶原酶（Xiaflex®）[16]。

功能预后和结果

淋巴水肿对生活质量的影响，特别是癌症后生活质量的影响证据很少。

有证据表明，患有乳腺癌相关淋巴水肿的女性患者，在进行徒手淋巴引流后，情绪和呼吸困难通常得到改善，并且睡眠障碍也相对减少[4]。

资源

1.https://www.cancer.org/treatment/treatments-and-side-effects/physical-side-effects/lymphedema/for-people-with-lymphedema.html.

2.https://lymphedematreatmentact.org/resources/.

3.美国淋巴水肿框架项目。

4.淋巴教育与研究网络。

5.淋巴水肿资源。

6.西北淋巴水肿中心。

7.为淋巴水肿的学生发放助学金。

表6.5 治疗淋巴水肿的常见药物[5]

苯并吡喃酮	包括香豆素和类黄酮。它们与诱导降解的间质蛋白结合，可减少水肿并减少继发感染。过度使用可能造成肝损伤。目前相关的有效性证据不足
维A酸	有助于减少炎症和纤维化
外用制剂	乳酸铵、尿素和水杨酸对皮肤变化的改善有积极作用
预防长期感染的药物	如果存在复发性蜂窝织炎或淋巴管炎，可使用青霉素、头孢氨苄或红霉素
利尿剂	对淋巴水肿无效

（张晟 译 李世浩 汤智伟 李奇 审）

参考文献

1. National Lymphedema Network. About lymphedema. Accessed April 20, 2021. https://lymphnet.org/what-is-lymphedema

2. Broman P. Lymphedema diagnosis, treatment, and follow-up from the view point of physical medicine and rehabilitation specialists. *Turk J Phys Med Rehabil*. 2018;64(3):179–197.

3. Mihara M, Hara H, Araki J, et al. Indocyanine Green (ICG) lymphography is superior to lymphoscintigraphy for diagnostic imaging of early lymphedema of the upper limbs. *PLoS One*. 2012;7(6):e38182. doi:10.1371/journal.pone.0038182

4. Ezzo J, Manheimer E, McNeely ML, et al. Manual lymphatic drainage for lymphedema following breast cancer treatment. *Cochrane Database Syst Rev*. 2015;5:CD003475.

5. Schwartz R. Lymphedema. Medscape. December 16, 2019. Accessed October 1, 2020. https://emedicine.medscape.com/article/1087313-overview#a3

6. Citaker S, Kafa N, Hazar Kanik Z, Ugurlu M, Kafa B, Tuna Z. Translation, cross-cultural adaptation and validation of the Turkish version of the lower extremity functional scale on patients with knee injuries. *Arch Orthop Trauma Surg*. 2016;136:389–395.

7. International Society of Lymphology. The diagnosis and treatment of peripheral lymphedema: 2013 Consensus Document of the International Society of Lymphology. *Lymphology*. 2013;46:1–11.

8. Michelini S. Lymphedema etiology, epidemiology and clinical staging. In: Michelini S, Failla A, Moneta G, Cardone M, eds. *Compression Therapy in Lymphatic Insufficiency*. Cizeta-Medicali; 2010:14.

9. Johnsn KC, DeSarno M, Ashikaga T, Dee J, Henry SM. Ultrasound and clinical measures for lymphedema. *Lymphat Res Biol*. 2016;14:8–17.

10. Fialka-Moser V, Korpan M, Varela E, et al. The role of physical and rehabilitation medicine specialist in lymphoedema. *Ann Phys Rehabil Med*. 2013;56:396–410.

11. Koldas Dogan S, Ay S, Evcik D, Baser O. Adaptation of Turkish version of the questionnaire Quick Disability of the Arm, Shoulder, and Hand (Quick DASH) in patients with carpal tunnel syndrome. *Clin Rheumatol*. 2011;30:185–191.

12. Greene A, Grant F, Maclellan R. Obesity-induce lymphedema nonreversible following massive weight loss. *Plast Reconstr Surg Glob Open*. 2015;3:e426. doi:10.1097/GOX.0000000000000398

13. Zuther JE, Norton S, eds. *Lymphedema Management: The Comprehensive Guide for Practitioners*. 3rd ed. ThiemeVerlag KG; 2013:165–342.

14. Lasinski BB, McKillip Thrift K, Squire D, et al. A systematic review of the evidence for complete decongestive therapy in the treatment of lymphedema from 2004 to 2011. *PM R*. 2012;4:580–601.

15. Zuther JE. Pediatric lymphedema. Treatment. In: Zuther JE, Norton S, eds. *Lymphedema Management, the Comprehensive Guide for Practitioners*. 3rd ed. Thieme Verlag KG; 2013:208–211.

16. Piper M, Guajardo I, Denkler K, Sbitany H. Axillary web syndrome: current understanding and new directions for treatment. *Ann Plast Surg*. 2016;76:227–231.

第7章

运动神经元疾病

Ileana Howard

运动神经元疾病包括以下几种：

急性弛缓性脊髓炎（AFM）：一种脊髓灰质炎样临床表现，涉及肠道病毒感染后迅速发作的弛缓性麻痹。

肌萎缩性侧索硬化症（ALS）：最常见的运动神经元疾病，表现为上、下运动神经元混合损伤。

平山病（单支肌萎缩症）：疾病常无进展性加重表现，以单侧上肢功能障碍为主要临床表现，因脊髓前角细胞病变，导致肢体远端无力。

肯尼迪病（伴 X 染色体遗传，脊髓延髓肌萎缩症）：病情进展缓慢，进行性下运动神经元损伤。

脊髓灰质炎：由肠道病毒感染引起的肢体肌肉急性弛缓性麻痹。

原发性侧索硬化症（PLS）：ALS 的上运动神经元变性，随着时间的推移可能发展为 ALS。

进行性肌萎缩症（PMA）：肌萎缩侧索硬化症的下运动神经元变异型。

脊髓性肌萎缩症（SMA）：下运动神经元疾病，常染色体隐性遗传。基于存活运动神经元（SMN）蛋白功能水平的亚型，1 型和 2 型比 3 型和 4 型出现更早、更严重的无力。典型表现为近端无力大于远端，下肢大于上肢、伴有对称乏力和反射减退。

病因和病理生理学

除了遗传性运动神经元疾病（SMA、肯尼迪病、家族性 ALS）和感染后运动神经元疾病（AFM、脊髓灰质炎），其病因大部分还不明确。在了解导致运动神经元疾病的一系列事件的共同因素方面已经取得了突破。在过去的 5~10 年里，与家族性渐冻症相关的基因数量迅速增加。目前，与 ALS 相关的最常见的基因突变是 9 号染色体的扩展，即开放阅读框 72，在欧洲人群中有 34% 的 ALS 家族病例。尽管在确定这种特异性突变方面取得了突破，但 ALS 从突变到临床表型的途径仍有待阐明。PLS、PMA 和平山病的病因仍不明确。

诊断方法

病史与体格检查

当患者出现无痛性进行性无力时，应考

虑运动神经元病的可能。近期有发热性传染病史的患者的急性表现可能提示 AFM。如前所述,类似症状的阳性家族史可为运动神经元疾病的家族/遗传形式提供信息。

体格检查通常显示无力,无感觉异常(肯尼迪病除外)。脑神经检查可发现舌肌挛缩、构音障碍或吞咽困难。口周肌束颤动或男性乳房发育可能提示肯尼迪病。肌力减弱的模式,如对称的近端或远端肢体肌力减弱,可能提示"类似运动神经元疾病"(表 7.1)。可能存在异常反射,如巴宾斯基征和颌反射。

实验室检查和成像

实验室检查应根据患者的临床表现进行选择,以辅助诊断。可进行下列实验室检查:

■ 促甲状腺激素、血清蛋白电泳、维生素 B_{12}、甲基丙二酸、同型半胱氨酸、血清铜和锌元素、己糖氨基酶 A。

■ CSF 抗体组 (排除副肿瘤综合征或感染)。

■ 乙酰胆碱和肌特异性激酶抗体(用于排除可能的重症肌无力)。

■ 神经节苷脂 M1 抗体(排除多灶性运动神经病变)。

■ 24 小时尿液中金属或长链脂肪酸含重。

■ 对疑似感染进行血清学检查,包括人嗜 T 细胞淋巴球病毒 1 型、艾滋病毒、西尼罗河病毒或莱姆病。

■ 对疑似肌病进行肌肉活检。

■ 基因筛查:疑似 SMA、肯尼迪病或家族性 ALS。

影像学检查通常用于排除性诊断,如脊髓型颈椎病或颅内异常。大脑和脊髓磁共振成像常用于此。但也有例外,包括平山病中颈椎后硬膜囊移位伴颈部屈曲和 AFM 中脊髓灰质改变。

电诊断检查

ALS 是一种临床诊断;然而,电诊断检查可以提供亚临床下运动神经元受累的支持性证据, 这在体格检查中是不容易被发现的。目前公认的 ALS 诊断框架是 El Escorial-Awaji 标准[1],该标准对原来的 El Escorial 标准进行了修改,将去神经的肌电图证据纳入了与体格检查证据相同的下运动神经元体征,从而提高了敏感性(表 7.2)[2]。需要注意的是,El Escorial-Awaji 标准的设计目的是为临床研究提供 ALS 诊断的参考。因此,由于敏感性有限,不宜硬性要求使用。

治疗

疾病修正治疗

目前,有两种用于 ALS 的疾病修正治疗(DMT)和两种用于 SMA 的疾病修正治疗方案。利鲁唑和依达拉奉是 FDA 批准的治疗 ALS 的药物。利鲁唑应用时监测血清谷丙转

表 7.1　类似运动神经元疾病

多灶性运动神经病变伴传导阻滞	颈/腰骶神经根病或脊髓病
包涵体肌炎	慢性炎性脱髓鞘性多发性神经病
重症肌无力	其他肌病
遗传性痉挛性截瘫	

表 7.2　Awaji 电诊断标准分类

诊断分类	要求
临床上确诊为 ALS	临床或电生理证据表明，在球根区和至少 2 个脊髓区存在 LMN 和 UMN 征象，或在 3 个脊髓区存在 LMN 和 UMN 征象
临床上可能为 ALS	至少 2 个区域存在 LMN 和 UMN 征象的临床或电生理证据，其中一些 UMN 征象与 LMN 征象(以前)相似
临床上疑似为 ALS	临床或电生理学证据表明，在 1 个区域有 UMN 和 LMN 征象，或在 2 个或多个区域有 UMN 征象(单独)，或 LMN 征象向 UMN 征象靠拢，需要进行神经影像学和临床实验室研究，并必须排除其他诊断

ALS：肌萎缩性侧索硬化症；LMN，下运动神经元；UMN，上运动神经元。

氨酶(SGPT)/血清谷草转氨酶和 CBC。诺西那生钠注射液是第一个被 FDA 批准的治疗 SMA 的疾病修正药物。它是一种反义寡核苷酸，靶向 SMN2 mRNA，阻断外显子 7 的切除，导致 SMN 全长蛋白的产生增加[3]。治疗 SMA 的第二种药物诺华基因 OAV101 注射液于 2019 年获得 FDA 批准。该药物通过腺相关病毒载体传递 SMN 基因的完整拷贝。表 7.3 详细说明这些制剂的剂量和给药情况。

医疗和康复管理

运动神经元疾病的康复管理遵循预防继发性并发症、损伤修复和代偿策略的关键原则[4]。美国神经病学学会发布了 ALS 治疗的临床实践指南[5,6]。同样，SMA 的管理也有实践指南[7,8]。这些指南为多学科护理、医疗管理、呼吸系统评估和治疗、症状管理和继发性并发症的预防提供了框架。

预防继发性并发症

运动神经元疾病患者的最大健康风险是呼吸道感染或呼吸衰竭；因此，对于理疗师来说，最重要的是通过使用呼吸支持设备、保持患者肺部卫生、嘱患者接种疫苗和护理人员教育，确保常规和充分的评估，并降低风险[9]。

尽管保护性感觉得到保留，但运动神经元疾病晚期患者出现与制动相关的并发症风险增加，包括骨折、疼痛和伤口。患有运动神经元疾病的患者及其护理人员必须接受活

表 7.3　肌萎缩性侧索硬化症和脊髓性肌肉萎缩疾病修正疗法的给药及剂量

药物	剂量和管理
利鲁唑	50mg，口服，2 次/天
依达拉奉	60mg，静脉滴注，1 次/天，14 天 60mg，静脉滴注，周一至周五，2 周 14 天停药
诺西那生钠注射液	每 14 天鞘内注射 12mg×3 次，然后第 3 次给药后 30 天进行第 4 次给药(12mg)，鞘内注射维持治疗：每 4 个月鞘内注射 12mg
诺华基因疗法	根据患者体重单次静脉给药

动范围训练、保护矫形器、定位楔和支架的使用指导，以便在需要时重新定位。带有减压床垫的医院病床可能有助于改变体位，但这并不能避免需要护理人员协助调整体位。

ALS是一种高代谢疾病。这一事实再加上无力、痉挛和疲劳导致的自我进食能力下降，往往导致体重逐渐下降。文献指出，在ALS诊断时或诊断后体重减轻的患者预后较差。早期和充分的营养支持，补充营养或通过胃造瘘管肠内喂养通常可以稳定体重或尽量减缓体重下降的速度。

损伤的修复

考虑到运动神经元疾病的进行性、退行性改变，康复管理的主要重点是减缓进展/恶化。文献表明，适度运动对运动神经元疾病患者是安全的，可能有助于减缓功能和呼吸参数的下降。充分评估和治疗继发性症状以提高舒适度和生活质量对运动神经元疾病患者至关重要（表7.4）。

补偿策略

运动神经元病的康复与其他神经康复不同的是其会随时间推移发生变化。在肌萎缩性侧索硬化症中，病情快速恶化需要跨学科团队共同制订治疗计划。在小儿运动神经元疾病中，随着时间的推移，病情变化与儿童的生长发育及疾病的进展有关。

其他并发症/症状和常见的治疗措施

见表7.4。

功能预后和结果

目前尚无治愈ALS和PMA的方法；出现症状后的平均生存期为3~5年。最常见的死因是吸入性肺炎。PLS在4年后未发展为"经典"ALS意味着更好的预后和更长的寿命。肯尼迪病和肱肌萎缩症患者预后较好。在DMT和基因疗法出现之前，脊髓性肌萎缩患者的平均生存期在严重受累的迟发性脊髓性肌萎缩患者中为数年至接近正常的寿命。

基本诊疗程序

咨询

- 呼吸治疗
  - 肌萎缩性侧索硬化症肺功能测定主要包括用力肺活量、最大吸气压力、最大呼气压力和最大咳嗽流量。
  - 咳嗽辅助/保持肺部卫生。
  - 启动/随访无创通气支持。
- 评估和处理因呼吸肌无力引起的低通气。
- 姑息治疗/临终关怀的协助，包括提前护理计划、维持生命的治疗讨论、临终护理计划。
- 辅助技术用于替代计算机接入、环境控制装置、辅助和替代通信。
- 介入放射学或消化内科会诊影像学插入式胃造口术或经皮内镜下胃造瘘术置管。
- 营养师：营养不良筛查/评估、饮食建议/教育、营养补充、肠内营养、家庭肠内营养教学。
- 社会工作：提前护理计划，提前进行指导。

呼吸治疗

- 辅助咳嗽：3个周期，每周期5次吸气/呼气，起始压力(−40/+40)mmHg。

表 7.4　症状和管理策略

症状	患病率[10-11]	管理策略[12-15]（针对成人患者）
乏力	76%~90%	哌甲酯 5mg，BID，早、午各 1 次
		莫达非尼 200mg，早 1 次或 2 次/天[16]
		金刚烷胺 100mg，2 次/天
流涎	52%	阿托品滴 2 滴，滴在舌下，QID
		阿米替林 10mg，QHS，一周后增加到 20mg，QHS
		旋丙罗酯 1mg，TID
		莨菪碱片，q72h
		肉毒杆菌毒素注射：双侧腮腺
		腺体（每个 30 单位），颌下腺（每个 20 单位）
强直	84%	巴氯芬 5mg，BID，滴定至 20mg，QID
		替扎尼定 2mg，QHS
		肉毒杆菌毒素注射
		鞘内巴氯芬泵（特别是 PLS）
肌肉痉挛	74%	美西洛汀 150mg，1 次/天，共 7 天，7 天后，2 次/天[17]
疼痛（伤害性>神经病理性）	40%~59%	感觉性疼痛：对乙酰氨基酚、非甾体抗炎药、阿片类药物、关节内类固醇注射
		神经性疼痛：阿米替林、加巴喷丁、普瑞巴林
焦虑	55%	选择性血清再吸收抑制剂
		苯二氮䓬类药物
抑郁症	29%~52%	阿米替林（特别是出现流涎、疼痛或失眠时）
		选择性血清再吸收抑制剂
膀胱功能障碍		与非 ALS 患者一样
紧急>保留		安全套导管
（在 PLS 中更常见）		
行动受限		
可能存在自主神经		
功能障碍		
肠道功能障碍/便秘	51%	多库酯钠 250mg，2 次/天
行动受限		聚乙二醇 1/2~1 瓶帽，1 次/天
可能存在自主神经		多库酯钠栓剂/灌肠
功能障碍		肠道计划
端坐呼吸/呼吸困难	45%~66%	无创通气支持
		最大吸气器/呼气器
		（辅助咳嗽）
失眠	39%~60%	无创通气支持[18]
		阿米替林 10mg（如果有疼痛或流涎）

（待续）

表 7.4(续)

症状	患病率[10-11]	管理策略[12-15](针对成人患者)
可能出现恶病质合并吞咽困难,高代谢状态	29%	口服营养补剂 管道给药
瘙痒	35%[13]	羟嗪 25mg,必要时,1 次/天 加巴喷丁 300mg,3 次/天
吸入性肺炎	因支气管肺炎或呼吸衰竭死亡的患者约占 75%	常规吞咽评估 常规牙科护理 注意口腔卫生 便携式吸入装置 每年接种流感疫苗 肺炎疫苗
压疮		减压床垫和病床
假性延髓病	38%	阿米替林 10mg,QHS 氟西汀 20mg/d 右美沙芬 20mg/奎尼丁 10mg 胶囊 1 次/天,7 天,然后 1 粒/次,BID

■ 无创通气支持:双水平无创通气支持,初始设置 12cmH$_2$O 吸气相气道正压,6cmH$_2$O 呼气相气道正压,滴定设置后备通气频率为 10 次/分。

　■ ALS 缺氧方案(血氧饱和度<95%)。

　　□ 使患者尽量坐直。

　　□ 执行咳嗽辅助/机械呼吸机 3 个周期,每次 5 次吸入/呼出。

　　□ 给予患者无创通气支持(双水平)。

　　□ 没有特殊的医嘱,禁止使用鼻导管给氧。

　　□ 如果采取上述措施后血氧饱和度仍<95%,则立即联系主治医生。

资源

主要相关的组织

ALS 协会:www.alsa.org.

肌肉萎缩协会:www.mda.org.

美国瘫痪退伍军人:www.pva.org.

运动神经元疾病协会:www.mndassociation.org.

其他医疗资源

美国神经肌肉和电诊断医学协会:www.aanem.org.

《美国神经学会 ALS 临床实践指南（2009）》：https://www.aan.com/Guidelines/home/GuidelineDetail/370.

肌萎缩侧索硬化和额颞叶变性相关信息

关于最大化无创机械通气和肺部卫生的信息库：https://www.breathenvs.com/home-page.

患者教育资源

ALSA 讲义：www.alsa.org/als-care/resources.

（段奕璇 译 褚晓蕾 汤智伟 李奇 审）

参考文献

1. de Carvalho M, Dengler R, Eisen A, et al. Electrodiagnostic criteria for diagnosis of ALS. *Clin Neurophysiol*. 2008;119(3):497-503.
2. Carvalho MD, Swash M. Awaji diagnostic algorithm increases sensitivity of El Escorial criteria for ALS diagnosis. *Amyotroph Lateral Scler*. 2009;10(1):53-57.
3. Mercuri E, Darras BT, Chiriboga CA, et al. Nusinersen versus Sham control in later-onset spinal muscular atrophy. *N Engl J Med*. 2018;378(7):625-635.
4. Bello-Hass VD. A framework for rehabilitation of neurodegenerative diseases: planning care and maximizing quality of life. *J Neurol Phys Ther*. 2002;26:115-129.
5. Miller RG, Jackson CE, Kasarskis EJ, et al. Practice parameter update: the care of the patient with amyotrophic lateral sclerosis: multidisciplinary care, symptom management, and cognitive/behavioral impairment (an evidence-based review): report of the Quality Standards Subcommittee of the American Academy of Neurology. *Neurology*. 2009;73(15):1227-1233.
6. Miller RG, Jackson CE, Kasarskis EJ, et al. Practice parameter update: the care of the patient with amyotrophic lateral sclerosis: drug, nutritional, and respiratory therapies (an evidence-based review): report of the Quality Standards Subcommittee of the American Academy of Neurology. *Neurology*. 2009;73(15):1218-1226.
7. Mercuri E, Finkel RS, Muntoni F, et al. Diagnosis and management of spinal muscular atrophy: part 1: recommendations for diagnosis, rehabilitation, orthopedic and nutritional care. *Neuromuscul Disord*. 2018;28(2):103-115.
8. Wang CH, Finkel RS, Bertini ES, et al. Consensus statement for standard of care in spinal muscular atrophy. *J Child Neurol*. 2007;22(8):1027-1049.
9. Hardart MK, Burns JP, Truog RD. Respiratory support in spinal muscular atrophy type I: a survey of physician practices and attitudes. *Pediatrics*. 2002;110(2 Pt 1):e24.
10. Nicholson K, Murphy A, McDonnell E, et al. Improving symptom management for people with amyotrophic lateral sclerosis. *Muscle Nerve*. 2018;57(1):20-24.
11. Brizzi KT, Bridges JFP, Yersak J, et al. Understanding the needs of people with ALS: a national survey of patients and caregivers. *Amyotroph Lateral Scler Frontotemporal Degener*. 2020;21(5-6):355-363.
12. Forshew DA, Bromberg MB. A survey of clinicians' practice in the symptomatic treatment of ALS. *Amyotroph Lateral Scler Other Motor Neuron Disord*. 2003;4(4):258-263.
13. Chio A, Mora G, Lauria G. Pain in amyotrophic lateral sclerosis. *Lancet Neurol*. 2017;16(2):144-157.
14. Everett EA, Pedowitz E, Maiser S, et al. Top ten tips palliative care clinicians should know about amyotrophic lateral sclerosis. *J Palliat Med*. 2020;23(6):842-847.

15. EFNS Task Force on Diagnosis and Management of Amyotrophic Lateral Sclerosis, Andersen PM, Abrahams S, et al. EFNS guidelines on the clinical management of amyotrophic lateral sclerosis (MALS)—revised report of an EFNS task force. *Eur J Neurol*. 2012;19(3):360–375.

16. Carter GT, Weiss MD, Lou JS, et al. Modafinil to treat fatigue in amyotrophic lateral sclerosis: an open label pilot study. *Am J Hosp Palliat Care*. 2005;22(1):55–59.

17. Weiss MD, Macklin EA, Simmons Z, et al. A randomized trial of mexiletine in ALS: safety and effects on muscle cramps and progression. *Neurology*. 2016;86(16):1474–1481.

18. Vrijsen B, Buyse B, Belge C, et al. Noninvasive ventilation improves sleep in amyotrophic lateral sclerosis: a prospective polysomnographic study. *J Clin Sleep Med*. 2015;11(5):559–566.

19. Corcia P, Pradat PF, Salachas F, et al. Causes of death in a post-mortem series of ALS patients. *Amyotroph Lateral Scler*. 2008;9(1):59–62.

20. Gil J, Funalot B, Verschueren A, et al. Causes of death amongst French patients with amyotrophic lateral sclerosis: a prospective study. *Eur J Neurol*. 2008;15(11):1245–1251.

第**8**章

多发性硬化

Sarah B. Simmons, Gloria Hou

核心定义

多发性硬化(MS)是一种通常发生于青壮年的破坏性疾病,在美国约有 100 万例患者[1]。它可以侵犯中枢神经系统的各个部位,出现许多症状,如视力丧失、横贯性脊髓炎、面部疼痛、膀胱功能障碍和致残性疲劳。其特点是脑和脊髓中散在多发性不规则硬块。多发性硬化患者可能有复发和进展型临床过程,这些亚型对 DMT 的反应变化很大(图 8.1)[2]。

多发性硬化临床亚型

复发缓解型多发性硬化(RRMS):以发作性复发(即"发作"或"恶化")为特征的病程,在两次发作之间具有症状稳定的缓解期。

继发进展型多发性硬化(SPMS):在初始复发-缓解过程之后的一个进行性过程(独立于复发活动的稳定神经功能丧失)。

原发进展型多发性硬化(PPMS):从疾病开始,无初始复发-缓解过程。

多发性硬化分类

活动性与非活动性疾病(适用于 RRMS、SPMS 或 PPMS):如果上一年出现临床复发或 MRI 病变活动(即新的或扩大的 T2 或钆增强病变),则该疾病被视为活动性疾病。

有进展与无进展(适用于 SPMS 或 PPMS):如果过去一年中有临床恶化的记录,且与复发活动无关,则该疾病被归类为"有进展"。

可能发展为多发性硬化的综合征

当患者没有神经系统表现但 MRI 表现强烈提示 MS 时,就会发生放射学孤立综合征。

临床孤立综合征是与中枢神经系统炎症脱髓鞘事件相对应的单时相事件,类似于典型的 MS 复发。如果患者随后被诊断为 MS,则临床孤立综合征可被视为第一次发作。

复发与假复发

区分假复发和复发很重要,因为复发通常用类固醇治疗,而假复发症状会随着根本原因的治疗而改善。

复发(即发作或恶化)是一种临床发作,具有 MS 典型的症状和客观表现,反映了至少持续 24 小时的中枢神经系统炎症性脱髓鞘事件。

假复发是指既往神经系统症状的恢复

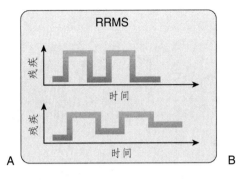

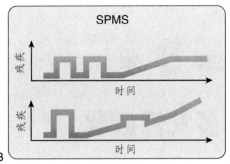

复发过程可能是：
–活动性或非活动性
–恶化或非恶化

进展性过程可能是：
–有进展或无进展的活动性
–有进展或无进展的非活动性

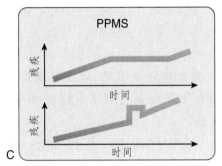

图 8.1 MS 临床亚型。(A)复发之间的水平基线与无进展的复发过程一致。(B)上图显示了 2 次复发后进展的开始(向上倾斜基线)。下图显示了复发之间的进展。(C)对于 PPMS，基线从一开始就向上倾斜。[Source：Reprinted by permission from Lublin FD，Reingold SC，Cohen JA，et al. Defining the clinical course of multiple sclerosis：the 2013 revisions. Neurology. 2014；83(3)：278–286.]

或恶化，这些症状不是由中枢神经系统中新的或恶化的病变活动引起的。相反，假复发通常与压力、药物副作用、热敏感性或感染(通常是尿道感染或上呼吸道感染)有关。

病因和病理生理学

MS 是一种免疫介导的疾病，其特征是脱髓鞘病变位于整个大脑和脊髓。除了脱髓鞘外，轴突丢失也是一个关键特征。假设复发是由免疫介导对髓鞘抗原的攻击引起的，适应性免疫系统(T 细胞和 B 细胞)和固有免疫系统(特别是小胶质细胞和巨噬细胞)都参与了疾病的发病机制。在进展型多发性硬化中，尽管其潜在机制尚不清楚，残疾累积被认为是由神经变性和轴突丢失引

起的[3]。

多发性硬化是由复杂的遗传和环境因素混合引起的。全基因组关联研究涉及适应性和先天性免疫系统以及维生素 D 代谢的基因。一些人推测感染性病原体也可能通过分子模拟诱发 MS 的发展[3]。

诊断方法

MS 的诊断是基于病变的临床证据，病变在空间和时间上表现出传播，排除了潜在的模拟物(如视神经脊髓炎、抗髓鞘少突胶质细胞糖蛋白综合征或神经结节病)。虽然不需要严格的影像学检查，但 MRI 检查结果通常支持诊断。

MRI 也被用于评估整体疾病的严重程

度,识别活动性斑块和非活动性斑块的存在,并为未来监测疾病活动和治疗反应建立基线。如果诊断不明确,可以要求腰椎穿刺(检查是否存在寡克隆区带)和较不频繁的光学相干断层扫描。

复发缓解型多发性硬化的诊断

如果患者的病史没有显示两次或两次以上不同的临床发作,且病变在两个或两个以上不同的解剖部位,则可以根据 McDonald 标准诊断 MS(表 8.1)。这些标准的形成(在 2017 年进行了修订)使 MRI 和 CSF 的发现符合空间和时间上传播的标准,这有助于患者的早期诊断和治疗。

原发进展型多发性硬化的诊断

PPMS 的诊断(回顾性或前瞻性)可以基于至少 1 年没有复发的稳定的残疾进展临床证据。此外,需要满足以下 3 个标准中的 2 个:3 个脑区(室周、皮层/近皮层或幕下区)中至少 1 个或多个 T2 病变;至少有 2 个或 2 个以上的脊髓病变;或阳性寡克隆区带[4]。

继发进展型多发性硬化的诊断

目前,尚无确切的放射学或血清学标志来确定从 RRMS 到 SPMS 的转变。因此,SPMS 是一种根据最初复发缓解过程之后的稳定进展过程的临床诊断。向 SPMS 的过渡是渐进的,通常与出现反复的渐进过程有一个重叠期。

复发的诊断方法

复发是根据病史诊断的,通常表现为由中枢神经系统病理引起新的或恶化的症状,症状持续数天至数周。当发现新的、增大的或增强的病变时,大脑、颈椎和胸椎的 MRI 可明确复发的诊断。然而,MRI 技术并不能捕捉到所有的疾病变化,临床也并不总在类固醇治疗前进行 MRI 检查。在以下情况下,MRI 是最关键的:MS 诊断不确定,考虑 DMT 改变,以及临床病史不明确,难以区分复发和假复发。

此外,某些"红旗"征也应注意:

■ 脑卒中:在有血管危险因素的老年患者中,突然出现神经系统症状应立即进行脑

表 8.1　McDonald 标准(2017 年)

使用 MRI 检查 MS 的空间传播标准	使用 MRI/CSF 检查 MS 的时间传播标准
• 中枢神经系统区域有 2 个或 2 个以上 T2 病变:室周、皮质–近皮层,幕下和脊髓	随访 MRI 发现新的 T2 或钆增强病变 或 • 在任何时间点同时出现钆增强和非增强病变(分别表示活性斑块和非活性斑块) 或 • 如果满足空间传播的标准,则存在 CSF 特异性寡克隆区带,可对 MS 进行诊断

Source:Adapted from Thompson AJ,Banwell BL,Barkhof F,et al. Diagnosis of multiple sclerosis:2017 revisions of the McDonald criteria. Lancet Neurol. 2018;17(2):162–173.

卒中检查。

■ 颈椎/腰椎管狭窄：在老年患者中，压缩性脊髓病是肢体无力、神经源性肠道和膀胱的常见病因。

■ 进行性多灶性白质脑病：接受高效免疫抑制疗法（尤其是那他珠单抗）治疗 MS 的患者，可能会因 JC 病毒而发生危及生命的脑部感染。服用那他珠单抗的患者出现新的神经系统症状时，应立即接受脑部 MRI 检查，以排除进行性多灶性白质脑病。

治疗

药物治疗–复发

皮质类固醇治疗被认为是治疗复发的一线疗法。皮质类固醇已被证明可以缩短复发时间[5]，虽然没有确凿的证据表明它们能改善长期疗效[6]，它们也有一定的副作用，患者用药时应对其进行说明（包括骨坏死、骨质疏松、感染、失眠、易怒、胃肠道症状）。口服或静脉注射皮质类固醇均可，且已被证明具有同等疗效[7]，典型的治疗方案包括静脉注射甲泼尼松龙 1g/d，持续 3~5 天或口服生物等效剂量的乙基泼尼松龙。如果皮质类固醇无效或有禁忌证，有时可使用血浆置换或静脉注射免疫球蛋白。

康复

虽然可能需要长达 1 年的时间进行康复，但复发后的前 2~3 个月通常会出现显著的恢复，1/3~1/2 的复发会导致残障[8]。因此，复发后制订全面的康复评估和计划患者通常会从强化治疗和症状管理的住院康复中获益。

疾病修正治疗

复发缓解型多发性硬化

DMT 用于减少未来复发的发生和减缓残疾积累，但不能逆转复发造成的残疾（表 8.2）[9]。

继发进展型多发性硬化

RRMS 和 SPMS 之间没有特异性的标志；因此，许多已被批准用于 RRMS 的疾病修饰治疗常用于转诊为 SPMS 的患者（特别是有疾病活动证据的患者）。然而，西尼莫德和克拉屈滨已经被 FDA 批准专门用于活跃 SPMS 患者。

原发进展型多发性硬化

进展型多发性硬化患者的疾病修正治疗选择有限。奥瑞珠单抗是 FDA 批准用于治疗 PPMS 的第一种药物，但奥瑞珠单抗对患者活动性疾病的 PPMS 患者似乎更有效[10]。

疾病修正疗法的注意事项

接受高效免疫抑制治疗的 MS 患者（特别是那他珠单抗，但也包括芬格利莫德、利妥昔单抗、奥克雷珠单抗和富马酸二甲酯）有发生进行性多灶性白质脑病的风险。接受那他珠单抗治疗 2 年后或 JC 病毒抗体滴度增加的患者风险较高[11]。免疫抑制药物可能增加机会性感染和恶性肿瘤的风险，特别是长期使用。

特立氟米特对男性精子可能有致畸风险，如果患者不接受螯合治疗，这种致畸风

表 8.2　RRMS 患者的疾病修正疗法

免疫调节型 DMT	免疫抑制型 DMT
β 干扰素(注射)	芬戈莫德(口服)
醋酸格拉提雷酯(注射)	西尼莫德(口服)
	奥扎尼莫德(口服)
	特立氟米特(口服)
	富马酸二甲酯(口服)
	富马酸地洛昔梅尔(口服)
	法妥尤单抗(注射)
	那塔利珠单抗(灌注)
	奥克雷珠单抗(灌注)
	阿仑单抗(灌注)
	克拉德里宾(口服)

Source：Adapted from Rae-Grant A, Day GS, Marrie RA, et al. Comprehensive systematic review summary：disease-modifying therapies for adults with multiple sclerosis. Neurology. 2018；90(17)：789-800.

险可持续 2 年。

米托蒽醌是一种灌注 DMT，由于其具有心脏毒性，很少再使用。使用米托蒽醌的患者应每年进行超声心动图监测。

饮食：特定饮食被吹捧为 MS 的治愈方法，但关于总体疗效的证据有限。一般来说，建议避免高钠和加工食品。建议采用促进血管健康的地中海饮食(包括鱼类、Ω-3 脂肪酸、水果和蔬菜)。

免疫：MS 患者应根据标准指南接种疫苗；然而，活动性复发患者应推迟接种疫苗。此外，接受免疫抑制剂治疗的患者应避免接种减毒活疫苗[12]。

促进获得治疗：由于资金有限、缺乏交通工具、缺乏保险、抑郁/焦虑和认知障碍，MS 患者经常在治疗中遇到困难。如果有条件，MS 患者最好在多学科的 MS 中心接受治疗。这些中心通常有专家、专门的社会工作和护理团队，他们可以为患者提供护理。美国国家多发性硬化协会(NMSS)也可以为 MS 患者提供支持。

妊娠注意事项

RRMS 患者妊娠对远期预后无负面影响，妊娠期间疾病活动度通常降低，尤其是妊娠晚期。某些 DMT 可能需要在妊娠前有一段洗脱期。有证据表明醋酸格拉迪莫(用于妊娠的 B 类药物)和干扰素-β(C 类药物)是最安全的。妊娠早期类固醇暴露是否与唇腭裂畸形相关仍存在争议，但在整个妊娠期，短期类固醇通常用于治疗复发(地塞米松，特别是通过胎盘的药物应避免使用)[13]。

其他

达伐吡啶已被批准用于治疗 MS 患者，用于提高行走速度。禁忌证包括癫痫发作史或中重度肾脏疾病。

并发症

神经疲劳：78%的多发性硬化患者会出现神经疲劳，尤其是在下午和晚上，而且其他多发性硬化症状也会加重[15]。

睡眠障碍（阻塞性睡眠呼吸暂停、中枢性睡眠呼吸暂停、不宁腿）：睡眠障碍较为常见；因此，可以考虑对疲劳患者进行睡眠研究。

乌特霍夫现象：体温升高可能导致脱髓鞘神经传导阻滞，导致 MS 症状暂时恶化，例如，先前诊断为视神经炎的患者视力模糊。可用冷却背心或空调进行处理。

骨质疏松症：多发性硬化症者发生骨质疏松性骨折的风险增加 1.7 倍，髋部骨折的风险增加 4 倍[16]。双能 X 射线吸收法可用于绝经后、需要设备辅助行走、有骨折史、有明显的类固醇暴露或服用抗癫痫药物的患者[17]。

痉挛：MS 患者体格检查发现的痉挛有时可能很轻微，并随着疲劳而波动。然而，根据病史（在没有体检结果的情况下）使用巴氯芬或替扎尼定等药物治疗仍然被证明能改善症状。

步态障碍：跌倒很常见，可能与虚弱、足下垂、眩晕、平衡失调、感觉改变和疲劳有关。

神经性疼痛（包括三叉神经痛）：在大多数情况下，多发性硬化的神经性疼痛是用典型的药物和行为干预治疗的。然而，复杂性局部疼痛综合征（如三叉神经痛）的发生率增加，奥卡西平或卡马西平等抗癫痫药物的疗效可能相对较好。

偏头痛：引起眩晕和平衡障碍的前庭偏头痛可能与多发性硬化复发类似。

神经源性膀胱和肠道：膀胱过度活跃和逼尿括约肌协同障碍是常见的。然而，多发性硬化膀胱有多种表现，即使是同一患者，其临床表现也会随着时间的推移而变化。便秘和急性肠失禁都可以出现在 MS 患者中。

呼吸障碍：躯干肌无力（多见于轮椅使用者）可导致轻微咳嗽和肺活量减少。在有症状的情况下，考虑肺功能检查和转诊到呼吸科。

认知障碍：信息处理、记忆、专注力、执行功能、语言流畅性、视觉空间感知和社会认知可能受到影响[18]。

视力损害：可出现核间眼麻痹、视神经炎和（或）脑神经麻痹。

其他：吞咽困难、情绪障碍（抑郁、焦虑）、假性延髓影响、性行为异常。

功能预后和结果

发病年龄较大、男性、种族（非裔美国人、北非人和西班牙裔美国人）、吸烟和维生素 D 水平低与残疾进展较快有关。与残疾进展较快相关的临床因素包括 PPMS 的诊断（与 RRMS 的诊断相比）、高复发率、病变定位（脑干、脊髓或小脑）、高 T2 病变体积、高皮质病变体积和发病时的运动症状[19]。

吸烟：吸烟（包括被动吸烟和主动吸烟）与多发性硬化发病风险之间存在显著的剂量依赖关系。吸烟增加患多发性硬化的风险，加快残疾进展和向渐进性多发性硬化转变的速度，以及皮质萎缩的程度[20]。

维生素 D：维生素 D 水平降低与多发性硬化发病风险增加相关。尽管没有关于血清 25-羟基维生素 D 目标水平的临床指南，临床上医生通常建议较高的补充目标（如 50ng/mL）。

运动：运动对多发性硬化很重要，可以缓解症状(尤其是疲劳和认知障碍)。研究还显示,渐进式阻力训练可能减缓多发性硬化患者的整体脑萎缩[21]。加拿大针对多发性硬化的运动指南建议,每周至少进行 2 次,每次 30 分钟中等强度的有氧运动,每周进行 2 次力量训练[22]。

血管:多发性血管并发症(糖尿病、高血压、血脂异常或周围血管疾病)与多发性硬化残疾进展更快相关[23]。对血管并发症的适当管理可能改善长期功能预后。

基本诊疗程序

注意事项:跌倒注意事项,跑步(避免过度疲劳),误吸注意事项。

活动:尽可能进展功能性活动。包括有氧、阻力、拉伸、平衡训练。

饮食:可能需要吞咽困难饮食。

护理:导管护理,必要时翻身。

治疗方法

1.物理治疗:ROM、坐姿平衡、转移、步态训练、跌倒预防和恢复、跑步、前庭治疗、家庭锻炼计划。

2.职业治疗:ROM、ADL/工具性日常生活能力(IADL)、适应性设备评估。

3.言语病理学:认知沟通评估、吞咽评估。

4.心理学:应对残疾、焦虑、抑郁。

5.康复/职业咨询:讨论疾病是否公开、复发管理、住宿、家庭和医疗休假法案、残疾资源。

6.社会工作:出院规划、资金来源(住、食、行)。

预防

1.血栓:预防深静脉血栓形成。

2.便秘:可配用多库酯钠、米拉舒、栓剂。

3.膀胱:检查空腔后残留。

药物

1.DMT:可能需要在药房批准的情况下从家里携带。

2.神经刺激剂:莫达非尼、哌甲酯、金刚烷胺。

3.达尔福普利丁:可能需要从家里携带。

4.治疗神经性疼痛的药物。

5.治疗痉挛的药物。

6.抗抑郁药或抗焦虑药[如 5-羟色胺选择性再摄取抑制剂(SSRI)]。

7.SNRI。

实验室检查

CBC 和 CMP。

资源

主要组织

- 美国国家多发性硬化学会。
- 医学中心联盟。
- 国际先进微软联盟。

其他患者和医生/医疗资源

- 美国国家多发性硬化学会提供的患者和医生学习材料。
- 《美国神经病学学会临床指南》。

(段奕璇 译　褚晓蕾 汤智伟 李奇 审)

参考文献

1. William MT, Culpepper WJ, Campbell JD, et al. The prevalence of MS in the United States. *Neurology*. 2019;92(10):e1029–e1040.

2. Lublin FD, Reingold SC, Cohen JA, et al. Defining the clinical course of multiple sclerosis: the 2013 revisions. *Neurology*. 2014;83(3):278–286. doi:10.1212/WNL.0000000000000560

3. Dobson R, Giovannoni G. Multiple sclerosis: a review. *Eur J Neurol*. 2019;26:27–40. doi:10.1111/ene.13819

4. Thompson AJ, Banwell BL, Barkhof F, et al. Diagnosis of multiple sclerosis: 2017 revisions of the McDonald criteria. *Lancet Neurol*. 2018;17(2):162–173. doi:10.1016/S1474-4422(17)30470-2

5. Citterio A, La Mantia L, Ciucci G, et al. Corticosteroids or ACTH for acute exacerbations in multiple sclerosis. *Cochrane Database Syst Rev*. 2000;(4):CD001331.

6. Ciccone A, Beretta S, Brusaferri F, Galea I, Protti A, Spreafico C. Corticosteroids for the long-term treatment in multiple sclerosis. *Cochrane Database Syst Rev*. 2008;(1):CD006264.

7. Lattanzi S, Cagnetti C, Danni M, et al. Oral and intravenous steroids for multiple sclerosis relapse: a systematic review and meta-analysis. *J Neurol*. 2017;264:1697.

8. Galea I, Ward N, Heesen C. Relapse in multiple sclerosis. *BMJ*. 2015;350:h1765.

9. Rae-Grant A, Day GS, Marrie RA, et al. Comprehensive systematic review summary: disease-modifying therapies for adults with multiple sclerosis. *Neurology*. 2018;90(17):789–800. doi:10.1212/WNL.0000000000005345

10. Montalban X, Hauser SL, Kappos L, et al. Ocrelizumab versus placebo in primary progressive multiple sclerosis. *N Engl J Med*. 2017;376(3):209–220. doi:10.1056/NEJMoa1606468

11. American Academy of Neurology. Practice guideline update summary: starting disease modifying therapies for multiple sclerosis. Accessed February 1, 2020. https://www.aan.com/Guidelines/home/GetGuidelineContent/900

12. American Academy of Neurology. Practice guideline update summary: vaccine-preventable infections and immunization in multiple sclerosis. Accessed February 1, 2020. https://www.aan.com/Guidelines/home/GetGuidelineContent/981

13. Coyle PK. Management of women with multiple sclerosis through pregnancy and after childbirth. *Ther Adv Neurol Disord*. 2016;9(3):198–210.

14. Goodman AD, Brown TR, Krupp BL, et al. Sustained-release oral fampridine in multiple sclerosis: a randomised, double-blind, controlled trial. *Lancet*. 2009;373(9665):732.

15. Freal JE, Kraft GH, Coryell JK. Symptomatic fatigue in multiple sclerosis. *Arch Phys Med Rehabil*. 1984;65(3):135–138.

16. Bazelier MT, van Staa TP, Uitdehaag BM, et al. Risk of fractures in patients with multiple sclerosis: a population-based cohort study. *Neurology*. 2012;78(24):1967–1973.

17. Hearn AP, Silber E. Osteoporosis in multiple sclerosis. *Mult Scler*. 2010;16(9):1031–1043.

18. Kalb R, Beier M, Benedict R, et al. Recommendations for cognitive screening and management in multiple sclerosis care. *Mult Scler*. 2018;24(13):1665–1680.

19. Rotstein D, Matalban X. Reaching an evidence-based prognosis for personalized treatment of multiple sclerosis. *Nat Rev Neurol*. 2019;15(5):287–300.

20. Poorolajal J, Bahrami M, Karami M, Hooshmand E. Effect of smoking on multiple sclerosis: a meta-analysis. *J Public Health*. 2017;39(2):312–320.

21. Kjolhede T, Siemonsen S, Dalgas U, et al. Can resistance training impact MRI outcomes in relapsing-remitting multiple sclerosis? *Mult Scler J.* 2017;24(10):1356–1365.

22. Latimer-Cheung AE, Martin Ginis KA, Hicks AL, et al. Development of evidence-informed physical activity guidelines for adults with multiple sclerosis. *Arch Phys Med Rehabil.* 2013;94(9):1829–1836.e7.

23. Tettey P, Simpson S, Jr, Taylor BV, van der Mei IA. Vascular comorbidities in the onset and progression of multiple sclerosis. *J Neurol Sci.* 2014;347(1–2):23–33.

第 9 章

骨质疏松症与代谢性骨病

Cristinal L. Sadowsky，Philippines G. Cabahug，Albert C. Recio

核心定义

骨质疏松症是一种骨骼疾病，其特征是骨骼强度降低，导致骨折风险增加[1]。

病因和病理生理学

脊髓损伤/疾病相关的骨丢失和骨质疏松症的病因很多，包括：

- 因瘫痪导致的体重减轻和制动[2,3]。
- 骨的感觉神经和交感神经的丧失[4,5]。
- 合成代谢因子（即睾酮、生长激素）的减少/丢失[6]。
- 与全身炎症相关的分解、代谢增加，受伤时使用类固醇等药物[7]。
- 局部影响骨代谢的因素（即萎缩肌肉对旁分泌的影响）[8]。
- 长期服用已知对骨代谢有不良影响的药物（抗抑郁药、抗惊厥药、阿片类药物、质子泵抑制剂、抗凝剂）[9]。

病理生理学

脊髓损伤相关的骨质疏松症的特点是骨量减少，主要集中在负重的肢体，因此下肢骨质疏松要多于上肢。瘫痪早期会出现大量的骨量丢失，随后骨沉积显著减少[8]。骨丢失取决于神经损伤的时间和程度，大多数骨丢失发生在完全运动瘫痪后的第一年[10]。

诊断方法

脊髓损伤相关骨丢失和骨质疏松症的临床诊断可以参考膝关节周围（股骨远端、胫骨近端）最常发生的低冲击性病理性骨折的临床诊断[11]。2019 年国际脊髓损伤临床骨密度测定学会发表声明确定，双能 X 射线吸收法可用于诊断脊髓损伤患者的骨质疏松症并预测下肢骨折风险[12]。应在具有脊髓损伤知识的密度测定中心进行，应用双能 X 射线吸收法对全髋关节、股骨远端和胫骨近端进行测定。

一般来说，用于评估脊髓损伤患者的腰椎骨密度值正常或升高，可能与该区域骨性关节炎的增加有关[13]。有时，由于脊柱部位有起到稳定作用的金属制品存在，无法对腰椎部位进行测量。在对髋部骨密度进行测量时，建议对双髋进行测量，因为仅对一侧髋关节进行测量会导致对骨量异常降低的诊断证据不足，尤其是在存在不对称神经功能缺损的情况下。

双能 X 射线吸收法评估会得出两个分

数,一个是 Z 分数,将患者的骨密度与年龄、性别和种族匹配,再与对照组进行比较;另一个是 T 分数,将患者的骨密度与峰值骨量的参考值进行比较,通常在 20~30 岁达到峰值骨量。对于 50 岁以上的患者,应使用 T 评分来诊断原发性骨质疏松症;T 评分 ≥−1.0 SD 时,表示骨量正常,评分在−2.5~−1.0 SD 之间表示骨质减少,评分 ≤−2.5 SD 的表示骨质疏松症(WHO)。对于 50 岁以下的患者,使用 Z 分数评估骨密度,Z 分数 <−2.0 表示其骨量低于实际年龄的正常骨量。由于创伤性脊髓损伤的平均受伤年龄为 43 岁,因此脊髓损伤患者通常是在遭到外伤冲击骨折时才会诊断出骨质疏松症。6~21 岁青少年可以通过腰椎或全身的双能 X 射线吸收法检测得出的 Z 值来判断其骨量的高低;3~6 岁的儿童只能进行全身双能 X 射线吸收法检测,并且需要进行多次测量来确定其骨量和骨密度值[14]。

双能 X 射线吸收法也可用于评估治疗效果[12];测试的对象应至少接受过 12 个月的治疗(治疗间隔为 1~2 年),测试内容包括全髋、股骨远端和胫骨近端的骨密度值。为了对骨密度值进行有意义的比较,双能 X 射线吸收法应在具有既定准确度指数(最小显著变化指数)的密度测量装置中进行。

应该针对脊髓损伤的特定风险因素来对有低冲击骨折风险的患者进行辨别,而不能使用骨折风险评估工具,因为后者的有效性尚未在瘫痪患者中得到验证[15,16]。

治疗

对脊髓损伤相关的瘫痪患者进行骨质疏松症治疗的目的包括:防止持续的骨质流失和降低骨折的风险。在目前的研究中,发现并非所有用于治疗原发性骨质疏松症的

药物都能对脊髓损伤相关的骨丢失起作用,如双膦酸盐(阿仑膦酸盐、利塞膦酸盐、伊班膦酸盐、唑来膦酸盐)、降钙素、合成甲状旁腺激素(特立帕肽、阿巴洛肽)、抗 RANKL 人单克隆抗体(地诺单抗)和抗硬化蛋白人单克隆抗体。服用双膦酸盐(阿仑膦酸盐、唑来膦酸盐)和抗 RANKL 单克隆抗体(地诺单抗)可以降低脊髓损伤患者下肢的骨质丢失率[17-20]。一些研究显示服用双膦酸盐对增加脊髓损伤患者的膝关节骨量并没有明显的益处[21],而另外的一些研究则显示骨量略有增加[22,23]。因此很难证明服用双膦酸盐对脊髓损伤患者的膝关节骨量的增加是否有益处。特立帕肽被认为可以增加成骨细胞的活性,因此骨沉积已被证明可以增加脊柱、髋关节和膝关节的骨密度[24],但尚未评估其预防骨折的功效。

虽然已发现脊髓损伤相关瘫痪患者的维生素 D 水平较低,但没有证据表明补充维生素 D 会降低这些患者,以及健康的男性和绝经前女性的骨折率[25,26]。

已经有几种物理治疗方法被证明对脊髓损伤患者骨量的增加有益,即站立和行走[27]、功能性电刺激[28-31]、脉冲电磁场和低强度超声[32]。目前,还没有明确的骨密度阈值来规定低于该值时负重活动绝对禁忌[12],并且也没有建立起运动、运动形式和骨折率之间的相关性[33,34]。医生应在建议参与负重活动之前对所有患有脊髓损伤相关瘫痪的个体进行骨折风险因素评估。

相关损伤和并发症

脆性骨折是与低骨量和低骨密度相关的并发症。由于骨折可能的表现包括局部肿胀、自主神经症状加重、痉挛、神经性疼痛或新发肢体畸形,因此,在临床上患者感觉功

能异常的情况下,应高度怀疑为骨折。应根据情况选择保守治疗(带衬垫的夹板、石膏,以便经常进行皮肤检查)或进行手术来稳定。

功能预后和结果

该人群的骨折经常因重大并发症的出现而复杂化,如异位骨化、骨不连或延迟愈合、对线不良、肢体长度差异、静脉血栓栓塞性疾病的可能性增加、感染、皮肤损伤/溃疡、难以管理的痉挛和神经性疼痛、轮椅上的就座和定位困难,以及活动能力和生活质量总体下降[35]。

基本诊疗程序

1.全髋、股骨远端和胫骨近端的 DXA。

2.骨代谢样本:25-羟维生素 D 水平,CMP 和磷,C 端肽(用于评估骨吸收),骨钙素和血清 I 型胶原 N-端前肽(用于评估骨形成)。

3.唑来膦酸输液样品:唑来膦酸 5mg,100mL 生理盐水;注射 30 分钟以上。预先服用布洛芬 600~800mg,并建议每 8 小时继续服用布洛芬 600~800mg,持续 24~30 小时,以预防流感样症状。

资源

1.官方协会:国际临床密度协会。

2015:Adult https://www.iscd.org/official-positions/2015-iscd-official-positions-adult/.

2013:Pediatric www.iscd.org/official-positions/2013-iscd-official-positions-pediatric/.

2.内分泌和代谢疾病:https://www.iscos.org.uk/international-sci-endocrine-and-metabolic-function-data-sets.

3.脊髓损伤患者的骨密度检测:https://www.ncbi.nlm.nih.gov/pubmed/31501005.

(张晟 译 李世浩 汤智伟 李奇 审)

参考文献

1. NIH Consensus Development Panel on Osteoporosis Prevention, Diagnosis, and Therapy. Osteoporosis prevention, diagnosis, and therapy. *JAMA*. 2001;285:785–795.

2. Pearson EG, Nance PW, Leslie WD, Ludwig S. Cyclical etidronate: its effect on bone density in patients with acute spinal cord injury. *Arch Phys Med Rehabil*. 1997;78(3):269–272.

3. Morse LR, Nguyen N, Battaglino RA, et al. Wheelchair use and lipophilic statin medications may influence bone loss in chronic spinal cord injury: findings from the FRASCI-bone loss study. *Osteoporos Int*. 2016;27(12):3503–3511.

4. Zamarioli A, Maranho DA, Butezloff MM, Moura PA, Volpon JB, Shimano AC. Anatomic changes in the macroscopic morphology and microarchitecture of denervated long bone tissue after spinal cord injury in rats. *Biomed Res Int*. 2014;2014:853159. doi:10.1155/2014/853159

5. Elefteriou F, Ahn JD, Takeda S, et al. Leptin regulation of bone resorption by the sympathetic nervous system and CART. *Nature*. 2005;434:514–520.

6. Gorgey AS, Moore PD, Wade RC, Gill RS, Lavis T, Adler RA. Disruption in bone marrow fat may attenuate testosterone action on muscle size after spinal cord injury: a case report. *Eur J Phys Rehabil Med*. 2017;53(4):625–629. doi:10.23736/S1973-9087.17.04452-5

7. Ma Y, Nyman JS, Tao H, Moss HH, Yang X, Elefteriou F. β2-Adrenergic receptor signaling in osteoblasts contributes to the catabolic effect of glucocorticoids on bone. *Endocrinology*. 2011;152(4):1412–1422. doi:10.1210/en.2010-0881

8. Bauman WA, Cardozo C. Osteoporosis in individuals with spinal cord injury. *PM R*. 2015;7:188–201.

9. Kokorelis C, Gonzalez-Fernandez M, Morgan M, Sadowsky C. Effects of drugs on bone metabolism in a cohort of individuals with traumatic spinal cord injury. *Spinal Cord Ser Cases*. 2019;5:3–7.

10. Garland DE, Adkins RH, Kushawaha V, Stewart C. Risk factors for osteoporosis at the knee in the spinal cord inury population. *J Spinal Cord Med*. 2004;27:202–206.

11. Frotzler A, Cheikh-Sarraf B, Pourtehrani M, Krebs J, Lippuner K. Long-bone fractures in persons with spinal cord injury. *Spinal Cord*. 2015;53(9):701–704.

12. Morse LR, Biering-Soerensen F, Carbone LD, et al. Bone mineral density testing in spinal cord injury: the 2019 ISCD Official positions. *J Clin Densitom*. 2019;22(4):554–566. doi:10.1016/j.jocd.2019.07.012

13. Bauman WA, Schwartz E, Song IS, et al. Dual-energy X-ray absorptiometry overestimates bone mineral density of the lumbar spine in persons with spinal cord injury. *Spinal Cord*. 2009;47(8):628–633.

14. 2013 ISCD Official Position – Pediatric. Accessed June 11, 2021. https://iscd.org/learn/official-positions/pediatric-positions/

15. Cervinka T, Lynch CL, Giangregorio L, et al. Agreement between fragility fracture risk assessment algorithms as applied to adults with chronic spinal cord injury. *Spinal Cord*. 2017;55(11):985–993.

16. Craven R, McGillivray A. Detection and treatment of sublesional osteoporosis among patients with chronic spinal cord injury. *Topics Spihal Cord Inj Rehabil*. 2009;14(4):1–22. doi:10.1310/sci1404-112

17. Gilchrist NL, Frampton CM, Acland RH, et al. Alendronate prevents bone loss in patients with acute spinal cord injury: a randomized, double-blind, placebo-controlled study. *J Clin Endocrinol Metab*. 2007;92(4):1385–1390.

18. Gifre L, Vidal J, Carrasco JL, et al. Denosumab increases sublesional bone mass in osteoporotic individuals with recent spinal cord injury. *Osteoporos Int*. 2016;27(1):405–410.

19. Moran de Brito CM, Battistella LR, Saito ET, Sakamoto H. Effect of alendronate on bone mineral density in spinal cord injury patients: a pilot study. *Spinal Cord*. 2005;43(6):341–348.

20. Soleyman-Jahi S, Yousefian A, Maheronnaghsh R, et al. Evidence-based prevention and treatment of osteoporosis after spinal cord injury: a systematic review. *Eur Spine J*. 2018;27(8):1798–1814. doi:10.1007/s00586-017-5114-7

21. Bauman WA, Wecht JM, Kirshblum S, et al. Effect of pamidronate administration on bone in patients with acute spinal cord injury. *J Rehabil Res Dev*. 2005;42(3):305–313.

22. Morse LR, Troy KL, Fang Y, et al. Combination therapy with zoledronic acid and FES-row training mitigates bone loss in paralyzed legs: results of a randomized comparative clinical trial. *JBMR Plus*. 2019;3(5):e10167. doi:10.1002/jbm4.10167. eCollection 2019 May.

23. Chappard D, Minaire P, Privat C, et al. Effects of tiludronate on bone loss in paraplegic patients. *J Bone Miner Res*. 1995;10(1):112–118. doi:10.1002/jbmr.5650100116

24. Edwards WB, Simonian N, Haider IT, et al. Effects of teriparatide and vibration on bone mass and bone strength in people with bone loss and spinal cord injury: a randomized, controlled trial. *J Bone Mineral Res*. 2018;33(10):1729–1740.

25. US Preventive Services Task Force, Grossman DC, Curry SJ, et al. Vitamin D, calcium,

or combined supplementation for the primary prevention of fractures in community-dwelling adults. US Preventive Services Task Force Recommendation Statement. *JAMA*. 2018;319(15):1592–1599.

26. Flueck JL, Perret C. Vitamin D deficiency in individuals with a spinal cord injury: a literature review. *Spinal Cord*. 2017;55(5):428–434.

27. Bruin ED, Frey-Rindova P, Herzog RE, Dietz V, Dambacher MA, Stussi E. Changes of tibia bone properties after spinal cord injury: effects of early intervention. *Arch Phys Med Rehabil*. 1999;80(suppl 2):214–220.

28. Belanger M, Stein RB, Wheeler GD, Gordon T, Leduc B. Electrical stimulation: can it increase muscle strength and reverse osteopenia in spinal cord injured individuals? *Arch Phys Med Rehabil*. 2000;81(suppl 8):1090–1098.

29. Bloomfield SA, Mysiw WJ, Jackson RD. Bone mass and endocrine adaptations to training in spinal cord injured individuals. *Bone*. 1996;19(1):61–68.

30. Frotzler A, Coupaud S, Perret C, et al. High-volume FES-cycling partially reverses bone loss in people with chronic spinal cord injury. *Bone*. 2008;43(1):169–176. doi:10.1016/j.bone.2008.03.004

31. Hammond E, Metcalf H, McDonald J, Sadowsky C. Bone mass in individuals with chronic spinal cord injury: associations with activity-based therapy, functional and neurologic status, a retrospective study. *Arch Phys Med Rehabil*. 2014;95:2342–2349.

32. Warden SJ, Bennell KL, Matthews B, Brown DJ, McMeeken JM, Wark JD. Efficacy of low-intensity pulsed ultrasound in the prevention of osteoporosis following spinal cord injury. *Bone*. 2001;29:431–436.

33. Craven R, McGillivray A. Detection and treatment of sublesional osteoporosis among patients with chronic spinal cord injury. *Topics Spinal Cord Inj Rehabil*. 2009;14(4):1–22. doi:10.1310/sci1404-112

34. Lazo MG, Shirazi P, Sam M, Giobbie-Harder A, Blacconiere MJ, Muppidi M. Osteoporosis and risk of fracture in men with spinal cord injury. *Spinal Cord*. 2001;39(4):208–214. doi:10.1038/sj.sc.3101139

35. Fouasson-Chailloux A, Gross R, Dauty M, et al. Surgical management of lower limb fractures in patients with spinal cord injury less associated with complications than nonoperative management: a retrospective series of cases. *J Spinal Cord Med*. 2019;42(1):39–44.

第 **10** 章

帕金森病

Heather R. Baer, Caroline T. Goldin

核心定义

帕金森症：运动迟缓伴静止性震颤和（或）强直[1]。

病因和病理生理学

帕金森病(PD)的病因是遗传与环境之间复杂的相互作用。散发病例占绝大多数，只有 10%的新诊断 PD 患者报告有家族史[2]。在病理学上，PD 的特征是纹状体多巴胺进行性减少，其发生机制包括氧化应激、线粒体功能障碍、兴奋性毒性、炎症和细胞凋亡。异常蛋白 α-突触核蛋白在路易体中的积累一直被认为是该病的病理组织学特征。然而，在某些遗传形式中，尸检评估揭示了神经退行性变的其他途径[3]，表明 PD 可能是一种综合征，而不是一种独特的疾病。

诊断方法

在对 PD 进行临床诊断时，专家的参与是必不可少的。由经验丰富的临床医生使用特定的病史和检查标准对 PD 的诊断可能比目前的正式诊断标准更准确[1]。国际帕金森和运动障碍协会制订的 PD 临床诊断标准(MDS-PD 标准)旨在对 PD 的研究和临床诊断起到指导作用。

PD 有 2 个明确的诊断类别：临床确诊的 PD(确定性>90%)和临床可能的 PD(确定性>80%)。有帕金森综合征[即运动迟缓伴静止性震颤和(或)强直]和支持标准，并且无绝对排除标准或危险信号的患者被诊断为临床确诊的 PD[1]。临床上可能的 PD 诊断允许存在一些非典型特征，但没有绝对排除标准。包括早期延髓症状(如严重吞咽困难或发音困难)、步态障碍进展迅速、发病后 3 年内的复发性跌倒，以及前 5 年内的严重自主神经功能障碍。明确的小脑体征、向下垂直核上性凝视麻痹，以及已知可导致帕金森症的疾病记录就是 PD 的绝对排除标准，当这些情况出现时，可以诊断为其他的一些比较严重的疾病。尚未建立用于诊断 PD 的生物标志物。

神经影像学可以支持 PD 的诊断。特定的 PET 扫描可以检测到纹状体中多巴胺能神经元完整性的降低。这些 PET 扫描也被称为多巴胺转运体扫描，在其他帕金森病患者中可以显示出类似的异常(例如，多系统萎缩和进行性核上性麻痹)，但在药物诱导的帕金森病、原发性震颤、张力障碍性震颤和血管性帕金森病患者中显示是正常的。帕金森病患者的脑部 MRI 序列通常正常。高场强 MRI 可显示黑质 T2 透亮,嗅束弥散加权成像信号增强;然而,目前在临床实践中尚不可用。

神经影像学异常的程度(如果存在)与疾病的严重程度无关,几种临床评定量表均能验证这一观点。常用的 MDS 统一帕金森病评定量表(MDS-UPDRS)量化了日常生活中的非运动体验(如认知障碍、幻觉、睡眠问题),以及日常生活中的运动体验(如言语、吞咽、穿衣、震颤),还有运动检查(框 10.1)和运动并发症(如运动障碍、疼痛性肌张力障碍)[1]。除了 MDS-UPDRS 外,Hoehn-Yahr 分期量表还可根据单侧与双侧受累情况、姿势不稳定,以及对行走辅助设备的需求来评估疾病的严重程度[1]。另外还有一些其他经过验证的量表可以更精确地量化帕金森病患者的其他重要因素,包括生活质量和非运动症状[4,5]。

框 10.1　运动检查内容

- 说话的能力
- 面部表情
- 僵硬(颈部和四肢)
- 运动迟缓(全身、手和足)
- 下肢灵活性
- 从椅子上站起的能力
- 步态(障碍和辅助设备的使用)
- 冻结步态
- 姿势
- 姿势稳定性
- 震颤(姿势、运动和休息)
- 运动障碍
- Hoehn-Yahr 分期

治疗

急性期与慢性期治疗

目前,药物治疗可以改善 PD 的运动(和一些非运动)症状,但不会逆转病理性改变。因此,只有出现功能障碍或严重的症状时才应开始用药。最常用(也是最有效)的口服药物是卡比多巴/左旋多巴[2]。左旋多巴代谢为多巴胺,可补充帕金森病患者纹状体中的低多巴胺能作用,而卡比多巴(一种多巴胺脱羧酶抑制剂)阻止左旋多巴的外周代谢,因此它可以穿过血脑屏障,而多巴胺不能穿过血脑屏障。其他口服药物主要作用于多巴胺能神经元,包括抑制大脑中左旋多巴分解的药物,例如,儿茶酚-邻甲基转移酶抑制剂(恩他卡朋、托卡朋和鸦片卡朋)和单胺氧化酶 B 抑制剂(司来吉兰、雷沙吉兰和沙芬酰胺),增加多巴胺可用性的药物(金刚烷胺),以及多巴胺激动剂(罗匹尼罗、普拉克索、罗替戈汀和阿扑吗啡)[2]。最近,伊曲茶碱,一种腺苷 A2A 受体(作用机制不确定)已被批准用于治疗运动障碍。

应对服用多巴胺能药物的帕金森病患者进行监测,判断其是否存在冲动控制障碍。对于服用药量高或难以控制运动症状的患者,可以使用脑深部刺激、卡比多巴-左旋多巴连续侧悬液(通过胃造口-空肠造口管)或聚焦超声脑消融等治疗方法[6]。吸入左旋多巴和注射阿扑吗啡用于突然剂量失败(即患者在使用多巴胺能药物治疗 PD 时,帕金森症状突然恢复)的情况。卡比多巴/左旋多巴的新给药方法(如皮下泵)目前处于三期临床试验阶段。治疗并发症(如药物引起的运动障碍)的药物也在研究中。目前,金刚烷胺是唯一被证明可以治疗运动障碍的口服药物。

非运动性症状(例如,焦虑和神经源性直立性低血压)影响生活质量,有时是 PD 最严重的特征。对患者的指导是识别和管理这些问题的关键。非运动症状问卷(如 MDS-NMS 量表)也有助于识别这些问题。虽然一些运动症状对多巴胺能药物的调整有反应,但大多数时候需要其他治疗方法。

康复管理

虽然其表现和病程各不相同,但对于帕金森病的预期治疗应该考虑帕金森病的共同特征。应该同时关注到运动和非运动症状。

早期

在得出诊断时开始进行针对其活动的运动导向治疗,以改善情绪、活动耐受性,并及时进行 ADL 训练,此时可能已经出现不适应和相当缓慢的状态[7]。治疗目标包括减少震颤和运动迟缓的影响,改善平衡/步态,提高生活质量[8]。面具脸是帕金森病的常见症状,需要采取长期坚持的策略(如集体锻炼或课堂)来维持良好的状态。建议每周进行 3~5 天的中等强度有氧运动,从每次 20 分钟开始,增加到每次 60 分钟[8]。运动强度设定为峰值心率的 40%~60%,或在满分 20 分的自感劳累量表上达到 13 分时。活动形式包括力量测定、步行(包括负重跑步机)和水上运动。每周进行 2~3 天针对大肌肉群的渐进式阻力训练,与休息日交替进行,这也被证明是对身体有益的[8]。即使在疾病早期,也可能存在姿势异常的情况,如出现应及时解决[7]。如果震颤具有药物抵抗和功能限制,或对个人造成很大影响,可考虑采用适应性策略或设备(如震颤消除勺)和肉毒杆菌毒素注射[9,10]。

患者的言语可能会出现问题,尤其是对那些仍在工作的人来说。此时积极的应对方式应该是转诊给 SLP 治疗师[7,11]。许多治疗师采用 Lee Silverman 语音训练(LSVT®)计划的原则。一些地区提供持续的小组会议(如 SPEAK OUT®和 The LOUD Crowd®),帮助帕金森病患者维持良好状态。

帕金森病患者的非运动性症状可能造成严重的影响并持续使人无力,使患者经常出现焦虑和(或)抑郁[12]。认知行为疗法与口服药物(尤其是普拉克索、文拉法辛、去甲替林和地昔帕明)一起进行,被证明对帕金森病相关的情绪障碍有积极效果[12]。建议姑息治疗专家的参与,以帮助患者在诊断后确定护理目标,并在疾病的后期跟踪护理[7]。

中期

患者需要个性化运动处方,并随着疾病的进展而调整。运动处方的内容应包含有氧运动、力量、姿势完整性、灵活性、安全转移、步态和平衡训练等[7]。运动通常应在症状控制的最佳时间("服药时间")进行。建议在运动期间进行监督以确保安全,并提供视觉或听觉提示以提高活动期间的协调性[8]。这期间的患者自我垂直性感知似乎存在渐进性障碍,导致姿势畸形、姿势不稳定和平衡障碍,因此,应将姿势矫正和平衡练习纳入治疗[13]。应鼓励患者继续参与有助于帕金森病患者保持灵活性和平衡的活动,如太极或瑜伽。面部、颈部或四肢的张力障碍姿势可能会导致疼痛或功能受限。当非注射类措施(如伸展、强化或口服药物)无效时,可考虑肉毒杆菌毒素注射[9]。

还应采取干预措施,以维持 ADL 的安全性和独立性,随着时间的推移,干预措施变得越来越重要[7]。应考虑让患者接受 OT。在此阶段,应加强对功能限制性非运动症状

(尤其是自主神经障碍和认知障碍)出现情况的监测。如果条件允许,应考虑每年进行驾驶能力评估,并对是否停止驾驶车辆进行讨论[6]。

晚期

该疾病的后期因多巴胺抵抗症状(如姿势不稳、痴呆、精神病和步态冻结),以及对药物副作用的更高易感性而变得复杂。经历过 DBS 的帕金森病患者运动迟缓、僵硬和震颤可能较少,但仍会表现出类似的多巴胺抵抗晚期症状。因此,康复策略和非多巴胺能疗法变得更加重要。需要对跌倒风险进行系统评估,并更新安全干预措施。针对症状的疗法(如节律性听觉刺激)和针对活动的方法可能有助于治疗步态障碍。应努力确定有效的适应策略(如大转弯、重心转移)和设备(如激光助行器)。

随着疾病的进展,应对帕金森病患者继续监测,必要时对其吞咽障碍治疗[7]。通常伴随吞咽困难出现的流涎可使用抗胆碱能药物治疗,但由于口服和外用药物的副作用,肉毒杆菌毒素注射是首选[7,9,12]。患者也需要对直立性低血压的出现进行定期监测,因为这既是 PD 的主要症状,也是 PD 药物加重的症状。如果不进行治疗,直立性低血压会导致患者出现疲劳、混乱和跌倒。除了非药物措施(如弹力袜)外,可能还需要调整药物治疗和添加盐片、米多君、氟氢可的松和(或)屈昔多巴[7]。帕金森病患者应学会进行立位测量,并在仰卧位高血压出现时及时进行报告,此时可能需要调整药物和(或)在睡前服用抗高血压药物。康复管理对其他常见非运动性症状[包括抑郁、轻度认知障碍、痴呆、精神病性神经源性肠道(通常是便秘,但在后期可以看到大便失禁)、神经源性膀胱

(尿潴留、尿频和尿失禁)]、疼痛和睡眠障碍等也具有积极作用。

相关损伤和并发症

- 自主神经功能障碍。
- 流口水。
- 自主神经障碍/直立性低血压
  - 勃起功能障碍。
  - 神经源性肠道。
  - 神经源性膀胱。
- 平衡障碍。
- 沟通障碍
  - 声音低沉。
  - 说话迟缓。
  - 声音过小。
- 睡眠和清醒障碍
  - 白天嗜睡过度。
  - 失眠症。
  - REM 睡眠行为障碍。
  - 睡眠断断续续。
- 吞咽困难。
- 肌张力障碍。
- 疲劳。
- 神经精神症状
  - 焦虑。
  - 冷漠。
  - 认知障碍。
  - 轻度认知障碍与痴呆。
  - 抑郁症。
  - 冲动控制障碍。
  - 精神病。
- 嗅觉障碍。
- 疼痛。
- 体位畸形。
- 视觉/视觉空间障碍。

■体重减轻。

功能预后和结果

PD 具有异质性,导致疾病进展速度和功能结果的巨大差异。一般来说,与以震颤为主或混合发作的患者相比,最初表现为运动型－僵硬型的 PD 患者症状进展更快,预期寿命更短[14]。严重的认知障碍和高负荷的自主神经症状也与神经退行性变进展加快有关[7]。帕金森病专家需要进行一系列评估,以诊断并确定疾病模式,因为非典型帕金森病可能在最初诊断后几年才能被识别,并且其与病程的加快和寿命的缩短相关[7]。

基本诊疗程序

PT:评估和治疗(包括提供家庭锻炼计划)。

1.姿势畸形:增强力量、柔韧性和体位意识。

2.平衡障碍:改善姿势稳定性,包括从后向干扰中恢复。评估并使用自适应设备进行训练。培训家庭/护理人员安全转移和步态训练的方法。

3.步态不对称或缓慢:利用提示的方式(如有节奏的听觉刺激和大型治疗技术)进行辅助。

4.犹豫/冻结步态:确定预防或管理事件的策略。使用自适应设备(如激光助行器或手杖)进行评估和培训。

OT:评估和治疗(包括提供家庭锻炼计划)。

1.转移:包括坐－站转移的控制。使用自适应设备(如激光助行器或手杖)进行评估和训练。

2.灵巧度:通过练习以提高运动幅度和速度。识别自适应设备(如计算机的语音激活软件)。

3.震颤:确定适应性方式和设备(如震颤消除勺和手套)。

4.驾驶:评估反应时间、对周围环境的意识、灵巧性和认知/判断。考虑自适应驾驶设备。

SLP:评估和治疗(包括提供家庭计划)。

1.言语障碍:增强言语的可听性和可理解性(可能包括 LSVT)。使用增强设备进行评估和训练。培训家庭/护理人员的沟通技巧。

2.吞咽功能障碍:评估吞咽安全性并提供建议。

3.认知:提供注意力和解决问题的练习。教授记忆障碍和找词困难的适应性技巧。

资源

■国际帕金森和运动障碍协会:https://www.movementdisorders.org/MDS.htm.

■评分量表

❑ MDS 评定量表:https://www.movementdisorders.org/MDS/MDS–Rating–Scales.htm.

■学术期刊

❑ *Movement Disorders*(国际帕金森和运动障碍学会)。

❑ *Movement Disorders: Clinical Practice*(国际帕金森和运动障碍学会)。

❑ *Parkinsonism & Related Disorders*(国际帕金森及相关疾病学会)。

■患者指导

❑ 帕金森基金会:https://www.Parkinson.org.

❏ Michael J. Fox 基金会：https：//www.michaeljfox.org.

❏ 美国帕金森病基金会：https：//www.apdaParkinson.org.

❏ Davis Phinney 帕金森症基金会：https：//www.davisphinneyfoundation.org.

（张晟 译 李震 汤智伟 李奇 审）

参考文献

1. Postuma RB, Berg D, Stern M, et al. MDS clinical diagnostic criteria for Parkinson's disease. *Mov Disord*. 2015;30(12):1591–1599.

2. Fahn S, Jankovic J, Hallet M. *Principles and Practice of Movement Disorders*. 2nd ed. Elsevier Saunders; 2011. https://www.clinicalkey.com/#!/browse/book/3-s2.0-C20090443575

3. Domingo A, Klein C. Genetics of Parkinson disease. In: Geschvind DH, Paulson HL, Klein C, ed. *Handbook of Clinical Neurology*. Vol 147. Elsevier; 2018. https://www.sciencedirect.com/handbook/handbook-of-clinical-neurology/vol/147/suppl/C

4. Shirley Ryan Ability Lab Rehabilitation Measures Database. *Parkinson's Disease*. 2020. https://www.sralab.org/rehabilitation-measures/database?population=4638

5. International Parkinson and Movement Disorder Society (MDS). MDS Rating Scales Program; 2020. https://www.movementdisorders.org/MDS/MDS-Rating-Scales.htm

6. Moosa S, Martínez-Fernández R, Elias WJ, Del Alamo M, Eisenberg HM, Fishman PS. The role of high-intensity focused ultrasound as a symptomatic treatment for Parkinson's disease. *Mov Disord*. 2019;34(9):1243–1251.

7. Grimes D, Fitzpatrick M, Gordon J, et al. Canadian guideline for Parkinson disease. *CMAJ*. 2019;191:E989–E1004.

8. Kim Y, Lai B, Mehta T, et al. Exercise training guidelines for multiple sclerosis, stroke, and Parkinson disease: rapid review and synthesis. *Am J Phys Med Rehabil*. 2019;98:613–621.

9. Jocson A, Lew M. Use of botulinum toxin in Parkinson's disease. *Parkinsonism Relat Disord*. 2019;59:57–64.

10. Kamel JT, Cordivari C, Cantania S. Treatment of upper limb tremor with botulinum toxin: an individualized approach. *Mov Disord Clin Pract*. 2019;6(8):652–655.

11. Fox, SH, Katzenschlager R, Lim S, et al. International Parkinson and movement disorder society evidence-based medicine review: update on treatments for the motor symptoms of Parkinson's disease. *Mov Disord*. 2018;33:1248–1266.

12. Seppi K, Chaudhuri KR, Coelho M, et al. Update on treatments for non-motor symptoms of Parkinson's disease—an evidence-based medicine review. *Mov Disord*. 2019;34(2):180–198.

13. Schindlbeck KA, Naumann W, Maier A, Ehlen A, Marzinzik F, Klostermann F. Disturbance of verticality perception and postural dysfunction in Parkinson's disease. *Acta Neurol Scand*. 2018;137(2):212–217.

14. Rajput AH, Rajpt ML, Ferguson LW, Rajout A. Baseline motor findings and Parkinson disease prognostic subtypes. *Neurology*. 2017;89:138–143.

第 **11** 章

脊柱裂

Vishal Bansal, Glendaliz Bosques

核心定义

脊柱裂(SB)是胚胎发育过程中由椎管不完全闭合而导致的常见的神经管畸形之一。脊柱裂有多种表型,可以在解剖学上进行进一步分类。脊髓和神经组织直接显露于体表被称为开放性脊柱裂。开放性脊柱裂常见的形式是脊髓脊膜膨出和脊髓膨出[1]。闭合性脊柱裂的表现则是皮肤包裹着的脊髓或神经组织突出于脊柱上。闭合性脊柱裂最常见的形式是脊膜膨出和脂肪性脊膜膨出。由胎儿脊柱最远端发育异常造成的尾部退化综合征是一种罕见的复杂闭合型脊柱裂[2]。

病因和病理生理学

脊柱裂是一种复杂的出生缺陷,被认为是环境、母体、营养和遗传等危险因素的结果[3]。脊柱裂患者的生存率为75%~85%;与20世纪70年代之前38%的死亡率相比,患者生存率得到了提高,因为康复治疗得到了发展[4]。

要了解神经管畸形,必须了解胚胎发育。在妊娠后21~27天,神经管会自然闭合。

在正常的关闭过程中,其被阻断的确切机制尚不完全清楚。在脊髓脊膜膨出中,开放性神经管畸形致潜在神经组织长期暴露于羊水中。在最初阶段,神经上皮陆续经历一定的神经元分化;然而,大量暴露于羊水,最终导致出血,导致神经元死亡[5]。

神经管畸形的潜在风险因素包括以下几个方面[5]。

母亲营养:酒精或咖啡因、叶酸摄入量低(危险因素)、营养不良。

环境因素:饮用水中的消毒剂、硝酸盐相关化合物、有机溶剂、杀虫剂、多环芳香族化合物。

其他母体因素:体温过高、社会经济地位低、妊娠前胰岛素依赖型糖尿病、妊娠前肥胖、丙戊酸钠的使用,以及其他可能改变叶酸代谢、特殊药物的使用。

诊断方法

筛查和诊断评估

用于检测脊柱裂的主要筛查工具是妊娠中期胎儿超声和四维彩超筛查。该筛查可评估母体甲胎蛋白、人绒毛膜促性腺激素、雌三醇和抑制素-A的水平。甲胎蛋白水平升高支持脊柱裂或其他神经管畸形的诊断。

超声可帮助临床医生观察胎儿颅内和脊柱，以检测脊柱裂和其他开放性/闭合性神经管畸形(无脑、脑膨出)的解剖异常。支持脊柱裂诊断的超声特征可包括"香蕉"征(小脑半球受压)或"柠檬"征(与正常发育胎儿相比，前额隆起、双侧颞骨塌陷)[5]。阳性筛查结果需要母婴医学专家进行进一步评估，通常进行影像学检查（高级超声或 MRI）和羊膜穿刺术(胎儿染色体核型、羊膜甲胎蛋白和乙酰胆碱酯酶水平)。由于先前的研究已经证明神经管畸形与先天性心脏病之间存在关系，因此，可能需要进行胎儿超声心动图检查[6]。

遗传筛查

大多数脊柱裂病例是散发性的，没有明确的遗传模式。一些临床研究表明，亚甲基四氢叶酸还原酶(MTHFR)基因突变是神经管畸形的危险因素。MTHFR 677C/T 变异基因的纯合子表达导致同型半胱氨酸水平升高，导致血浆叶酸水平降低[7]。其他遗传缺陷已被证明可改变叶酸代谢，并导致神经管畸形的发生[8]。据报道，染色体非整倍体(21 三体和 13 三体)占神经管畸形的一小部分[9]。

病史

产前病史 (环境暴露、风险、护理)

评估叶酸补充剂的使用、剂量和时间，暴露于已知的环境毒素，神经管畸形史及其他已知的孕产妇风险因素。

出生史

分娩类型、Apgar 评分、手术干预、并发症、住院时间、相关影像学研究。

童年史

评估营养状况和身体活动水平，以减少肥胖的发生。记录脊髓受累的程度，以关联潜在的皮区和肌区分布、感觉和运动功能。这对评估以后的并发症是很重要的。应记录所有社会、心理和身体功能的下降，以及整体神经系统的发展。

并发症相关病史

肠道和膀胱功能：应记录大小便有无失禁的情况。

脑积水：对于 12 个月以下的婴儿(开放性囟门)，囟门膨出、脑神经功能障碍、向上垂直注视麻痹(落日目)、喂养减少、嗜睡、大头症和发育不良可能提示有脑积水的症状。对于 12 个月以上囟门闭合的儿童，症状有所不同，可能包括恶心、呕吐、头痛、行为改变、易怒、瞳孔缩小、嗜睡和视神经盘水肿。脑积水和脑室-腹腔分流的儿童可能会出现脑积水的症状，这是分流感染或功能异常的表现。应记录分流的病史(总数、最后一次)。

Chiari Ⅱ 畸形：出现的症状包括吞咽困难、窒息、声音嘶哑、中枢性呼吸暂停、呼吸模式异常、窒息或猝死。

脊髓栓系综合征：可能表现为背痛、行走困难，膀胱/直肠功能障碍、新发痉挛、挛缩和脊柱侧弯快速进展。

脊髓空洞症：病史可能包括损伤平面的感觉、运动功能障碍和脊柱侧弯进展迅速。

皮肤黏膜破损：评估诱发因素，回顾以前伤口或溃疡的历史和它们的状况。如果现在发生，评估是否会改善或者恶化，以此来决定治疗方法。

体格检查

完整的体格检查应包括以下几个方面。

评估皮肤完整性，重点是通常受影响的部位，包括坐骨结节、足、骶骨和大转子。也有报道认为，在有胸腔层面病变的儿童中，也有皮肤受损的现象[10]。

应在患儿出生后最初几年连续测量头围并记录。大头畸形定义为高于平均值两个或两个以上的标准差，可诊断有脑积水。

应定期进行完整的神经系统检查。记录受影响程度并监测上下肢的神经功能，包括肌力和肌张力。细微的差异可能提示并发症，如脊髓栓系、脑积水、Chiari Ⅱ畸形进展或脊髓空洞症。

综合评估还应包括肌肉骨骼评估。由于先天性椎体畸形的存在与脊柱弯曲的进展相关，因此，发生脊柱侧弯或后凸或两者兼而有之的风险较高。还需评估是否存在影响步态的挛缩、髋关节脱位和足部畸形。

治疗

脊柱裂的治疗和管理是以优化患者的身体和心理为目标，同时促进患者的独立和尽量减少残疾。建议有计划地进行剖宫产，以减少阴道分娩时脊髓损伤的风险。在妊娠期和产后，对开放性神经管畸形通常采用分阶段的方法来维持神经功能。一项随机对照试验显示，与产后修复相比，产前神经管畸形修复的儿童有更好的结果（运动评分、较低的死亡率和 12 个月时放置分流术发生率）[11]。

多学科合作

多学科合作可以促进产前和儿童期的治疗。

患者将终身受益于康复干预，以优化发育和功能，改善肥胖，优化营养，预防挛缩，并协助其融入社会。

脊柱裂是一种复杂的疾病，临床表现多样，可从以下几个方面进行康复。

中枢神经系统

神经系统损伤可能是神经管畸形和其他并发症的结果，如合并脑积水、后脑疝（Arnold-Chiari 畸形 Ⅱ 型）、脊髓空洞症或脊髓栓系。早期发现和适当干预可减轻神经功能下降的症状。患者可能需要神经外科手术，如内镜下第三脑室造瘘术、脑室分流术治疗脑积水，后颅窝减压术治疗脑疝，脑室腹腔分流或脊髓栓系松解术。大脑损伤后会出现认知或心理问题。监测理解力、智力障碍和抑郁症是很重要的。整个儿童期都需要物理、作业和言语治疗的干预。行为心理学、基于游戏的治疗和额外的交流对于提高社交技能、参与、融合和过渡是必要的。

神经源性直肠和膀胱

适当的膀胱管理可降低尿路感染的风险，允许膀胱适当扩大，减少对肾脏系统的损害，并促进独立性和连续性。重要的是要观察患者的大便状态和排大便时的详细信息（时间、频率，是否存在痔疮或出血）。也可能存在肾脏功能异常（与尾部退行综合征相关）、外生殖器异常或肛门直肠狭窄（与尾部退行综合征相关）和性功能障碍（男性）。肠道和膀胱方案需要与发育相适应。大多数患者需要间歇性的直接导尿方案。一些患者可能需要药物干预，如抗胆碱能口服药物或膀胱内注射肉毒杆菌毒素。先进的泌尿外科手术协助患者独立排尿，可控性尿流改道术（Mitrofaoff 手术）。常规的排便方案需要使用口服大便软化剂和（或）泻药，如栓剂、灌肠或直肠冲洗系统。协助保持大便通畅的外科干预措施可能包括为结肠灌肠建立造口。对于非常严重的病例,结肠造口术也可能是一种选择。

肌肉骨骼

肌肉骨骼异常通常是神经功能紊乱的结果。可能存在脊柱畸形(脊柱侧凸、后凸)。下肢轻瘫可能导致关节挛缩、髋臼发育不良(髋关节半脱位/脱位)、旋转畸形和 Charcot 关节。拉伸方案、支撑和定位对于缓解这些畸形的发展至关重要。对于严重的畸形足和其他可能影响功能和发育进展的畸形,可能需要进行矫形干预。

儿童期骨质疏松症

脊柱裂患儿可有骨密度较低和骨折发生率较高的情况。该人群骨折风险的相关危险因素包括较高程度的神经系统损伤、肥胖、非卧床状态、有限的体力活动、高钙尿、挛缩和自发性骨折史[12]。

成人患者,除了骨质疏松危险因素外,还受上述风险因素的影响。优化营养,包括维生素 D 水平,至关重要。加入站立训练可以辅助拉伸和骨中钙沉积。部分患者可能会受益于双膦酸盐输注。

皮肤破裂

感觉障碍和畸形可能会导致压疮。为了预防、早期识别和管理,需要加强监测。患者需要偶尔的伤口护理。伤口需要较长的时间愈合,并容易复发。对于不愈合的伤口和复发的伤口,需要重新评估营养和皮肤状况。一些患者可能因皮肤问题需要咨询整形外科。

其他相关并发症可能包括心脏异常和过敏(乳胶过敏或乳胶水果综合征)。

功能预后和结果

大多数患者表现为直肠和膀胱功能障碍。皮肤感觉和肌肉无力程度取决于神经管畸形的位置。肌肉无力可导致运动发育延迟。

运动功能和行走潜力取决于缺陷水平(胸椎、上腰椎、下腰椎、骶骨)和受影响的肌肉。患者需要不同类型的支撑和设备,这取决于要实现的潜在总体移动能力(表 11.1)[13]。

步行的最佳预测因素是股四头肌力量(至少可完全抵抗重力)[12]。

应按照预期的发展顺序来进行康复治疗和佩戴支具,进行环境改造,鼓励患者独立行动。对于任何有可能需要轮椅来满足主要或次要转移需求的患者,都应该尽早使用轮椅。移动选择和效率的优先权很可能会随着年龄的增长而改变。

75%~85%的脊膜膨出患者可存活到成年至青年。这些患者仍面临继发性并发症,当儿科治疗过渡不彻底,并且在成年后缺乏多学科团队的全面随访时,他们的预后可能不佳[10]。

认知能力

与健全的同龄人相比,患有脊髓膜膨出的儿童智力水平较低,在数学、视觉感知任务方面有困难。据报道,与腰部或骶部病变相比,胸椎水平病变患者的智商分数较低。但他们的言语智商水平表现比智商高。有中枢神经系统感染的患者,多次脑室-腹腔分流术后显示出智商逐渐降低的趋势。

教育和生活方式

大多数患者可完成高中学业,约 50%继

表 11.1 脊髓脊膜膨出缺陷水平、预期发育能力和行走潜力

移动能力	病变部位			
	T12 及以上	L1~L2	L3~L4	L5 至骶骨
翻身	延迟(可通过代偿在 18 个月内实现)	延迟(可通过代偿实现)	延迟	最小延迟
坐下	延迟(可以通过支撑设备坐下)	延迟(可以实现,存在平衡问题)	延迟(可实现)	最小延迟
地板移动性	滚动、爬行、底部滑行	滚动、爬行、底部滑行	改善的爬行	爬行
步行	可能需要自适应设备和支撑。行走概率低。HKAFO、KAFO、RGO 动态和静态支架	可能需要自适应设备和支撑。家庭步行。KAFO、RGO、动态支撑设备	可能需要支撑。家庭和社区步行。KAFO、GR-AFO、AFO、步行器和拐杖	社区步行、AFO、FO

AFO,踝足矫形器;FO,足部矫形器;GR-AFO,地面反应踝足矫形器;HKAFO,髋踝足矫形器;KAFO,膝踝足矫形器;RGO,反向步态矫形器。

续接受教育[10]。在美国,14%~41%的人能够独立生活。据报道,就业率为 25%~62%,这取决于智力、学习成绩、行为功能、大小便状况和身体残疾的严重程度[10]。关于教育状况、就业状况和生活状况的数据有限。

平均而言,患者的能量消耗水平和代谢率较低,可能导致肥胖、代谢综合征、糖尿病、心脏病和身体活动耐受性功能减退。

基本诊疗程序

康复环境中需要考虑的基本流程包括:

■ 大脑成像。

■ 脊柱成像。

■ 必要时,每年进行肾脏超声和膀胱尿道造影检查。

■ 髋关节成像。

■ 入学和过渡期的神经心理学测试。

■ 除了儿童健康体检和年度体检的常规检查外,还要进行胱抑素 C、25-羟生素 D 的实验室工作。

资源

■ https://www.cdc.gov/ncbddd/spinabifida/index.html.

■ https://www.spinabifidaassociation.org.

■ *Pruitt LJ. Living with spina bifida: a historical perspective*. Pediatrics. 2012;130(2):181-183. doi:10. 1542/peds.2011-2935.

(肖锋 译 褚晓蕾 汤智伟 李奇 审)

参考文献

1. Kancherla V, Walani SR, Weakland AP, Bauwens L, Oakley GP, Warf BC. Scorecard for spina bifida research, prevention, and policy: a development process. *Prev Med.* 2017;99:13–20.
2. Kumar Y, Gupta N, Hooda K, et al. Caudal regression syndrome: a case series of a rare

congenital anomaly. *Pol J Radiol*. 2017;82:188–192.

3. Kondo A, Kamihira O, Ozawa H. Neural tube defects: prevalence, etiology and prevention. *Int J Urol*. 2008;16(1):49–57.

4. Hopson B, Rocque BG, Joseph DB, et al. The development of a lifetime care model in comprehensive spina bifida care. *J Pediatr Rehabil Med*. 2018;11:323.

5. Copp AJ, Adzick NS, Chitty LS, Fletcher JM, Holmbeck GN, Shaw GM. Spina bifida. *Nat Rev Dis Primers*. 2015;1(1):15007.

6. Koçak G, Önal Ç, Koçak A, et al. Prevalence and outcome of congenital heart disease in patients with neural tube defect. *J Child Neurol*. 2008;23(5):526–530.

7. Put NV. Altered folate and vitamin B12 metabolism in families with spina bifida offspring. *QJM*. 1997;90(8):505–510.

8. Pulikkunnel ST, Thomas SV. Neural tube defects: pathogenesis and folate metabolism. *J Assoc Physicians India*. 2005;53:127–135.

9. Rose N, Mennuti M. Fetal neural tube defects: diagnosis, management, and treatment. *Glob Lib Womens Med*. 2009:1756–2228. doi:10.3843/GLOWM.10224

10. Braddom RL, Chan L, Harrast MA. *Physical Medicine and Rehabilitation*. Saunders/ Elsevier; 2011.

11. Adzick NS, Thom EA, Spong CY, et al. A randomized trial of prenatal versus postnatal repair of myelomeningocele. *N Engl J Med*. 2011;364(11):993–1004. doi:10.1056/ NEJMoa1014379

12. Marreiros H, Loff C, Calado E. Osteoporosis in paediatric patients with spina bifida. *J Spinal Cord Med*. 2012;35(1):9–21. doi:10.1179/2045772311Y.0000000042

13. Frontera WR, Silver JK, Rizzo TD. *Essentials of Physical Medicine and Rehabilitation: Musculoskeletal Disorders, Pain, and Rehabilitation*. Saunders/Elsevier; 2008.

第 12 章

脊髓损伤

Albert C.Recio,Philippiness G.Cabahug,Cristina L.Sadowaky

核心定义

脊髓损伤(SCI)是因脊髓的损伤,导致感觉、运动或自主神经功能发生永久性或暂时性的变化[1-3]。国际神经修复学会脊髓损伤功能评定量表(ISNCSCI)已被广泛接受,它基于对神经功能进行系统的运动和感觉检查来描述损伤节段和损伤程度[1]。围绕 SCI的分类发展了以下术语。

脊髓损伤临床综合征(不完全损伤)

中央索综合征:临床表现为上肢比下肢更无力,肠道和膀胱功能障碍,以及损伤平面以下的不同感觉丧失。这是最常见的不完全损伤模式,好发于经受颈部冲击(最常见于跌倒)的颈椎受损患者中[1,4]。

前索综合征:由脊髓前 2/3 的血液供应中断引起。临床症状包括损伤平面及以下的运动功能、痛觉和温度觉丧失,但通过后索传递的轻触觉和位置感得以保留[1,4]。

Brown-Sequard 综合征:由不对称脊髓损伤引起,病史与刀伤损伤机制有关;其通常被认为是由于脊髓半切损伤,尽管单纯的半切伤在创伤性损伤中并不常见。该综合征表现为同侧本体感觉、震动觉和运动功能丧失,对侧疼痛和温度觉丧失[1,4]。

后索综合征:临床上表现为双侧本体感觉和震动觉的缺陷。病理机制是维生素 B_{12} 缺乏症(亚急性联合变性)和梅毒(脊髓痨)[1,4]。

马尾综合征:涉及腰骶神经根(马尾)在 L1 脊髓水平下方的损伤。神经根损伤在临床上表现为下肢肌肉松弛性麻痹,以及肠道和膀胱反射消失。所有感觉都受损。骶反射检查,如球海绵体反射和肛门反射将消失[1,4,5]。

圆锥综合征:临床上可能与马尾神经综合征相似,但损伤更靠近喙侧,累及 L1~L2 区下方的脊髓远端。腰神经根和圆锥的损伤通常会导致膀胱和肠道反射不全以及下肢无力。如果是高位圆锥病变,球海绵体反射和排尿反射将保留[1,4]。

病因和病理生理学

在美国,大多数流行病学和人口统计数据由脊髓损伤治疗模型系统收集并由国家脊髓损伤统计中心公布[6,7]。创伤性 SCI 的原因包括以下几点:

■ 机动车碰撞是美国 SCI 的主要原因,约占数据库中病例的 37%。

■ 跌倒是老年人 SCI 的主要原因，占 29%。

■ 暴力行为作为 SCI 的损伤原因在 20 世纪 90 年代达到顶峰，但此后下降至 14%（大多为枪伤）。

■ 据报道，运动损伤占 9%（最常见的是跳水）。

■ 其他原因占 11%。

脊髓损伤通常与脊柱损伤有关。原因可能包括以下任何一项或多项：一个或多个骨性元件的骨折、一个或多个关节脱位、韧带撕裂，以及椎间盘破裂和（或）突出[8,9]。

原发性损伤

主要损伤包括撞击时发生的初始组织破坏和脊髓损伤[8,9]。这是外伤的直接影响，包括以下几个方面：

屈曲/过屈损伤：齿状突骨折、枢椎椎体泪滴样骨折、单纯楔形骨折、前半脱位、双侧关节面锁定、前椎间盘间隙变窄、棘突间距离增宽、黏土铲形骨折。

过伸损伤：Hangman 骨折、半脱位（前/后）、C1 椎弓根骨折、椎间盘前间隙扩大、椎前肿胀。

屈曲-旋转损伤：单侧小关节面锁定。

垂直压缩：Jefferson 骨折、爆裂骨折。

侧屈/剪切：侧向椎体压缩，钩骨骨折，孤立柱骨折，横突骨折。

牵张：椎骨横向骨折（突发性骨折，常见于佩戴安全带的患者）。

继发性损伤

损伤是由于 SCI 的病理生理过程而发生的[9,10]。

继发性损伤的可能机制包括缺血、水肿、微血管灌注改变、自由基生成、脂质过氧化、兴奋性毒素（大量谷氨酸释放）、钙超载、炎症和免疫反应及细胞死亡（坏死和凋亡，即程序性细胞死亡）。

诊断方法

临床诊断

创伤性 SCI 可从病史或初始检查中明显发现，在创伤史不明的情况下，对精神状态改变（昏迷、混乱或醉酒）的患者进行排除。体格检查可显示局部和神经根疼痛、关节面缺失或脊椎压痛、神经根型或脊髓型分布无力、感觉丧失、张力和反射缺失及尿潴留。可通过脊髓神经影像学检查明确损伤及范围。

SCI 患者的损伤记录最好按 ISNCSCI 规定的标准化神经系统检查来确定。用于神经学分类的国际标准检查有两个组成部分（感觉和运动）。损伤程度可采用美国脊髓损伤协会（ASIA）的损伤量表进行分级（表 12.1）[1,4]。

影像诊断

脊柱外伤后的影像学评估对于诊断评估必不可少，可进一步确定治疗和手术决策。脊椎 X 线片可显示骨折或脱位。普通 X 线不能对脊髓本身进行成像，但可显示骨骼结构和排列。多层螺旋 CT 因其快速、方便，以及对骨折检测的敏感性明显优于 X 线而逐渐取代 X 线在脊柱创伤中的应用。MRI 是脊髓成像的首选成像方式。脊髓造影与 CT 结合可提高脊髓分辨率。如果给予静脉注射造影剂，CT 血管造影与脊柱 CT 同时显示脊椎动脉和颈动脉。超声有助于术中评估实质器官[11]。

表 12.1　ASIA 脊髓损伤分级

等级	名称	描述
A	完全性损伤	骶段 S4/S5 无感觉或运动功能
B	感觉不完全性	骶段 S4/S5 保留感觉功能但不保留运动功能,身体两侧的运动损伤水平下,超过 3 级以上的运动功能均未保留
C	运动不完全性	运动功能保留至骶尾部,肛门有随意收缩,或符合感觉性的标准,且身体两侧运动功能水平以下,超过 3 级的运动功能保留。包括关键或非关键肌功能。在单个神经损伤平面以下的关键肌功能中,<1/2 肌肉的肌力≤3 级
D	运动不完全性	神经损伤水平以下的运动功能保留，神经损伤平面以下的大多数关键肌肉的肌力≥3 级
E	正常	ISNCSCI 测试的感觉和运动功能都正常,如果患者先前有缺陷,则分级仍然为 E。非脊髓损伤患者不进行 AISA 脊髓损伤分级

治疗

医疗

创伤性 SCI 早期院内处理的基本原则包括气道、呼吸、循环及脊柱保护。此外,还要对相关损伤、疼痛、营养支持进行评估;呼吸系统、心脏、泌尿生殖系统、胃肠道、静脉血栓栓塞和皮肤等并发症的管理至关重要。已出版的指南推荐对急性 SCI 患者进行管理,这些建议包含在脊髓医学联合会关于成人 SCI 早期干预的临床实践指南中[12,13]。该指南建议预防和早期治疗低血压,尽可能维持平均动脉血压≥85mmHg[12,13]。该指南指出,没有临床证据明确推荐使用任何神经保护药物,包括类固醇治疗急性 SCI 以恢复功能[14,15]。美国国家急性脊髓损伤研究支持对急性非穿透性创伤性 SCI 患者静脉注射甲泼尼龙[16]。然而,美国国家急性脊髓损伤研究的结果受到了质疑。相关研究也表示不推荐使用甲泼尼龙治疗 SCI[17]。

手术

手术干预包括重新恢复脊柱结构、稳定脊柱和对受损神经结构进行减压。SCI 后手术的最佳时机尚不确切,尽管越来越多的证据表明早期手术减压是安全的,并且有更好的预后。急性脊髓损伤手术时机研究的结论是,脊髓损伤后 24 小时内进行减压是安全的,并与改善神经功能预后相关[18]。

康复

多学科团队方法对最佳治疗非常重要。患者脊柱稳定后应立即转移至 SCI 病房。技术熟练的物理和作业治疗师可帮助患者达到最佳的自我照顾和活动水平。推荐包含 ROM 训练、肌力训练、床上训练和 ADL 功能训练的综合计划。近年来,基于活动的恢复性治疗得到了极大的关注,该疗法通过脊髓通路重复激活而产生活动依赖的神经可塑性来实现。恢复性治疗旨在优化神经肌肉功能并抵消与神经缺陷相关的快速衰老、身体恶化和继发性并发症。恢复性治疗的 5 个关键组成部分是负重活动、功能性电刺激、特定任务练习、集体练习和运动训练(包括减重跑步机训练和水上跑步机训练)[19]。负重活动包括各种各样的活动,例如,高跪姿训练、坐姿手臂负重训练(侧面、前面和后面)、四肢负重训练、使用框架或其他支撑装置站立,以及各种运动活动。功能性电刺激包括通过电刺激来刺激单个肌群进行的上肢和下肢循环和阻力运动训练。功能性电刺激还可用于在步态训练、站立、转移和其他活动期间辅助运动。特定任务的练习是学习特定技能的关键,该技能通过多次重复相同的动作,促进运动模式改善。恢复性治疗的第五个重要组成部分是运动训练,其中包括减重跑步机训练,患者通过上身安全带固定在头顶上部以支撑身体,在运行的跑步机上进行步行训练[19]。

前沿研究

许多试验性策略正在作为潜在的治疗方法进行研究[20],其中包括自体巨噬细胞、粒细胞集落刺激因子、神经保护剂(碱性成纤维细胞生长因子、米诺环素、利鲁唑)、神经元生长因子、促甲状腺激素释放激素和脊髓冷冻。

相关损伤和并发症

SCI 患者存在许多并发症,可能包括以下几个方面。

呼吸

肺部并发症可能包括通气衰竭、肺水肿、肺不张和黏液栓、睡眠呼吸障碍(最常见的是阻塞性睡眠呼吸暂停)、肺栓塞和肺炎。肺部并发症在很大程度上导致早期发病率和死亡率上升。肺炎是 SCI 患者死亡的主要原因[21]。

自主神经系统

常见并发症包括心动过缓、直立性低血压、脊髓休克、热失调和自主神经反射异常。自主神经反射异常是 SCI 患者特有的一种疾病。48%~90%的 SCI 患者在 T6 或以上有神经损伤。它继发于中枢交感神经控制的丧失和损伤水平以下的压力感受器的超敏反应[22]。其包含一系列症状,如头痛、出汗、面部潮红、脊髓性立毛反射、易怒或哭泣(儿科人群),血压比基线高 20~40mmHg(青少年和儿童为 15~20mmHg)和心动过缓。这是由损伤水平以下产生的有害刺激引起的,例如,膀胱过度膨胀或感染(最常见)、肠道嵌塞、腹部急症(阑尾炎、胆囊炎、胰腺炎)、压力损伤、足趾甲内生、骨折和感染。

心血管

心血管问题包括缺血性心脏病、外周血管疾病、血栓栓塞和深静脉血栓形成。

泌尿生殖器

并发症包括尿路感染、神经源性膀胱、肾积水、膀胱输尿管反流、尿路结石(通常为磷酸铵镁或鸟粪石)和肾盂肾炎。尿路感染是 SCI 患者再住院的主要原因。

胃肠道

并发症包括神经源性肠、胃无力、肠梗阻、慢性便秘、粪便嵌塞、结肠扩张、胃食管反流、胆囊炎、胰腺炎和肠系膜上动脉综合征。肠系膜上动脉综合征是十二指肠的第三部分间歇性被肠系膜上动脉压迫,导致胃肠道阻塞的病症。胃痉挛和肠梗阻是急性期最常见的胃肠道并发症。胆囊炎是 SCI 患者紧急腹部手术的最常见原因。

代谢和内分泌问题

葡萄糖不耐受、高血糖、性腺功能减退、钙代谢改变（即高钙尿症、高钙血症）、骨质疏松症、能量消耗和身体成分改变都与 SCI 相关。

肌肉骨骼

痉挛、肩部撞击综合征、过度使用、退行性关节疾病、肩袖炎症、腕管综合征、上髁炎、肌腱炎、滑囊炎、Charcot 脊柱、肌筋膜疼痛和异位骨化。残存上肢功能的临床实践指南提供了大量信息[23]。

疼痛

国际脊髓损伤疼痛分类将 SCI 疼痛分为 3 个等级：第 1 级，伤害性、神经性、其他性及未知性；第 2 级，伤害性（内脏、肌肉和骨骼）和神经性（在损伤水平及以下）的各种亚型；第 3 级，用于指定主要来源和（或）病理学（例如，滑囊炎、腕管综合征）[24]。

皮肤

根据美国国家压疮咨询小组的数据，大约 25% 的急性 SCI 患者会发生压力性损伤，多达 80% 的患者在其一生中的某个时间点发生压力性损伤。当骨突上的持续压力超过毛细血管上压力（70mmHg）并持续 2 小时时，会导致局部软组织损伤。2016 新修订版根据组织损伤程度对压力性损伤进行分类。持续时间 20 年或更长时间的长期溃疡可能会发展为鳞状细胞癌（Marjolins 溃疡）。

功能预后和结果

在预测 SCI 后的结果时，运动水平在预测功能方面优于神经或感觉水平。使用来自美国脊髓损伤模型系统的数据，在 SCI 后 1 周内入院的 AIS A 级患者中约有 13% 在 1 年内转变为不完全损伤[25,26]。在完全性四肢瘫痪患者中，超过 95% 的患者脊髓损伤后 1 个月的 1 级或 2 级关键肌将在 1 年达到 3 级[26]。约 25% 的头侧 0 级肌肉，大多数在 1 个月时恢复到 3 级[26]。在 SCI 后 1 周，完全截瘫的患者中有 73% 的患者神经系统损伤水平在 1 年内保持不变，约 18% 的患者提高了一个水平，9% 的患者改善了两个以上水平[26]。在 Waters 进行的一项研究中，只有 5% 完全截瘫患者实现社区行走[27]。

与完全损伤相比，不完全损伤后的恢复通常更为显著；与 70%~85% 的完全损伤相比，超过 90% 的不完全损伤患者的上肢至少提高了一个运动水平。Waters 研究发现，46% 的不完全四肢瘫痪患者在 SCI 后 1 年恢复了足够的运动强度，从而能够行走[27]。Crozier 认为，损伤区域以下针刺感觉的部分保留预示着最终的功能性行走[28]。根据 Maynard 等人进行的一项研究，在受伤后 24 小时与 72 小时进行的评估更能预测恢复情况[29]。

资源

1.克里斯托弗与丹娜·里夫基金会：https://www.christopherreeve.org.

2.美国瘫痪退伍军人协会：https://www.pva.org.

3.面对残疾：https://www.facedisability.com.

（褚晓蕾　译　张晟　高明威　李奇　审）

参考文献

1. American Spinal Injury Association. *International Standards for Neurological Classifications of Spinal Cord Injury*. Revised ed. American Spinal Injury Association; 2019:7–14.

2. Kaplan RJ. *Physical Medicine and Rehabilitation Review*. 2nd ed. McGraw-Hill; 2006:251–272.

3. Chin S, Kopell B, Mesfin F, Dawodu S. *Spinal Cord Injuries*. 2018. https://emedicine.medscape.com/article/793582-overview

4. American Spinal Injury Association. *International Standards for Neurological Classifications of Spinal Cord Injury*. Rev. 2000. American Spinal Injury Association; 2008.

5. Lavy C, James A, Wilson-MacDonald J, Fairbank J. Cauda equina syndrome. *BMJ*. 2009;338:b936.

6. National Spinal Cord Injury Statistical Center. Spinal cord injury facts and figures at a glance. *J Spinal Cord Med*. 2013;36(4)394–395.

7. Chen Y, Tang Y, Vogel LC, Devivo MJ. Causes of spinal cord injury. *Top Spinal Cord Inj Rehabil*. 2013;19(1):1–8.

8. Sekhon LH, Fehlings MG. Epidemiology, demographics, and pathophysiology of acute spinal cord injury. *Spine (Phila Pa 1976)*. 2001;26(24):S2–S12.

9. Borgens RB, Liu-Snyder P. Understanding secondary injury. *Q Rev Biol*. 2012;87(2):89–127.

10. Rowland JW, Hawryluk GW, Kwon B, Fehlings MG. Current status of acute spinal cord injury pathophysiology and emerging therapies: promise on the horizon. *Neurosurg Focus*. 2008;25(5):E2.

11. Lee RR, Hart BL. Imaging of the spinal cord. In: Lin VW, ed. *Spinal Cord Medicine: Principles and Practice*. 2nd ed. Demos Medical Publishing; 2010.

12. Consortium for Spinal Cord Medicine. *Early Acute Management in Adults with Spinal Cord Injury. Clinical Practice Guidelines for Health Care Professionals*. PVA; 2008.

13. Sabharwal S. *Early Hospital Care Following SCI: Medical, Surgical and Rehab. Essentials of Spinal Cord Medicine*. Demos Medical Publishing; 2014:53–65.

14. Bracken MB, Holford TR. Effects of timing of methylprednisolone or naloxone administration on recovery of segmental and long-tract neurological function in NASCIS 2. *J Neurosurg*. 1993;79(4):500–507.

15. Nesathurai S. Steroids and spinal cord injury: revisiting the NASCIS 2 and NASCIS 3 trials. *J Trauma*. 1998;45(6):1088–1093.

16. Bracken MB, Shepard MJ, Holford TR, et al. Administration of methylprednisolone for 24 or 48 hours or tirilazad mesylate for 48 hours in the treatment of acute spinal cord injury. Results of the Third National Acute Spinal Cord Injury Randomized Controlled Trial. National Acute Spinal Cord Injury Study. *JAMA*. 1997;277(20):1597–1604.

17. Hadley MN, Walters BC. Introduction to the guidelines for the management of acute cervical spine and spinal cord injuries. *Neurosurgery*. 2013;72(2):5–16.

18. Fehlings MG, Vaccaro A, Wilson JR, et al. Early versus delayed decompression for traumatic cervical spinal cord injury: results of the Surgical Timing in Acute Spinal Cord Injury Study (STASCIS). *PLoS One*. 2012;7(2):e32037.

19. Dolbow DR, Gorgey AS, Recio AC, et al.. Activity-based restorative therapies after spinal cord injury: inter-institutional conceptions and perceptions. *Aging Dis*. 2015;6(4):254–261.

20. Wilson JR, Forgione N, Fehlings MG. Emerging therapies for acute traumatic spinal cord injury. *CMAJ*. 2013;185(6):485–492.

21. Consortium for Spinal Cord Medicine. *Respiratory Management Following Spinal Cord Injury Clinical Practice Guidelines for Health Care Professionals*. Paralyzed Veterans of America; 2005.

22. Consortium for Spinal Cord Medicine. *Acute Management of Autonomic Dysreflexia: Individuals with Spinal Cord Injury Presenting to Health Care Facilities*. 2nd ed. Paralyzed Veterans of America; 2001.

23. Consortium for Spinal Cord Medicine. *Preservation of Upper Limb Function Following Spinal Cord Injury. Clinical Practice Guidelines*. Paralyzed Veterans of America; 2005.

24. Bryce TN, Ivan E, Dijkers M. Proposed International Spinal Cord Injury Pain (ISCIP) classification: preliminary validation data. *Top Spinal Cord Inj Rehabil*. 2012; 18(2):143–145.

25. Consortium for Spinal Cord Medicine. *Outcomes Following Traumatic Spinal Cord Injury: A Clinical Practice Guidelines for Health Care Professionals*. Paralyzed Veterans of America; 1999.

26. Ditunno JF. Predicting outcome in in traumatic spinal cord injury. In: Kirsblum S, ed. *Spinal Cord Medicine*. Lippincott Williams & Wilkins; 2002.

27. Waters RL, Adkins RH, Yakura JS, Sie I. Motor and sensory recovery following incomplete tetraplegia. *Arch Phys Med Rehabil*. 1994;75(3):306–311.

28. Crozier KS, Graziani V, Ditunno JF Jr, Herbison GJ. Spinal cord injury: prognosis for ambulation based on sensory examination in patients who are initially motor complete. *Arch Phys Med Rehabil*. 1991;72(2):119–121.

29. Maynard FM, Reynolds GG, Fountain S, Wilmot C, Hamilton R. Neurological prognosis after traumatic quadriplegia. Three-year experience of California Regional Spinal Cord Injury Care System. *J Neurosurg*. 1979;50(5):611–616.

30. Sabharwal S. *Primary Prevention of Spinal Cord Injury. Essentials of Spinal Cord Medicine*. Demos Medical Publishing; 2014:30–34.

第13章

脑卒中

Daniel Ezidiegwu，Preeti Raghavan

核心定义

"脑卒中"一词包括下列所有情况[1]：

中枢神经系统梗死：是指大脑、脊髓或视网膜细胞的缺血死亡，诊断依据包括以下两方面：①脑、脊髓或视网膜局灶性缺血性损伤的病理、影像学或其他客观证据；②脑、脊髓或视网膜局灶性缺血性损伤的临床证据，症状持续≥24小时或直至死亡，并排除其他病因。注意：中枢神经系统梗死包括出血性梗死或梗死的出血性转化，分为Ⅰ型和Ⅱ型，其特点是缺乏肿块效应。Ⅰ型由沿线出血点组成，Ⅱ型在梗死灶内有汇合的出血点，但没有空间占用效应。

缺血性脑卒中：由局灶性脑、脊髓或视网膜梗死（注：中枢神经系统梗死的证据与之前的定义相同）引起的神经功能障碍发作。

无症状的中枢神经系统梗死：有中枢神经系统梗死的影像学或神经病理学证据，有可归因于病变的急性神经功能障碍的病史。

脑出血：在脑实质或脑室系统有非外伤引起的出血灶。以实质出血为特征。与出血性梗死相比，存在肿块效应。Ⅰ型是出血≤30%梗死区域的汇合性出血，仅有轻度占位效应，Ⅱ型为出血>梗死面积的30%，且存在显著的空间占用效应。

脑出血引起的脑卒中：快速进展的神经症状及功能障碍归因于脑实质内的局灶性积血或非外伤引起的脑室系统积血。

沉默性脑出血：在神经影像学或神经病理检时发现脑实质、蛛网膜下隙或脑室系统有慢性出血灶，患者无创伤史，也无外伤引起的急性神经功能紊乱。

蛛网膜下隙出血：出血进入蛛网膜下隙（蛛网膜与脑膜和脊髓之间的间隙）。

蛛网膜下隙出血引起的脑卒中：由于蛛网膜下隙出血而迅速出现神经功能障碍体征和（或）头痛症状，不是由外伤引起。

脑静脉血栓形成引起的脑卒中：因脑静脉结构血栓形成，引起脑、脊髓、视网膜梗死或出血。症状或体征为可逆性水肿而无梗死或出血者不符合脑卒中。

脑卒中（未特别说明）：推测急性神经功能障碍发作由缺血或出血引起，持续时间≥24小时或直至死亡，但不具备上述条件之一的充分证据。

病因和病理生理学

在美国，约 85% 的脑卒中是缺血性的，其余的是出血性的。

缺血性脑卒中在发达国家更为普遍，可能由栓塞、血栓形成或腔隙梗死引起。常见的心源性栓塞包括心房颤动（AF）、窦房紊乱、近期急性心肌梗死（AMI）所致左心室（LV）扩张、左心室附壁血栓、侵袭性或亚急性细菌性内膜炎、心脏肿瘤，以及先天性和人工瓣膜疾病。血栓性脑卒中是由动脉粥样硬化引起的，通常由糖尿病、颈动脉狭窄和血脂异常（如肉芽肿性血管炎、巨细胞动脉炎、系统性红斑狼疮或结节性多动脉炎）引起血管壁炎症，导致血栓形成，并可能导致血栓栓塞性疾病。颈动脉损伤（如颈动脉夹层和高凝状态）也容易使个体发生血栓栓塞性疾病。腔隙性脑卒中是大脑中动脉、椎动脉、基底动脉或纹状囊血管缺血所致。腔隙性脑卒中的典型病因包括微栓塞、继发于血管炎或高血压的纤维蛋白样坏死、淀粉样血管病、透明质动脉硬化。灌注失败影响大部分远端灌注区或"分水岭区"。出血性脑卒中是由高血压、动脉瘤破裂、动静脉畸形形成、静脉血管瘤、可卡因等违禁药物引起的出血、出血性改变、淀粉样血管病，在发展中国家的年轻人中更为常见[2]。

病理生理

在世界范围内，动脉粥样硬化是血管疾病（包括脑卒中）的主要原因。动脉粥样硬化主要的可改变危险因素包括高血压、糖尿病、高脂血症、缺乏运动、肥胖和吸烟。缺血和出血引起脑血流量减少（静息时总脑血流量约为 800mL/min，为 15%~20% 心输出量）。脑灌注是一种高流量低压灌注的系统，通过葡萄糖的有氧代谢向大脑提供氧气。缺血导致到中央核心区域的脑血流量几乎完全停止，患者几分钟内就会死亡，因 Na^+/K^+ 离子泵缺失，细胞去极化，Ca^{2+} 大量涌入，释放兴奋性毒性神经递质，主要是谷氨酸，脑血流量可能低于功能阈值，但在核心区域的周围高于细胞死亡的阈值，被称为半暗带。半暗带是一种潜在的可修复组织，是急性脑卒中治疗的目标。

诊断方法

诊断的关键要素包括：

■ 确定症状出现的时间或最后已知的正常和家人联系信息。

■ 症状描述（面部下垂、肢体无力、感觉缺陷、视力变化、头痛）。

■ 药物、最近的住院记录、手术、可能导致动脉硬化（硬化）和心血管疾病的因素（糖尿病、吸烟、心房颤动、药物滥用、偏头痛、癫痫发作、感染或妊娠）。

体格检查的主要内容包括：

■ 评估气道、自主呼吸和循环功能。

■ 意识水平、眼睛睁开或闭上、语言输出、命令执行、注意力、肢体姿势、有目的性的动作。

■ 第 Ⅱ-Ⅻ 脑神经测试、运动强度测试、感觉测试、协调测试等小脑体征和症状。

■ 美国国立卫生研究院脑卒中分级（NIHSS）用于评估脑卒中严重程度。这是一个有 11 个项目的量表，每个项目的得分为 0~4，0 表示正常，4 表示完全受损。把每一项的得分加起来计算患者 NIHSS 评分；42 分是可能的最高分，得分越高说明近端血管闭塞可能造成的损伤越大。组织型纤溶酶原激活剂（tPA）用药不受 NIHSS 评分影响。然而,NIHSS 评分应达到 6 分以上才有资格进行血管内治疗。

诊断性检查:

■ 基础代谢检查(BMP)、CBC、心脏标志物、凝血酶原浓度图谱[凝血酶原时间、国际标准化比值(INR)和活化部分凝血酶活时间]、血脂、糖化血红蛋白。

■ 立即行头颅 CT 或联合头颅 CT、CT 血管造影、CT/融合显像检查血管和灌注。表 13.1 可见神经影像学检查的优缺点。

❑ 在非对比 CT 头部,Alberta 脑卒中早期 CT 评分量化大脑中动脉的早期缺血变化区域。10 分的预处理评分将大脑中动脉划分为 10 个区域,并识别出不太可能通过溶栓获得良好结果的脑卒中患者。10 分表示正常的 CT 扫描。扣 1 分是每个区域早

表 13.1 脑卒中的神经影像学检查

神经影像学检查	优点	缺点
软组织		
非增强 CT	采集时间快,广泛可用,对出血敏感(检测早期缺血性变化的特异性为 56%~100%,敏感性较差(20%~75%)(6~8 小时窗口内)	早期缺血对梗死面积和部位的敏感性有限
磁共振弥散加权成像	对早期缺血敏感,获取时间快,病变显著性高(发病后不到 6 小时内的敏感性为 91%~100%,特异性为 86%~100%)	缺乏可用性、患者禁忌证(如金属、幽闭恐惧症)、获取时间长
血管分布		
CT 血管造影术	量化血管疾病负担(如狭窄程度、血栓长度、斑块特征)、快速采集时间	潜在的肾脏毒性,对造影剂过敏;辐射;不提供有关流动方向或速度的信息
磁共振血管成像	无对比度	过高估计狭窄、对运动和其他技术伪影敏感、采集时间长、患者禁忌证(如金属、幽闭恐惧症)
超声(颈动脉或经颅多普勒超声)	数据可监测、便携、成本低	依赖性强、耗时、技术限制
组织灌注		
CT 灌注成像	采集时间快速	潜在的肾脏毒性,对造影剂过敏;辐射;定性
磁共振血流灌注	良好的空间分辨率	定性;患者禁忌证(如金属、幽闭恐惧症);需要钆
PET	脑血流测量的金标准,提供生理参数(氧提取分数和代谢)的定量测量	需要多种半衰期很短的放射性示踪剂,因此在急性环境中不实用;分辨率低,可用性有限

期缺血性变化的证据。0 分代表弥漫性缺血累及整个大脑中动脉区域。

■ 经胸超声心动图、遥测监测和颈部血管成像阐明脑卒中的病因是必要的

治疗

急性缺血性脑卒中的治疗

■ 阿替普酶(IV 重组 tPA)在脑卒中发作 4.5 小时内为标准护理。tPA 的排除标准包括患者病程在 3~4.5 小时,年龄>80 岁,严重脑卒中(NIHSS 评分>25 分),有糖尿病史和既往病史及口服抗凝药物而不考虑INR[4],无静脉纤溶禁忌证也可接受机械取栓者,可选择阿替普酶进行静脉溶栓。

■ 支架回收器机械取栓术用于 6 小时内脑卒中且发病年龄>18 岁,几乎无脑卒中病史,有颈内动脉或近端大脑中动脉闭塞伴 NIHSS 评分≥6 分,且经头颅 CT 平扫复查 ALBERTA 评分≥6 分。最近的 DAWN 试验表明,机械取栓窗治疗大血管闭塞的时间窗可延长至 24 小时[5]。

■ 维持正常体温:体温<37℃和体温>39℃与正常状态比较均会增加住院死亡风险。

■ 治疗低血糖(血糖<60mg/dL)和高血糖(140~180mg/dL)(1mmol/L=18mg/dL)。

■ 延迟放置鼻胃管、留置膀胱导管或动脉内插管,如果患者不需要压力导管也能得到安全的治疗。

■ 静脉注射阿替普酶 24 小时后,在使用抗凝血剂或抗血小板药物前,进行后续CT 或 MRI 扫描。出血性转化是溶栓治疗后的潜在并发症。症状和体征包括严重头痛、急性高血压、恶心或呕吐。此时需争取紧急CT 扫描。预测因素包括梗死面积增加、脑

灰质增多型脑卒中、心房颤动和脑栓塞、急性高血糖、血小板计数低和侧支循环不良[6]。

■ 建议在脑卒中发作后 24~48 小时服用阿司匹林。可以延迟静脉注射 tPA 24 小时。单/双抗血小板治疗不是接受 tPA 的禁忌证。

■ 对于轻微缺血性脑卒中或高危短暂性脑缺血发作的患者,初始负荷剂量氯吡格雷治疗,随后 75mg/d,治疗 90 天,阿司匹林 50~325mg/d(162mg/d,5 天,随后81mg/d)。POINT 试验表明氯吡格雷和阿司匹林的联合用药 90 天发生重大缺血性事件的风险较低,但大出血的风险比只服用阿司匹林的人要高。POINT 试验的二次分析建议仅使用 21 天的氯吡格雷联合治疗。

■ 抗凝适用于心房颤动患者,可在脑卒中后 7~14 天开始,但对于有少量出血形成的患者,抗凝可推迟数周。

■ 约 15%的患者会在脑卒中后的头几天内癫痫发作。那些患有慢性癫痫的患者需要抗癫痫药物治疗。

■ 虽然血压升高在急性缺血性脑卒中患者中很常见,特别是在有高血压病史的患者,血压通常在前 90 分钟急剧下降。应对患者进行个体化处理,以维持脑灌注。早期开始或恢复降压治疗只在特定情况下才有意义:①接受 tPA 治疗的患者;②收缩压>220mmHg 或舒张压>120mmHg。血压<130/80mmHg 的长期目标是合理的。

急性出血性脑卒中的治疗

■ 用格拉斯哥昏迷评分(GCS)对患者进行评估。患者可能需要在 ICU 进行监护。神经病变恶化的小脑出血患者或因脑干受压和(或)脑室梗阻导致脑积水的患者应尽快进行手术引流和减压。

■确定出血原因。任何摄入或漏服的药物，如抗凝剂、抗血小板药物、抗高血压药物、兴奋剂药物、拟交感神经药物都应被记录。应坚持使用抗凝剂。注意最近发生的任何创伤或手术，如颈动脉内膜切除术或支架植入术，这些可能导致高灌注状态。伴发痴呆史可怀疑淀粉样蛋白血管病。酒精或非法药物的使用，如可卡因或其他兴奋剂必须被记录下来。患有肝病、癌症或血液病的患者可能患有此病相关的凝血功能障碍。

■凝血因子严重缺乏或严重血小板减少的患者应接受适当的因子替代治疗。服用华法林的患者可能需要新鲜冷冻血浆和维生素 K 替代品来纠正 INR。凝血酶原复合物浓缩物和其他重组因子可能用来代替新鲜冷冻血浆。活性炭可用于最近(<2 小时)服用达比加群、阿哌沙班或利伐沙班的患者。达比加群可用于血液透析。硫酸鱼精蛋白可用于逆转肝素。深静脉血栓形成应用压迫装置进行预防。

■所有脑出血患者均应控制血压。对于收缩压为 150~220mmHg 的患者，收缩压低至 140mmHg 是安全的。

■大多数死于脑出血的患者都是在最初的急性住院期间，这些死亡通常由于假定预后不良而退出支持情况下。因此，建议积极护理，并将放弃抢救的医嘱推迟到第 2 天。

■脑出血患者皮质受累是早期癫痫发作最重要的危险因素。任何临床癫痫发作都应使用抗癫痫药物治疗。在开始饮食前进行正式的吞咽困难筛查对预防吸入性肺炎很重要。

■在华法林相关的自发性大叶性脑出血后，因为复发风险较高，建议避免长期使用华法林抗凝治疗非瓣膜心房颤动

的患者，抗凝相关脑出血后恢复口服抗凝的最佳时机不确定。无机械心脏瓣膜的患者避免口服抗凝治疗至少 4 周可能会降低复发风险。

康复

■患者入院后 48 小时，最好由理疗师或康复医学专家组成的跨学科团队对患者身体结构和功能活动限制进行评估，康复小组可能包括护士、物理治疗师、作业治疗师、言语/语言治疗师、心理学家、社会工作者等(如营养师、矫形师)。

■在急性住院期间，康复的重点应放在早期活动和预防并发症，如吸入性肺炎、压疮、肩痛和深静脉血栓。当患者已经准备好了并耐受，应该开始康复治疗(PT、OT、ST)。第一周直立和下地的频率比时间更影响结果的有效性。增加床上活动的频率可以使有效的结果提高 13%，并使独自行走 50 米的概率提高 66%。

■多重残疾患者需要日常护理服务、定期医疗干预，专门设备或跨专业的专业知识，需要在指定的住院康复机构进行多学科住院康复。

■住院康复出院后，根据可用资源和患者的考虑，可以在以下几个地点中选择一个继续治疗，以医院为基础的"日间"项目、以社区为基础的项目或以家庭为基础的项目。任何形式的持续康复治疗都优于没有额外的治疗。

■轻度至中度残疾患者可能受益于一个资源充足、协调一致的专门团队提供的早期出院支持。

■使用标准化、有效的评估工具评估患者的脑卒中相关情况，包括日常生活角色中受到的限制，如功能活动受限，角色参与受

限,在整个康复过程中测量和监测身体、认知,以及妨碍日常生活角色参与的情感问题等。患者也可以开始服用氟西汀 20mg,持续 90 天,以改善运动功能。

- 考虑使用脑卒中后检查表。
- 视力缺陷患者可从视力康复中获益,包括使用眼保健操治疗集合不足,并用双棱镜治疗视野障碍。开车是重返工作岗位的一个重要因素。医生应该评估患者的驾驶能力、视觉或精神障碍。如能顺利完成国家机动车辆管理部门规定的能力测试和(或)道路测试,方可恢复驾驶。

相关损伤和并发症

并发症包括吸入性肺炎、慢性局部疼痛综合征、抑郁、深静脉血栓形成、异位骨化、痉挛、肌肉僵硬、神经性疼痛、肩痛、肩半脱位、尿路感染。需要注意的康复问题包括失认症、失音症、失用症、失语症、认知障碍损伤、构音障碍、吞咽困难、视觉和前庭功能障碍。

功能预后和结果

- 弥散核心较小(70mL 或更少)的患者接受静脉/动脉内溶栓治疗的预后明显优于核心大的患者。
- THRIVE 评分(表 13.2)可评估急性缺血性脑卒中的预后。患者的年龄、NIHSS 评分测量的初始脑卒中严重程度,以及是否存在高血压、糖尿病或心房颤动(AF)被用于创建一个 0~9 分的量表;分数越低预后越好。
- 使用 PREP2 算法可以预测上肢运动功能恢复情况。在这个算法中,患者上肢的功能恢复是基于三种不同的预测(身体运动能力,年龄和运动诱发电位),在脑卒中后 3~7 天测量。同时将脑卒中分为优秀、良好、有限或不良恢复类别。运动能力是用肩外展指伸评分来衡量的,它结合了英国医学研究理事会表中两个关节的力量。80 岁以下人群脑卒中后第 3 天的肩外展指伸评分≥5,或 80 岁以上的人得分≥8 预示着脑卒中后 12 周四肢运动恢复良好,准确率为 78%。

表 13.2　THRIVE 评分

年龄(岁)	<60	0
	60~79	1
	>80	2
NIHSS 分数	<11	0
	11~20	2
	>21	4
并发症:高血压、糖尿病、心房颤动	无	0
	1/3	1
	2/3	2
	3/3	3
总分		/9

■重返工作岗位与年纪较轻、损伤较轻的缺陷和日常生活独立性，良好的沟通能力，良好的高水平的认知能力和处理速度，以及白领职业有关。

基本诊疗程序

入院康复程序

■接受住院康复治疗服务。

■监测生命体征(q8h)，如果心率<50 次/分或>120 次/分，呼吸频率<12 次/分或>26 次/分，收缩压<90mmHg 或>180mmHg，舒张压<50mmHg 或>110mmHg，SaO_2<93%，请通知住院大夫。

■隔离：如果患者感染范围扩大，β-内酰胺酶的微生物/耐甲氧西林金黄色葡萄球菌或其他耐多药细菌呈阳性，则需要采取接触者预防措施。

■活动：在协助下可耐受。如果有任何潜在的骨折，行动受限。开颅术后患者下床时可能需要戴安全帽。考虑有误吸危险的患者保持床头抬高 30°。跌倒的预防措施或对有危险的患者可采取误吸预防措施。

■饮食：高血压患者可以考虑健康心脏的饮食，糖尿病患者可以考虑控制碳水化合物。由于在医院有规定的饮食，血压和血糖可能会比在家里低。

吞咽困难饮食：从最好耐受的国际吞咽困难饮食(IDD)开始，根据言语治疗评估结果，口服改良钡餐是安全的。液体可选薄(IDD 0)，微厚(IDD 1)，中厚(花蜜/IDD 2)，或适度厚(蜂蜜/IDD 3)。如果没有证明任何液体是安全的，那么任何液体饮食都是不合适的，通过鼻胃管或经皮内镜下胃造瘘术、胃造瘘管进行水合/喂养可能就足够了。固体食物的黏稠度可能是泥状的(IDD 4)、切碎的和潮湿的(IDD 5)、柔软且大小适中(IDD 6)或容易咀嚼(IDD 7)。如果通过吞咽清除，食物的稠度可能不用评估。

辅助喂养：患者可能需要托盘或甚至更虚弱的患者需要辅助喂养。

营养咨询：食欲不佳的患者可以从营养补充中获益，如葡萄糖苷。入院时应对患者进行称重，以协助药房根据体重给药。心脏病患者、肝病患者、透析患者和有其他体液平衡问题的患者可能需要更频繁称重。

■皮肤：每次护理时监测伤口。床上活动能力差的患者应每 2 小时翻身预防压疮。如果伤口复杂或严重，咨询伤口护理专家可能是必要的。吸烟者应接受戒烟教育，并可通过龈贴来缓解症状。

■实验室检查：入院时，进行 CBC 和差异 CMP，INR/凝血酶原时间测定来获得基线。

■排便：使用软化剂，如 2 次/天的渗透性泻药多库酯纳，聚乙二醇可作为预防剂量每日给药，适用于便秘患者或阿片类药物的疼痛管理。

治疗方法

■PT：评估和治疗活动能力受损、步态/行走、肌力、耐力和功能活动能力。每天训练 1~2 小时，每周 5 天。

■OT：评估 ADL/IADL 的改善、转移、ROM、功能活动、协调性训练和跌倒风险。每天训练 1~2 小时，每周 5 天。

■言语治疗：对言语/语言和吞咽缺陷进行评估和治疗，评估高水平认知功能障碍并提供适当的策略。每天训练 1 小时，每周 5 天。

■康复心理学/神经心理学：评估患者当前的心理状态/应对机制，并评估任何潜在影响患者康复的负面问题,适用于情绪或情绪调整障碍者、认知障碍和失语症患者。

资源

- 美国国家脑卒中协会。
- 世界脑卒中组织。
- 美国心脏协会/美国脑卒中协会。
- 美国语言听力协会。
- 美国作业治疗协会。
- 美国物理治疗协会。
- 生活很简单:https://www.heart.org/en/healthy – living / healthy – lifestyle / my – life – check-lifes-simple-7.

- 脑卒中预防清单:https://www.stroke.org/-/media/stroke–files/stroke-resource-center/brochures/stroke-prevention-brochure-english–ucm_463745.pdf?la=en.
- 心房颤动手册:https://www.stroke.org/-/media/stroke–files/stroke-resource-center/prevention/atrial –fibrillation –brochure –ucm_455300.pdf?la=en.
- 血压管理 :https://www.stroke.org/-/media/stroke–files/stroke-resource-center/prevention/hpb –is –a –risk –you –can –do –something–about–ucm_493408.pdf?la=en.

(李震 译 肖锋 高明威 李奇 审)

参考文献

1. Sacco RL, Kasner SE, Broderick JP, et al. An updated definition of stroke for the 21st century: a statement for healthcare professionals from the American Heart Association/American Stroke Association. *Stroke.* 2013;44(7):2064–2089.

2. Krishnamurthi RV, Moran AE, Feigin VL, et al. Stroke prevalence, mortality and disability-adjusted life years in adults aged 20–64 years in 1990–2013: data from the global burden of disease 2013 study. *Neuroepidemiology.* 2015;45(3):190–202.

3. Xing C, Arai K, Lo EH, Hommel M. Pathophysiologic cascades in ischemic stroke. *Int J Stroke.* 2012;7(5):378–385.

4. Powers WJ, Rabinstein AA, Ackerson T, et al. 2018 Guidelines for the early management of patients with acute ischemic stroke: a guideline for healthcare professionals from the American Heart Association/American Stroke Association. *Stroke.* 2018;49(3):e46–e110.

5. Nogueira RG, Jadhav AP, Haussen DC, et al. Thrombectomy 6 to 24 hours after stroke with a mismatch between deficit and infarct. *N Engl J Med.* 2018;378(1):11–21.

6. Zhang J, Yang Y, Sun H, Xing Y. Hemorrhagic transformation after cerebral infarction: current concepts and challenges. *Ann Transl Med.* 2014;2(8):81.

7. Giustozzi M, Acciarresi M, Agnelli G, et al. Safety of anticoagulation in patients treated with urgent reperfusion for ischemic stroke related to atrial fibrillation. *Stroke.* 2020;51(8):2347–2354.

8. Whelton PK, Carey RM, Aronow WS, et al. 2017 ACC/AHA/AAPA/ABC/ACPM/AGS/APhA/ASH/ASPC/NMA/PCNA guideline for the prevention, detection, evaluation, and management of high blood pressure in adults: a report of the American College of Cardiology/American Heart Association Task Force on Clinical Practice Guidelines. *Circulation.* 2018;138(17):e484–e594. doi:10.1161/CIR.0000000000000596

9. Hemphill JC, 3rd, Greenberg SM, Anderson CS, et al. Guidelines for the management of spontaneous intracerebral hemorrhage: a guideline for healthcare professionals from the

American Heart Association/American Stroke Association. *Stroke*. 2015;46(7):2032–2060.

10. Teasell R, Salbach NM, Foley N, et al. Canadian stroke best practice recommendations: rehabilitation, recovery, and community participation following stroke. Part one: rehabilitation and recovery following stroke; 6th edition update 2019. *Int J Stroke*. 2020;15:763–788.

11. Hokstad A, Indredavik B, Bernhardt J, et al. Upright activity within the first week after stroke is associated with better functional outcome and health-related quality of life: A Norwegian multi-site study. *J Rehabil Med*. 2016;48(3):280–286.

12. Bernhardt J, Churilov L, Ellery F, et al. Prespecified dose-response analysis for A Very Early Rehabilitation Trial (AVERT). *Neurology*. 2016;86(23):2138–2145.

13. Winstein CJ, Stein J, Arena R, et al. Guidelines for adult stroke rehabilitation and recovery: a guideline for healthcare professionals from the American Heart Association/American Stroke Association. *Stroke*. 2016;47(6):e98–e169.

14. Legg L, Langhorne P, Outpatient Service Trialists. Rehabilitation therapy services for stroke patients living at home: systematic review of randomised trials. *Lancet*. 2004;363(9406):352–356.

15. Langhorne P, Baylan S, Early Supported Discharge Trialists. Early supported discharge services for people with acute stroke. *Cochrane Database Syst Rev*. 2017;7:CD000443.

16. Yoo AJ, Verduzco LA, Schaefer PW, Hirsch JA, Rabinov JD, González RG. MRI-based selection for intra-arterial stroke therapy: value of pretreatment diffusion-weighted imaging lesion volume in selecting patients with acute stroke who will benefit from early recanalization. *Stroke*. 2009;40(6):2046–2054.

17. Flint AC, Kamel H, Rao VA, Cullen SP, Faigeles BS, Smith WS. Validation of the Totaled Health Risks In Vascular Events (THRIVE) score for outcome prediction in endovascular stroke treatment. *Int J Stroke*. 2014;9(1):32–39.

18. Stinear CM, Byblow WD, Ackerley SJ, Barber PA, Smith M-C. Predicting recovery potential for individual stroke patients increases rehabilitation efficiency. *Stroke*. 2017;48(4):1011–1019.

第 **14** 章

移植

R.Samuel Mayer

核心定义

移植是替换受损、缺失或功能失常的器官或身体部位以恢复正常功能。所用的器官（如肾脏）来自活体捐赠者或已故捐赠者。自1954年第一次成功的肾脏移植以来，免疫抑制疗法和组织分期方面的进展有助于改善预后，延长生存期。鉴于器官移植患者的存活率不断提高，器官移植、恢复和康复的最终目标是使这些患者尽可能地恢复最高水平的功能和生活[1]。据统计，在1987—2012年，美国的移植手术延长了210万患者的生命年限[2]。

在美国，最常见的移植器官是肾脏，其次是肝脏、心脏、肺、胰腺、肠道和多器官移植。最成功的移植手术（肾脏、心脏、肝脏）的5年存活率为70%~80%，而其他器官（肺、胰腺、肠道或多器官移植）的存活率接近40%~50%。复合血管异体移植包括上肢、面部和生殖器异体移植。复合血管异体移植被认为是游离皮瓣，是复杂的、多组织的吻合口移植物，除了移植物存活外，实际功能依赖神经的逐渐再生。欧洲和美国上肢移植术后的存活率为90%，大多数患者都有功能改善[3]。

病因和病理生理学

很多疾病导致器官衰竭，从而需要移植。无法控制的高血压和糖尿病是肾衰竭的主要原因。肝衰竭通常是酒精性肝病、原发性肝癌、肝硬化或非酒精性脂肪性肝炎的结果。心力衰竭被认为是所有心脏疾病的终末期，最常见的是心肌梗死、冠心病、瓣膜疾病、心肌病和先天性心脏病。

评估方法

需要器官移植的患者有明显的功能障碍，需进行康复治疗。在移植前后采取系统的康复治疗来解决这些问题是至关重要的。

术前康复

术前康复的效果在等待实体器官移植的患者中得到了强有力的验证。这类患者容易出现肌肉无力、疲劳、住院时间延长和功能活动能力下降。最近的一项Meta分析研究表明[4]，移植前的步行干预改善了心肺健康、身体功能和疼痛的自述状态。此外，基于移植前后的患者身体状况和生活质量有所改善的证据，建议为等待实体器官移植的患者提供训练[5]。

术后早期康复

康复应尽早开始。多学科团队在 ICU 进行的早期康复应侧重于减少重度镇静并提供治疗。该方案已被证明可以增加每位患者的治疗次数,缩短 ICU 和整体住院时间。在 ICU 的康复有助于减少肺部并发症,保持力量和活动范围,防止危重患者功能丧失。这一理念已成功应用于移植人群[6]。

住院患者康复

部分患者需要在住院时进行强化治疗,以改善行动能力和自我护理技能,从而过渡到家庭。配备熟练的医疗、护理、社会工作和治疗人员的住院康复机构是最适合病情复杂患者的医疗环境,包括移植后恢复。一项关于心脏移植后住院康复的小型研究显示,82%的患者在日常功能得到明显改善后出院,回到社区[7]。

移植患者通常会有活动耐力下降,多因素导致的无力,以及需要诊断和专科就诊的医疗问题。这些问题可能会延迟或中断治疗。有移植团队参与多学科治疗很有必要。影响患者参与康复治疗的因素包括疼痛、运动恐惧、症状困扰和自我效能感低[8]。

社区重新整合

由于患者生存率的提高,越来越多的移植后患者返回社区并寻求就业。例如,尽管病程复杂,但大多数肝移植患者在移植后 1 年仍存活,恢复了正常活动,无任何限制[9]。职业康复能帮助患者确认职业自我效能感和独立性。成功移植患者的职业康复计划需要采取多学科的方法,解决神经认知问题,保持流动性,并为劳动力整合做计划。目前,对移植人群的再就业趋势已经做了许多研究。

一项横断面研究显示,大多数随机挑选并回答邮寄问卷的肾移植患者对职业康复感兴趣,并且在心理上和身体上都为移植后的工作做好了准备。有趣的是,就业率明显下降(移植前为 68%,移植后为 38%),而退休率上升(移植前为 8.3%,移植后为 18%)[10]。

功能障碍

对于移植后的患者,应侧重评估其常见的功能障碍和对特定功能障碍进行康复。移植患者与那些有传统康复诊断的患者不同。无论是首诊医生还是会诊医生,都必须结合复杂的病史、体检结果和身体功能障碍为患者制订康复计划。以下是许多移植患者常见的重要功能问题。

认知

谵妄是住院和术后常见的并发症。例如,肺移植手术期间灌注压降低与谵妄的发生率、持续时间和严重程度有关[11]。如果移植患者的精神状态发生变化,应在发生急性排斥反应或移植失败的情况下评估器官功能。移植药剂师非常关键,应谨慎使用肝毒性和肾毒性药物,并相应调整剂量。应检查用药方案,除非绝对必要,否则应避免使用副作用较大的药物。

情绪

长期住院可能会导致器官移植受体者的情绪问题。患者的情绪是可变的,并取决于许多因素。虽然抑郁可能会发生,但移植后的总体情绪通常会得到改善。对跌倒、呼吸急促、力量下降和疼痛的焦虑是很常见的[12]。

平衡

移植药物、危重疾病的神经病变和心血管并发症都会导致患者出现感觉障碍,表现为步态和平衡异常[13]。

力量下降

长时间卧床和运动减少会导致力量和耐力下降。然而,这不是移植患者肌力下降的唯一原因[14]。

周围神经病变

由于某些移植药物的神经毒性作用,移植患者患周围神经病变的风险很高。此外,他克莫司等药物可导致震颤。

局灶性神经病

单神经损伤(腋神经、桡神经、尺神经、正中神经、腓神经或股神经)甚至臂丛神经损伤并不少见。损伤可由手术定位、有创植入、持续压迫或水肿引起。

肌病:患者经常有明显的近端肌无力。应考虑的重要潜在因素包括类固醇、他汀类药物、移植药物和重症肌病。

活动耐力下降

对于这一人群来说,能否接受完整的住院康复治疗可能是一个挑战。许多人有直立性低血压,这可能是由多种因素造成的,包括严重的机体退化、自主神经功能紊乱、心功能不全、液体状态或服用多种药物。

由于心输出量、肾脏清除率或门静脉充血,心脏、肾脏和肝脏移植患者的体重、液体输入量和输出量监测尤为重要。患者直立困难和自主神经功能紊乱的症状可能需要额外时间来进行调整,使用加压装置,或者作为最后手段的药物治疗,如米多君、吡啶斯的明或氟屈可的松。由于病情复杂,通常需

要专业的医疗服务。

吞咽和发音困难

吞咽和发音困难可能由喉上神经、喉返神经和(或)迷走神经损伤,多次或创伤性插管和(或)静脉曲张,肥胖或口腔因素导致的气道困难引起。独立进食和耐受充足的口服饮食患者需要进行言语病理学检查并咨询介入放射科或胃肠科以获取替代营养途径。

营养不良

营养对持续的手术和功能恢复至关重要。营养不良可导致各种损伤,包括活动耐力、力量、认知,而且愈合缓慢。仔细监测热量并与营养师密切合作对于确保足够的摄入至关重要。在口服摄入不足的情况下,确定原因很重要。应积极治疗恶心和便秘,排除梗阻,并考虑感染等腹腔内并发症。如果患者食欲欠佳,考虑尽量减少阿片类药物的使用,并添加屈大麻酚或米氮平等兴奋剂。除了跟踪功能性改善外,还应定期监测前白蛋白、电解质等实验室指标。

治疗

神经学

高达 10% 的心脏移植患者有围术期脑卒中[14]。在严重偏瘫的情况下,由于胸骨的手术,康复将具有挑战性,因为移植时不能使用上肢进行转移或负重。与健康对照组相比,慢性肾病和肾移植患者在语言记忆和执行功能技能方面的表现有所下降。一项小型前瞻性研究表明,与终末期肾病相关的神经心理学测试表现不佳,可在肾移植后 6 个月量化逆转[15]。肝硬化也与认知能力差有关。在肝移植后重新测试时,认知评分显著改善,

这表明肝硬化患者的认知缺陷是可逆的[16]。精神状态改变、躁动、瘙痒和失眠可能是移植功能有所受损的警告信号,初级移植团队需警惕。

心血管疾病

大约 60% 的患者在肾移植后会出现血脂异常(即使术前没有)。重要的是,确保这些患者能够接受有益于心脏健康的饮食和降胆固醇药物。

心脏移植手术涉及胸骨切开术。术后需要 6~8 周的时间进行修复,在此期间,患者应避免大量的上肢负重或抬高活动。这些预防措施会使床上活动、转移和从坐到站变得困难,特别是合并有下肢障碍的患者。移植后,心脏的迷走神经和副交感神经支配会受到影响。因此,心脏移植患者静息心率(90~100 次/分)普遍较高。此外,心脏对运动的反应和恢复只取决于循环系统中的儿茶酚胺,而儿茶酚胺对心率的影响需要更长时间。由于心脏移植患者的运动耐力下降,需要更长的热身和恢复时间,因此,应在治疗过程中合理安排休息时间。迷走神经支配也会导致患者对心绞痛或心悸的典型症状不敏感。

胃肠道、内分泌和营养学

肾移植前体重过轻或 BMI 超重/肥胖的患者死亡率更高。移植早期,由于分解代谢/类固醇使用增加,蛋白质需求增加;后期,应避免过量的膳食蛋白质,特别是慢性同种异体肾病或功能不足。有证据表明,在肾移植后 1 年,多达 20% 的患者会发展为新发糖尿病,这通常是移植后体重增加和选择免疫抑制方案(即他克莫司)导致的[16]。肝移植的患者将会出现低白蛋白血症。这将会增加患者对蛋白质的需求,这可以通过膳食补充剂来满足。在低血容量的情况下,静脉注射白蛋白可用于急性且短暂的抢救。

肺移植患者可能有咳嗽反射受损、分泌物清除不良、吞咽困难和膈神经损伤。这些患者应注意误吸,他们的康复治疗应侧重于呼吸肌强化。言语和语言病理学的介入在术后早期护理中至关重要,以解决沟通问题、营养和气道保护。

肠移植发生在患者肠内和肠外营养均失败后。因此,患者营养严重不足,导致整体功能下降。在监护室和住院康复过程中,应监测内脏移植受者的体重和整体营养状况。

肌肉骨骼

肾、肝和肺移植后常见骨质疏松和骨量减少。高水平证据建议每日补充骨化三醇(维生素 D_3)和钙以保持骨密度。应鼓励患者负重锻炼以提高骨密度,并可考虑使用双膦酸盐治疗。

相关损伤和并发症

免疫损害的考虑

移植后患者免疫功能低下,发生感染的风险显著增加。这是该人群发病和死亡的主要原因。移植患者出现发热、白细胞增多和精神状态的改变应进行彻底的感染检查,以排除其他罕见的感染(如分枝杆菌或真菌)。咨询移植传染病专家是确定选择适当的抗生素和持续时间的关键。在移植后的前 30 天内,细菌和酵母菌最常引起感染,这通常与发病前或手术部位的感染有关。中期(30 天至 6 个月)的感染通常与机会性或潜伏性感染有关,如巨细胞病毒、EB 病毒肺、肺孢子虫肺炎、腺病毒、曲霉菌或弓形虫病。晚期并发症包括常见的社区获得性感染(肺炎)和罕见但最严重的移植后淋巴组织增生性疾病和其他恶性肿瘤。

排斥反应

当抗原完全不匹配时,超急性排斥反应在移植后几分钟发生。这种并发症有生命危险,必须立即切除组织。急性排斥反应可能发生在移植后 1~12 周的任何时间。所有患者都有一定程度的急性排斥反应,通常用药物进行处理(表 14.1)。慢性排斥反应可能会发生在许多年后。身体对供体器官的持续免疫反应会慢慢损害移植的组织。诊断排斥反应需要进行活检,而且治疗排斥反应的阈值很低。其他情况可以模拟排斥反应。例如,肾脏的弥漫性淋巴细胞浸润可以见于排斥反应或淋巴增生性疾病,而肝脏中复发的丙型肝炎可以类似于排斥反应[18]。

功能预后和结果

中度证据支持移植后心脏康复可以改善生活质量,降低发病率和死亡率。尽管如此,在接受心脏移植的患者中,只有<50%符合条件的医疗保险受益人参与了心脏康复项目[19]。肺移植患者通过全面的肺康复计划改善了预后[20]。接受运动训练的肝移植患者增加了步行距离和静息能量消耗,这表明尽管移植前有氧能力受损(特别是肝硬化患者),但康复训练有助于运动和功能能力的恢复[21]。

表 14.1　典型的抗排斥药物、不良反应和监测

药物	不良反应	监测指标
硫唑嘌呤	骨髓抑制、肝毒性、胰腺炎、随后有发生恶性肿瘤的风险	全血细胞计数、CMP、醛缩酶、临床病程
皮质类固醇	痤疮、缺血性坏死、白内障、液体潴留、胃炎/溃疡、多毛症、失眠、肌病、骨质疏松症、精神病、类固醇诱发的糖尿病	全血细胞计数、BMP、血糖监测、临床病程、体格检查
环孢素	糖尿病、牙龈增生、肝毒性、多毛症、高钾血症、高血压、低镁血症、肌病、神经病变、肾功能不全、随后发生恶性肿瘤的风险	药物水平、全血细胞计数、BMP、CK、血糖监测、Mg^{2+}、临床病程及体格检查
依维莫司和西罗莫司	骨髓抑制、液体潴留、胃肠道紊乱、高脂血症、高血压、间质性肺病、伤口愈合不良、肾毒性	药物水平、CBC、BMP、脂质、胸部 X 线片和肺功能检查
霉酚酸盐	骨髓抑制、胃肠道紊乱、头痛、肝毒性、低血压、胸腔积液、进行性多灶性白质脑病、肾毒性	药物水平、全血细胞计数、CMP、CXR、脑部 MRI
他克莫司	厌食症、糖尿病、胃肠道紊乱、肝毒性、多毛症、高钾血症、高血压、低镁血症、肌病、神经病变、进行性多灶性白质脑病肾功能障碍、继发恶性肿瘤的风险、震颤	药物水平、全血细胞计数、CMP、Mg^{2+}、CK、临床病程及体格检查、MRI 脑部检查

(肖锋 译　段奕璇 高明威 李奇 审)

参考文献

1. Tilney NL. *Transplant: From Myth to Reality*. Yale University Press; 2003.
2. 2019 Transplant Trends. United Network of Organ Sharing. 2020. Accessed March 31, 2020. https://unos.org/data/transplant-trends/
3. Rana A, Gruessner A, Agopian VG, et al. Survival benefit of solid-organ transplant in the United States. *JAMA Surg*. 2015;150(3):253–259.
4. Didsbury M, McGee RG, Tong A, Craig JC, Chapman JR, Chadban S. Exercise training in solid organ transplant recipients: a systematic review and meta-analysis. *Transplantation*. 2013;95(5):679–687.
5. Lemyze M, Dharancy S, Wallaert B. Response to exercise in patients with liver cirrhosis: implications for liver transplantation. *Dig Liver Dis*. 2013;45(5):362–366.
6. Maffei P, Wiramus S, Bensoussan L, et al. Early rehabilitation in the intensive care unit for liver transplant recipients: a randomized controlled trial. *Arch Phys Med Rehabil*. 2017;98(8):1518–1525.
7. Gupta S, Larsen E, Garg A, et al. Functional effectiveness of inpatient rehabilitation after heart transplantation. *PM R*. 2016;8(9):855–859.
8. Patcai JT, Disotto-Monastero MP, Gomez M, Adcock LE. Inpatient rehabilitation outcomes in solid organ transplantation: results of a unique partnership between the rehabilitation hospital and the multi-organ transplant unit in an acute hospital. *Open J Ther Rehabil*. 2013;1(2):52–56.
9. Aberg F. From prolonging life to prolonging working life: tackling unemployment among liver-transplant recipients. *World J Gastroenterol*. 2016;22(14):3701–3711.
10. Nour N, Heck CS, Ross H. Factors related to participation in paid work after organ transplantation: perceptions of kidney transplant recipients. *J Occup Rehabil*. 2015;25(1):38–51.
11. Smith PJ, Blumenthal JA, Hoffman BM, et al. Reduced cerebral perfusion pressure during lung transplant surgery is associated with risk, duration, and severity of postoperative delirium. *Ann Am Thorac Soc*. 2016;13(2):180–187.
12. Van Ginneken BTJ, Van D, Metselaar HJ, et al. Effects of a rehabilitation programme on daily functioning, participation, health-related quality of life, anxiety and depression in liver transplant recipients. *Disab Rehabil*. 2010;32(25):2107–2112.
13. Textor LH, Hedrick J. The lived experience of peripheral neuropathy after solid organ transplant. *Prog Transplant*. 2012;22(3):271–279.
14. Mateen FJ, van de Beek D, Kremers WK, et al. Neuromuscular diseases after cardiac transplantation. *J Heart Lung Transplant*. 2009;28(3):226–230.
15. Griva K, Thompson D, Jayasena D, et al. Cognitive functioning pre- to post-kidney transplantation: a prospective study. *Nephrol Dial Transplant*. 2006;21(11):3275–3282.
16. Cheng Y, Huang L, Zhang X, et al. Liver transplantation nearly normalizes brain spontaneous activity and cognitive function at 1 month: a resting-state functional MRI study. *Metab Brain Dis*. 2015;30(4):979–988.
17. Green M. Introduction: infections in solid organ transplantation. *Am J Transpl*. 2013;13(suppl 4):3–8.
18. Troxell ML, Lanciault C. Practical applications in immunohistochemistry: evaluation of rejection and infection in organ transplantation. *Arch Pathol Lab Med*. 2016;140(9): 910–925.

19. Anderson L, Nguyen TT, Dall CH, et al. Exercise-based cardiac rehabilitation in heart transplant recipients. *Cochrane Database Syst Rev*. 2017;(4):CD012264.
20. Hoffman M, Chaves G, Ribeiro-Samora G, et al. Effects of pulmonary rehabilitation in lung transplant candidates: a systematic review. *BMJ Open*. 2017;7(2):e013445.
21. Garcia AM, Veneroso CE, Soares DD, et al. Effect of a physical exercise program on the functional capacity of liver transplant patients. *Transplant Proc*. 2014;46(6):1807–1808.

第15章

颅脑损伤

Jennifer M. Zumsteg, Melinda Loveless

核心定义

■ 颅脑损伤(TBI)是由外力引起的脑功能改变或其他病理改变[1]。

■ 运动相关脑震荡是"一种由生物力学力量引起的脑外伤"[2]。需要注意的是,这些体征/症状与其他部位损伤(如颈椎);吸毒、酗酒或用药;或其他并发症(如心理因素或其他疾病)无关。

病因和病理生理学

诊断方法

临床诊断 TBI 必须包括合理的损伤机制、损伤时意识改变[即意识丧失、眩晕/意识模糊和(或)失忆],以及与 TBI 一致的体征/症状[2,3]。损伤机制通常分为钝器伤、穿透伤、加速/减速造成的损伤和爆炸伤。

继发性脑损伤可由缺氧、颅内高压、高碳酸血症、低钠血症、癫痫发作、脑内/周围出血、脑水肿、感染、脑积水和兴奋性毒性引起。TBI 症状出现的时间约为 3 天或更短[3]。尽管许多临床医生建议 TBI 症状出现的时间范围更长或没有特定的时间限制,尤其是重度 TBI[2-4]。

在确定 TBI 的诊断后,可在伤后早期使用 GCS 评分对 TBI 的严重程度进行分级,但需在立即复苏后(如急诊就诊的时间或伤后 30 分钟左右)进行分类,如表 15.1[3]。创伤后失忆症(PTA)也可对严重程度进行分类[3]。仅凭影像学表现不能对严重程度进行分类。

TBI 的许多典型症状(如头晕、头痛、失眠、情绪变化)往往通过主观报告进行监测,

表 15.1 成人颅脑损伤的严重程度分类

	GCS 评分	PTA 持续时间
轻度	13~15	≤24 小时
中度	9~12	25 小时至 6 天
重度	3~8	≥7 天

GCS,格拉斯哥昏迷量表;PTA,创伤后失忆症。

在普通人群中也很常见[1,2]。如果可能的话，需要详细的病史和检查来帮助确定症状是继发于 TBI，还是由其他原因引起的。TBI 的严重程度并不一定与症状或相关损伤的严重程度相关。例如，轻度 TBI 患者可能会有严重的功能障碍，而重度 TBI 患者可能最终会完全康复。

体格检查

在发生 TBI 时，患者应该被转移到安全的地方进行评估，例如，运动相关的脑震荡应将患者转移到球场边缘或训练室[2]。对于中度至重度 TBI，应启动住院前的创伤管理，不可延误。应立即开始限制和预防措施（例如，同时预防脊柱损伤、调节体温、避免饮酒），尽量减少继发性损伤和保证安全（例如，不开车，避免或改变活动、工作）[2]。脑外伤会影响所有身体系统，在最初的临床评估中，应进行完整、系统地检查，至少包括筛查神经、精神和肌肉骨骼因素[2,5]。更详细的病史和检查以最初的发现和症状为指导。

脑神经评估应包括嗅觉功能[6]。轻度 TBI 后可能会发生脑神经异常，但这种情况很少见，促使我们对损伤严重程度重新考虑并进行进一步评估（如大脑 MRI）。嗅觉功能异常或缺失时，临床医生应提高警惕。闭上眼睛进行感官测试可以减少视觉干扰并同时进行刺激探查和质量测试。对于意识障碍（DOC）患者，可调整检查方法，增加反射性/脑干评估[7]。

脑外伤会以多种方式影响运动系统，包括力量、协调和运动计划。应检查患者上肢、下肢活动范围和肌力；手、足的协调能力和平衡[2]。头晕时，前庭运动可辅助评估和治疗。

认知功能筛查通常先进行语言和基本定向力的评估，再进行抽象、注意力、执行能力、记忆、视空间等认知域的评估[2]。

辅助检查

目前，不推荐在医疗决策中使用高级成像技术。临床评估意识障碍存在不确定性时，可考虑功能神经影像学检查，主要临床问题为有无意识证据。随着时间的推移，成像仍应与神经行为观察相结合，以进行诊断和治疗计划。实验室和其他检查应以体征或症状为指导，通常包括针对该疾病建议的检查（例如，实验室检查监测电解质或内分泌功能，脑电图监测癫痫发作）。

量表

临床医生可以考虑现有的工具，如症状清单（如神经症状调查表 PHQ-9），临床筛查工作表（如 MOCA、运动员竞赛焦虑量表[2]或结果测量。临床医生应了解心理测量学和使用工具的目标人群，并在分析"正常"和"异常"结果时考虑患者的基线。

治疗

目前还没有治愈 TBI 的方法。医疗和康复治疗的目标是优化自然恢复，治疗严重的症状，并实施补偿策略[2]。临床医生可根据最严重的症状、患者的个人功能目标和（或）可能在多个功能领域获益的可治疗性损伤（例如，躁动、头痛、失眠、情绪化）来优先确定治疗目标。

医疗

TBI 的急诊处理超出了本章的范围，读者需要参考临床实践指南，包括那些与运动相关的脑震荡和中至重度 TBI[2,5]。由于 TBI 后遗症（包括严重程度和功能影响）存在个体差异，因此，建议采用系统性方法（例如,系统的结构化回顾,系统性的病史和检查)来检测并发症和相关损害[2,5]。中度至重度脑外伤后的急性处理应包括 7 天的癫痫预防和 72 小时内开始肠内营养[5]。

TBI 的常见并发症包括躁动和破坏行为、膀胱和肠道功能障碍、谵妄、吞咽困难、电解质紊乱、跌倒、疲劳、步态/行动障碍、感染、疼痛、阵发性交感神经亢进、心理/精神障碍[包括焦虑、抑郁和创伤后应激障碍(PTSD)]、癫痫发作、睡眠改变、痉挛、语言障碍、气管造瘘和呼吸机管理,以及静脉血栓栓塞的预防。还应注意骨质疏松的风险,进行伤口护理,以及为所有 TBI 幸存者制订个体化的运动处方。

此外,注意力障碍可以用刺激性药物(如哌甲酯)或非刺激性药物(如金刚烷胺)治疗。嗅觉或味觉有损伤时,应及时转至耳鼻喉科进行创伤后嗅觉减退/嗅觉丧失的进一步评估,并建议患者注意火灾、天然气和食物/烹饪的安全[6]。持续的视觉体征或症状通常需要眼科护理专业人员(有治疗 TBI 的经验)进行评估。

康复

康复治疗通常适用于所有严重程度的 TBI,应根据患者的功能障碍、活动限制、参与限制进行指导。功能性视觉通常是治疗的共同目标(例如,配合前庭功能治疗,平衡治疗,阅读、前路驾驶评估)。

认知疗法可以辅助 TBI 相关的教育、评估和功能。有证据支持在补偿策略中使用认知疗法和训练减少 TBI 后的发病率,包括注意力、执行能力、记忆和社交障碍[10]。神经心理学评估是一种常用的、高收益的评估和

治疗工具,它可以在确定脑外伤后认知障碍的预期类型和水平方面提供一些帮助[2]。

通过职业康复部门提供的康复咨询(职业)和服务为患者提供未来规划。这包括对重返学校或工作的规划;咨询适用的福利和法律(如残疾福利);咨询具体工作时间。

运动脑震荡的特殊注意事项

受伤后 24~48 小时,在休息一段时间后,可开始亚症状阈值体力活动[2]。研究表明,早期锻炼对脑震荡的恢复是安全且有益的。运动耐量试验可在症状持续时帮助确定早期运动建议强度。运动员可以通过监测心率来确定他们的症状阈值[10]。

一旦脑震荡症状完全消失,运动员就可以按照表 15.2 所述的建议继续比赛,每一步至少需要间隔 24 小时,如果没有症状,运动员可以进入下一步[2]。如果出现症状,他们应回到上一步骤至少再等待 24 小时,并在再次进展之前保持无症状。讨论重返学校和(或)工作的计划也很重要。

意识障碍的特殊考虑

创伤性植物状态或最小意识状态的患者应在受伤后第 4~16 周接受金刚烷胺治疗,以优化功能恢复(起始剂量通常为 100mg,BID;最大 200mg,BID),除非患者有禁忌证[9]。考虑到疼痛的不确定性,如果怀疑有疼痛存在,无论意识水平如何,临床医生都应治疗疼痛[9]。对长期 DOC 的成人治疗,应包括有 DOC 专业知识的康复小组的参与。就目前已知的 DOC 恢复的自然过程,以及正在考虑的治疗风险/平衡获益提供

表 15.2　递进活动和重返运动

步骤	目的	活动建议
1	重新开始工作/学习	不增加症状的日常活动
2	提高心率	轻度有氧运动,如步行或固定自行车。无抗阻训练
3	增加运动	跑步和运动练习。不影响头部。阻力训练
4	增加强度	更进一步的训练,如短跑。正常强度的阻力训练
5	评估比赛的准备情况	正常训练和全面接触
6	回归运动	正常活动

咨询是很重要的[9]。

功能预后和结果

轻度颅脑损伤和运动脑震荡

大多数运动员受伤后一个月内就能恢复,成人的恢复时间较短,儿童和青少年的恢复时间较长[2]。超过预期恢复时间的症状被认为是"持续性症状",并不一定等同于持续性脑损伤。在症状持续的情况下,重要的是评估共存的身体或心理状况,并进行适当的治疗。受伤后最初的严重程度是预后的主要预测因素[2]。偏头痛、抑郁或其他心理健康状况也是导致病程延长的风险因素[2]。

中度至重度颅脑损伤

TBI 后结局较差的预测因素包括 GCS 较低、脑内血量增加、双侧半球水肿、年龄较大、瞳孔固定、Doll 眼征受损、冷热试验时眼睛不偏斜、去大脑强直和 MRI 显示双侧脑干表现[10]。考虑到 TBI 后结局在其他方面的广泛差异,阈值定义了不太可能在 TBI 后长期发生的情况。框 15.1 列出了对临床有用处的阈值[12]。

将患者转诊到多学科康复团队接受与 DOC 相关的预后咨询是合适的,并应利用 DOC 实践指南等工具。成人重度 TBI 合并 DOC 后,伤后 5 个月内进展为最小意识状态与 DOC 术后更好的预后相关。TBI 后超过 12 个月的植物人状态/无反应觉醒综合征(VS/UWS)应进行长期治疗和相关护理计划[9]。对于儿童创伤性 VS/UWS 和长时间 DOC 的评估和预后指导信息有限[9]。

资源

主要相关的组织

专业协会

■ 美国康复医学大会:acrm.org.
　□ 脑损伤学科专业兴趣小组:由TBI和其他获得性脑损伤的特定领域(如认知康

框 15.1　中度至重度脑外伤后功能阈值[12]

- 年龄>65 岁:不太可能重返工作岗位或学校/再培训
- 昏迷<2 周:不太可能依赖护理
- 昏迷>4 周:不太可能重返工作或学校
- PTA<8 周:不太可能依赖护理
- PTA>12 周:不太可能重返工作或学校

复、意识障碍、女孩和女性获得性脑损伤、轻度 TBI)人员发起。

患者权益和消费者团体

- 美国脑损伤协会：https：//www.biausa.org.
- 美国脑损伤联盟：https：//usbia.org.

其他医生/医疗资源

- 疾病控制和预防中心、TBI 和脑震荡。
  - ❏ 普通脑震荡：https：//www.cdc.gov/traumaticbraininjury/index.html.
  - ❏ 运动脑震荡：https：//www.cdc.gov/headsup/providers/index.html.
  - 量表和评估工具
  - ❏ 脑损伤预后评估中心：https：//www.tbims.org/combi/list.html.

发起指南的组织

- 美国康复医学大会：https：//acrm.org.
- 脑外伤基金会：https：//www.braintrauma.org.
- 疾病控制和预防中心：https：//www.cdc.gov/traumaticbraininjury/brain_trauma_guidelines.html.

同行评审期刊

- *American Journal of PM&R Collections*, TBI: https://journals.lww.com.

- *Brain Injury*: https://www.tandfonline.com/toc/ibij20/current.
- *JAMA Network Collections*, TBI: https://jamanetwork.com/collections/5537/traumatic-brain-injury.
- *Journal of Neurotrauma*: https://home.liebertpub.com/publications/journal-of-neurotrauma/39.
- *The Journal of Head Trauma Rehabilitation*: https://journals.lww.com.

专业教科书

- Silver JM, McAllister TW, Arciniegas DB, eds. *Textbook of Traumatic Brain Injury*. 3rd ed. American Psychiatric Association Publishing; 2019.
- Zasler ND, Katz DI, Zafonte RD, et al., eds. *Brain Injury Medicine*: *Principles and Practice*. 2nd ed. Demos Medical; 2012.

患者教育资源

- 疾病预防和控制中心（患者资料）：https：//www.cdc.gov/traumaticbraininjury/providers.html.
- TBI 信息漫画：https：//tbi.washington.edu/infocomics.

（段奕璇　译　　肖锋　高明威　李奇　审）

参考文献

1. Mollayeva T, Hurst M, Chan V, Escobar M, Sutton M, Colantonio A. Pre-injury health status and excess mortality in persons with traumatic brain injury: a decade-long historical cohort study. *Prev Med*. 2020;139:106213. doi:10.1016/j.ypmed.2020.106213
2. McCrory P, Meeuwisse W, Dvořák J, et al. Consensus statement on concussion in sport-the 5th International Conference on concussion in sport held in Berlin, October 2016. *Br J Sports Med*. 2017;51(11):838-847. doi:10.1136/bjsports-2017-097699

3. Silverberg ND, Iverson GL; ACRM Mild TBI Definition Expert Consensus Group and the ACRM Brain Injury Special Interest Group Mild TBI Task Force. Expert panel survey to update the american congress of rehabilitation medicine definition of mild traumatic brain injury. *Arch Phys Med Rehabil.* 2021;102(1):76–86. doi:10.1016/j. apmr.2020.08.022

4. Wilson L, Stewart W, Dams-O'Connor K, et al. The chronic and evolving neurological consequences of traumatic brain injury. *Lancet Neurol.* 2017;16(10):813–825. doi:10.1016/S1474-4422(17)30279-X

5. Carney N, Totten AM, O'Rielly C, et al. Brain Trauma Foundation. Guidelines for the management of severe traumatic brain injury. Published September 2016. Accessed December 22, 2020. https://braintrauma.org/uploads/03/12/Guidelines_for _Management_of_Severe_TBI_4th_Edition.pdf

6. Fortin A, Lefebvre MB, Ptito M. Traumatic brain injury and olfactory deficits: the tale of two smell tests! *Brain Inj.* 2010;24(1):27–33. doi:10.3109/02699050903446815

7. Bateman DE. Neurological assessment of coma. *J Neurol Neurosurg Psychiatry.* 2001;71(suppl 1):i13–i17. doi:10.1136/jnnp.71.suppl_1.i13

8. Radiological Social of North America. RSNA statement on traumatic brain injury (TBI) imaging. Updated September 13, 2018. Accessed December 22, 2020. https://www.rsna .org/uploadedFiles/RSNA/Content/Role_based_pages/Media/RSNA-TBI-Position -Statement.pdf

9. Giacino JT, Katz DI, Schiff ND, et al. Practice guideline update recommendations summary: disorders of consciousness: report of the guideline development, dissemination, and implementation subcommittee of the American Academy of Neurology; the American Congress of Rehabilitation Medicine; and the National Institute on Disability, Independent Living, and Rehabilitation Research. *Arch Phys Med Rehabil.* 2018;99(9):1699–1709. doi:10.1016/j.apmr.2018.07.001

10. Cicerone KD, Goldin Y, Ganci K, et al. Evidence-based cognitive rehabilitation: systematic review of the literature from 2009 through 2014. *Arch Phys Med Rehabil.* 2019;100(8):1515–1533. doi:10.1016/j.apmr.2019.02.011

11. Haider MN, Bezherano I, Wertheimer A, et al. Exercise for sport-related concussion and persistent postconcussive symptoms. *Sports Health.* 2021;13(2):154–160. doi:10.1177/1941738120946015

12. Brown AW, Elovic EP, Kothari S, Flanagan SR, Kwasnica C. Congenital and acquired brain injury. 1. Epidemiology, pathophysiology, prognostication, innovative treatments, and prevention. *Arch Phys Med Rehabil.* 2008;89(3 suppl 1):S3–S8. doi:10.1016/j. apmr.2007.12.001

第 **2** 部分

身体各部位肌肉骨骼管理

第 **16** 章

肩关节

Amos Song，Nitin Jain

引言

肩关节由三个骨性结构组成：肩胛骨、锁骨和肱骨。肩关节内有两个真正的关节：肱骨与肩胛骨的关节盂构成浅的球窝关节，即盂肱关节；锁骨与肩峰构成肩锁关节。肩关节使上肢有复杂多样的活动范围，包括屈曲、后伸、外展、内收、外旋和内旋。由于缺少骨性限制，肩部可以自由活动，但极易发生急性和退行性损伤。肩痛的鉴别诊断见框16.1。

关节疾病

粘连性肩关节囊炎

病因和病理生理学

粘连性肩关节囊炎俗称"冻结肩"，是一种常见的特发性和自限性疾病。尽管病理、生理尚不明确，但人们认为粘连性关节囊炎是盂肱关节囊变厚、纤维化和挛缩导致的。这种情况常见于40~60岁的女性患者。它与系统性疾病（如糖尿病和甲状腺功能障碍）有关[1-3]。

框 16.1　肩痛的鉴别诊断

> **关节**
> 肩锁关节分离
> 粘连性关节囊炎
> 盂肱关节失稳
> 关节盂唇撕裂
> 肩胛运动障碍
> 胸锁关节分离
> **骨骼**
> 锁骨骨折
> 肱骨近端骨折
> 肩胛骨骨折
> **肌腱**
> 肱二头肌肌腱病变
> 胸大肌肌腱病变
> 肩袖肌肌腱病变
> **神经**
> 腋神经神经病变
> 臂丛神经病变
> 颈神经根病变
> 胸长神经病变
> 神经痛性肌萎缩
> 肩胛上神经病变
> 胸廓出口综合征
> **其他**
> 肩关节撞击综合征
> 肩胛骨弹响综合征

病史、检查和诊断

粘连性关节囊炎起病隐匿,患者可能会出现长达几个月的弥漫性疼痛。疼痛通常在休息时发生,甚至夜间加重。常常伴随着肩部活动范围减小。在体格检查中,主动和被动运动的全面丧失是粘连性关节囊炎的诊断标志。通常外旋受限最大。X 线、超声和 MRI 可能不能辅助诊断,但有助于排除肩痛的其他病因。

治疗

一旦疼痛得到控制,就应开始物理治疗,重点是逐渐增加活动范围。疼痛可以通过 NSAID、泰诺或注射来控制。在疾病早期的疼痛阶段,向盂肱关节注射皮质类固醇可能是最有帮助的,有证据表明在超声引导下注射可以改善临床疗效。也可以在肩袖间隔或肩胛上神经进行注射,但文献中对于粘连性关节囊炎患者的最佳注射位置没有明确的共识。如果保守治疗失败,应进行手术治疗,通常在关节镜下进行关节囊松解,以及在麻醉下手法松解肩关节(少见)。

功能预后和结果

虽然粘连性关节囊炎是自限性的,但由于症状持续 2~3 年,预后往往会延长。粘连性关节囊炎的自然进展一般分为:①疼痛期,疼痛逐渐加重;②渐冻期,疼痛持续,活动范围开始受限;③冻结期,僵硬成为主要症状;④解冻期,疼痛减轻,活动范围和功能开始改善。

基本诊疗程序

- 左/右肩关节 X 线片:前后位、侧位、腋位、肩关节 Y 位。
- 物理治疗:以低负荷、温和地牵拉开始,并逐渐增加强度,特别是外旋和肩胛骨内收。
- 超声引导下向盂肱关节注射类固醇。

盂肱关节失稳

病因和病理生理学

在所有的主要关节脱位中,盂肱关节占了一半。由于与肱骨头相关节的关节盂窝较浅,因此肱骨关节本身就不稳定,有脱位的风险。肩关节不稳定是常见的创伤性疾病。脱位的危险因素包括既往有过脱位史及年龄较小(<40 岁)[4-8]。

创伤性肩关节脱位多为在外展和外旋位,上臂受到向前的外力。后侧脱位较少见,通常与癫痫发作或触电有关。广泛的微创伤(如过头顶运动员)或广泛性韧带松弛(如埃勒斯–当洛斯综合征)可导致非创伤性肩关节不稳。相关损伤包括前下方的盂唇撕裂(Bankart 损伤)、肱骨头后外侧的骨性损伤(Hill-Sachs 损伤)、肩袖撕裂和腋神经损伤。

病史、检查和诊断

患者会有关节"错位"的主观感觉,经常用对侧手抓住患肢,运动时伴有疼痛。了解肩关节脱位的病史和发生频率是很重要的。在检查创伤性失稳时,最重要的是发现明显的肱骨头畸形。非创伤性失稳的体格检查包括沟样征、向前移位,以及可能诱发脱位的前惧试验。对于急性脱位,X 线检查是有用的,但如果脱位已复位,或者关节不稳但没有脱位,X 线检查是正常的。在 X 线检查中,重要的是评估相关的 Bankart 病变、Hill-Sachs 缺损和关节盂骨质丢失的证据,这些可能影响治疗方案的选择。除非怀疑合并其他损伤,否则则很少需要 MRI 等更先进的影像学检查。

治疗

急性脱位的治疗要及时,在疼痛和保护性收缩使复位变得越来越困难之前进行。在复位前后应进行神经血管检查。目前还没有最佳的复位技术,但快速、可靠、安全的方法已被证明是非常有效的。在该方法中,患者仰卧、握拳、肘部伸展、前臂中立位。然后轻柔地进行远端牵引,手臂缓慢外展120°。在此过程中,患者的手臂在垂直方向大约 5cm 的深度内进行摆动,每秒 1~2 次,直到复位。如果因疼痛导致复位受限,可进行关节内麻醉注射。复位成功后应获得影像学证据。仍不确定在复位后使用支具和制动能否改善预后。对于复位后存在慢性不稳定的患者,主要的治疗包括物理治疗,重点是加强静态和动态稳定性训练。手术常用于创伤性和习惯性脱位的年轻患者。

基本诊疗程序

　　■ 左/右肩关节 X 线片:正位、侧位、腋位、肩关节 Y 位。

　　■ 物理治疗:恢复关节活动范围,随后进行肩胛骨稳定训练和肩袖肌力训练。

上盂唇从前向后的撕裂

病因和病理生理学

上盂唇从前向后撕裂常见于过头顶的运动员(如棒球或排球运动员)或重复过头顶动作的劳动者。上盂唇从前向后撕裂是上盂唇以"剥离机制"从接近肱二头肌长头肌腱附着在盂唇上的位置分离。这种损伤很少单独发生,通常与肩袖和(或)肱二头肌肌腱炎并发[9-11]。

病史、检查和诊断

上盂唇从前向后撕裂的表现各不相同,但通常伴有"咔嗒"声、绞索或弹响的肩痛,运动表现或工作能力下降。体格检查没有很强的预测价值,但特殊的测试(包括 O'Brien 主动挤压试验和盂唇剪切)可能会诱发症状。在进行影像学检查时,MRI 关节造影是诊断的金标准。这些结果应始终与临床检查相联系,因为许多人从疾病开始发展一直无症状。

治疗

首选物理治疗来解决盂肱关节内旋受限,并改善肩胛骨的稳定性和肩袖的力量。可以考虑使用 NSAID、泰诺或超声引导下盂肱关节注射类固醇来缓解疼痛。手术指征包括保守治疗失败、伴有严重的肩袖撕裂、伴有严重不稳定或机械症状的盂唇大面积撕裂。盂唇修复术最佳的手术人群是 35 岁以下的患者。

基本诊疗程序

　　■ 左/右肩关节 X 线片:正位、侧位、腋位、肩关节 Y 位。

　　■ MRI 关节造影:左/右上肢的关节、肩关节。

　　■ 物理治疗:恢复主动/被动 ROM,向后的关节囊松动,肩胛骨内收练习,肩袖力量训练,本体感觉神经肌肉康复训练。

肩锁关节扭伤和分离

病因和病理生理学

肩锁关节由三条韧带稳定:肩锁韧带、喙锁韧带和喙肩峰韧带。20~30 岁的男性在碰撞性运动中最易受伤。通常是肩部的直接创伤或摔倒时手向前伸出造成的。

病史、检查和诊断

应重点与对侧相比，寻找肩锁关节的畸形和触诊时的压痛。特殊试验包括交叉内收试验。使用 X 线片来确诊并对损伤程度进行分类。包括向头侧倾斜 15°的 Zanca 位，其可以提供肩锁关节准确的视图。应双侧拍片与未受影响的肩部进行对比。

治疗

肩锁关节损伤通常按 Rockwood 系统分类，该分类系统可指导治疗方案和预后。Ⅰ型损伤包括肩锁韧带扭伤，无锁骨移位或锁骨微小移位，且喙锁韧带间隙不增加。正常喙锁韧带空间为 1.1~1.3cm。

Ⅱ型损伤包括肩锁韧带的撕裂，锁骨最小上移位且喙肩韧带间隙增加不超过 25%。Ⅰ型和Ⅱ型可以非手术治疗，使用吊带保持舒适，随后在物理治疗中进行早期活动范围和力量训练。Ⅲ型涉及肩锁韧带和喙锁韧带撕裂，导致锁骨上移位，喙锁韧带间隙增加 25%~100%。对于Ⅲ型肩锁关节损伤的治疗仍存在争议，可以采用非手术治疗或手术治疗。Ⅳ~Ⅵ型损伤的特点是锁骨向不同方向移位，应进行手术修复。

基本诊疗程序

■ 左/右肩关节 X 线片：肩胛骨正位片、Zanca 位片、腋位片。

■ 物理治疗：被动和主动的关节活动，肩胛骨的稳定性训练，肩袖肌力训练。

肩胛运动障碍

病因和病理生理学

肩胛运动障碍是肩胛骨位置和运动力学的改变。尽管有许多肌肉附着在肩胛骨上，但因为没有明显的骨性附着点，肩胛骨尤其容易发生运动障碍。有人认为肩胛运动障碍会导致患者发生不同的肩部疾病。肩胛运动障碍的病因包括从肌力失衡及真性神经系统的损伤[15-17]。

病史、检查和诊断

肩胛运动障碍的诊断主要基于体格检查。患者脱去外套后检查肩胛骨是否对称，这是观察异常的最佳方式。这样更有利于检查人员定位肩胛下角，检查人员将拇指放在肩胛骨下角，同时让患者进行肩关节外展和屈曲。神经传导研究(NCS)/肌电图(EMG)也有助于检查神经源性肩胛运动障碍的原因。由胸长神经支配的前锯肌和副神经支配的斜方肌是肩胛骨的两个主要运动肌。内侧翼状肩常与胸长神经病变相关，而外侧翼状肩常与副神经病变相关。

治疗

治疗主要包括康复治疗，以纠正潜在的肌无力和肌力失衡。

基本诊疗程序

■ 物理治疗：肩关节的牵伸和关节松动，神经肌肉的协调性训练，肩胛骨的稳定性训练，下/中束斜方肌和前锯肌力量训练。

骨性疾病

锁骨骨折

病因和病理生理学

锁骨骨折最常发生在摔倒后手伸出撑地或直接的创伤。锁骨被分为外侧段、中段和内侧段。锁骨骨折常发生在中段。

病史、检查和诊断

患者会出现创伤性肩痛。在体格检查时,检查锁骨并将其与对侧未受影响的肩部进行对比,以确定皮肤隆起在内的畸形。当怀疑发生神经血管损伤时,最重要的是对肱动脉和桡动脉进行完整的神经血管检查。应进行双侧 X 线检查以确诊和评估严重程度。

治疗

如果有微小的骨折移位(<2cm),可以尝试非手术治疗。"8"字绷带固定 2 周。一旦患者开始早期活动,就应立即开始物理治疗。如果出现移位>2cm、皮肤隆起、开放性骨折、神经血管严重损伤或并发损伤,如胸锁关节或盂肱关节骨折或肩锁关节分离,建议为患者进行手术治疗。

基本诊疗程序

- 左/右肩关节 X 线片:肩关节前后位片、Zanca 位片。
- 吊带、"8"字绷带。
- 评估和物理治疗:被动和主动的活动范围训练,肩胛骨稳定性训练和肩袖力量训练。

肱骨近端骨折

病因和病理生理学

肱骨近端骨折常见于老年女性(>65岁)跌倒或直接创伤。

病史、检查和诊断

患者创伤后常表现为手臂近端疼痛、肿胀和淤青,并伴有肩关节活动度下降。体格检查重点应关注手臂近端是否存在明显的畸形和瘀斑。常见的相关损伤包括腋神经损伤,应在检查中进行评估。X 线将有助于诊断和临床决策。

治疗

绝大多数肱骨近端骨折可以通过非手术治疗。患者用"8"字绷带制动 2 周。应尽早进行关节活动度训练。如果在外科颈、解剖颈、小结节或大结节处发生>5mm 骨折移位,或存在神经血管损伤或神经损伤,则应转诊手术治疗。

基本诊疗程序

- 左/右肩关节 X 线片:前后位片、关节盂位片、腋位片、肩关节 Y 位。
- 吊带、"8"字绷带。
- 评估和物理治疗:被动和主动运动范围练习、肩胛骨稳定性训练和肩袖肌力训练。

肌腱疾病

肩袖肌肌腱撕裂

病因和病理生理学

肩袖由冈上肌、冈下肌、肩胛下肌和小圆肌的肌腱组成。肩袖的主要作用是动态稳定盂肱关节。肩袖的病理表现包括肩峰下滑囊病变和肩峰撞击、肌腱钙化和肩袖撕裂。肩袖疾病最常见的病因是肩的非创伤性慢性重复运动。急性损伤也会发生，但通常仅限于年轻患者[21-24]。

病史、检查和诊断

了解病史时，患者会主诉肩关节固定动作时产生疼痛和功能受限。对于肩袖损伤，有几种检查方法和特殊试验。Jobe 试验和满罐试验对冈上肌损伤有较高的敏感性和特异性。外旋滞后征和号手征分别对冈下肌和小圆肌损伤具有较高的敏感性和特异性。抬高征或熊抱试验可以用来评估肩胛下肌。在所有这些检查操作中，肌力低下表明是真正的阳性。

在严重、长期的肩袖撕裂或肌腱钙化改变时，X 线片可显示肱骨向近端移位。MRI 被认为是诊断肩袖的金标准，因为它能最好地展现出组成肩袖的软组织，并能表明疾病的严重程度。最新证据表明，超声也可以很容易地诊断肩袖损伤，与 MRI 具有相似的敏感性、特异性和整体准确性。需要注意的是，并非所有影像学上肩袖撕裂的患者在都存在症状。39%的肩袖撕裂患者无症状。

治疗

目前还缺乏证据支持手术与非手术治疗肩袖撕裂。然而，非手术或手术治疗后 1~2 年的结果似乎是相似的。物理治疗是非手术治疗的主要组成部分，包括被动关节活动、肩胛骨稳定性训练和肩袖肌力训练。可以考虑对肩峰下滑囊进行类固醇注射除痛，但对肌腱有副作用，不建议重复注射。目前正在研究原位生物制剂，如增生疗法、富血小板血浆和干细胞，在促进肩袖肌腱愈合或延缓疾病进展方面的潜力。虽然这些生物佐剂的使用正在增加，但其临床疗效仍不清楚。手术通常用于急性全层撕裂。然而，其他需要考虑的因素包括撕裂的大小和位置，以及患者的偏好和特点。非手术治疗失败后也可考虑手术治疗。手术失败的最大危险因素是由慢性疾病导致的肩袖肌萎缩。

基本诊疗程序

- 左/右肩关节 X 线片：前后位片、内/外旋前后位片、腋位片。
- 全关节诊断性超声：左/右肩。
- 上肢 MRI：无对比的左/右肩关节。
- 物理治疗：被动关节活动范围，肩胛骨稳定性训练和肩袖肌力练习。

神经疾病

急性臂丛神经损伤

病因和病理生理学

急性臂丛损伤，发生在肩部的创伤或从颈部和躯干牵拉到手臂或肩部。在这种损伤中易受影响的是 C5、C6 神经根。

病史、检查和诊断

可以根据单侧上肢麻木和刺痛的表现做出诊断。双侧症状必须排除脊髓损伤。应进行全面的上肢神经和血管检查。伴随短暂症状的轻微损伤不需要进一步检查。重复损伤或持续性疼痛或无力需要进一步进行神经传导检查/肌电图检查或影像学检查。应在受伤后 4~6 周进行 NCS/EMG 检查,并可能显示 C5~C6 失神经支配的肌肉,包括三角肌、肱二头肌和肱桡肌,而保留颈椎椎旁肌。

治疗和预后

患者通常接受非手术治疗,包括休息、物理治疗和(或)疼痛管理,大多数病例是自限性的。当运动员没有神经系统异常而且无症状时,他们可以重返赛场。在神经根撕脱或挤压型损伤导致神经缺损的情况下,非常有必要进行早期手术评估。

胸廓出口综合征

病因和病理生理学

胸廓出口位于锁骨和第一肋骨之间,内容物包括锁骨下动脉、静脉及臂丛。胸廓出口综合征是由神经源性或血管性病因引起的。神经性胸廓出口综合征是由胸廓出口的臂丛神经受压引起的,而血管性胸廓出口综合征是由同一空间的锁骨下血管的血流受压或受限引起的。常见的可导致胸廓出口受压的原因包括软组织或骨骼异常,包括斜角肌或第一肋颈。某些病例中报道重复的肩部和手臂运动也是危险因素[26,27]。

病史、检查和诊断

TOS 具有高度可变的表现。患者通常小于 40 岁,表现为上肢疼痛、麻木、刺痛、无力和血管动力改变。检查受累手臂可发现血管源性发绀样变色和 Gilliatt-Sumner 手,其特点为拇短展肌和小鱼际肌萎缩。特殊测试包括 Adson 试验和 Roo 试验。Adson 试验是伸展患者手臂并将头转向患侧时,触诊是否有桡动脉搏动的消失,Roo 试验则是患者手臂外展 90°和肘部呈 90°弯曲,反复张开和握拳来引发症状。颈椎和胸部的 X 线片可以显示任何导致压迫的骨性异常。血管造影术/静脉造影术和 NCS/EMG 研究用于鉴别血管和神经源性疾病。

治疗

治疗应该从物理治疗开始,包括上肢牵拉运动和神经滑动。至少在 6 个月的非手术治疗失败后,尤其在有明显的软组织或骨性压迫的情况下,才考虑手术治疗。

基本诊疗程序

- X 线片:胸部和颈部正、侧位 X 线片。
- NSC/EMG。
- 左/右上肢的 CT 血管造影/静脉造影。

(王鑫 译 段奕璇 蔡倩倩 李奇 审)

参考文献

1. Neviaser AS, Neviaser RJ. Adhesive capsulitis of the shoulder. *J Am Acad Orthop Surg.* 2011;19(9):536–542.

2. Lee H-J, Lim K-B, Kim D-Y, Lee K-T. Randomized controlled trial for efficacy of intra-articular injection for adhesive capsulitis: ultrasonography-guided versus blind technique. *Arch Phys Med Rehabil.* 2009;90(12):1997–2002. doi:10.1016/j.apmr.2009.07.025

3. Wong CK, Levine WN, Deo K, et al. Natural history of frozen shoulder: fact or fiction? A systematic review. *Physiotherapy.* 2017;103(1):40–47. doi:10.1016/j.physio.2016.05.009

4. Sayegh FE, Kenanidits EI, Papavasiliou KA, Potoupnis ME, Kirkos JM, Kapetanos GA. Reduction of acute anterior dislocations: a prospective randomized study comparing a new technique with the Hippocratic and Kocher methods. *J Bone.* 2009;91(12):2775–2782. doi:10.2106/JBJS.H.01434

5. Zaremski JL, Galloza J, Sepulveda F, Vasilopoulos T, Micheo W, Herman DC. Recurrence and return to play after shoulder instability events in young and adolescent athletes: a systematic review and meta-analysis. *Br J Sports Med.* 2017;51(3):177–184. doi:10.1136/bjsports-2016-096895

6. Watson L, Balster S, Lenssen R, Hoy G, Pizzari T. The effects of a conservative rehabilitation program for multidirectional instability of the shoulder. *J Shoulder Elbow Surg.* 2018;27(1):104–111. doi:10.1016/j.jse.2017.07.002

7. Youm T, Takemoto R, Park BK-H. Acute management of shoulder dislocations. *J Am Acad Orthop Surg.* 2014;22(12):761–771. doi:10.5435/JAAOS-22-12-761

8. Hayes K, Callanan M, Walton J, Paxinos A, Murrell GAC. Shoulder instability: management and rehabilitation. *J Orthop Sports Phys Ther.* 2002;32(10):497–509. doi:10.2519/jospt.2002.32.10.497

9. Brockmeyer M, Tompkins M, Kohn DM, Lorbach O. SLAP lesions: a treatment algorithm. *Knee Surg Sports Traumatol Arthrosc Off J ESSKA.* 2016;24(2):447–455. doi:10.1007/s00167-015-3966-0

10. Dodson CC, Altchek DW. SLAP lesions: an update on recognition and treatment. *J Orthop Sports Phys Ther.* 2009;39(2):71–80. doi:10.2519/jospt.2009.2850

11. Hester WA, O'Brien MJ, Heard WMR, Savoie FH. Current concepts in the evaluation and management of type II superior labral lesions of the shoulder. *Open Orthop J.* 2018;12:331–341. doi:10.2174/1874325001812010331

12. Bontempo NA, Mazzocca AD. Biomechanics and treatment of acromioclavicular and sternoclavicular joint injuries. *Br J Sports Med.* 2010;44(5):361–369. doi:10.1136/bjsm.2009.059295

13. Reid D, Polson K, Johnson L. Acromioclavicular joint separations grades I–III: a review of the literature and development of best practice guidelines. *Sports Med Auckl NZ.* 2012;42(8):681–696. doi:10.2165/11633460-000000000-00000

14. Gstettner C, Tauber M, Hitzl W, Resch H. Rockwood type III acromioclavicular dislocation: surgical versus conservative treatment. *J Shoulder Elbow Surg.* 2008;17(2):220–225. doi:10.1016/j.jse.2007.07.017

15. Kibler WB, Ludewig PM, McClure PW, Michener LA, Bak K, Sciascia AD. Clinical implications of scapular dyskinesis in shoulder injury: the 2013 consensus statement from the "Scapular Summit." *Br J Sports Med.* 2013;47(14):877–885. doi:10.1136/bjsports-2013-092425

16. Kibler WB, Sciascia A, Wilkes T. Scapular dyskinesis and its relation to shoulder injury. *J Am Acad Orthop Surg.* 2012;20(6):364–372. doi:10.5435/JAAOS-20-06-364

17. Cools AMJ, Struyf F, De Mey K, Maenhout A, Castelein B, Cagnie B. Rehabilitation of scapular dyskinesis: from the office worker to the elite overhead athlete. *Br J Sports Med.* 2014;48(8):692–697. doi:10.1136/bjsports-2013-092148

18. Burnham JM, Kim DC, Kamineni S. Midshaft clavicle fractures: a critical review. *Orthopedics.* 2016;39(5):e814–821. doi:10.3928/01477447-20160517-06

19. Vander Have KL, Perdue AM, Caird MS, Farley FA. Operative versus nonoperative treatment of midshaft clavicle fractures in adolescents. *J Pediatr Orthop.* 2010;30(4):307–312. doi:10.1097/BPO.0b013e3181db3227

20. Maier D, Jaeger M, Izadpanah K, Strohm PC, Suedkamp NP. Proximal humeral fracture treatment in adults. *J Bone Joint Surg Am.* 2014;96(3):251–261. doi:10.2106/JBJS.L.01293

21. Baumer TG, Dischler J, Mende V, et al. Effects of asymptomatic rotator cuff pathology on in vivo shoulder motion and clinical outcomes. *J Shoulder Elbow Surg*. 2017;26(6):1064–1072. doi:10.1016/j.jse.2016.11.048

22. Jain NB, Luz J, Higgins LD, et al. The diagnostic accuracy of special tests for rotator cuff tear: the ROW cohort study. *Am J Phys Med Rehabil*. 2017;96(3):176–183. doi:10.1097/PHM.0000000000000566

23. Ramme AJ, Robbins CB, Patel KA, et al. Surgical versus nonsurgical management of rotator cuff tears: a matched-pair analysis. *J Bone Joint Surg Am*. 2019;101(19):1775–1782. doi:10.2106/JBJS.18.01473

24. Murray IR, LaPrade RF, Musahl V, et al. Biologic treatments for sports injuries II think tank: current concepts, future research, and barriers to advancement, part 2. *Orthop J Sports Med*. 2016;4(3):2325967116636586. doi:10.1177/2325967116636586

25. Limthongthang R, Bachoura A, Songcharoen P, Osterman AL. Adult brachial plexus injury: evaluation and management. *Orthop Clin North Am*. 2013;44(4):591–603. doi:10.1016/j.ocl.2013.06.011

26. Preston DC. *Electromyography and Neuromuscular Disorders Clinical-Electrophysiologic Correlations*. 3rd ed. Elsevier Saunders; 2013.

27. Kuhn JE, Lebus GFV, Bible JE. Thoracic outlet syndrome. *J Am Acad Orthop Surg*. 2015;23(4):222–232. doi:10.5435/JAAOS-D-13-00215

第 **17** 章

肘关节

Prathap Jayaram,Bo Song,Tracey Isidro

引言

肘关节是指上臂和前臂之间的关节,由肱尺关节、肱桡关节和桡尺近侧关节组成。肘部的主要功能是屈伸手臂,伸展和屈曲的活动范围为伸展–屈曲 0°~150°。肘关节的屈肌是肱二头肌、肱肌和肱桡肌,伸肌是肱三头肌和肘肌。肱骨远端延伸形成内上髁和外上髁,分别是腕屈肌和腕伸肌的起点。肘内侧由尺侧副韧带稳定,肘外侧由桡侧副韧带稳定。影响肘关节的常见疾病包括关节本身的病变、骨折、常见的伸肌腱和屈肌腱病变、肱二头肌远端损伤、韧带损伤和神经病变,这些将在下文介绍。肘痛的鉴别诊断见框 17.1。

关节疾病

肘关节脱位

病因和病理生理学

肘关节脱位的发生率约为 6/100 000,在儿童中最常见,成人中排名第二的常见关节脱位[1,2]。肘关节向后脱位占肘关节脱位中的大多数[1]。损伤机制是过伸性损伤,通常是由摔倒时手伸出所致[1]。真正的脱位会首先影响尺侧副韧带的外侧,然后是关节囊,最后是尺侧副韧带的内侧[1]。这些外力也会导致相应的骨折或软骨损伤[1]。相关的骨科损伤包括桡骨头/颈部骨折、内/外上髁撕脱性

框 17.1 肘痛的鉴别诊断

关节

肘关节脱位

鹰嘴滑囊炎

骨

肱骨远端骨折

桡骨头骨折

尺骨骨折

鹰嘴骨折

肌腱

伸肌总腱肌腱病变

屈肌总腱肌腱病变

肱二头肌远端附着点肌腱病变

肱三头肌肌腱病变

神经

肘管综合征

桡管综合征

旋前圆肌综合征

肌皮神经病变

前臂外侧皮神经病变

骨折或冠突骨折[1]。相关的神经血管损伤包括肱动脉或正中神经损伤[1]。

病史

这些损伤通常与创伤机制有关。男性受影响的可能性是女性的 2~2.5 倍[1]。体操、篮球、足球和摔跤是常见的、易受伤的运动项目[1]。

检查

淤青伴随着明显的畸形或肿胀表明这可能是脱位[2]。密切关注神经血管状况和损伤是必要的,若有需要紧急进行手术[1]。应当排除损伤后可能出现的筋膜间室综合征,这将导致伸展手指和手腕时难以忍受的疼痛[1]。

诊断测试

复位后应拍摄前后位片和侧位片[1]。CT 和 MRI 通常更有利于进一步评估损伤或确定治疗计划[1]。然而,MRI 在评估慢性不稳定方面的作用有限[2]。如果怀疑动脉损伤应行动脉造影术[1]。

治疗

如果损伤发生在医生在场的情况下,应在进一步检查和拍摄 X 线片之前就进行复位[1]。通常在前臂旋后施行牵引与肘屈曲时,使冠突从滑车下复位[1,2]。在这种情况下,最好在受伤后立即进行复位,以免肌肉痉挛、肿胀和疼痛造成并发症[1]。如果无法即刻复位,有意识的镇静或全身麻醉后对复位是有益的[1]。应谨慎、多次尝试以避免软骨损伤[1]。手术指征是:不能获得满意的复位,持续不稳定,怀疑关节内碎片或神经、血管卡压[2]。复位后,建议进行 3~10 天的固定,然后进行康复,以实现全范围的活动[1]。

功能预后和结果

不复杂的脱位通常功能恢复良好[1]。制动超过 3 周就会增加挛缩的风险[1]。通常情况下,大多数患者主诉肘关节伸直受限,但在 6 个月内会有改善[1]。50% 的患者会出现长期的不适伴随平均 15% 的力量丧失[1]。其他并发症包括创伤后僵硬、异位骨化(主要发生在内侧和外侧副韧带)、暂时性感觉异常和神经麻痹在内的神经问题[1]。一旦患者恢复无痛的全范围活动就可以重返运动[2]。

基本诊疗程序

物理治疗包括:注重早期的活动范围,以最大限度地减少伸直受限。循序渐进地进行等速训练,重点是手腕的屈/伸/旋后/旋前和肱二头肌/肱三头肌的活动范围和力量训练。如果肘关节伸展稳定,则不需要支具。6 周后逐渐减少伸展限制支具,之后开始力量练习。

鹰嘴滑囊炎

病因和病理生理学

鹰嘴滑囊炎是由肘部后侧滑囊腔内的液体增多导致的[3,4]。常见原因是创伤,应排除骨折或穿透性异物[3]。慢性滑囊炎可由系统性疾病、长时间压迫或滑囊多次急性损伤引起[4]。感染性滑囊炎可由浅表伤口或附近的蜂窝织炎引起。然而,由于滑囊的血液供应不足,血液传播是罕见的[4]。

病史

鹰嘴滑囊炎与恶性肿瘤或肿块的鉴别是很重要的,这些肿瘤可能表现为快速生长、治疗失败、体重减轻或具有恶性肿瘤史。

一份包含创伤信息的完整病史是有用的。具体来说,详细的社交史,包括职业和爱好,可以帮助确定病因,因为体力劳动者和运动员更容易患脓毒性尺骨鹰嘴滑囊炎。

检查

鹰嘴滑囊炎的特征是肘后部积液。检查应包括记录滑囊炎的大小、一致性、红斑、波动、温度和任何相关的淋巴结病变[3]。应评估疼痛再现时的活动范围[3]。一般来说,鹰嘴滑囊炎不影响肘部的活动范围。如果涉及脓毒性关节炎,则可影响关节的活动范围[4]。

诊断

早期确定败血症和无菌的病因是至关重要的。金标准为抽吸加革兰染色/培养[3]。最常见的微生物是金黄色葡萄球菌[4]。还应包括抽取和分析血清白细胞、葡萄糖浓度和蛋白质水平[3]。基本的血液检查包括全血细胞计数、尿素水平、电解质、葡萄糖水平和炎症标志物[3]。应用肘关节 X 线片评估关节内病因、骨髓炎、鹰嘴骨刺、骨折或异物[3]。MRI 或超声可以更好地评估感染性滑囊炎[3]。

治疗

对于非感染性滑囊炎,最初的保守治疗包括冰敷、加压和消炎。可以考虑抽吸和注射类固醇,但存在继发感染的风险[3]。对于伴有尺骨鹰嘴骨刺的非感染性滑囊炎,切除可以降低复发的风险[3]。对于感染,抗生素仍然是主要的治疗方法,但是持续时间和相关的治疗方法有一定的差异[3]。有些学者建议延长口服抗凝药物,而另一些则建议根据病情的严重程度静脉滴注 4 周的抗生素[3]。对于更严重的患者可考虑切开引流[3]。抽吸后,许多研究推荐使用广谱抗生素,覆盖超过 90% 病例的金黄色葡萄球菌[3]。

功能预后和结果

保守治疗往往有较高的复发率和慢性化倾向[4]。皮质类固醇可以改善症状,但易导致感染[4]。如果保守治疗不成功,则考虑手术处理,其并发症包括伤口愈合受损[4]。

基本诊疗程序

初步血液检测,包括 CBC、CMP、尿素水平和炎症标志物,如 C 反应蛋白(CRP)和红细胞沉降率(ESR)。如怀疑感染,可考虑抽吸/引流。应该安排抽取全血细胞计数,测定葡萄糖、蛋白质水平。X 线片可以帮助确定任何骨骼异常或脓毒性关节炎。

骨骼疾病

肱骨远端骨折

病因和病理生理学

据估计,肱骨远端骨折发生率约为每年 5.7/100 000,占所有肘关节骨折的 1/3[5,6]。这种骨折最常见于 12~19 岁的男性和 90 岁以上的女性。年轻患者中创伤是主要原因,而老年患者的骨折往往是由较低能量的外力引起(如跌倒)。

病史

肱骨远端骨折往往是由创伤引起。应获取详细的病史,排除任何其他并存且常见的损伤或骨折。

检查

体格检查应包括损伤部位周围的全面检查,包括评估红斑、水肿、压痛和肌力。此外,应进行神经血管检查以排除任何相关的神经或血管损伤[5]。

诊断

正位片和侧位片是诊断肱骨远端骨折的首选[5]。CT 扫描有助于诊断更复杂的损伤,可以制订手术计划,并排除其他隐匿性骨折[5]。

治疗

非手术治疗有时可以作为足够稳定的非移位骨折的一种选择。然而,很少推荐年轻患者保守治疗[5]。建议手术固定以提高稳定性,减少骨折移位风险[5,6]。建议术后固定不超过 3 周以促进更好的功能预后[5]。

功能预后和结果

尽管可能存在肘关节屈伸活动范围和力量的减少,但手术固定在疼痛和功能方面往往有良好的结果。需要注意的术后并发症包括异位骨化、感染和鹰嘴骨不连[5]。

基本诊疗程序

使用肘关节的正位片和侧位片来确定骨折。CT 有助于排除其他伴随损伤,并有助于确定手术计划[5]。一旦确认肱骨远端骨折,建议转诊至骨科医生。

桡骨头骨折

病因和病理生理学

桡骨头骨折通常影响年轻活跃的患者,是最常见的肘关节骨折,占肘关节骨折的 1/3[7]。这些损伤通常因摔倒在伸出的手上或直接外伤引起的[7]。

病史

疑似桡骨头骨折的病史包括损伤机制、职业或运动、相关症状或类似损伤的病史。

检查

触诊肘关节可显示关节积液或桡骨头压痛[7]。患者也可能表现出活动范围减小和所有运动平面(主要为屈曲和伸直)的疼痛[7]。区分机械性阻滞和疼痛限制性活动范围是很重要的[8]。应进行详细的神经血管检查以排除远端神经损伤[8]。

诊断

应首先拍摄正位、侧位和斜位的 X 线片[8]。这些骨折可能是轻微的,唯一的迹象可能是存在后部的脂肪垫征[8]。如果怀疑有损伤,但在初始的 X 线片上未见损伤,建议在 2 周后复查 X 线片[8]。CT 扫描可以更好地显示初始 X 线片上未见的桡骨骨折,有利于看到更复杂的损伤或周围结构。MRI 没有显示出可以改变治疗计划和预后[8]。

治疗

桡骨头骨折分为 I 型、II 型和 III 型损伤[7]。I 型损伤通常为非移位性损伤,并采用非手术治疗,早期进行能忍受的活动范围内的训练,并进行 6 周的保护性负重训练[7]。II 型损伤是移位造成的机械性阻碍,影响活动,目前还没有一个普遍认可的治疗方案。对于较稳定的损伤可考虑非手术治疗,对于较复杂的损伤可考虑切开复位内固定[7]。III 型骨折包括严重粉碎性骨折,通常需要桡骨头切除伴或不伴桡骨头置换术[7]。

功能预后和结果

桡骨头骨折常见的术后并发症是术后僵硬和活动范围减少(尤其是伸直位)[7]。建议将固定时间限制在 3~4 周,防止挛缩[7]。一般来说,I 型骨折或无移位的骨折应在 1~2

周恢复完全的活动范围,而 II 和 III 型骨折更不稳定[7]。

基本诊疗程序

肘关节的正位、侧位和斜位 X 线片应有助于骨折分期和指导治疗。

肌腱疾病

常见的伸肌肌腱病变

病因和病理生理学

常见的肘部伸肌肌腱病也称为"肱骨外上髁炎"或"网球肘",是一种过度使用的现象,导致附着于肱骨外上髁的腕总伸肌腱的慢性症状性退化[9,10]。35~54 岁的人群中,有 1%~3% 的人患有此病,可通过反复的手腕伸展运动来观察[9,11]。肥胖和吸烟是 2 个危险因素[9,11]。

病史

患者可表现为与总伸肌一致并沿着肱骨外上髁近侧骨表面逐渐加重的疼痛[9]。手腕伸展和旋后运动可导致疼痛加重[9]。

检查

在检查时,触诊患者外上髁远端和前方的 2~5mm 处通常有压痛。Cozen 试验对伸肌腱加压最可靠。试验时,患者伸直手肘,前臂内旋,同时握拳,伸直手腕。检查者施加阻力时,患者保持这个姿势,肘外侧疼痛是测试阳性。其他测试包括 Maudsley 试验和椅子试验[9]。在 Maudsley 试验中,选择性激发桡侧腕短伸肌的肌腱,所以中指抗阻伸展时疼痛。而在椅子试验中,要求患者在前臂旋前时抬起椅子,患者可能会出现握力下降[10]。

肘关节活动范围通常是完整的,但如果受限,应考虑伴发的关节病变[9]。

诊断

根据临床评估就可以作出诊断[11]。如有必要,影像学检查包括 X 线片、超声、MRI 和 NCS/EMG[11]。X 线片能发现肌腱钙化,并可排除伴随的骨性病变[9,10]。超声和 MRI 均可显示肌腱病变和(或)撕裂[9,11]。虽然 MRI 的优势是可重复性和可见关节内的病变,但超声是临床上评估结构性肌腱改变、骨质不规则、钙化沉积和血管生成最理想的方法[9]。NCS/EMG 可用于排除桡骨头远端骨间背侧神经压迫性神经病[9]。

治疗

首先考虑保守治疗,包括改变活动方式、非甾体抗炎药、物理治疗、矫形器、类固醇注射、生物制剂和体外冲击波疗法[9,11]。常使用肱骨外上髁限制矫形器,可以减少腕伸肌的张力[9]。然而,研究表明它们和安慰性支具没有区别,长期使用甚至会导致神经问题[9]。在急性期,非甾体抗炎药可以帮助患者减轻炎症[9]。一般向伸肌腱腱鞘内注射类固醇可以短期缓解症状,然而,可能会对健康肌腱有副作用,在 1 年后没有益处或情况变得更糟[9,12]。富血小板血浆(PRP)注射液提供了生长因子,理论上可以促进肌腱愈合[9,11]。越来越多的证据表明,PRP 注射对肘关节肌腱病变有长期益处。但在注射剂量、频率方面,医生之间仍然存在很大的差异[9,12]。超声引导下的肌腱切断术也被证明可以通过刺激血液流动有效地治疗这种疾病,并已成功地与 PRP 等其他方法结合使用[13]。经皮超声肌腱切断术是另一种利用热能乳化并随后清理病理组织的方法[14]。虽然这已显示出在减轻疼痛、提升握力和提高生活质量方面的有效性,但术后的超声检查显示肌腱大小没有任何变化[14]。体外冲击波疗法是另一种选择,但没有证据表明其他疗法更有效[9]。如果保守治疗没有反应并且活动受限超过 6 个月或肌腱完全断裂的情况下,应考虑手术[9,11]。

功能预后和结果

一般来说,即使是顽固性病例,非手术治疗可在 12~18 个月改善 90%的症状[9,11]。流行病学表明,平均复发率为 8.5%,复发的中位时间约为 20 个月[15]。

基本诊疗程序

物理治疗的重点是拉伸和前臂伸肌的离心力量训练。此外,还包括肩胛骨周围斜方肌、前锯肌和肩袖肌肉的稳定性训练[9,11]。

指屈肌肌腱病变

病因和病理生理学

指屈肌肌腱病也被称为"肱骨内上髁炎"或"高尔夫球肘",过度使用(包括重复的腕部屈曲)导致这些附着于肱骨内上髁的肌腱慢性退行性改变[11]。它不像肘关节外侧肌腱病那么常见,在 30~50 岁的人群中占 1%~6%[11]。像棒球运动员这样的投掷运动员,由于在外旋负重加速投掷阶段的屈肌旋前的压力,这种损伤的风险很高[11]。

病史

患者最常表现为肘关节内侧逐渐加重的疼痛。这些症状是由反复的屈腕和(或)前臂旋前引起的[11]。

检查

检查时,肱骨内上髁处的旋前屈肌的起点可能有压痛。屈腕或旋前抗阻时常导致症状重现[11]。握力可能下降[11]。应评估患者是否同时患有尺神经病变[11]。

诊断

在大多数病例中,临床评估足以确诊。支持这一诊断的其他检查包括 X 线片、超声、MRI 和 NCS/EMG。X 线片可以显示肱骨内上髁处旋前圆肌起点的骨刺[11]。US 和 MRI 评估肌腱炎和肌腱撕裂。NCS/EMG 可评估肘内侧并发的尺神经病变。

治疗

保守治疗通常是成功的,但需要 6~12 个月的时间[11]。活动矫正、非甾体抗炎药和 PT 是一线治疗方法[11]。如果没有改善,可以考虑向旋前圆肌的腱鞘内注射类固醇,但只能短期缓解症状,而不能长期改善疾病[11]。此外,注射会对健康的肌腱和软组织产生负面影响。PRP 注射可提供短期和长期的症状缓解,并有改善疾病的潜能。然而,还需要更有力的研究来证明这些结论和优化 PRP 的配方[11]。经皮超声引导下肌腱切断术已经显示出治疗的有效性[16]。在慢性顽固性病例中,手术清除旋前圆肌肌腱是有效的[11]。

功能预后和结果

这种情况是相对自限性的,80%的患者可以自行缓解[17]。但有 5%~15%会复发[18]。尺神经病变合并肘关节内侧肌腱病变预后较差[11]。

肱二头肌远端损伤

病因和病理生理学

肱二头肌远端损伤多见于 40~50 岁男性的优势手臂[11]。危险因素包括吸烟,使用类固醇或先前的断裂。在肘关节屈曲 90°、急性损伤时,大的离心负荷常导致断裂,引起肱二头肌从桡骨结节处撕裂。

病史

通常会有明确的损伤机制,患者主诉为尖锐、突然、疼痛的爆裂声,在几个小时内改善,然后是钝痛[11]。患者常主诉在最大的离心负荷时,肘窝的疼痛和畸形,并伴有肘关节屈曲和(或)旋后乏力,例如,转动门把手或提起物体时[11]。这可能会导致功能受限。

检查

检查时,肘关节内侧可能有擦伤[19]。在完全断裂的情况下,可能会出现明显的肱二头肌远端回缩,也就是所谓的"大力水手"畸形[11]。屈肘、旋后的力量测试可重现症状[11]。Hook 试验,即患者屈肘至 90°,前臂完全旋后,检查者将食指置于肘窝外侧,钩住肱二头肌肌腱,可用于确诊完全性撕裂[19]。

诊断

临床全层撕裂通常由高特异性的 Hook 试验诊断[19]。超声或 MRI 可用于确诊和鉴别部分撕裂与完全断裂[19]。

治疗

完全的肱二头肌腱远端断裂可以进行非手术治疗,但可能会降低旋后或屈曲的力量[19]。因此,非手术治疗只适用于功能要求低或有重大手术风险因素的患者[19]。对于适合手术的患者,最好在伤后 1 个月内进行手术

治疗[11]。对于部分肌腱断裂,建议进行 3~6 个月的活动矫正和以肘关节屈伸为重点的物理治疗 [11]。如果完全断裂或保守治疗失败,可考虑手术治疗[11]。

功能预后和结果

部分撕裂和完全撕裂的保守治疗可能会降低功能预后,而手术往往会完全恢复[11]。研究估计,在非手术治疗中,旋后肌力降低 30%~40%,屈曲肌力降低 20%~30%[19]。然而,在肱二头肌肌腱修复后,根据手术方法不同,并发症的发生率在 20%~45%,包括损伤肘窝外侧皮神经导致感觉丧失[19,20]。

韧带疾病

尺侧副韧带损伤

病因和病理生理学

尺侧副韧带有三束:前斜韧带、后斜韧带和横韧带,它们的功能是提供肘关节内侧的稳定和抵抗外翻的应力[21]。高速过头顶旋转活动下的重复拉伸应力可以造成尺侧副韧带前束的微损伤和弱化,从而导致不稳定和断裂。近 75% 的尺侧副韧带损伤是由接触造成的,25% 是投掷造成的[22]。尽管如此,投掷伤往往比接触性损伤更严重,更可能需要手术介入[22]。男子摔跤和棒球是受伤最多的运动项目,发病率分别为 1.78/100 000 和 1.12/100 000[22]。

病史

尺侧副韧带损伤在运动员中常见,这些运动员往往在运动中参与过头顶高速旋转运动[21]。损伤可能发生在任何急性投掷事件或逐渐重复的活动中。患者常主诉肘关节内侧疼痛和不稳定。从功能上,这可能会导致在全速状态下进行过头顶活动(如高速投掷

棒球)的能力下降。

检查

患者应沿着肘内侧触诊。对尺侧副韧带损伤和继发的不稳定性特殊测试包括 Jobe 试验和挤奶试验。Jobe 测试是将肘关节屈曲 25°,并在肘关节内侧施加温和的应力。挤奶试验时,患者屈肘至 90°,然后用另一只手从患侧手臂下经过,牵拉患侧拇指对肘关节内侧加压。这两种检查中疼痛或松弛即为阳性。

诊断

诊断需要临床检查和影像学检查[21]。平片可评估急性撕脱性骨折和内侧髁上慢性损伤导致的骨重塑[24]。MRI 关节造影对检测尺侧副韧带异常具有较高的敏感性[21]。然而,运动员可能无影像学表现[21]。无对比的 MRI 一定可以检测到全层撕裂,但只能检测到 14% 的部分撕裂[24]。超声作为一种动态成像方式有助于诊断尺侧副韧带损伤。超声不仅可以用于静态评估韧带部分或全层撕裂,还可以评估尺侧副韧带与无症状的对侧肘关节在外翻应力时的间隙,如果差异>1mm 为异常[21,24]。超声可作为诊断尺侧副韧带损伤的一种有效、廉价和安全的方式,MRI 关节造影仍具有较高的特异性和准确性[25]。

治疗

治疗方法取决于多个变量,包括病变位置和严重程度、活动水平和运动、患者的目标,以及对初始非手术治疗的反应[21]。非手术治疗最初常用于轻度撕裂,包括休息、PT、防止外翻应力的支具或夹板,持续 8~12 周或直至无疼痛[24]。之后逐步进行投掷训练。尺侧副韧带远端损伤非手术治疗失败的可能性较大[21]。PRP 注射也可以作为非手术治疗考虑,它在改善肱尺关节间隙和帮助运动员

恢复高水平比赛方面显示出良好的效果[26]。如果患者在高强度活动中发生了完全断裂,则需要进行骨科手术[21]。在这种情况下,尺侧副韧带重建是治疗方法的金标准[21]。

功能预后和结果

PRP 注射在帮助运动员重返运动中显示出了希望,一些报告表明,在 PRP 注射后平均 12 周,高达 88% 的运动员重返运动[26]。关于单独的治疗,一些研究表明高达 94% 的人会重返赛场。然而,应特别考虑损伤的程度和并发症的情况[22]。手术使 75% 的运动员恢复到相同或更高的水平。对于没有并发症的棒球运动员来说,尺侧副韧带重建的恢复期可能需要 12~15 个月的时间[21]。

基本诊疗程序

尺侧副韧带康复分为三个阶段。第一阶段,1~2 周,减少疼痛/肿胀,防止外翻应力,改善 ROM,加强肘关节、腕关节、手部和肩关节的力量[21];第二阶段,4 周后力量恢复正常并恢复运动,使用本体促进技术加强手腕/前臂本体感觉[21];第三阶段,6 周后重返投掷运动。非手术期间,约 6 周需限制外翻或应变负荷[21]。如果没有症状,那么可以在接下来的 5~6 周内重新开始投掷运动。

神经疾病

尺神经病变(肘管综合征)

病因和病理生理学

尺神经在肘部的卡压俗称"肘管综合征",是仅次于腕管综合征的第二大常见神经卡压症,发病率为 24.7/100 000。卡压多见于肘关节的肘管,可由肿瘤、腱鞘囊肿、骨折、

骨赘、骨化,附近的肌肉组织或肘关节屈曲时尺神经越过肱骨内上髁半脱位引起的[27]。

病史

对肘关节重复屈伸、频繁使用工具、外伤和肘关节压力进行评估是很重要的[27]。患者常主诉第四、五指感觉减退或感觉障碍,伴有与工作有关的活动中肘关节近内侧疼痛[27]。此外,患者有时主诉手指外展无力,握力减退或灵活性较差[27]。应包含颈部症状的病史,以排除患者颈椎病引发的症状。

检查

轻拍肘部尺神经有时可引起症状[27]。患者可能有一个阳性的 Froment 征,拇长屈肌收缩以弥补拇内收肌无力,检查方法是:让要求受试者用食指和拇指夹住一个平面物体,如一张纸,检查者试图将其拉出。患者也可能有明显的手部固有肌肉的萎缩,特别是第一背侧骨间肌和小鱼际肌[27]。可能呈现掌指关节过伸和指间关节屈曲的尺侧爪形手姿势。尺神经感觉分布可能呈现轻触觉或单丝受损[27]。应进行包括椎间孔压迫试验在内的全面颈部检查,以排除颈椎神经根症状[27]。

诊断测试

电诊断研究(如 NCS/EMG)是诊断尺神经生理性损伤的金标准[27]。这些检查也有助于排除其他并发症,如正中神经病变、周围多神经病变或颈神经根病变[27]。其他检查包括磁共振神经造影和超声检查,可以提供尺神经损伤的解剖信息,包括潜在的卡压区域[27]。超声动态评估尺神经的半脱位[29]。

治疗

最佳的治疗方法目前还不清楚。对于早期或轻微症状的患者,如感觉障碍、轻微运动障碍和电诊断测试正常的患者,可以考虑保守治疗。保守治疗包括活动调整、夜间支具和避免直接压迫的肘垫[27]。包括神经滑行运动在内的 PT 训练已被证明是有益的[29]。如果保守治疗无改善或干扰工作及 ADL,可考虑手术治疗[27]。这包括探查移位肘关节周围的尺神经,必要时释放受压结构[27]。

功能预后和结果

正确诊断的时机对预后和恢复工作是至关重要的[27]。早期诊断和适当的保守治疗可使患者早日恢复工作和功能。虽然一些研究报告称,90% 的患者经保守治疗后可在 1~2 年康复,但其疗效在很大程度上取决于损伤的严重程度[30]。接受尺神经压迫手术的患者通常在 3 周内可以恢复轻度工作[27]。

(王鑫　译　肖锋　蔡倩倩　李奇　审)

参考文献

1. Kuhn MA, Ross G. Acute elbow dislocations. *Orthop Clin N Am*. 2008;39(2):155–161.
2. McGuire DT, Bain GI. Management of dislocations of the elbow in the athlete. *Sports Med Arthrosc Rev*. 2014;22(3):188–193.
3. Blackwell JR, Hay BA, Bolt AM, Hay SM. Olecranon bursitis: a systematic overview. *Shoulder Elbow*. 2014;6(3):182–190.
4. Reilly D, Kamineni S. Olecranon bursitis. *J Shoulder Elbow Surg*. 2016;25(1):158–167.
5. Pollock JW, Faber KJ, Athwal GS. Distal humerus fractures. *Orthoped Clin N Am*. 2008;39(2):187–200.

6. Amir S, Jannis S, Daniel R. Distal humerus fractures: a review of current therapy concepts. *Curr Rev Musculoskelet Med.* 2016;9(2):199–206.

7. Jackson JD, Steinmann SP. Radial head fractures. *Hand Clin.* 2007;23(2):185–193.

8. Yoon A, Athwal GS, Faber KJ, King GJW. Radial head fractures. *J Hand Surg.* 2012;37(12):2626–2634.

9. Vaquero-Picado A, Barco R, Antuña SA. Lateral epicondylitis of the elbow. *EFORT Open Rev.* 2016;1(11):391–397.

10. Ahmad Z, Siddiqui N, Malik SS, Abdus-Samee M, Tytherleigh-Strong G, Rushton N. Lateral epicondylitis. *Bone Joint J.* 2013;95–B(9):1158–1164.

11. Taylor SA, Hannafin JA. Evaluation and management of elbow tendinopathy. *Sports Health.* 2012;4(5):384–393.

12. Mishra AK, Skrepnik NV, Edwards SG, et al. Efficacy of platelet-rich plasma for chronic tennis elbow. *Am J Sports Med.* 2013;42(2):463–471.

13. Gaspar MP, Motto MA, Lewis S, et al. Platelet-rich plasma injection with percutaneous needling for recalcitrant lateral epicondylitis: comparison of tenotomy and fenestration techniques. *Orthop J Sports Med.* 2017;5(12):2325967117742077.

14. Lin C-L, Lee J-S, Su W-R, Kuo L-C, Tai T-W, Jou I-M. Clinical and ultrasonographic results of ultrasonographically guided percutaneous radiofrequency lesioning in the treatment of recalcitrant lateral epicondylitis. *Am J Sports Med.* 2011;39(11):2429–2435.

15. Sanders TL, Jr, Maradit Kremers H, Bryan AJ, Ransom JE, Smith J, Morrey BF. The epidemiology and health care burden of tennis elbow. *Am J Sports Med.* 2015;43(5):1066–1071.

16. Barnes DE, Beckley JM, Smith J. Percutaneous ultrasonic tenotomy for chronic elbow tendinosis: a prospective study. *J Shoulder Elbow Surg.* 2015;24(1):67–73.

17. Donaldson O, Vannet N, Gosens T, Kulkarni R. Tendinopathies around the elbow part 2: medial elbow, distal biceps and triceps tendinopathies. *Shoulder Elbow.* 2014;6(1):47–56.

18. Ciccotti MG, Ramani MN. Medial epicondylitis. *Tech Hand Up Extrem Surg.* 2003;7(4):190–196.

19. Beazley JC, Lawrence TM, Drew SJ, Modi CS. Distal biceps and triceps injuries. *Open Orthop J.* 2017;11(1):1364–1372.

20. Blackmore SM, Jander RM, Culp RW. Management of distal biceps and triceps ruptures. *J Hand Ther.* 2006;19(2):154–169.

21. Zaremski JL, McClelland J, Vincent HK, Horodyski M. Trends in sports-related elbow ulnar collateral ligament injuries. *Orthop J Sports Med.* 2017;5(10):232596711773129.

22. Li NY, Goodman AD, Lemme NJ, Owens BD. Epidemiology of elbow ulnar collateral ligament injuries in throwing versus contact athletes of the National Collegiate Athletic Association: analysis of the 2009–2010 to 2013–2014 seasons. *Orthop J Sports Med.* 2019;7(4):232596711983642.

23. Malanga G, Mautner K. Tests of rotator cuff integrity and stability. In: *Musculoskeletal Physical Examination: An Evidence Based Approach.* 2nd ed. Elsevier; 2017.

24. Rebolledo BJ, Dugas JR, Bedi A, Ciccotti MG, Altchek DW, Dines JS. Avoiding Tommy John surgery: what are the alternatives? *Am J Sports Med.* 2017;45(13):3143–3148.

25. Roedl JB, Gonzalez FM, Zoga AC, et al. Potential utility of a combined approach with US and MR arthrography to image medial elbow pain in baseball players. *Radiology.* 2016;279(3):827–837.

26. Kwapisz A, Prabhakar S, Compagnoni R, Sibilska A, Randelli P. Platelet-rich plasma for elbow pathologies: a descriptive review of current literature. *Curr Rev Musculoskelet Med.* 2018;11(4):598–606.

27. Carter GT, Weiss MD, Friedman AS, Allan CH, Robinson L. Diagnosis and treatment of work-related ulnar neuropathy at the elbow. *Phys Med Rehabil Clin N Am.* 2015;26(3):513–522.

28. Caliandro P, La Torre G, Padua R, Giannini F, Padua L. Treatment for ulnar neuropathy at the elbow. *Cochrane Database Syst Rev.* 2016;11(11):CD006839

29. Kang S, Yoon JS, Yang SN, Choi HS. Retrospective study on the impact of ulnar nerve dislocation on the pathophysiology of ulnar neuropathy at the elbow. *PeerJ.* 2019;7:e6972.

30. Svernlov B, Larsson M, Rehn K, Adolfsson L. Conservative treatment of the cubital tunnel syndrome. *J Hand Surg.* 2009;34(2):201–207.

第 **18** 章

腕关节和手

Rebecca A. Dutton，Patricia C.Siegel

引言

腕关节和手由多个部分组成，包括桡骨远端、尺骨远端、腕骨、掌骨和指骨。腕和手的背侧和掌侧区域的韧带和肌腱进一步稳定和辅助运动。腕关节的主要功能是掌屈、背伸、桡偏和尺偏。手的主要功能包括手指的屈曲，伸展，外展，内收和拇指对指。下文将详细地介绍常见的腕关节和手疼痛的病因。更详细的腕痛和手部疼痛的鉴别诊断见框18.1。

骨骼疾病

桡骨远端骨折

病因和病理生理学

桡骨远端是上肢常见的骨折部位。发病高峰呈双峰分布，主要影响青年和老年人[1]。在老年人中，女性和潜在的骨质疏松是风险因素[2]。桡骨远端骨折通常是摔倒时手撑地造成的，但也可能由高能量创伤引起。

框 18.1　腕痛和手部疼痛的鉴别诊断

骨

桡骨远端骨折

尺骨远端骨折

腕骨骨折

掌骨骨折

指骨骨折

Kienböck 病

肌腱

桡骨茎突狭窄性腱鞘炎

交叉综合征(近端和远端)

桡侧腕屈肌肌腱病

尺侧腕屈肌肌腱病

Dupuytren 挛缩

扳机指

球衣指

锤状指

韧带

舟月韧带损伤

三角纤维软骨复合体损伤

拇指尺侧副韧带撕裂

拇指桡侧副韧带撕裂

神经

腕管综合征

腕尺管综合征

Wartenberg 综合征

其他

腱鞘囊肿

病史、检查和诊断

桡骨远端骨折的患者通常会在外伤的情况下出现急性手腕疼痛和肿胀[1]。如果骨折移位和(或)成角,可能会有明显的畸形。神经血管检查是很重要的,尤其要注意远端的血运,桡骨和尺骨处的脉搏,以及正中神经、尺神经和桡神经的功能[1]。桡骨远端骨折可以通过 X 线片(包括正位、侧位和斜位)确诊。X 线片对确定桡骨长度、尺倾角和掌倾角(图 18.1)也是很重要的,这通常指导后续的治疗 [1,3]。对于诊断单纯的桡骨远端骨折,通常不需要先进的影像学检查。CT 扫描有助于评估关节内的损伤和辅助制订手术计划。如果临床考虑到相关的软组织损伤,如三角纤维软骨复合体(TFCC)撕裂或伸肌腱断裂,应考虑进行 MRI[1]。

治疗

治疗的主要目标是恢复正常的解剖排列[3]。为此,关节外骨折移位最小,通常不需要手术。进一步的治疗可能需要短臂石膏固定 6~8 周[3]。然而,移位但关节外骨折需要尝试闭合复位以恢复力线[1]。适当的对位是指桡骨缩短<5mm,桡骨尺偏角>15°,掌倾角<20°[1,3]。复位后患者应使用糖钳夹板固定 3 周, 之后患者可改用短臂石膏再固定 3~5 周。前 3 周(每周拍一次)和制动结束时应拍摄 X 线片,以确保复位的位置[3]。手术转诊的指征包括关节内、不稳定或复位不充分的骨折,以及与神经血管损伤相关的骨折。转诊给作业治疗师可以改善桡骨远端骨折后的活动范围和功能[4]。

掌骨骨折

病因和病理生理学

掌骨骨折是手部常见的损伤之一[5]。掌骨骨折发病率最高的是 15~24 岁的年轻男性。这类损伤的发生方式通常是直接打击、摔倒或挤压。掌骨骨折可累及掌骨头、掌骨颈、掌骨干或掌骨基底。掌骨颈是掌骨最薄弱的部位,也是最常见的骨折部位,通常是由击打墙壁、门或被对手击打造成的[6]。第五掌骨骨折被称为"拳击手骨折"[5]。足球、橄榄球、棒球、曲棍球和长曲棍球等体育运动也常引起掌骨骨折[5,6]。

病史、检查和诊断

掌骨颈骨折患者表现为受累的掌骨背侧远端急性疼痛和肿胀。手指重叠或绞指表明旋转不良。通过让患者向手掌屈曲手指,可以很容易地评估旋转对位。在这个姿势下,所有的手指都应该指向舟状结节[5]。X 线片(包

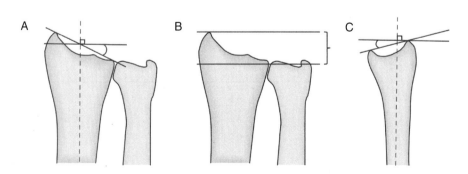

图 18.1　桡骨远端骨折的影像学指标。(A)桡骨尺倾角。(B)桡骨茎突高度。(C)掌倾角。

括正位、侧位和斜位片)有助于确诊和评估力线[6]。一般来说,可以接受的角度限制为食指和中指 10°~20°,无名指 30°,小指 40°[6]。

治疗

大多数掌骨颈骨折可以非手术治疗,闭合性复位和支具固定 3~4 周。建议在此期间密切观察,以确保维持复位[5]。手术指征包括过度成角、缩短(>5mm)或任何旋转畸形[5]。

舟骨骨折

病因和病理生理学

舟骨是腕骨近端和远端之间的机械桥梁。舟骨的血液供应来自桡动脉,腕背支通过逆行血流供应舟骨近端 70%~80% 的区域,掌浅支供应舟骨远端 20%~30% 的区域。值得注意的是,不同的血流方向增加了远端骨折不愈合的风险[7]。舟骨骨折是最常见的腕骨骨折,约占腕骨骨折的 2/3[8]。舟骨骨折最常见的原因是摔倒时手腕过伸着地。

病史、检查和诊断

患者一般表现为桡腕关节疼痛[8]。鼻烟壶或舟骨结节存在触诊压痛时,应注意是否存在舟骨骨折。X 线片包括正位、侧位和舟骨位片,这是初步的选择。然而,X 线片最初可能是阴性的。因此,在临床可疑的情况下,应对患者进行固定,并进行连续 X 线片(14~

21 天)和(或)先进的影像学(超声、CT 扫描或MRI)检查以确诊[7,8]。一般来说,MRI 诊断舟骨骨折的敏感性和特异性接近 100%,并能评估周围软组织结构和骨骼的血管状态[8]。

治疗

在疑似舟骨骨折的病例中,不能过分强调立即固定。未经治疗或治疗不足的舟骨骨折发生骨不连的风险很高,据报道,高达 25%的病例发生骨不连[8]。如前所述,最初阴性的 X 线片不排除舟骨骨折。在这种情况下,患者应适当将拇指固定在短臂石膏中,直到明确骨折。骨折的位置和稳定性可以指导下一步治疗[7,8]。骨折稳定性通常由 Herbert分类定义(表 18.1)[8]。稳定且无移位的骨折可采用石膏固定治疗。通常,推荐拇指固定短臂石膏,尽管一些研究表明,包括拇指的制动对促进愈合不是必要的[9]。应用长臂和短臂石膏也仍有争议。移位和不稳定的骨折需要手术固定以减少畸形愈合和骨不连的风险[8]。

Kienböck 病

病因和病理生理学

月骨缺血性坏死被称为 Kienböck 病。月骨缺血性坏死的发展被认为是多因素的,部分可能与机械应力和血管供应变化在内的倾向解剖因素有关[10]。Kienböck 病最常见

表 18.1 Herbert 分类

A 型	稳定的急性骨折	A1	舟骨结节骨折
		A2	舟骨腰部不完全骨折
B 型	不稳定的急性骨折	B1	舟骨远端斜形骨折
		B2	舟骨腰部完全骨折
		B3	舟骨近端骨折
		B4	腕关节脱位经舟骨月骨骨折

于 20~40 岁的男性,通常为单侧[10,11]。

病史、检查和诊断

Kienböck 病可能是通过隐匿性起病的腕背疼痛史诊断的。活动时疼痛往往加重。患者通常主诉握力下降[10]。体格检查时,可感到腕部肿胀,月骨和桡腕关节触诊有压痛。通过影像即可确诊,X 线片通常足以确定诊断和对坏死的严重程度进行分级 (表 18.2)[10]。然而,MRI 对早期疾病的诊断可能是必要的。另一方面,CT 扫描通常用于月骨塌陷的晚期,以显示骨坏死和月骨破碎的程度[10]。

治疗

患有早期(Ⅰ期)Kienböck 病的患者,初期使用支具或石膏固定。然而,如果患者的症状持续或者尽管制动但影像学仍有进展的,或更严重的疾病,应转诊进行手术评估[10]。手术方法由各种因素决定,包括骨的形态、软骨完整性和月骨的血供[11]。

肌腱疾病

桡骨茎突狭窄性腱鞘炎

病因和病理生理学

桡骨茎突狭窄性腱鞘炎是一种以累及手腕背侧第一伸肌室为特征的腱鞘炎[12]。背侧第一伸肌室位于桡骨茎突水平,包含拇长展肌和拇短伸肌的肌腱[12]。桡骨茎突狭窄性腱鞘炎由摩擦或外伤导致,覆盖背侧第一伸肌室的支持带,导致其肿胀和增厚。这反过来又导致骨纤维管道变窄,阻碍肌腱在腱鞘内滑动[13]。

桡骨茎突狭窄性腱鞘炎在女性中的发病率是男性的 3~6 倍,且多见于中年人群(40~60 岁)。尤其与妊娠、产后,以及涉及反复尺桡偏的活动有关,如敲击、越野滑雪、球拍运动、高尔夫和重复举重。桡骨茎突狭窄性腱鞘炎更典型的是累及惯用手[12]。

病史、检查和诊断

通常通过临床检查做出诊断。患者主诉当手腕处于中立位抓握或提起物体时,往往会出现腕桡背侧疼痛。也有患者主诉腕关节桡侧肿胀[13]。体格检查时,触诊时一般在桡骨茎突的第一背侧伸肌室有局灶性压痛。拇指抗阻运动(尤其是伸展或外展)或腕关节桡偏也会加重疼痛[14]。Finklestein 试验是让患者抓住拇指,然后手和手腕被动尺偏。通过此试验疼痛再现提示是桡骨茎突狭窄性腱鞘炎[12]。通常不必进行影像学检查。然而,X 线片可能有助于发现骨性改变,如骨刺,也可以排除其他疾病,包括拇指基底关节炎、桡腕关节炎或手腕骨折[13,14]。超声可以进

表 18.2　Kienböck 病的分期

分级	影像学表现
Ⅰ级	X 线片未见明显变化,MRI 显示月骨内 T1 信号减弱
Ⅱ级	月骨硬化症,形状无明显改变
Ⅲa 级	月骨塌陷,舟骨无旋转
Ⅲb 级	月骨塌陷,腕骨高度降低,舟骨掌侧屈曲固定
Ⅳ级	邻近腕骨间关节的退行性改变

一步支持诊断,典型的表现是伸肌支持带增厚,腱鞘内液体膨胀,彩色多普勒显示腱鞘内充血[15]。

治疗

首先应该尝试保守治疗。包括活动调整,冰敷和服用止痛的非甾体抗炎药或对乙酰氨基酚[12]。前臂固定通常推荐用以前臂为基础固定拇指的支具,通常推荐腕关节处于中立位置,拇指屈曲 30°和外展 30°[12]。对于较严重或较顽固的症状,可以考虑在超声引导下进行腱鞘内注射。对于严重病例和(或)保守治疗失败≥6 个月的患者,可能需要手术转诊进行背侧第一伸肌室松解手术。

预防策略包括教育、人体工程学或姿势矫正,以及充分的休息,尽管目前几乎没有证据支持它们的有效性[16]。

近端交叉综合征

病因和病理生理学

近端交叉综合征是指发生在腕关节第一和第二背侧伸肌室交叉部位的腱鞘炎,发生在桡骨茎突近端 4~6cm 处[14,17]。第一背侧伸肌室包含拇长展肌和拇短伸肌的肌腱,而第二背侧伸肌室包含桡侧腕长和腕短伸肌肌腱。人们认为,手腕的重复屈伸会导致两个间室的摩擦,最终产生炎症反应和继发的腱鞘炎,主要涉及背侧第二伸肌室[14,17]。从事涉及手腕重复屈伸活动的人,如划船运动员、举重运动员、滑雪运动员、骑马运动员、网球运动员和壁球运动员的患病风险更高[17]。

病史、检查和诊断

患者通常主诉腕背桡侧和前臂疼痛,该区域可能有肿胀。体格检查时,在桡骨茎突近侧 4cm 处可发现压痛和局部肿胀。被动尺偏或腕关节抗阻性屈伸或前臂抗阻性旋前可导致疼痛[17]。超声成像可能有助于诊断,并显示肌腱增厚、腱鞘内积液,以及第一与第二伸肌室交叉处的腱鞘周围水肿。X 线片、CT 或 MRI 等高级影像学检查主要用于排除其他骨性或软组织病变[17]。

治疗

开始应强调保守治疗,包括活动调整、冰敷、使用非甾体抗炎药或乙酰氨基酚止痛[14]。用前臂支具对腕关节进行轻微伸展固定是有帮助的。如果采取了这些措施但症状仍然存在,可以考虑在超声引导下对第一和第二背侧伸肌间室交点注射皮质类固醇[17]。在极少数情况下,对于保守治疗难治的病例,可能需要进行清创手术和背侧第二伸肌室的松解术[14,17]。目前,还没有完善的交叉综合征预防指南。

尺侧腕伸肌肌腱病变和半脱位

病因和病理生理学

尺侧腕伸肌(ECU)协助手腕伸展(尤其是前臂旋后时)和尺偏,并为手腕提供静态和动态稳定性[14]。ECU 肌腱位于背侧第六伸肌室内,位于尺骨远端尺神经沟内,位于 TFCC 浅表位置[14]。ECU 肌腱的损伤包括肌腱病变、腱鞘炎和不稳。腕关节重复屈伸,尤其在旋后时,支持带和鞘下的张力变大,肌腱容易发生腱鞘病变或腱鞘炎[19]。ECU 腱鞘下明显的断裂导致肌腱不稳定或半脱位[19]。ECU 损伤在网球和高尔夫运动员中最常见[19]。

病史、检查和诊断

ECU 肌腱病表现为隐匿性的腕背尺侧疼痛,在抓握或剧烈活动时疼痛可能会加重[19]。ECU 半脱位之前可能有外伤史。除了手腕尺侧疼痛外，患者可能会主诉手腕活动时的"咔嗒"感[19]。在查体时，触诊 ECU 肌腱经常会有局灶性压痛。前臂旋后时腕部抗阻性伸展导致症状[疼痛和(或)"咔嗒"声]重现[14]。与大多数腕关节肌腱病变一样，ECU 肌腱病变和(或)半脱位通过临床检查做出诊断。然而，可考虑用 MRI 或超声来确诊。在早期或轻微肌腱病变的病例中，超声具有与对侧进行比较的附加价值，以及动态评估肌腱的不稳定[19]。

治疗

治疗应包括保守措施的试验，包括活动调整、冰敷、使用非甾体抗炎药或对乙酰氨基酚来控制疼痛[14]。腕关节背伸 30° 同时尺偏，采用支具或石膏固定 3~4 周[19]。此外，在超声引导下进行肌腱周围注射，对ECU 肌腱病变的也有诊断和治疗的价值[14]。

初始保守治疗同样适用于 ECU 半脱位的病例[19]。在急性期，建议肌腱复位并固定 6 周。虽然没有明确的证据支持一种固定方式优于另一种固定方式，但一些人主张使用前臂旋前打长臂石膏来使肌腱固定在尺骨背侧沟内[19,20]。固定之后应循序渐进地进行活动范围和力量训练[19]。手术介入适用于保守治疗难以治愈的 ECU 肌腱病变和(或)半脱位症状[14,19]。

Dupuytren 挛缩

病因和病理生理学

掌腱膜是一个三角形的结构，覆盖在延伸到手指的手部肌肉上。Dupuytren 挛缩是一种进展性掌腱膜纤维化增厚的疾病。成纤维细胞浸润和胶原蛋白异常沉积导致沿筋膜带形成结节和条索[21]。这导致受累手指的挛缩和屈伸受限。

Dupuytren 挛缩是一种常染色体显性遗传疾病，具有多样性的外显率。男性比女性更常见，发病率随年龄增长而增加。其他环境风险因素包括饮酒史、吸烟史、糖尿病和体力劳动，特别是涉及振动暴露的职业[21,22]。挛缩通常出现在掌指关节和近指间关节。环指是最常受影响的手指[22]。

病史、检查和诊断

患有 Dupuytren 挛缩的患者通常会在手掌中出现疼痛的结节，这可能与活动范围减小和日常功能受损有关[21]。查体可确诊。在疾病的早期阶段，检查和触诊可发现掌腱膜内的结节和皮肤皱褶。随着病情的发展，患者可能会在掌指关节和近指间关节处出现挛缩。这可以很容易地通过 Hueston 桌面试验来评估，即要求患者将受影响的手掌放在桌子上，患者无法完全压平手指则可进行诊断。在查体时，评估双侧受累情况及异常的表现也很重要，如足底纤维瘤病（Ledderhose 病）、背侧近指间纤维瘤病或 Peyronie 病，因为这些情况预后较差，复发风险较高[22]。影像学研究很少用于诊断 Dupuytren 挛缩。

治疗

根据患者的偏好、疾病的严重程度、成本效益、并发症的风险和对复发的关注，可以采用多种治疗策略[22,23]。对于没有明显挛缩的轻症，建议进行拉伸和活动范围的锻炼[22]。此外，微创手术（如溶组织梭菌胶原酶注射或针式腱膜切开术）可应用在轻度至中度疾病中。局部溶组织梭菌胶原酶注射释放一种酶来破坏胶原蛋白，并促进条索人工断裂[23]。溶组织梭菌胶原酶注射治疗掌指关节挛缩比近指间关节挛缩更有效，且并发症的风险相对较低。针刺腱膜切开术是指在局部麻醉下插入针并破坏脊髓，然后再进行人工操作和断裂[23]。针刺腱膜切开术在处理掌指关节挛缩比近指间关节挛缩方面更有效。溶组织梭菌胶原酶注射比针刺腱膜切开术更昂贵，可能需要多个步骤，而且应该只在单个条索上进行[22,23]。潜在的注射并发症包括皮肤损伤、指神经损伤和肌腱断裂。对于病情较严重的疾病，应考虑行外科筋膜切开术[22,23]。一般来说，对于任何掌指关节>30°的屈曲挛缩，近指间关节>15°的屈曲挛缩，或手部功能和日常生活活动明显受损的患者，建议行筋膜切开术。

扳机指

病因和病理生理学

指浅屈肌腱和指深屈肌腱分别由 5 个环形滑车和 3 个交叉滑车组成的腱鞘所包围。该结构可以在手指屈伸时保持肌腱排列，减少手指屈伸时肌腱的摩擦[24]。屈肌狭窄性腱鞘炎或扳机指是指因屈肌滑车腱鞘狭窄而引起的疾病，常伴有腱鞘、滑车界面肥大和炎症[25]。导致屈肌腱异常滑动，在掌指关节水平的第一环形滑车腱鞘最常见[25]。扳机指可影响儿童和成人。在成人中，扳机指与慢性重复性使用有关。其他危险因素包括糖尿病、甲状腺疾病、淀粉样变性和类风湿关节炎[25]。发病高峰在 40~60 岁，女性比男性易受影响。在成人中，环指受累最常见[25]。

病史、检查和诊断

扳机指患者的典型症状是手指底部疼痛，以及"咔嗒"声、抓握声或锁定声[26]。患者可能会主诉他们的手指卡在屈曲的位置[26]。体格检查显示手指在屈伸时触发症状。更严重的病例可能在受影响的区域产生结节和屈

曲固定挛缩[24,27]。扳机指主要是经临床确诊，但超声也有一定的实用价值，通常可显示滑车增厚，有时伴有屈肌腱鞘炎或肌腱炎[27]。动态评估可进一步证实滑车内屈肌腱的异常活动[25]。

治疗

早期或较轻的扳机指病例最初通常采用保守治疗，包括按摩、非甾体抗炎药和夜用掌指关节夹板固定 10°~15°[24]。其他保守治疗的夹板包括掌指关节(MP)在 15°屈曲状态下固定掌指关节 6 周的夹板或使用限制指深屈肌活动的远指间关节伸直位夹板[28,29]。超声引导下在肌腱鞘和滑车内注射皮质类固醇对部分患者也有帮助[24,27]。值得注意的是，皮质类固醇注射对那些慢性(>6 个月)或严重症状、涉及多指和(或)有糖尿病史的患者似乎效果较差[24]。对于难以采取保守措施的病例和更严重的病例，包括固定屈曲挛缩，应考虑滑车松解手术[24,27]。超声引导下经皮滑车松解术安全且有效。

球衣指

病因和病理生理学

球衣指描述了指深屈肌腱自远节指骨基底附着处的撕脱性损伤[30,31]。这种损伤在接触性运动中尤其常见，起因是手指在屈曲时被强制伸直，就像手指屈曲在试图抓住或阻截对手时被球衣勾住。环指是最常见的受累手指，占 75%[31]。

病史、检查和诊断

屈曲的手指在强制伸直后出现的急性疼痛。在手指远端(掌侧)触诊时压痛特别明显，在某些情况下，可以在更近的部位触诊到回缩的肌腱。休息时，受伤的手指相对于

周围的手指显得略微伸展。患者无法在远端指间关节处主动屈曲受累的手指[31]。X 线片对评估撕脱性骨折非常重要[30,31]。超声或 MRI 等先进的影像可用于评估肌腱回缩的程度，特别是在慢性的病例中[31]。

治疗

球衣指损伤需要立即转诊至手外科医生进行手术修复，防止远期发病[31,32]。

槌状指

病因和病理生理学

槌状指是指由位于远指间关节远端附着点附近的伸肌腱末端断裂引起的损伤。在运动中，这种损伤很常见，但也可能发生在与工作或家务有关的活动中，如把床单塞进床缝里或由挫裂伤引起[34]。该损伤通常是由远节指骨主动伸展时直接纵向冲击指尖造成的[32]。

病史、检查和诊断

患者通常能回忆起明确的损伤机制，典型的特征是指尖外伤性撞击。经检查，患者在远指间关节处压痛和屈曲畸形，且远指间关节无法主动伸直远节指骨[34]。X 线片对于排除伴随的远节指骨撕脱骨折或掌侧半脱位很重要[33,34]。

治疗

非手术治疗包括远指间关节固定，用于单独肌腱损伤、非移位损伤和关节面<30%的损伤[32,33]。应将远指间关节固定在过伸位，一般允许近指间关节自由活动。已有多种用于固定的支具，包括基于掌侧的Stack 支具和筒形石膏，其效果类似[32,33]。支具应全天佩戴，每天 24 小时，至少持续 6~8 周，然后再进行几周的夜间支具治疗[32,33]。持续的固定是必要的。如果患者在固定过程中出现任何中断，建议重新开始进行制动[33]。所有开放性损伤，以及涉及关节面 30%以上的掌侧半脱位或撕脱性相关损伤，都需要转诊到手外科。

韧带疾病

舟月韧带损伤

病因和病理生理学

舟月骨间韧带是连接舟骨和月骨的腕部固有韧带。该韧带由背侧段、近端段和掌侧段组成，其中背侧段是防止两骨之间过度平移的最关键部分。韧带损伤是腕骨不稳的一个重要和常见的原因[35]。舟月骨间韧带损伤可急性发生，典型的情况是腕部强制伸直和尺偏，或摔倒时手向前伸出着力[35]。然而，退行性过程，如类风湿关节炎也可导致慢性舟月骨间韧带功能不全。

病史、检查和诊断

患者表现为腕背侧疼痛和(或)肿胀。如俯卧撑等加重手腕负荷的活动可能会加重疼痛。其他症状可能包括手腕"咔嗒"声或握力下降[35]。体格检查可发现解剖鼻烟窝或舟月间隙背部触诊时有压痛。Watson 移位试验是对舟骨结节施加压力，同时使手腕从尺侧偏移到桡侧。腕背侧疼痛或可触及的撞击声代表测试阳性，可能提示舟月骨间韧带不稳[35]。X 线片对确诊很重要，应该包括中立位和应力位。至少应该获得中立的后前位片和侧位片。常见的应力视图包括握拳后前位片和径向尺偏后前位片。舟月骨间韧带损伤表现为中立位或应力位后前视图下，舟月骨间间隙增宽>3mm，或者侧位片上舟月骨间角度>70°。根据 Watson 分类（表 18.3），可以对损伤进行影像学分类。当 X 线片无法显示时，超声或 MRI 的先进成像可能会有用[35]。诊断性关节镜仍然是诊断的金标准[36]。

治疗

非手术治疗对于急性、稳定的舟月骨间韧带损伤，以及慢性无症状损伤可能是合理的。用支具或石膏制动 4~6 周再进行康复治疗[35-37]。对于不稳定损伤或保守治疗失败的损伤，手术方式取决于损伤的严重程度和疾病进展速度，以及是否存在退行性改变[35,36]。

三角纤维软骨复合体损伤

病因和病理生理学

TFCC 位于月骨、三角骨和尺骨头之间，由三角形纤维软骨盘、半月板同系物、背侧和掌侧的桡尺韧带、尺三角韧带、尺月韧带、尺腕副韧带和 ECU 腱鞘下肌腱组成[38]。总的来说，TFCC 对手腕尺侧起着稳定的作用[39]。损伤的危险因素包括重复性用力尺偏（可能发生在挥动球棒或球杆时）和尺骨阳性病变[38,39]。

病史、检查和诊断

患者通常将疼痛定位于手腕的尺侧。手腕的负重活动或旋前/旋后活动，如转动钥匙，可能会使疼痛加重[26]。在查体中，挤压 TFCC、手腕旋前并尺偏和轴向加压会引起疼痛[39]。X 线片可能有助于确定尺骨阳性病变，这是 TFCC 损伤的一个公认的危险因素。X 线片也可以显示尺骨茎突骨折，这同样可以提示 TFCC 损伤的风险[17]。目前的共识是 MRI 优于 MR 关节造影来进一步评估 TFCC，但腕关节镜检查是诊断 TFCC 撕裂的金标准[39,40]。

治疗

在没有明显的尺桡骨远端关节不稳定的情况下，急性和慢性 TFCC 损伤最初都可以采用保守治疗[26]。治疗措施包括活动调整和用掌侧腕支具或短臂石膏固定，然后进行渐进式职业治疗[38]。在某些情况下，向 TFCC 或桡腕关节注射皮质类固醇有助于减轻疼痛[26]。对于上述方法难以治愈的病例，应考虑转诊到手外科医生[38]。

拇指尺侧副韧带撕裂

病因和病理生理学

拇指的掌指关节是一个动态关节，主要功能是屈曲和伸展，在促进抓握和捏的运动中很重要[41,42]。尺侧副韧带对于维持掌指关节抵抗桡侧应力的横向稳定性很重要[42,43]。慢性重复性外翻应激（"狩猎人拇指"）或者掌指关节急性过度外展或过伸（"滑雪者拇

表 18.3　WATSON 舟月骨不稳定分级

分类	定义
动态前不稳定	X 线片未见异常
	高级影像学或手术时可见韧带撕裂
动态不稳定性	仅在应力 X 线片上可见舟月骨间隙增宽
静态分离	中性无应力的 X 线片显示舟月骨间隙增宽
舟月骨晚期塌陷	平片上舟月间隙增宽，舟骨移位及关节炎改变

指")的情况下可能会损伤尺侧副韧带[41,42]。

病史、检查和诊断

患者表现为掌指关节尺侧急性或隐性发作的疼痛。患者也可能主诉拇指活动困难或无力和(或)握持不稳。急性病例通常伴有创伤史及肿胀和(或)挫伤。查体时,触诊掌指关节尺侧可再现疼痛。此区域可触及的肿块与 Stener 病变有关。应对掌指韧带进行应力检查,以评估韧带的完整性。这涉及稳定掌骨,同时在完全伸展和屈曲 30°时分别对近节指骨施加桡向应力,分别测试副韧带和侧副韧带[43]。副韧带止点不牢固,或损伤副韧带与正常副韧带的松弛度差异为 10°~15°,提示完全损伤[43,44]。

所有疑似尺侧副韧带损伤的患者都建议进行正位和侧位 X 线片检查。事实上,一般建议在进行全面体格检查之前先拍 X 线片以排除掌骨骨折[41,42]。在尺侧副韧带损伤的情况下,X 线片可显示掌指关节不稳定(反映为近节指骨桡侧或掌侧半脱位)和(或)相关的撕脱性骨折[41]。先进的成像,如 MRI 或超声,应考虑用来确诊和量化损伤的程度。尺侧副韧带损伤可分为 I 级(韧带扭伤但完好)、II 级(韧带部分撕裂)和 III 级(韧带全层或完全撕裂)。III 级损伤可能伴有韧带撕脱,有或没有骨附着,位于拇收肌腱膜的浅表。这被称为 Stener 病变,作为外科转诊和修复的一个很重要的指征[42]。MRI 和超声在诊断尺侧副韧带部分和完全撕裂方面均有较高的敏感性和特异性。超声往往更容易获得并允许动态评估,然而,它的诊断准确性不稳定[41]。

治疗

一般来说,I 级和 II 级的尺侧副韧带损伤可以采用保守的治疗方法,重点是早期拇指石膏或支具固定 4~6 周。有人建议,在掌指关节轻度屈曲和尺偏时,固定拇指[44]。通常允许指间关节自由活动以限制僵硬[41,44]。经过适当的制动后,建议作业治疗,首先训练活动范围,然后是渐进式的力量练习[41,44]。一般来说,患者在受伤后约 12 周就能恢复完全不受限制的活动[41]。III 级损伤和(或)存在 Stener 损伤应转诊给手外科医生进行手术修复或重建。通常情况下,急性损伤 (3~6 周)考虑进行韧带修复,而更多的慢性损伤需要进行韧带重建[41]。

神经疾病

腕管综合征

病因和病理生理学

腕管由腕骨和腕横韧带组成。重要的骨性标志包括桡侧的舟骨结节和三角骨,尺侧的钩骨的钩和豌豆骨。腕管包含指浅屈肌腱、指深屈肌腱、拇长屈肌腱和正中神经。腱鞘炎、激素的变化和(或)手工活动会对腕管正中神经造成压迫和损伤,导致"腕管综合征"[45]。

腕管综合征是常见的神经卡压病变,约 1/10 的人群受影响[15,46]。一般来说,腕管综合征在女性中更常见。这种情况与妊娠和更年期都有关,这促成了激素变化可能是病因的观念[45]。其他危险因素包括甲状腺功能减退、类风湿性关节炎、糖尿病、肥胖、吸烟和年龄增长[45,46]。之前的研究认为使用电脑与腕管综合征有关,但最近的研究未能证明两者之间有明确的联系,因此存在争议[45]。

病史、检查和诊断

腕管综合征的诊断以手的感觉异常、疼痛或伴力量减弱等典型临床表现为特征[45,46]。最初，患者经常主诉间歇性、夜间感觉障碍和感觉异常。随着时间的推移，症状可能会变得更加频繁，并在清醒的时候发生[45]。尽管患者经常主诉更弥漫性的症状，但预计感觉症状的分布在桡侧的三根半指。并且症状可向前臂和上臂的近端蔓延[45]。随着时间的推移，患者可能会经历明显的感觉丧失和手部无力[45,46]。更严重的病例在手部检查时可能显示选择性的大鱼际萎缩。体格检查还应包括腕管挤压试验。测试是通过对腕管直接施加30秒的压力来完成的。疼痛或感觉异常的再现为试验阳性[47]。Phalen试验（腕关节抗重力屈曲）和Tinel试验（在腕管上的叩击正中神经）在腕管综合征的诊断中敏感性和特异性通常较低[45]。

可通过电诊断评估或神经超声检查进行验证性检测。电诊断评估是高度敏感的，并提供有关脱髓鞘和轴突损伤程度的生理数据。神经传导研究显示感觉和(或)运动潜伏期延长，严重者可能有振幅丧失[48]。肌电图同样可以显示轴突丢失的证据[异常的自发活动和(或)异常的有意识的运动单元形态]，在较严重的病例中，即拇短展肌的轴突损害[48]。根据电诊断结果提出了一个分级系统（表18.4），该系统可能有助于预测手术的

预后。然而，值得注意的是，临床症状的严重程度与电生理的严重程度并不明显相关[48]。

神经超声可以用来证实正中神经的动态数据，以支持腕管综合征的诊断[49,50]。尤其是在腕管入口或豌豆骨水平测量的横截面积的增加与腕管综合征的诊断是一致的。通常使用 $1.0 \sim 1.2cm^2$ 的临界值[49]。在旋前方肌与腕管入口水平的正中神经横截面积>2mm的差值也可用于诊断[50]。其他支持性超声表现包括压迫部位的神经突然变平，神经丧失正常的束状回声，神经及其周围的血管充血[50]。

治疗

在没有明显运动缺陷的情况下，包括活动调整、支具和疼痛管理在内的保守治疗是腕管综合征的一线治疗方法。避免重复的手腕运动和人体工程学修改，减少正中神经的压力可能是有益的[45]。

可以使用一个中立位夹板，尤其可缓解夜间症状[46]。非甾体抗炎药、对乙酰氨基酚或神经性药物可能有效控制疼痛[45,46]。超声引导下在腕管的正中神经周围注射类固醇和水中剥离既可诊断又可治疗。对于保守治疗困难的病例，涉及运动障碍的严重病例，以及急性创伤病例（例如，桡骨远端骨折切开复位内固定后），应考虑手术治疗[45]。手术通过切断腕横韧带来减压。超声引导下的腕管松解术也是一种安全有效的方法。

表18.4　腕管综合征电诊断严重程度

严重程度	SNAP 中位数	CMAP 中位数	肌电图(拇短展肌)
轻度	长时间的延迟	正常的延迟	正常
中度	长时间的延迟	长时间的延迟	正常
严重	低振幅/缺失	低振幅/缺失	纤颤电位或运动单元电位的变化

SNAP，感觉神经动作电位；CMAP，复合运动动作电位。

腕管综合征有效预防策略的证据通常很少。然而，长期以来一直主张通过人体工程学改造来降低职业风险[46]。已知的风险因素包括涉及手部和手腕重复有力的运动、振动和(或)寒冷暴露的职业。考虑到肥胖和腕管综合征之间的联系，特别是高危工作者，建议将减重作为预防措施[46]。

尺管综合征

病因和病理生理学

尺管(也称为 Guyon 管)起始于腕掌韧带的近侧，止于小鱼际肌下的腱膜弓，在钩骨钩的水平。腕管的边界沿其路线变化，包含尺神经、尺动脉和尺静脉。在腕管内，尺神经分为浅和深运动分支。浅表分支支配掌短肌，也支配小鱼际隆起和尺侧一根半手指(小指和环指尺侧)的感觉。深运动分支支配骨间肌、第三和第四蚓状肌、小鱼际肌(小指外展肌、小指对掌肌和小指短屈肌)，以及拇收肌和拇短屈肌内侧头[51]。尺骨管的尺神经受压可由多种因素引起，包括但不限于腱鞘囊肿、重复性创伤、尺动脉血栓或动脉瘤、钩骨骨折、关节炎、掌短肌肥大或纤维束[51]。

尺管综合征的发病率不明确。然而，它的发病率似乎比腕管综合征或肘管综合征要低得多。高危人群包括骑行者、棒球接球手，以及从事网球、高尔夫和曲棍球等球拍类或俱乐部运动的人群[51]。另一个风险因素是容易造成手腕重复性创伤的职业，如锤击[51]。最后，轮椅的使用与尺管综合征的高发生率有关[52]。

病史、检查和诊断

临床症状由尺神经受压程度和受累的分支决定。临床表现可能是纯感觉性、纯运动性或混合性的[51]。常见的主诉包括尺侧疼痛、感觉异常、手骨间肌和手指外展、环指和小指屈曲和(或)拇指内收无力。一般来说，感觉症状应出现在手部的尺背侧，这是由尺管近端的背侧尺侧皮神经支配的[51]。体格检查同样可以显示尺神经浅支分布的感觉受损，包括小鱼际处隆起和尺侧一根半手指，而手的尺背侧相对保留。在钩骨与豌豆骨上的 Tinel 征可能会重现手部尺侧的症状。此外，还可能出现小鱼际下隆起、骨间肌选择性萎缩和(或)环指和小指的爪形手[51]。从功能上讲，手的内在肌萎缩表现为交叉手指困难。患者也可能表现出握力或捏力的下降。Wartenberg 征指的是由于无法对抗桡神经支配的小指伸肌导致小指不自主的外展姿势。Froment 征是通过患者用拇指和食指捏一张纸来评估的。Froment 征阳性表现拇指为指间关节过度屈伸，以补偿尺神经支配的拇内收肌的无力。

影像学研究有助于确定腕部尺神经受压的解剖学原因。X 线片可以显示骨折或骨关节炎，而 MRI 可以识别腱鞘囊肿、软组织肿块、异常肌肉组织或血管病变[51]。超声在显示解剖压迫原因(如腱鞘囊肿)等方面也发挥着重要的作用，同时也阐明了与神经压迫一致的结果，包括横截面积增加和正常回声结构的丧失[50,51]。电诊断研究可以提供有关尺神经损伤的生理数据并确诊。神经传导研究可能显示小指尺侧感觉反应减少，尺侧背侧皮肤反应保留。此外，小指展肌和(或)第一背骨间肌也可能出现运动潜伏期延长或振幅降低[51]。肌电图也可以显示轴突丧失[异常的自发活动和(或)异常的有意识的运动单位形态]，包括小指展肌和(或)第一背侧骨间肌。

治疗

非手术治疗是适合无运动障碍的尺管综合征较轻病例的一线方法。治疗包括活动矫正以避免刺激性活动，支具固定，以及使用非甾体抗炎药或乙酰氨基酚来控制疼痛。带衬垫的手套或凝胶垫也可以通过在小鱼际隆起上分布压力来缓解压力。应评估自行车是否适合骑自行车的人，特别注意车把位置，并对其进行改进[51]。对于顽固性或更严重的病例（有明显的运动受累），以及涉及器质性压迫的情况，如腱鞘囊肿，应考虑手术减压[51]。

（王鑫 译　肖锋 蔡倩倩 李奇 审）

参考文献

1. Padegimas EM, Ilyas AM. Distal radius fractures. *Orthop Clin N Am*. 2015;46(2):259–270. doi:10.1016/j.ocl.2014.11.010
2. Levin LS, Rozell JC, Pulos N. Distal radius fractures in the elderly. *J Am Acad Orthop Surg*. 2017;25(3):179–187. doi:10.5435/JAAOS-D-15-00676
3. Mauck BM, Swigler CW. Evidence-based review of distal radius fractures. *Orthop Clin N Am*. 2018;49(2):211–222. doi:10.1016/j.ocl.2017.12.001
4. Lyngcoln A, Taylor N, Pizzari T, Baskus K. The relationship between adherence to hand therapy and short-term outcome after distal radius fracture. *J Hand Ther*. 2005;18(1):2–8. doi:10.1197/j.jht.2004.10.008
5. Cotterell IH, Richard MJ. Metacarpal and phalangeal fractures in athletes. *Clin Sports Med*. 2015;34(1):69–98. doi:10.1016/j.csm.2014.09.009
6. Soong M, Chase S, George Kasparyan N. Metacarpal fractures in the athlete. *Curr Rev Musculoskelet Med*. 2017;10(1):23–27. doi:10.1007/s12178-017-9380-0
7. Winston MJ, Weiland AJ. Scaphoid fractures in the athlete. *Curr Rev Musculoskelet Med*. 2017;10(1):38–44. doi:10.1007/s12178-017-9382-y
8. Fowler JR, Hughes TB. Scaphoid fractures. *Clin Sports Med*. 2015;34(1):37–50. doi:10.1016/j.csm.2014.09.011
9. Buijze GA, Goslings JC, Rhemrev SJ, et al. Cast immobilization with and without immobilization of the thumb for nondisplaced and minimally displaced scaphoid waist fractures: a multicenter, randomized, controlled trial. *J Hand Surg Am*. 2014;39(4):621–627. doi:10.1016/j.jhsa.2013.12.039
10. Schuind F, Eslami S, Ledoux P. Kienbock's disease. *J Bone Joint Surg Br*. 2008;90(2):133–139. doi:10.1302/0301-620X.90B2.20112
11. Lichtman DM, Pientka WF, Bain GI. Kienböck disease: moving forward. *J Hand Surg Am*. 2016;41(5):630–638. doi:10.1016/j.jhsa.2016.02.013
12. Ilyas AM, Ilyas A, Ast M, Schaffer AA, Thoder J. De Quervain tenosynovitis of the wrist. *J Am Acad Orthop Surg*. 2007;15(12):757–764. doi:10.5435/00124635-200712000-00009
13. Satteson E, Tannan SC. De Quervain tenosynovitis. In: *StatPearls*. StatPearls Publishing; 2020. Accessed February 21, 2020. http://www.ncbi.nlm.nih.gov/books/NBK442005/
14. Adams JE, Habbu R. Tendinopathies of the hand and wrist. *J Am Acad Orthop Surg*. 2015;23(12):741–750. doi:10.5435/JAAOS-D-14-00216
15. Volpe A, Pavoni M, Marchetta A, et al. Ultrasound differentiation of two types of de Quervain's disease: the role of retinaculum. *Ann Rheum Dis*. 2010;69(5):938–939. doi:10.1136/ard.2009.123026
16. Calvo-Cerrada B, Martínez JM, Dalmau A. adoption of preventive measures after returning to work among workers affected by De Quervain's tenosynovitis. *J Occup*

Rehabil. 2012;22(4):579–588. doi:10.1007/s10926-012-9374-0

17. Michols NJ, Kiel J. Intersection syndrome. In: *StatPearls*. StatPearls Publishing; 2020. Accessed February 21, 2020. http://www.ncbi.nlm.nih.gov/books/NBK430899/

18. Montechiarello S, Miozzi F, D'Ambrosio I, Giovagnorio F. The intersection syndrome: ultrasound findings and their diagnostic value. *J Ultrasound.* 2010;13(2):70–73. doi:10.1016/j.jus.2010.07.009

19. Campbell D, Campbell R, O'Connor P, Hawkes R. Sports-related extensor carpi ulnaris pathology: a review of functional anatomy, sports injury and management. *Br J Sports Med.* 2013;47(17):1105–1111. doi:10.1136/bjsports-2013-092835

20. Green D. *Green's Operative Hand Surgery*. 7th ed. Elsevier; 2017.

21. Lurati AR. Dupuytren's contracture: work-related disorder? *Workplace Health Saf.* 2017;65(3):96–99. doi:10.1177/2165079916680215

22. Mella JR, Guo L, Hung V. Dupuytren's contracture: an evidence based review. *Ann Plast Surg.* 2018;81:S97–S101. doi:10.1097/SAP.0000000000001607

23. Henry M. Dupuytren's disease: current state of the art. *Hand.* 2014;9(1):1–8. doi:10.1007/s11552-013-9563-0

24. Giugale JM, Fowler JR. Trigger finger. *Orthop Clin N Am.* 2015;46(4):561–569. doi:10.1016/j.ocl.2015.06.014

25. Jeanmonod R, Waseem M. Trigger finger. In: *StatPearls*. StatPearls Publishing; 2020. Accessed February 21, 2020. www.ncbi.nlm.nih.gov/books/NBK459310/

26. Pang EQ, Yao J. Ulnar-sided wrist pain in the athlete (TFCC/DRUJ/ECU). *Curr Rev Musculoskelet Med.* 2017;10(1):53–61. doi:10.1007/s12178-017-9384-9

27. Matthews A, Smith K, Read L, Nicholas J, Schmidt E. Trigger finger: an overview of the treatment options. *J Am Acad Phys Assist.* 2019;32(1):17–21. doi:10.1097/01.JAA.0000550281.42592.97

28. Patel MR, Bassini L. Trigger fingers and thumb: When to splint, inject, or operate. *J Hand Surg.* 1992;17(1):110–113. doi:10.1016/0363-5023(92)90124-8

29. Tarbhai K, Hannah S, von Schroeder HP. Trigger finger treatment: a comparison of 2 splint designs. *J Hand Surg.* 2012;37(2):243–249.e1. doi:10.1016/j.jhsa.2011.10.038

30. Abrego MO, Shamrock AG. Jersey finger. In: *StatPearls*. StatPearls Publishing; 2020. Accessed February 21, 2020. http://www.ncbi.nlm.nih.gov/books/NBK545291/

31. Freilich AM. Evaluation and treatment of Jersey finger and pulley injuries in athletes. *Clin Sports Med.* 2015;34(1):151–166. doi:10.1016/j.csm.2014.09.001

32. Bachoura A, Ferikes AJ, Lubahn JD. A review of mallet finger and jersey finger injuries in the athlete. *Curr Rev Musculoskelet Med.* 2017;10(1):1–9. doi:10.1007/s12178-017-9395-6

33. Lamaris GA, Matthew MK. The diagnosis and management of mallet finger injuries. *Hand.* 2017;12(3):223–228. doi:10.1177/1558944716642763

34. Turner AR, Cooper JS. Mallet finger. In: *StatPearls*. StatPearls Publishing; 2020. Accessed February 21, 2020. http://www.ncbi.nlm.nih.gov/books/NBK430811/

35. Konopka G, Chim H. Optimal management of scapholunate ligament injuries. *ORR.* 2018;10:41–54. doi:10.2147/ORR.S129620

36. Morrell NT, Moyer A, Quinlan N, Shafritz AB. Scapholunate and perilunate injuries in the athlete. *Curr Rev Musculoskelet Med.* 2017;10(1):45–52. doi:10.1007/s12178-017-9383-x

37. Anderson H, Hoy G. Orthotic intervention incorporating the dart-thrower's motion as part of conservative management guidelines for treatment of scapholunate injury. *J Hand Ther.* 2016;29(2):199–204. doi:10.1016/j.jht.2016.02.007

38. Ko JH, Wiedrich TA. Triangular fibrocartilage complex injuries in the elite athlete.

Hand Clin. 2012;28(3):307–321. doi:10.1016/j.hcl.2012.05.014

39. Casadei K, Kiel J. Triangular fibrocartilage complex (TFCC) injuries. In: *StatPearls*. StatPearls Publishing; 2020. Accessed February 21, 2020. http://www.ncbi.nlm.nih.gov/books/NBK537055/

40. Minami A. Triangular fibrocartilage complex tears. *Hand Surg.* 2015;20(01):1–9. doi:10.1142/S0218810415010017

41. Avery DM, Caggiano NM, Matullo KS. Ulnar collateral ligament injuries of the thumb. *Orthop Clin N Am.* 2015;46(2):281–292. doi:10.1016/j.ocl.2014.11.007

42. Hung C-Y, Varacallo M, Chang K-V. Gamekeepers thumb (skiers, ulnar collateral ligament tear). In: *StatPearls*. StatPearls Publishing; 2020. Accessed February 21, 2020. http://www.ncbi.nlm.nih.gov/books/NBK499971/

43. Gluck JS, Balutis EC, Glickel SZ. Thumb ligament injuries. *J Hand Surg.* 2015;40(4):835–842. doi:10.1016/j.jhsa.2014.11.009

44. Madan SS, Pai DR, Kaur A, Dixit R. Injury to ulnar collateral ligament of thumb: ulnar collateral ligament injury. *Orthop Surg.* 2014;6(1):1–7. doi:10.1111/os.12084

45. Padua L, Coraci D, Erra C, et al. Carpal tunnel syndrome: clinical features, diagnosis, and management. *Lancet Neurol.* 2016;15(12):1273–1284. doi:10.1016/S1474-4422(16)30231-9

46. Kleopa KA. In the clinic. Carpal tunnel syndrome. *Ann Intern Med.* 2015;163(5):ITC1. doi:10.7326/AITC201509010

47. Durkan JA. The carpal-compression test: an instrumented device for diagnosing carpal tunnel syndrome. *Orthop Rev.* 1994;23(6):522–525.

48. Werner RA, Andary M. Electrodiagnostic evaluation of carpal tunnel syndrome. *Muscle Nerve.* 2011;44(4):597–607. doi:10.1002/mus.22208

49. McDonagh C, Alexander M, Kane D. The role of ultrasound in the diagnosis and management of carpal tunnel syndrome: a new paradigm. *Rheumatology.* 2015;54(1):9–19. doi:10.1093/rheumatology/keu275

50. Kalia V, Jacobson JA. Imaging of peripheral nerves of the upper extremity. *Radiol Clin N Am.* 2019;57(5):1063–1071. doi:10.1016/j.rcl.2019.04.001

51. Chen S-H, Tsai T-M. Ulnar tunnel syndrome. *J Hand Surg Am.* 2014;39(3):571–579. doi:10.1016/j.jhsa.2013.08.102

52. Burnham RS, Steadward RD. Upper extremity peripheral nerve entrapments among wheelchair athletes: prevalence, location, and risk factors. *Arch Phys Med Rehabil.* 1994;75(5):519–524.

第 **19** 章

髋关节和骨盆

Eugene L.Palatulan，Xiaoning Yuan，Caroline A. Schepker，Christopher J. Visco

引言

　　髋部包括髋关节、耻骨联合和骶髂关节。髋关节由骨盆髋臼和股骨头构成。髋关节被包绕在一个关节囊内，髋臼和股骨头被透明的软骨所覆盖。髋臼的周缘有髋臼唇纤维软骨加深髋臼。髋关节通过复杂、多样的运动来对下肢进行移动，包括屈曲、伸展、外展、内收、外旋和内旋。这些运动由髋关节和骨盆前部、内侧、外侧和后部的多个肌肉和肌腱辅助。髋关节本质上是一个稳定的关节，但仍然容易发生急性和退行性损伤。下文将更详细地介绍髋关节和骨盆疼痛常见的病因。有关髋关节和骨盆疼痛的更全面的鉴别诊断见框19.1。

关节疾病

盂唇撕裂

病因和病理生理学

　　盂唇撕裂见于所有年龄组，常见于经常运动的女性，尤其是髋臼发育不良的女性。撕裂最常见的位置是前上盂唇。病因包括外

框 19.1　髋关节和骨盆疼痛的鉴别诊断

关节
缺血性坏死
髋关节脱位
髋关节发育不良
盂唇撕裂
耻骨炎
骶髂关节功能障碍
骨
髋臼骨折
股骨颈骨折
股骨髋臼撞击
髂峰挫伤
骨盆骨折
肌腱
内收肌腱病
弹响髋
深部臀肌综合征
臀肌腱病
髂腰肌腱病
近端腘绳肌腱病
股四头肌近端肌腱病
神经
股神经病变
感觉异常性疼痛
闭孔神经病变
会阴神经病变
坐骨神经病变

伤、发育不良、关节囊松弛、骨关节炎和髋臼撞击综合征(FAI)[1]。盂唇撕裂可能会引起疼痛和髋关节弹响综合征,但也可能无症状。

病史、检查和诊断

诊断从全面的病史和体格检查开始,包括检查、触诊和关节活动范围评估。大多数患者在进行前髋撞击测试,即对髋关节进行拍刷,以及 FADIR 试验(屈曲、内收和内旋)等刺激性动作时,表现为髋部和腹股沟前部疼痛。尽管过去推荐使用关节造影术,但现在无造影剂的 3.0T MRI 是首选的诊断工具[1]。

治疗

初始的治疗方式包括运动调节、用于控制疼痛的非甾体抗炎药,以及侧重于强化核心和髋关节力量、腰椎骨盆稳定性、下肢灵活性以及增强髋屈肌和内收肌软组织活动的物理治疗。超声或荧光透视引导的髋关节内治疗性注射可以帮助控制疼痛,注射的药物可能包括皮质类固醇或生物制剂。尽管生物制剂的使用正在增加,但其临床疗效仍不清楚。手术治疗的选择包括盂唇清创与修复难治性症状,伴或不伴骨性髋臼撞击综合征矫正。

功能预后和结果

功能预后和结果取决于是否有髋关节疾病(如髋臼撞击综合征),以及患者的功能目标。虽然大多数患者在非手术过程中会获得功能改善,但许多患者也会有持续性疼痛。愿意改变生活方式或活动的患者可能对非手术治疗更满意,尤其是在存在轻度潜在的髋臼撞击综合征的情况下[2]。

缺血性坏死

病因和病理生理学

据估计,每年有 20 000~30 000 例新的缺血性坏死病例出现,最终约占每年全髋关节置换术的 10%[3]。缺血性坏死对男性的影响大于女性,好发年龄为 35~50 岁,其中 80% 的病例涉及双侧髋关节。已知的危险因素包括辐射、创伤、镰状细胞病、酒精中毒、吸烟、凝血病、皮质类固醇使用、狼疮和病毒感染,但病理生理学上最常见的还是特发性的。从骨内微循环开始的血管内凝血导致静脉血栓形成,随后出现动脉逆行闭塞、骨内高压和股骨头血流减少,最终导致缺血性坏死、股骨头塌陷或软骨骨折。创伤可切断供应股骨头的股骨内侧的外周血管,导致缺血性坏死。

病史、检查和诊断

诊断初始,应从病史评估风险因素,进行体格检查以评估关节内疼痛和关节活动受限的情况。在早期阶段,患者可能不会将疼痛作为主要主诉。放射学检查可在 2~6 个月内显示出硬化和囊性改变的早期发展。股骨头非球面提示塌陷。关节间隙变窄提示继发性骨关节炎。这些症状则可能在后期被检测到。MRI 是诊断的金标准,具有 90%~100% 的敏感性和 100% 的特异性,还可以帮助评估病情的严重程度[4]。

治疗

非手术治疗的手段有限,包括风险因素的调节、显示出多种效果的双膦酸盐、物理治疗和髋关节关节内注射(如用于控制疼痛的皮质类固醇)。手术选择包括核心减压和可能的骨移植(在软骨下塌陷之前),旋转截骨术以切除较小的病变,以及全髋或半髋关节置换术治疗较大的病灶或股骨头塌陷[6]。

髋关节脱位

病因和病理生理学

髋关节脱位在没有明显创伤的情况下很少见。最常见的是股骨头向髋臼后方的脱位。典型的创伤机制包括机动车事故,膝盖撞击仪表板,臀部处于弯曲、内收和向内旋转的位置。

病史、检查和诊断

经检查,髋关节后脱位的患者髋部呈屈曲、内旋、内收的状态。相反,髋关节前脱位后处于伸展、外展和外旋的状态。患侧下肢通常会显得更短。患者通常处于剧烈疼痛中,并且在检查期间不能耐受关节活动度或力量测试。诊断的手段包括骨盆前后位 X 线片,尤其要注意成人髋臼骨折患者[7]。

治疗

脱位需要紧急复位,通常在麻醉下进行,如果最初的闭合复位尝试不成功,可能需要手术。其他手术适应证包括移位、粉碎性骨折的修复或关节内游离体的去除。

脱位后,非负重预防措施维持 3~4 周,然后进行 3 周的保护负重。复位后几天即可开始康复。对于后脱位,通过康复维持的预防措施包括髋关节屈曲超过 90°,髋关节内收超过中线,以及髋关节内旋。

功能预后和结果

预后通常良好,但也可能出现坐骨神经病变、创伤后骨关节炎和缺血性坏死等并发症。

耻骨炎

病因和病理生理学

耻骨炎是一种影响耻骨联合的疼痛性退行性疾病。其在运动员中最常见并且属于更广泛的核心肌肉损伤,但其也可能由骨盆创伤、手术或妊娠引起。疾病的发病机制尚不清楚,但重复性创伤或微创伤以及过度使用是最可能的致病因素[8]。几乎没有证据表明炎症是其病理学因素。

病史、检查和诊断

患者在病史报告中通常描述骨盆疼痛逐渐发作,并可能会放射至腹股沟、大腿或腹部。其过往的一些活动对于诊断具有启发性。识别加重因素至关重要,如踢腿、扭转和切割运动等。体格检查以患者耻骨联合压痛,以及屈髋、屈膝 90°时等长肌肉收缩疼痛为重点。

诊断包括 X 线片、超声和 MRI。X 线片可能无法诊断,但可以发现耻骨联合增宽、耻骨联合骨吸收和耻骨支骨质减少。超声可以显示耻骨联合增宽,而 MRI 可以显示耻骨联合关节积液、关节周围或软骨下骨髓水肿。

治疗

保守治疗包括运动调节、冰敷、非甾体抗炎药,以及侧重于核心、髋关节和内收肌力量、下肢灵活性和神经肌肉控制的物理治疗方式。可以考虑将皮质类固醇或骨生物制剂注射到耻骨联合来控制疼痛,尽管关于后者对耻骨炎的疗效证据很少。保守治疗失败的患者采取耻骨联合清创术、切除术或关节融合术等手术可能会取得积极的效果。

骨骼疾病

髋臼撞击综合征

病因和病理生理学

髋臼撞击综合征由骨质增生导致股骨和髋臼之间的异常接触引起，有三种类型[9]。凸轮型的特征是股骨头的骨质过度生长，而钳夹型是指骨质过度生长延伸到髋臼前上缘。第三种是凸轮和钳夹的混合形态。髋臼撞击综合征在普通人群中很常见，但通常无症状。需要进行关节活动度到达极限的运动——如芭蕾舞、体操和武术，或具有深度屈曲（蹲、踢）和旋转运动（如冰球）才可能会出现症状。股骨头和髋臼的反复异常接触会导致盂唇退行性变，最常见部位是前上方，可能会出现盂唇分离、软骨分层，并可能易患骨性关节炎。

病史、检查和诊断

患者通常主诉与运动或体位相关的腹股沟疼痛，并因髋关节屈曲和机械症状而加剧，有时也会主诉髋关节侧面和后面出现疼痛。屈曲和内旋达到末端范围通常受到限制。前部撞击疼痛伴随 FADIR 试验阳性。在 X 线片上，凸轮型可通过股骨颈细长视图上股骨头−颈偏移比降低<0.15 或前后位片上股骨头球形度降低来识别。钳夹型可以通过大致观察或在前后位片上的横向中心边缘角>40°来识别。CT 可用于评估相关的骨形态，例如，髋内翻或髋臼后倾。建议使用无对比的 MRI 来评估关节软骨和盂唇完整性[10]。

治疗

非手术治疗包括以物理治疗手段改善腰椎骨盆稳定性、神经肌肉控制、功能性运动模式和运动调整以避免末端关节活动、重复性压力和动态超负荷。可以尝试使用非甾体抗炎药或髋关节内皮质类固醇注射来减轻疼痛。仅由股骨髋臼撞击综合征引起的难治性疼痛的手术选择包括关节镜下骨软骨成形术或股骨头重塑。目前尚无明确的证据表明，与保守治疗相比，关节镜手术更有利于改善股骨髋臼撞击综合征的长期预后。此外，尚未显示手术可以预防与股骨髋臼撞击综合征相关的骨性关节炎的发展。

肌腱疾病

臀中肌肌腱炎

病因和病理生理学

臀中肌肌腱炎和撕裂是髋关节外侧疼痛的主要原因，其与股骨大转子疼痛综合征和滑囊炎有关。在一项针对髋关节外侧疼痛患者的研究中，88%患者的 MRI 结果与臀中肌肌腱炎一致，而髋关节无症状的患者中，这一比例为 50%[11]。症状可能由突然跌倒、在正常或运动活动期间单侧下肢长时间负重、过度使用或运动损伤引发。据统计，分别有多达 25%和 10%的中年女性和男性深受臀中肌撕裂的困扰[12]。

病史、检查和诊断

臀中肌肌腱炎的患者常见于长跑运动员或 40 岁以上的女性。患者主诉通常为大转子局部疼痛或延伸到大腿外侧或小腿。通常，患者晚上躺在床上时患侧疼痛会更严重。触诊时，患者的大转子上，特别是附着在后上关节面的臀中肌后纤维会出现明显压痛。FABER 试验（屈曲、外展和外旋）时出现髋外侧疼痛、侧卧时髋外展无力、髋外旋无力(仰卧或俯卧)和 Ober 试验阳性,提示髂胫束紧张,这可能有助于体格检查的诊断。臀中肌无力的患者可能会出现Trendelenburg步态。

MRI 是评估肌腱病和肌腱撕裂最常用的成像方式。超声同样可以显示肌腱病变的存在,其特征是低回声组织改变、肌腱增厚、多普勒信号新生血管、钙化灶、部分或全层撕裂或滑囊积液。

治疗

治疗手段包括运动调节、冰敷、按压髂胫束、使用非甾体抗炎药和对乙酰氨基酚以控制疼痛。康复的重点是恢复髋周肌群的动态稳定性和神经肌肉控制,包括激活、加强和再训练臀中肌和深层外旋肌,以实现髋部动态稳定性,通过运动增强核心力量和耐力、腰椎骨盆控制和稳定,以及从等长运动到向心运动和离心运动过度以加强臀肌。

介入性手术包括向臀大肌下的滑囊注射皮质类固醇,这对缓解疼痛非常有效,但反复使用皮质类固醇会削弱肌腱并导致肌腱撕裂。超声引导下经皮穿刺肌腱切开术(伴或不伴骨生物制剂注射),以及最近的经皮超声肌腱切开术可能有助于肌腱愈合,但其临床疗效尚不清楚。体外冲击波疗法也已被证明可用于治疗股骨大转子疼痛综合征。

有难治性症状的患者可以转诊进行手术评估,包括转子囊切除术和臀中肌肌腱修复术。手术考虑因素包括疾病的病因和慢性病(急性期与慢性期)、肌腱撕裂的程度、是否有回缩,以及患者的功能目标。

功能预后和结果

总的来说预后良好,但如果不能维持住康复的成果,应将康复训练融入患者的家庭锻炼计划,防止损伤再次复发。

内收肌肌腱病和核心肌损伤(运动性耻骨痛)

病因和病理生理学

内收肌疼痛在运动员中很常见,尽管其病变通常发生在肌腱末端并伴有肌筋膜紧张和肌肉疼痛,而不是真正的内收肌肌腱病。继发于内收肌病变的腹股沟疼痛在足球运动员(5%~16%)和加速/减速、突然改变方向、躯干旋转和踢球(足球、橄榄球、冰球)的运动员中很常见。

内收肌疼痛还可能来自腹部或腹股沟、耻骨(骨或联合)和臀部。在主诉有慢性内收肌相关腹股沟疼痛的运动员中,94%有髋臼撞击综合征的放射征象。核心肌损伤包括胸部和大腿中部之间的骨骼肌的损伤,包括腹肌、内收肌和屈髋肌[13]。

运动员内收肌肌腱病变的危险因素包括腰椎过度前凸、骨盆前倾及过强的内收肌和过弱的核心腹壁肌肉组织之间的不平衡。不对称的核心力量也可能与相对较弱的腹横肌有关。

病史、检查和诊断

患者通常表现为腹股沟或大腿内侧疼痛。检查时,内收肌近端通常有压痛。髋关节做内收方向抗阻运动时会再现疼痛。此外,核心肌损伤的临床检查包括触诊腹壁(腹直肌、分离直肌)和耻骨联合,评估腹壁疝的Valsalva 手法,以及腹股沟疝的检查。

骨盆和髋部 X 线片用来评估髋臼撞击综合征和撕脱伤,超声评估肌腱病、疝气和横肌筋膜,以及采用"运动耻骨痛"方案的骨盆 MRI 以更好地可观察肌肉组织。核心肌损伤的相关 MRI 表现包括耻骨与上覆纤维软骨板之间存在液体,以及耻骨周围和骨髓水肿,提示耻骨板脱出。

治疗

首选的治疗方案包括运动调节、冰敷、非甾体抗炎药、姿势调整、肌筋膜的活动以减轻疼痛,以及以核心肌肉力量、腰椎骨盆稳定性、髋周肌群力量、下肢柔韧性和受累肌肉和肌腱的离心运动强化为重点的康复。需要考虑的干预措施是注射皮质类固醇以控制疼痛,但由于其对软组织会产生副作用,建议不要重复注射。骨生物注射剂已开始用于治疗肌腱病或钢板脱离,但其临床疗效仍不清楚。难治性病例可以考虑通过核心肌肉修复来恢复腹直肌和耻骨内收肌的平衡,还可以考虑在髋关节的关节镜下矫正髋臼撞击综合征。

功能预后和结果

预后总体良好,由于做了许多伤害预防工作,因此职业运动员的运动性腹股沟疼痛发生率总体下降。然而,即使在职业运动员中,复发率仍很高。业余运动员对潜在疾病和相关预防策略的资源或意识较少。一级和二级损伤预防很重要,通过纠正姿势、腰椎前凸、骨盆前倾、核心腹壁无力和交叉训练来最大限度地减少过度训练的风险。

腘绳肌近端肌腱病

病因和病理生理学

腘绳肌近端肌腱病可发生在坐骨结节附近的起点处,或更常见于肌腱交界处。这种损伤通常是由于快速或过度使用的腘绳肌离心收缩导致的。常见的易造成损伤的运动包括足球和跑步。下肢肌肉受伤的既往史是最大的风险因素[14]。

病史、检查和诊断

典型的主诉包括臀部疼痛,跑步时冲刺或加速,或久坐后疼痛加重。相关检查结果包括坐骨结节、肌腱连接处或肌肉附近的局部压痛和(或)瘀伤,具体取决于病变部位。腘绳肌拉伸或髋关节伸展和膝盖弯曲受阻时会出现疼痛。坍塌试验的结果可能并不明确,只能再现局部疼痛,而不是神经紧张。超声和MRI都可用于诊断肌腱病和(或)撕裂,其中MRI是更敏感的成像方式,特别是对于肌腱撕裂。

治疗

治疗从运动调节、冰敷、非甾体抗炎药开始,然后是侧重于软组织治疗的康复治疗、下肢伸展抗阻运动、腘绳肌渐进式离心运动和加强核心肌力的锻炼。体外冲击波疗法或超声引导下经皮穿刺肌腱切开术,无论是否进行生物制剂注射,都可能促进注射皮质类固醇对组织的重塑,但这可能仅提供暂时的疼痛缓解,同时对软组织愈合有负面影响。当保守治疗手段失败时,肌腱病患者可选择手术切除肌腱。此外,对于回缩超过2cm的急性插入性腘绳肌撕裂,建议通过手术对腘绳肌进行修复[15]。

功能预后和结果

腘绳肌肌腱病通常会导致长期损伤和12%~31%的再受伤风险[16]。幸运的是,已有证据表明北欧腘绳肌锻炼方案可以将近端腘绳肌损伤率减半[17]。这种类型的预防方案应考虑用于高风险和足球等运动项目。

髂腰肌肌腱病

病因和病理生理学

髂腰肌腱病变在年轻女性中更为常见，通常是由过度运动和重复运动(如髋关节用力屈曲)引起的。因此，跨栏运动员和跳远运动员出现症状的风险最大[18]。

病史、检查和诊断

根据病史来看，疼痛局限于腹股沟，但可放射至大腿内侧。检查通常显示髋关节紧张，Stinchfield 试验可能引起疼痛。从外旋到伸展、内收和内旋的动态测试可以诱发腰大肌、髂肌或两者之间的腰大肌肌腱断裂(内部弹响髋)。超声可用于评估肌腱病变和动态评估内部弹响髋。MRI 也可用于诊断和评估邻近软组织[19]。

治疗

保守治疗包括动作调节、使用非甾体抗炎药或乙酰氨基酚用于疼痛控制，以及物理治疗方式。康复的重点是通过运动链练习加强髋屈肌离心运动。可以考虑超声引导皮质类固醇进入髂腰囊控制疼痛，但由于对软组织有副作用，建议不要重复注射。经皮穿刺肌腱切开术，无论是否注射生物制剂，都可以对肌腱愈合起到潜在的作用，但其临床疗效仍不清楚。很少需要手术治疗，但对于难治性病例，可以使用微创肌腱松解术。

臀深部肌肉综合征

病因和病理生理学

臀深部肌肉综合征也称梨状肌综合征，该综合征涉及臀部疼痛，以及臀间隙局部压迫或解剖异常引起的坐骨神经压迫。常见的坐骨神经卡压部位包括坐骨结节、闭孔内肌、上下孖肌或梨状肌。解剖学异常包括双侧梨状肌(坐骨神经穿过而不是在梨状肌的下方)、坐骨神经走行变化、局部肿瘤或臀下动脉瘤。臀深部肌肉综合征可能与骨髋臼撞击综合征和内旋减少相关，后者会导致深部外旋肌挛缩和坐骨神经受压[20]。

病史、检查和诊断

病史和检查可能会发现臀后部区域疼痛，向大腿后部放射，FADIR 试验阳性症状再现(梨状肌张力增加)，内侧腘绳肌和跟腱反射减弱，或坐骨神经分布的力量和感觉丧失。特殊测试包括 Freiberg 试验(大腿伸展位内旋)、Pace 试验(抵抗髋外展)和 Beatty 试验(侧卧时主动髋外展)，这些动作可能会重现臀部疼痛[20]。MRI 和超声结果通常不明显，但可能显示坐骨神经支配肌肉的解剖异常或去神经支配。在 FADIR 位置进行电诊断可以暂时延长 H 波反射并提高诊断梨状肌综合征的敏感性和特异性[21]。

治疗

非手术治疗可逆转解决机械原因，例如，深部外旋肌紧张，而物理治疗强调髋关节活动度和整个骨盆的对称神经肌肉控制。可以考虑运动调节、非甾体抗炎药、肌肉松弛剂和针刺疗法来控制疼痛。超声引导下向梨状肌鞘内注射麻醉剂或类固醇，或直接向梨状肌注射肉毒杆菌毒素，可改善症状[20]。手术选择包括梨状肌松解术和坐骨神经松解术，这些手术仅适用于严重神经功能障碍或严重疼痛难以治愈的病例。

神经疾病

感觉异常性股痛

病因和病理生理学

感觉异常性股痛由股外侧皮神经受压或损伤引起,该神经为大腿前外侧提供感觉。它可以发生在任何年龄组,但常见于 30~50 岁的人群。病因包括机械力(紧身衣)、体重快速变化、脊柱或骨盆手术、妊娠和其他腹内压升高的情况,这会导致腹股沟韧带水平的神经卡压或损伤。糖尿病似乎会增加受伤的风险。

病史、检查和诊断

感觉异常性股痛通常通过临床诊断进行鉴别。患者表现为单侧大腿前外侧麻木、感觉异常、疼痛或痛觉过敏,其中也有 20% 的病例双侧均有症状[22]。久坐或深屈髋可能会导致神经受压症状加剧,腰椎或髋关节过度伸展可能会导致神经被拉伸。腹股沟韧带可能会出现 Tinel 征并使患者出现感觉异常。体格检查应排除腰椎或神经根性疼痛的病因,如硬脑膜张力试验阴性。影像学检查包括 X 线片、CT 或 MRI,可以排除脊柱骨质或软组织病变,例如,椎骨骨折或椎间盘突出症。超声可用于识别神经受压或解剖形态变异。电诊断在轻度病例中通常不具有诊断性。然而,其却可以揭示出股外侧皮神经传导速度的减慢。

治疗

保守治疗首先要消除影响因素,例如,指导患者避免穿紧身内衣和腰带,运动时避免长期处于髋关节深度屈曲或伸展的位置,

以及尽量减少体重的快速变化。治疗方法包括运动疗法、针灸、经皮神经电刺激、低强度激光治疗、手法治疗及拉伸和加强锻炼。外用辣椒素或利多卡因,或口服神经性疼痛调节药物可有效治疗感觉障碍。超声引导下的局部麻醉神经阻滞既可以用于诊断,也可以用于治疗。神经阻滞成功后,可以用皮质类固醇注射或神经水分离法,以打破传入中枢神经系统的疼痛循环[23]。保守治疗失败的患者可以通过手术松解狭窄组织、神经松解术或部分切除大腿外侧皮神经的横断术。

功能预后和结果

预后通常良好,因为大多数病例可在 4~6 个月可自行痊愈。感觉异常性股痛通常对保守治疗反应良好,患者很少需要手术治疗。

闭孔神经痛

病因和病理生理学

闭孔神经痛很少见。最常见的原因是神经进入大腿时因筋膜压迫而导致内收肌室的神经损伤,损伤可能是由局部出血、肿瘤或手术造成的。闭孔神经的损伤通常不是孤立存在的,而是更复杂的肌肉骨骼损伤的一部分[24]。

病史、检查和诊断

典型的表现包括大腿内侧或腹股沟疼痛、感觉丧失和下肢内收无力。检查应侧重于大腿感觉和髋内收肌力量测试。X 线检查有助于排除其他结构性原因,如关节内髋关节病变。MRI 可能显示内收肌萎缩或神经支配变化,但在发现闭孔神经自身异常方面诊断能力有限。闭孔神经和内收肌的超声评估可能显示神经在卡压部位的局灶性狭窄

("沙漏")或由于去神经支配引起的内收肌萎缩变化。电诊断可能在较轻的病例中显示出感觉神经传导的变化,或在严重的病例中显示出复合肌肉动作电位和针刺检查的神经病变的变化。局部麻醉剂神经阻滞可用于诊断和治疗[24]。

治疗

保守治疗从物理治疗开始,解决髋部和腰椎灵活性和关节活动度方面的问题,松解肌筋膜以解决软组织局部区域的限制,并逐渐引入加强髋部和骨盆稳定性的运动。可以通过超声引导下的神经鞘皮质类固醇注射或神经水分离法、神经溶解阻滞或神经调节来治疗顽固性疼痛。对于物理治疗或电诊断难以发现的且难以处理的疼痛和无力的患者,可以考虑手术减压。

功能预后和结果

神经损伤和恢复之间似乎存在时间关系。急性发作的闭孔神经痛患者通常在数周至数月内对保守治疗的反应更好,而慢性神经痛患者的预后较差。

坐骨神经病变

病因和病理生理学

坐骨神经损伤可能是因其穿行路径(从腰骶丛离开到分叉到腓总神经和胫神经)中的任意部位被拉伸、压缩或横断所造成的。受腓总神经支配的肌肉(踝背屈肌、外翻肌)比受胫神经支配的肌肉(膝屈肌、踝跖屈肌、内翻肌)更容易受影响。病因包括外伤、血肿、恶性肿瘤、辐射、妊娠和梨状肌综合征。常见的医源性原因为全髋关节置换术或注射后[25]。

病史、检查和诊断

病史和检查可能会发现有坐骨神经分布的部位(大腿后部、小腿前外侧和足部)出现放射痛或麻木、下肢肌肉无力和萎缩、足下垂、内侧腘绳肌减弱或跟腱反射的情况出现。MRI 或超声可显示神经卡压部位的局灶性狭窄,并显示出坐骨神经支配肌肉的纤维脂肪萎缩。电诊断是坐骨神经病变诊断和评估其严重程度的关键。

治疗

通常采用保守治疗的方式处理。物理治疗可以缓解可能导致症状的髋关节、脊柱和骨盆的机械限制。包括 TENS 在内的脱敏技术可能会起到作用。软组织松动和肌筋膜松解可促进灵活性并增加关节活动范围。对髋部、脊柱和骨盆的动态稳定性有积极作用的训练可以增强神经定位的能力和活动性,并防止重复损伤。在罕见和难治性病例中,如果存在局部损伤区域,可以进行坐骨神经成形术。

功能预后和结果

预后是不确定的,其取决于电诊断检查时的损伤程度。然而,全髋关节置换术后的医源性坐骨神经麻痹恢复不良,只有 35%~40% 的可能性可以将功能完全恢复到术前的状态[26]。

基本诊疗程序

髋关节 X 线片[27]

骨盆前后位 X 线检查,包括侧位与假斜位。

■ 骨盆前后位:评估钳夹形态、髋臼形态、计算外侧中心边缘角。推荐前倾 15°,仰卧位拍摄 X 线片(双足内旋 15°)。

　　■ 侧视图:评估凸轮形态、股骨头球形角度。45°或 90° Dunn 位、髋关节穿桌侧视图或蛙腿侧视图。

　　■ 假斜位:评估髋臼形态,计算前侧中心边缘角。

髋关节 MRI

　　通常无序列对比,质子密度加权脉冲序列。

　　■ 宽视野:包括双髋,评估对称性。

　　■ 矢状面:评估软骨、盂唇、腰大肌和腘绳肌病变。

　　■ 冠状面:评估盂唇、囊、臀中肌、臀小肌、内收肌、耻骨联合。

　　■ 横断面:评估髋屈肌、臀肌、内收肌和耻骨联合的核心肌肉损伤情况。

三维重建的 CT 扫描

　　为了评估髋关节形态、凸轮形态、髋臼发育不良、股骨和髋臼的方法。

髋臼撞击综合征的物理治疗处方

　　治疗频率为每周 1~2 次, 一共 12 次。加强核心肌群和髋周肌群(包括髋外展肌、深部外旋肌)力量;加强腰椎、骨盆稳定,评估骨盆倾斜度;加强下肢柔韧性,拉伸腘绳肌和股四头肌;神经肌肉再训练;单侧下肢平衡训练。有需要的患者可以进行多维和多平面的渐进式功能活动。教授患者家庭锻炼计划。注意事项:避免在关节活动度的末端进行运动。

臀中肌肌腱病的物理治疗处方

　　治疗频率为每周 1~2 次,一共 12 次。加强核心肌群和髋周肌群,包括髋外展肌、深部外旋肌力量;进行臀肌离心收缩运动;加

强腰椎、骨盆稳定;加强下肢柔韧性和拉伸腘绳肌;神经肌肉再训练;单侧下肢平衡训练。有需要的患者可以进行多维和多平面的渐进式功能活动;教授患者家庭锻炼计划。注意事项:无。

内收肌肌腱病的物理治疗处方

　　治疗频率为每周 1~2 次,一共 12 次。加强核心肌群和髋周肌群力量, 加强腰椎、骨盆稳定;进行内收肌群离心收缩运动;加强下肢柔韧性,神经肌肉再训练;单侧下肢平衡训练。有需要的患者可以进行多维和多平面的渐进式功能活动;教授患者家庭锻炼计划。注意事项:无。

腘绳肌近端肌腱病的物理治疗处方

　　治疗频率为每周 1~2 次,一共 12 次。加强核心肌群和髋周肌群力量;进行腘绳肌离心收缩运动;加强腰椎、骨盆稳定,评估骨盆倾斜度;加强下肢柔韧性,神经肌肉再训练;单侧下肢平衡训练。有需要的患者可以进行多维和多平面的渐进式功能活动;教授患者家庭锻炼计划;注意事项:无。

髂腰肌肌腱病的物理治疗处方

　　治疗频率为每周 1~2 次,一共 12 次。加强核心肌群和髋周肌群力量;进行髋屈肌群离心收缩运动;加强腰椎、骨盆稳定,评估骨盆倾斜度;加强下肢柔韧性,神经肌肉再训练;单侧下肢平衡训练。有需要的患者可以进行多维和多平面的渐进式功能活动;教授患者家庭锻炼计划。注意事项:无。

坐骨神经病变的物理治疗处方

　　治疗频率为每周 1~2 次,一共 12 次。加强核心肌群和髋周肌群力量; 加强腰椎、骨盆稳定;加强下肢柔韧性;神经肌肉再训练;

神经激活技术;单侧下肢平衡训练。根据需要使用辅助设备进行步态和平衡训练;进行功能活动;根据个人需求进行手法治疗、肌筋膜松解治疗;教授患者家庭锻炼计划。注意事项:无。

资源

同行评审期刊

1. *British Journal of Sports Medicine* (British Association of Sport and Exercise Medicine):https://bjsm.bmj.com.

2. *The American Journal of Sports Medicine* (American Orthopaedic Society for Sports Medicine):https://journals.sagepub.com/home/ajs.

3. *HIP International* (European Hip Society):https://journals.sagepub.com/home/hpi.

（张晟 译　肖锋 蔡倩倩 李奇 审）

参考文献

1. Groh MM, Herrera J. A comprehensive review of hip labral tears. *Curr Rev Musculoskelet Med.* 2009;2:105–117.
2. Quinlan NJ, Alpaugh K, Upadhyaya S, Conaway WK, Martin SD. Improvement in functional outcome scores despite persistent pain with 1 year of nonsurgical management for acetabular labral tears with or without femoroacetabular impingement. *Am J Sports Med.* 2019;47:536–542.
3. Choi H-R, Steinberg ME, Cheng EY. Osteonecrosis of the femoral head: diagnosis and classification systems. *Curr Rev Musculoskelet Med.* 2015;8:210–220.
4. Grossman Z. Avascular necrosis of the hip. In: *Cost-Effective Diagnostic Imaging.* Elsevier; 2006:309–314. doi:10.1016/B978-0-323-03283-4.50053-0
5. Rajpura A, Wright AC, Board TN. Medical management of osteonecrosis of the hip: a review. *HIP Int.* 2011;21:385–392.
6. Moya-Angeler J, Gianakos AL, Villa JC, Ni A, Lane JM. Current concepts on osteonecrosis of the femoral head. *World J Orthop.* 2015;6:590–601.
7. Mandell JC, Marshall RA, Weaver MJ, Harris MB, Sodickson AD, Khurana B. Traumatic hip dislocation: what the orthopedic surgeon wants to know. *RadioGraphics.* 2017;37:2181–2201.
8. Johnson R. Osteitis pubis. *Curr Sports Med Rep.* 2003;2:98–102.
9. Griffin DR, Dickenson EJ, O'Donnell J, et al. The Warwick Agreement on femoroacetabular impingement syndrome (FAI syndrome): an international consensus statement. *Br J Sports Med.* 2016;50:1169–1176.
10. Milani CJE, Moley PJ. Advanced concepts in hip morphology, associated pathologies, and specific rehabilitation for athletic hip injuries. *Curr Sports Med Rep.* 2018;17:199–207.
11. Blankenbaker DG, Ullrick SR, Davis KW, De Smet AA, Haaland B, Fine JP. Correlation of MRI findings with clinical findings of trochanteric pain syndrome. *Skeletal Radiol.* 2008;37:903–909.
12. Robertson WJ, Gardner MJ, Barker JU, Boraiah S, Lorich DG, Kelly BT. Anatomy and dimensions of the gluteus medius tendon insertion. *Arthrosc J Arthrosc Relat Surg.* 2008;24:130–136.
13. Poor AE, Roedl JB, Zoga AC, Meyers WC. Core muscle injuries in athletes. *Curr Sports*

Med Rep. 2018;17:54–58.

14. Goom TSH, Malliaras P, Reiman MP, Purdam CR. Proximal hamstring tendinopathy: clinical aspects of assessment and management. *J Orthop Sport Phys Ther.* 2016;46:483–493.

15. Arner JW, McClincy MP, Bradley JP. Hamstring injuries in athletes: evidence-based treatment. *J Am Acad Orthop Surg.* 2019;27(23):868–877.

16. Ahmad CS, Redler LH, Ciccotti MG, Maffulli N, Longo UG, Bradley J. Evaluation and management of hamstring injuries. *Am J Sports Med.* 2013;41(12):2933–2947.

17. van Dyk N, Behan FP, Whiteley R. Including the Nordic hamstring exercise in injury prevention programmes halves the rate of hamstring injuries: a systematic review and meta-analysis of 8459 athletes. *Br J Sports Med.* 2019;53(21):1362–1370.

18. Nanni G. Iliopsoas tendinopathy. In: *Groin Pain Syndrome.* Springer International Publishing; 2017:125–131. doi:10.1007/978-3-319-41624-3_15

19. De Paulis F, Cacchio A, Michelini O, Damiani A, Saggini R. Sports injuries in the pelvis and hip: diagnostic imaging. *Eur J Radiol.* 1998;27(suppl 1):S49–S59.

20. Kirschner JS, Foye PM, Cole JL. Piriformis syndrome, diagnosis and treatment. *Muscle Nerve.* 2009;40:10–18.

21. Fishman LM, Dombi GW, Michaelsen C, et al. Piriformis syndrome: diagnosis, treatment, and outcome: a 10-year study. *Arch Phys Med Rehabil.* 2002;83:295–301.

22. Harney D, Patijn J. Meralgia paresthetica: diagnosis and management strategies. *Pain Med.* 2007;8:669–677.

23. Dureja GP, Gulaya V, Jayalakshmi TS, Mandal P. Management of meralgia paresthetica: a multimodality regimen. *Anesth Analg.* 1995;80:1060–1061.

24. Tipton JS. Obturator neuropathy. *Curr Rev Musculoskelet Med.* 2008;1:234–237.

25. Yuen EC, Olney RK, So YT. Sciatic neuropathy: clinical and prognostic features in 73 patients. *Neurology.* 1994;44:1669–1674.

26. Farrell CM, Springer BD, Haidukewych GJ, Morrey BF. Motor nerve palsy following primary total hip arthroplasty. *J Bone Joint Surg Am.* 2005;87:2619–2625.

27. Clohisy JC, Carlisle JC, Beaulé PE, et al. A systematic approach to the plain radiographic evaluation of the young adult hip. *J Bone Joint Surg Am.* 2008;90:47–66.

第**20**章

膝关节和小腿

Alexander Lloyd, Isaiah Levy, Allison Bean, Kentaro Onishi

引言

膝关节由股骨、胫骨、腓骨和髌骨组成。膝关节包括胫骨关节、胫腓关节、髌股关节。关节囊内层滑膜包裹整个关节。透明软骨覆盖关节面,半月板位于胫骨关节和胫腓关节之间。前、后交叉韧带维持关节内稳定,内、外侧副韧带维持关节外稳定。膝关节主要进行屈伸运动,其次能够进行内、外旋转。小腿由四个腔室(前、侧、后浅和后深)组成,每个腔室包含易受损伤的独立的肌肉和神经血管结构。下文将更详细地介绍膝关节和小腿疼痛的常见病因。有关膝关节疼痛的更全面鉴别诊断见框20.1。

膝关节损伤

关节疾病

内侧和外侧半月板损伤

病因和病理生理学

半月板是新月形的纤维软骨组织,可吸收震荡并分散膝关节内的负荷。运动损伤人群多见于年轻人,是足着地和膝关节处于屈曲位时受到旋转应力的结果。常见

的易发生损伤的运动包括橄榄球和足球。半月板退行性疾病最常见于老年人,在无创伤的情况下出现膝关节疼痛,这通常与骨性关节炎相关。

病史、检查和诊断

典型表现包括负重活动时膝关节疼痛。可能伴有肿胀、卡锁等症状。典型的体格检查结果包括关节间隙压痛。渗出液和膝关节活动范围减小可能存在,也可能不存在。关于特殊检查,可以使用McMurray试验、Thessaly试验或Apley试验来确定半月板是否损伤。负重X线片可以用来评估潜在的骨骼畸形,如骨性关节炎。MRI是检测半月板损伤最敏感的成像手段,并且能够帮助描述撕裂模式,这有助于指导进一步的治疗。然而,因为退行性半月板撕裂在45岁以上人群中是常见的,必须谨慎解释MRI结果。

治疗

在没有机械症状的情况下,最初的治疗应侧重于缓解疼痛,包括PRICE原则[保护(P)、休息(R)、冰敷(I)、加压(C)、抬高(E)]或使用对乙酰氨基酚。使用辅助性非甾体抗炎药,但因为其可能会对组织愈合产生副作用和有害影响,应避免长期使用。还应启动物理治疗计划,以改善机械症状和疼痛[1]。另外,可以考虑关节内注射类固醇以控制疼痛,

框 20.1　膝关节疼痛的鉴别诊断

关节

膝关节脱位

半月板损伤

髌骨脱位

髌股综合征

滑膜皱襞

胫腓骨不稳

骨

股骨髁骨折

腓骨骨折

剥脱性骨软骨炎

髌骨骨折

胫骨平台骨折

肌腱

腘绳肌腱病

髌腱病

股四头肌肌病

韧带

前交叉韧带扭伤或撕裂

外侧副韧带扭伤或撕裂

内侧副韧带扭伤或撕裂

内侧髌股韧带扭伤或撕裂

后交叉韧带扭伤或撕裂

后外侧角损伤

神经

腓骨神经病变(常见、深部和浅部)

隐神经病变

胫神经病变

其他

Baker 囊肿

脂肪垫撞击

髌下囊病(浅表和深部)

髂胫束综合征

鹅足滑囊病

髌前滑囊病

但由于对关节健康有副作用,并且不会改变病程,建议不要重复注射。透明质酸注射也可作为一种替代方法。目前正在研究富含血小板的血浆和干细胞等原位生物制剂对半月板愈合的潜在帮助。虽然这些生物佐剂的使用正在增加,但其临床疗效仍不清楚。对于持续疼痛超过 3 个月或出现机械症状(如膝关节卡锁)的患者,可考虑进行关节镜手术。手术方式通常取决于撕裂的类型,包括清创术、半月板部分切除术或半月板修复术,并应遵循强有力的康复计划。对于只有半月板撕裂的年轻患者来说,手术效果要优于半月板退行性损伤的老年患者[2]。

基本诊疗程序

物理治疗处方:

■ 诊断:内侧或外侧半月板撕裂。

■ 频率和持续时间:每周 2~3 次,持续 6 周。

■ 方案:提高稳定膝关节的肌群力量,包括髋周肌群、股四头肌和腘绳肌。平衡和本体感觉训练。运用适当的方式,逐步过渡到家庭锻炼计划。

■ 注意事项:避免在施加阻力和关节活动度训练时引起患者疼痛。

髌股关节疼痛综合征

病因和病理生理学

髌股关节疼痛综合征(PFPS),也称为"跑步者膝"被认为是由髌骨错位引起的,最常见的原因是股内侧肌和股外侧肌之间的肌肉失衡导致膝关节外翻力增加(图 20.1)。PFPS 在女性中比男性更常见,可能是因为女性膝关节的基线外翻更大[3]。由于生物力学的改变,改变了通过膝关节的力,足部疾病(如后足外翻或跖骨外翻)都可能导致 PFPS(图 20.1)。

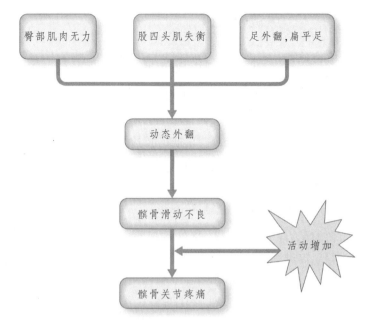

图 20.1　髌股关节疼痛综合征的常见生物力学危险因素。

病史、检查和诊断

PFPS 定义为髌骨周围或后面的疼痛，在屈膝负重期间（跳跃、跑步、蹲下和爬楼梯），至少有一项活动使髌股关节在承受负荷时疼痛加剧。诊断 PFPS 的体检结果包括髌骨关节面触诊疼痛和髌骨研磨试验阳性。动态外翻通常在单侧下肢下蹲时出现。很少需要 X 线片来确诊，但这可以帮助评估随之诱发的生物力学排列不良。MRI 可用于识别顽固性病例的结构性关节或软组织异常。

治疗

物理治疗是 PFPS 的一线治疗，应重点加强膝关节和髋关节周围的肌肉，尤其是股四头肌、髋外展肌、内旋肌和外旋肌。非甾体抗炎药可以在短期内用于缓解疼痛。贴扎或支持以限制髌骨的侧向运动也可能有帮助[4]。对于足部异常的患者，矫形器可以改善下肢运动学，但应与物理疗法结合使用[5]。虽然很少情况需要进行手术治疗，但对于关节结构异常（如软骨缺损或严重的髌骨半脱位）且对适当的保守治疗无反应的 PFPS 患者，可考虑进行手术治疗。

基本诊疗程序

物理治疗处方：

- 诊断：PFPS。
- 频率和持续时间：每周 1~3 次，持续 4~6 周。
- 方案：提高髋关节和膝关节周围肌群的力量，逐渐进展到单侧下肢训练，指定的贴扎方式。
- 注意事项：无。

肌腱疾病

髌腱炎

病因和病理生理学

髌腱炎也称"跳跃者膝"，是影响运动员、年轻人群、爱运动成年人的常见疾病。在排球和篮球等涉及重复性膝关节屈曲和伸展的运动中经常出现。与其他肌腱炎一样，它被认为是肌腱的慢性负荷损伤，最初导致反应性炎症，继而出现修复不足和退化[6]。

病史、检查和诊断

患者表现为髌骨下的膝前疼痛,并因跳跃、蹲下和爬楼梯等活动而加剧。体格检查通常显示髌骨下压痛,以及抗阻性伸膝和单侧下肢下蹲疼痛。虽然超声或 MRI 有助于确认诊断和评估严重程度,但这种情况的诊断主要依靠临床诊断。然而,应注意的是,无症状个体在超声上可能显示肌腱病变[7]。

治疗

标准化治疗包括渐进性肌腱负荷和肌肉强化的初始活动调整。应解决潜在的无力和动力链的异常。不建议注射类固醇,因为它们可能导致更糟糕的结果和潜在的肌腱断裂[8]。正在研究的新保守治疗方案包括体外冲击波疗法、富含血小板的血浆注射、超声引导下肌腱去除术和经皮超声肌腱切开术[9]。如果非手术治疗失败,可能需要转诊手术治疗。

基本诊疗程序

物理治疗处方(髌腱炎):

■ 诊断:髌腱炎。

■ 频率和持续时间:每周 2~3 次,持续4~6 周。

■ 方案:从髌腱负重的等长运动开始,然后进行下肢负重等张离心运动。在过渡到特定活动训练之前,先进行集中训练和能量储存训练,如快速伸缩复合训练。

■ 注意事项:训练进程中疼痛程度不超过 5/10。

韧带疾病

外侧副韧带扭伤/撕裂

病因和病理生理学

外侧副韧带起自股骨外上髁,并插入腓骨前外侧。它抵抗胫骨过度外旋和内翻。受伤时内侧通常受到冲击,导致膝关节内翻或过度伸展。

病史、检查和诊断

患者通常会出现膝关节外侧疼痛和不稳定。体格检查时,外侧副韧带会出现压痛和肿胀,内翻松弛加剧。根据施加内翻应力时胫骨的移位量,对损伤进行分级(表 20.1)。由于解剖位置接近,如果怀疑外侧副韧带损伤,还应使用拨号试验评估膝关节后外侧角。肌肉骨骼超声和 MRI 均可用于评估外侧副韧带损伤,以及并发的韧带或半月板损伤并对其进行分级(表20.1)。

治疗

单独的Ⅰ级和Ⅱ级损伤可通过使用PRICE 和铰链支具保守治疗 3~6 周。约 3 周后,可以开始以髋关节和膝关节强化和本体感觉为重点的物理治疗。对于Ⅲ级损伤,尤其是存在其他韧带或半月板损伤时,应考虑进行手术。然而,一些研究表明,患有孤立性Ⅲ级外侧副韧带撕裂的运动员可以通过非手术方式成功治疗[10]。

表 20.1　外侧副韧带损伤分级

基于体格检查		基于肌肉骨骼超声或 MRI	
分级	松弛程度	分级	MRI 表现
Ⅰ级	5mm	Ⅰ级	韧带周围皮下积液,无撕裂
Ⅱ级	5~10mm	Ⅱ级	部分撕裂
Ⅲ级	>10mm,不稳定	Ⅲ级	完全撕裂

基本诊疗程序

物理治疗处方：

- 诊断：Ⅰ级/Ⅱ级外侧副韧带损伤。
- 频率和持续时间：每周 2~3 次，持续 4~6 周。
- 方案：连续铰链支具佩戴 3~6 周，无屈曲/伸展限制；针对腘绳肌、股四头肌和臀肌组织的渐进式开放和闭合运动链强化练习；本体感觉训练。
- 注意事项：避免内翻和外旋应力。

内侧副韧带扭伤和撕裂

病因和病理生理学

内侧副韧带起自股骨内上髁的后侧，插入胫骨内侧髁和胫骨体。它可以抵抗胫骨过度内旋和膝关节过度外翻。损伤通常发生在外翻应力过大的情况下，外侧膝关节直接受到冲击或快速改变方向。

病史、检查和诊断

患者通常描述膝关节突然出现内侧疼痛和不稳定。体格检查时的松弛度可通过在 30°弯曲时对膝盖施加外翻力来评估，并根据胫骨平移量进行分级（表 20.2）。值得注意的是，前交叉韧带和内侧半月板也可能同时受伤，应进行彻底评估。虽然内侧副韧带损伤通常可以在临床上诊断，但疑似多韧带损伤的患者应进行 MRI 检查。超声也可用于确定内侧副韧带损伤的分级（表 20.2）。

治疗

对于独立的Ⅰ级和Ⅱ级撕裂，非手术治疗可以使用铰链支具来限制外翻运动。疼痛消退后，应实施以加强股四头肌和腘绳肌为重点的物理治疗计划[11]。对于运动员来说，一旦全范围运动没有疼痛，检查时没有不稳定，力量与未受伤的一侧相当，就可以恢复比赛。对于Ⅲ级损伤，非手术治疗是一种选择，但患者可能会有残余松弛，这可能会导致再次损伤。如果存在慢性疼痛、不稳定或其他相关韧带损伤，应考虑手术会诊和修复[12]。对于孤立的内侧副韧带损伤，75%的患者在 3 个月内恢复到伤前活动水平，超过 85%的患者在 4 年后膝关节功能和力量恢复正常[13]。

基本诊疗程序

物理治疗处方：

- 诊断：Ⅰ级/Ⅱ级外侧副韧带损伤。
- 频率和持续时间：每周 2~3 次，持续 4~6 周。
- 方案：连续使用铰链支具 4~6 周；加强腘绳肌、股四头肌和臀肌力量；本体感觉训练。
- 注意事项：避免外翻和内收应力。

前交叉韧带扭伤和撕裂

病因和病理生理学

前交叉韧带起于股骨外侧髁的后内侧，插入胫骨前髁间切迹。它抵抗胫骨前向和外旋运动。这是最常见的膝关节韧带损伤，每

表 20.2 内侧副韧带损伤分级

基于体格检查		基于肌肉骨骼或 MRI	
分级	松弛程度	分级	MRI 表现
Ⅰ级	5mm	Ⅰ级	韧带周围皮下积液，无撕裂
Ⅱ级	5~10mm	Ⅱ级	表层纤维撕裂更多，深层纤维保留更多
Ⅲ级	>10mm，不稳定	Ⅲ级	表层和深层纤维完全撕裂

年有超过 10 万人受伤[14]。胫骨固定,股骨过度外旋或膝关节直接受到冲击导致过度伸展或外翻的情况下容易出现损伤。高中足球和篮球运动员发生前交叉韧带损伤的风险最高,女性运动员的风险高于男性[15]。

病史、检查和诊断

患者通常描述受伤时出现"砰"的一声,随后出现急性肿胀和膝关节不稳。虽然可以耐受负重,但蹲下或旋转通常会引起疼痛。Lachman 试验、前抽屉和轴移试验等特殊体格检查有助于前交叉韧带损伤的临床诊断。重要的是,应注意确保不存在后交叉韧带损伤引起的胫骨后移,因为这可能导致前抽屉试验出现假阳性,MRI 可确诊。还应评估的常见相关损伤,包括半月板损伤、内侧副韧带损伤、骨挫伤和 Segond 骨折。

治疗

根据损伤的严重程度和患者的功能目标,可以采用手术或非手术治疗。伴有其他结构损伤的患者,如半月板或其他韧带,通常需要前交叉韧带修复以获得足够的稳定性。由于活动量和生活方式要求较高,更年轻和更活跃的患者可能会进行前交叉韧带修复。术前进行康复训练,使关节活动度恢复正常,增加肌力和动态稳定,可促进术后恢复。术后康复最初侧重于闭链运动,然后发展为开链运动。术后即刻阶段(术后 1~7 天)应重点恢复全膝关节活动范围和股四头肌控制。第二阶段(术后 2~4 周)应侧重于通过强化训练恢复本体感觉和膝关节主动活动度。第三阶段(术后 4~10 周)应侧重于提高肌肉耐力和增强本体感觉。最后一个阶段(术后 10~16 周)应侧重于提高力量和逐步恢复比赛[16]。预防前交叉韧带损伤的方案已成功制订并实施,其重点是膝关节的神经肌肉控制[17]。

基本诊疗程序

影像学:

■ 无对比的膝关节 MRI,包括冠状位斜视图。

物理治疗处方:

■ 诊断:前交叉韧带撕裂。

■ 频率和持续时间:每周 1~2 次,持续 12~16 周。

■ 处方

□ 急性前交叉韧带撕裂,无手术修复或计划恢复高水平运动:实施术后前交叉韧带处方,无 ROM 限制;ROM 和加强膝关节稳定,还要关注髋关节和踝关节的稳定性;渐进性下肢本体感觉和神经肌肉控制以达到高水平的单侧下肢平衡

□ 急性前交叉韧带撕裂,计划恢复高水平运动:多相运动,从被动伸膝到股四头肌强化,然后是本体感觉和耐力,再到力量和运动专项训练。

■ 注意事项:避免膝关节过伸。

后交叉韧带扭伤与撕裂

病因和病理生理学

后交叉韧带起源于胫骨后髁间,附着于股骨内侧髁,防止胫骨后移和内旋。典型的受伤机制包括机动车事故,胫骨撞击仪表板。

病史、检查和诊断

与前交叉韧带损伤相比,"砰"声很少被报道。体格检查可以发现腘窝的压痛和积液。后抽屉试验阳性提示后交叉韧带损伤,而拨号试验可用于评估后交叉韧带和后外侧角损伤。应进行 MRI 检查,以进一步评估后交叉韧带和可能伴随的损伤。

治疗

症状有限且胫骨后移位最小的患者可

以非手术治疗。康复进展如表 20.3.所述[18]，如果患者有明显的胫骨移位或伴有不稳定的剧烈疼痛，可能需要修复。

基本诊疗程序

物理治疗处方：

■ 诊断：后交叉韧带撕裂(无手术治疗)。

■ 频率和持续时间：每周 1~2 次，持续 12~16 周。

■ 方案：在进行本体感觉和强化训练的同时保持膝关节活动度；从开链运动开始，然后进行闭链运动和特定运动的练习。

■ 注意事项：避免膝关节过伸。

内侧髌股韧带扭伤和撕裂

病因和病理生理学

髌骨是最大的籽骨，由股骨滑车沟、股四头肌、髌腱，以及内侧和外侧支持带/韧带的骨约束来稳定。骨和网状/韧带解剖结构紊乱或股四头肌活动不良可导致髌骨不稳定，从而改变髌骨的动态稳定性。滑车发育不良，即股骨滑车异常平坦或突出，在髌骨不稳定的个体中很常见[19]。髌骨高位可能导致骨接触不足和髌骨轨迹异常[19]。女性由于 Q 角增大，髌骨半脱位和脱位的风险增加[20]。由于内侧髌股韧带断裂导致的髌骨外侧半脱位/脱位被认为是髌骨最常见的损伤。内侧髌股韧带的扭伤或撕裂可能是由于内侧髌骨受到侧向打击或股四头肌强烈收缩，而膝盖处于弯曲和外翻位置，股骨相对内旋。

病史、检查和诊断

患者通常表现为急性前内侧膝痛，常伴有髌骨半脱位或脱位。体检时，常有肿胀，可触及髌骨内侧和股骨内侧髁之间的组织缺损。膝关节屈曲 30°时，髌骨恐惧试验呈阳性。髌骨研磨和恐惧试验通常呈阳性。髌骨倾斜也可能是不对称的，反映出潜在的内侧韧带松弛或外侧韧带紧张。也可以看到髌骨外侧移位伴膝关节伸直，也称为"J 征"。侧位和 Merchant 髌骨轴位 X 线片对诊断最有帮助，可显示高位髌骨和髌骨角度异常。超声和 MRI 可以评估内侧髌股韧带受损的程度，MRI 也可以显示骨软骨受累[19]。

治疗

髌骨脱位的初始治疗包括在伸膝的同时施加侧向压力进行复位[20]。固定应维持 2~3 周，然后进行物理治疗。复发是常见的，患者可能主诉有不稳定或屈曲感。髌骨不稳定的物理治疗应强调股四头肌的强化和激活，以维持髌骨的动态稳定性，并逐渐恢复活动[20]。可以尝试使用束带或支具来增强髌骨

表 20.3　后交叉韧带康复

阶段	时间	康复重点
保护阶段	1~6 周	● 膝关节活动范围
		● 股四头肌和髋部近端的渐进强化
		● 避免膝关节过度伸展
过渡阶段	6~12 周	● 下肢本体感觉和强化
功能阶段	12~16 周	● 轻度运动，如慢跑
		● 闭链练习
回归比赛	>16 周	● 恢复运动专项训练，重点放在神经肌肉控制上，防止再次受伤

稳定性。如果症状持续存在,建议手术转诊进行内侧髌股韧带修复或重建。

基本诊疗程序

影像学:

■ 膝关节 X 线片,包括前后位、侧位和 Merchant 髌骨轴位图。

■ 膝关节 MRI(如果怀疑有明显关节内病变)。

■ 膝前超声评估髌骨支持带/韧带结构。

理疗处方:

■ 诊断:髌骨半脱位/脱位导致髌骨不稳定。

■ 频率和持续时间:每周 1~2 次,持续 4~6 周。

■ 方案:加强和协调激活动态稳定结构,尤其是股四头肌;进行功能性运动和单侧下肢训练;根据需要使用肌贴和支具以增强髌骨稳定性。

■ 注意事项:无。

神经疾病

腓骨神经病变

病因和病理生理学

腓总神经在腓骨颈最浅处易受创伤或压迫。外源性病因包括下肢交叉、下肢石膏或过紧的矫形器。内在病因包括胫腓关节囊肿、腓骨骨折或膝关节脱位。牵引伤可发生于多发性踝关节内翻损伤或膝内翻严重的个体中[21]。

病史、检查和诊断

腓总神经损伤的最初症状通常是背屈和外翻无力。在更严重的情况下,可能会发生明显足下垂,导致跨阈步态。小腿外侧和足背的疼痛、感觉异常或烧灼感也很常见[21]。如果临床上怀疑常见腓骨神经病变,应使用肌肉骨骼超声或 MRI 排除固有病因。此外,

这些成像模式可以提供有关神经健康的解剖学信息,并有助于定位损伤。NCS/EMG 可以进一步确认诊断,对神经损伤的严重程度进行分类,并排除其他周围神经疾病。受伤后 3 周进行 NCS/EMG 检查,此时才可能会出现最初的异常活动。

治疗

治疗取决于病因。压迫性神经病变通常在来源被定位和压迫得到缓解后改善。物理治疗可以帮助功能恢复并提供代偿策略。神经性疼痛调节药物可用于疼痛控制。一些从业者已经对超声引导下的腓总神经水力松解术/分离术进行了试验,但目前还没有发表的文献。如果非手术措施失败、症状进展或者有明确的病变,如骨折、撕裂或压迫神经的肿块,则应考虑手术干预。在慢性病例中,如果无力和足下垂持续存在,可以使用踝关节支具或踝足矫形器。预后取决于神经损伤的严重程度[21]。

其他疾病

髂胫束综合征

病因和病理生理学

髂胫束是大腿阔筋膜张肌的外侧增厚部分,它穿过股骨外侧髁,附着在胫骨前外侧,以及股骨远端外侧的 Gerdy 结节上。通常认为,这是由髂胫束过载导致膝关节外侧面受压所致,而不是髂胫束过紧导致异常运动或摩擦。潜在的促因包括髋外展肌无力、膝内翻,以及在运动量或运动强度增加的情况下,足过度内旋[22]。

病史、检查和诊断

髂胫束综合征通常表现为股骨远端外侧疼痛,常因下坡行走或跑步而加剧。体格检查主要表现为股骨外侧髁和 Gerdy 结节的压痛。Ober 测试通常是阳性的。还使用了

Noble 压迫试验,它的特异度比敏感度更高。影像学研究,如 X 线片、肌肉骨骼超声和 MRI 通常不是必要的,但有助于排除其他膝关节外侧病变。

治疗

治疗最初应侧重于减轻负荷和拉伸运动,并逐渐重新引入非刺激性活动[23]。物理治疗的重点是髋关节和膝关节的稳定,并逐步发展到单侧下肢训练和增强式训练。

基本诊疗程序

物理治疗方案:

■ 诊断:髂胫束综合征。

■ 频率和持续时间:每周 1~2 次,持续 4~6 周。

■ 方案:拉伸阔筋膜张肌和臀中肌;最初的重点是加强髋外展肌和神经肌肉协调;在跑步机进行上坡步行,重新开始活动;在重负荷下缓慢分开双下肢,深蹲并最终进展到增强式训练。

■ 注意事项:无。

髌前滑囊病

病因和病理生理学

髌前囊位于髌骨表面,在膝关节屈曲和伸展时协助髌骨平滑运动。髌前滑囊病,也称为“女佣”膝,可能因创伤、感染、痛风或髌骨慢性直接受压而急性发展[24]。

病史、检查和诊断

急性滑囊炎(或“滑囊炎”)患者直接表现为髌骨压痛、肿胀和红斑。慢性滑囊病通常无压痛、无红斑,髌骨上方有球状肿块。诊断为临床诊断,但如果需要,可通过肌肉骨骼超声或 MRI 进行确认。其他检查旨在确定滑囊病的病因,包括获取基本生命体征、血清学和用于分析的囊液样本。

治疗

治疗取决于病因。在大多数急性病例

中,可以遵守无菌技术,进行滑液囊抽吸,但可能会发生液体再积聚。在确认病原体之前,应根据经验使用抗生素治疗与传染病原学相关的滑囊病。继发于晶体病理学的囊病应以晶体相关疾病的常规护理进行治疗。非感染性滑囊炎还可以通过注射皮质类固醇来减轻炎症和疼痛[24]。慢性滑囊病通常通过活动调节进行治疗,无须抽吸[24]。

基本诊疗程序

血清学:

■ CBC 与分类。

■ 血清尿酸。

■ 如果关注败血症,则进行血液培养。

滑囊液分析:

■ 白细胞计数(WBC)。

■ 革兰染色。

■ 培养。

■ 晶体评估。

鹅足滑囊炎

病因和病理生理学

鹅足囊位于胫骨近端内侧与半腱肌、股薄肌和缝匠肌肌腱的汇合处。部分学者认为,“鹅足囊病”实际上可能是一种肌腱病,而不是继发于滑囊炎症。它通常与基础骨关节炎相关[25]。

病史、检查和诊断

患者通常在内侧膝关节线远端的鹅足肌腱插入处出现疼痛。体格检查显示该部位有压痛和潜在肿胀。平片可用于评估骨关节炎或胫骨近端骨损伤。超声或 MRI 可能显示鹅足肌腱附近肿胀,但这些损伤通常不存在,因此没有必要。

治疗

治疗方案包括活动调节、冰敷、非甾体抗炎药,以及侧重于拉伸和加强内侧腘绳肌和股四头肌的物理治疗。对于顽固性症状,可以考虑在超声引导下向囊内注射皮质类固醇[26]。

下肢损伤

急性骨筋膜室综合征

病因和病理生理学

急性骨筋膜室综合征(ACS)通常是由严重的创伤性损伤引起。由于出血和腔室扩张能力有限,复合或开放性骨折发生的风险最高[27]。腔室压力增加导致脉管系统受压,导致组织缺血并最终坏死。值得注意的是,开放性骨折不会释放骨筋膜室,ACS 仍然可能发生。

病史、检查和诊断

急性骨筋膜室综合征的典型表现是"5P"症状:与外观不成比例的疼痛(pain)、苍白(pallor)、无脉(pulselessness)、感觉异常(paresthesias)和瘫痪(paralysis)。然而,这些通常出现在 ACS 的晚期,可能是不可逆损伤的信号[27]。没有这些症状并不排除 ACS。在这种情况下,下肢可能会出现肿胀和紧张,经常由于被动肌肉拉伸导致疼痛。感觉和运动神经受压可导致感觉异常和无力。ACS 的临床诊断不需要成像。根据改良的 Pedowitz标准, 通常使用>15mmHg 的室内压力进行诊断;然而,目前还没有确定需要进行急性手术减压的阈值,因此不应延误这种治疗[27]。

治疗

一旦确诊,ACS 需要急诊手术转诊,行筋膜切开术进行筋膜室松解,因为缺血持续时间与长期发病率直接相关。筋膜切开术后的恢复通常很慢,可能会因感染或需要植皮而变得复杂。恢复活动在很大程度上取决于神经血管损伤的严重程度。目前尚无针对 ACS 的标准化术后物理治疗方案。

慢性骨筋膜室综合征

病因和病理生理学

慢性骨筋膜室综合征(CECS)是一种下肢疼痛的疾病,可影响运动员和久坐的人。由于体液转移和血管充血,运动期间可能会出现高达 20% 的肌肉肿胀,而相对僵硬的筋膜无法适应体积的增加,导致腔室压力增加[28]。虽然疼痛的原因可能与缺血有关,但其他结构(神经、结缔组织、肌肉和骨膜)的压力增加也可能造成疼痛[28]。

病史、检查和诊断

明确位置、时间、诱发因素和训练方案有助于区分 CECS、胫骨中部应力综合征(MTSS)和应力性骨折。CECS 通常在特定长度、强度或持续时间的运动中出现下肢疼痛。疼痛会逐渐恶化,并可能从迟钝、疼痛的饱胀感转变为剧烈疼痛。随着综合征的进展,症状可能会通过步行等简单活动触发。也可能发生受累间室肌无力和感觉异常。活动后间室肌可能会感觉坚实而柔软。症状通常随着休息而改善。最常见的 CECS 诊断方法是使用 Pedowitz 标准,在休息时、运动后 1 分钟和运动后 5 分钟, 间室压力分别>15mmHg、30mmHg 和 20mmHg[29]。运动 MRI 处方也被描述用于诊断前室 CECS[28]。

治疗

活动调整是保守治疗的核心,最初避免加重活动,然后逐步重新引入活动[30]。也可以尝试冰敷、非甾体抗炎药、按摩、拉伸、鞋子改造和改变步态力学,但失败率很高。化学去神经支配减少间室肌肉激活已有成功的报道[30]。开放式或内镜外科筋膜切开术是最终的治疗方法,前室和侧室的成功率超过 80%[31]。最近,超声引导下的实验性筋膜松解术被描述用于前室和侧室[32]。筋膜切开术后的康复通常从术后最初几天的被动活动范围开始,大约 4 周逐渐进展到步行。如果症状不复发,可在术后 6 周开始温和的有氧运动和进展缓慢的专项运动。

基本诊疗程序

物理治疗处方(术前保守治疗):

- 诊断:CECS。
- 频率和持续时间:每周 1~2 次,持续 3~4 周。
- 方案:逐渐恢复体力活动。如果无法忍受,则按照指示评估步态力学并按照指示重新训练。
- 注意事项:如果症状再次出现,请停止活动。

理疗处方(术后):

- 诊断:CECS 腔室减压后状态。
- 频率和持续时间:每周 2~3 次,持续 8~12 周。
- 方案:逐渐恢复 ROM,同时进行瘢痕组织按摩和脱敏;逐步进行强化、平衡和本体感觉练习;一旦总体力量足够,就可以进行特定活动的运动。
- 预防措施:监测和控制活动后的肿胀,最初避免偏心运动,避免在瘢痕组织上摩擦。

腓肠肌劳损

病因和病理生理学

腓肠肌拉伤("网球腿")是运动人群中常见的损伤。当肌肉处于拉长位置时,损伤通常发生在伸膝和踝关节背屈时快速加速/减速[33]过程。热身不足或疲劳时,腓肠肌拉伤的风险可能更高[33]。内侧头比外侧头更容易受伤。

病史、检查和诊断

患者通常表现为急性小腿后部疼痛,表现为被踢或被击中的感觉。可能出现肿胀和瘀斑,类似于跟腱损伤。MRI 或超声可用于明确诊断并确定损伤程度(表 20.4)。

治疗

初始处理包括 PRICE。很少需要固定,但在严重症候群中可能需要固定[34]。物理治疗应重建腓肠肌/比目鱼肌复合体,并针对

表 20.4　腓肠肌损伤分级[35]

分级	症状	标志	病理学	放射学
1 级(轻度)	活动时疼痛,能够继续活动	轻度局部疼痛,力量/活动度损失最小	<10%的肌纤维断裂	MRI 显示水肿,<5%的肌纤维受累
2 级(中等)	活动时疼痛,无法继续活动	明显的局部疼痛、力量丧失/ROM	10%~50%的肌纤维断裂	肌腱连接异常、水肿和出血
3 级(重度)	即刻严重疼痛伴有残疾,无法继续任何活动	肌肉功能丧失,可触及的缺陷/肿块	50%~100%的肌纤维断裂	肌肉完全断裂、广泛水肿/出血、回缩

运动模式提供运动指导,防止复发[34]。疼痛为引导逐渐恢复活动。虽然数据有限,但大多数人在 4~7 周恢复伤前活动。

胫骨中部应力综合征

病因和病理生理学

MTSS 是运动性下肢疼痛的常见原因,通常发生在胫骨后内侧缘。MTSS 的病因尚不清楚,但最流行的理论表明,疼痛是胫骨后肌、比目鱼肌或趾长屈肌肌腱插入胫骨时继发于张力的骨膜应力反应的结果[36]。

病史、检查和诊断

患者通常表现为胫骨后内侧缘下 1/3 的压痛。可能出现肿胀或可触及的骨膜反应。与应力性骨折不同,夜间疼痛和撞击性疼痛通常不存在于 MTSS 中,疼痛通常更为弥漫。在活动期间,应力性骨折疼痛也保持不变,而 MTSS 最初可能在活动早期消退。与 CECS 相比,MTSS 导致的疼痛在活动停止后可能不会迅速缓解。MTSS 是一种临床诊断;然而,MRI 成像可能有助于区分 MTSS 和应力性骨折。

治疗

尽管尚未研究精确的方案,但保守治疗通常是成功的。先以休息和活动方式改变为主。通过物理疗法解决步态力学、膝关节和踝关节力量,以及灵活性问题通常是有益的[37]。按摩、针灸、电疗和体外冲击波疗法,在减轻症状方面效果有限[37]。鞋矫形器可能有助于防止复发[37]。恢复活动应该是循序渐进的,在无痛范围内逐步恢复活动。

基本诊疗程序

物理治疗处方:

■ 诊断:MTSS。

■ 频率和持续时间:每周 1~2 次,持续 4 周。

■ 方案:评估生物力学和下肢整体力量;包括加强膝关节和踝关节稳定,其次是髋关节稳定;逐步进行特定活动的运动。

■ 注意事项:无。

（李世浩 译　段奕璇 蔡倩倩 李奇 审）

参考文献

1. Howell R, Kumar NS, Patel N, Tom J. Degenerative meniscus: pathogenesis, diagnosis, and treatment options. *World J Orthop*. 2014;5(5):597–602.
2. Elmallah R, Jones LC, Malloch L, Barrett GR. A meta-analysis of arthroscopic meniscal repair: inside-out versus outside-in versus all-inside techniques. *J Knee Surg*. 2019;32(8):750–757.
3. Foss KDB, Myer GD, Magnussen RA, Hewett TE. Diagnostic differences for anterior knee pain between sexes in adolescent basketball players. *J Athl Enhanc*. 2014;3(1):1814. doi:10.4172/2324-9080.1000139
4. Petersen W, Rembitzki I, Liebau C. Patellofemoral pain in athletes. *Open Access J Sports Med*. 2017;8:143–154.
5. Ahlhelm A, Alfuth M. The influence of foot orthoses on patellofemoral pain syndrome: a systematic analysis of the literature. *Sportverletz Sportschaden*. 2015;29:107.
6. Cook JL, Purdam CR. Is tendon pathology a continuum? A pathology model to explain the clinical presentation of load-induced tendinopathy. *Br J Sports Med*. 2009;43(6):409–416.

7. Malliaras P, Cook J, Ptasznik R, Thomas S. Prospective study of change in patellar tendon abnormality on imaging and pain over a volleyball season. *Br J Sports Med*. 2006;40(3):272–274.

8. Malliaras P, Cook J, Purdam C, Rio E. Patellar tendinopathy: clinical diagnosis, load management, and advice for challenging case presentations. *J Orthop Sports Phys Ther*. 2015;45(11):887–898.

9. Andriolo L, Altamura SA, Reale D, Candrian C, Zaffagnini S, Filardo G. Nonsurgical treatments of patellar tendinopathy: multiple injections of platelet-rich plasma are a suitable option: a systematic review and meta-analysis. *Am J Sports Med*. 2019;47(4):1001–1018.

10. Bushnell BD, Bitting SS, Crain JM, Boublik M, Schlegel TF. Treatment of magnetic resonance imaging-documented isolated grade III lateral collateral ligament injuries in national football league athletes. *Am J Sports Med*. 2010;38(1):86–91.

11. Andrews K, Lu A, Mckean L, Ebraheim N. Review: medial collateral ligament injuries. *J Orthop*. 2017;14(4):550–554.

12. Marchant MH, Jr, Tibor LM, Sekiya JK, Hardaker WT, Jr, Garrett WE, Jr, Taylor DC. Management of medial-sided knee injuries, part 1: Medial Collateral Ligament. *Am J Sports Med*. 2011;39(5):1102–1113.

13. Lundberg M, Messner K. Long-term prognosis of isolated partial medial collateral ligament ruptures. A ten-year clinical and radiographic evaluation of a prospectively observed group of patients. *Am J Sports Med*. 1996;24(2):160–163. doi:10.1177/036354659602400207. PMID: 8775113.

14. Kaeding CC, Léger-St-Jean B, Magnussen RA. Epidemiology and diagnosis of anterior cruciate ligament injuries. *Clin Sports Med*. 2017;36(1):1–8.

15. Gornitzky AL, Lott A, Yellin JL, Fabricant PD, Lawrence JT, Ganley TJ. Sport-specific yearly risk and incidence of anterior cruciate ligament tears in high school athletes: a systematic review and meta-analysis. *Am J Sports Med*. 2016;44(10):2716–2723.

16. Ellman MB, Sherman SL, Forsythe B, LaPrade RF, Cole BJ, Bach BR, Jr. Return to play following anterior cruciate ligament reconstruction. *J Am Acad Orthop Surg*. 2015;23(5):283–296.

17. Hewett TE, Myer GD, Ford KR, et al. Biomechanical measures of neuromuscular control and valgus loading of the knee predict anterior cruciate ligament injury risk in female athletes: a prospective study. *Am J Sports Med*. 2005;33(4):492–501. doi:10.1177/0363546504269591. Epub 2005 Feb 8. PMID: 15722287.

18. Wang D, Graziano J, Williams RJ, 3rd, Jones KJ. Nonoperative treatment of PCL injuries: goals of rehabilitation and the natural history of conservative care. *Curr Rev Musculoskelet Med*. 2018;11(2):290–297.

19. Parikh SN, Lykissas MG, Gkiatas I. Predicting risk of recurrent patellar dislocation. *Curr Rev Musculoskelet Med*. 2018;11(2):253–260.

20. Minkowitz R, Inzerillo C, Sherman OH. Patella instability. *Bull NYU Hosp Jt Dis*. 2007;65(4):280–293.

21. Meadows JR, Finnoff JT. Lower extremity nerve entrapments in athletes. *Curr Sports Med Rep*. 2014;13(5):299–306.

22. Lavine R. Iliotibial band friction syndrome. *Curr Rev Musculoskelet Med*. 2010;3(1–4):18.

23. Pegrum J, Self A, Hall N. Iliotibial band syndrome. *BMJ*. 2019;364:l980.

24. Khodaee M. Common superficial bursitis. *Am Fam Physician*. 2017;95(4):224–231.

25. Kang I, Han SW. Anserine bursitis in patients with osteoarthritis of the knee. *South Med J*. 2000;93(2):207–209.

26. Finnoff JT, Nutz DJ, Henning PT, Hollman JH, Smith J. Accuracy of ultrasound-guided

versus unguided pes anserinus bursa injections. *PM R*. 2010;2(8):732–739.

27. Via AG, Oliva F, Spoliti M, Maffulli N. Acute compartment syndrome. *Muscles Ligaments Tendons J*. 2015;5(1):18–22.

28. Burrus MT, Werner BC, Starman JS, et al. Chronic leg pain in athletes. *Am J Sports Med*. 2015;43(6):1538–1547.

29. Pedowitz RA, Hargens AR, Mubarak SJ, Gershuni DH. Modified criteria for the objective diagnosis of chronic compartment syndrome of the leg. *Am J Sports Med*. 1990;18(1):35–40.

30. Rajasekaran S, Hall MM. Nonoperative management of chronic exertional compartment syndrome: a systematic review. *Curr Sports Med Rep*. 2016;15(3):191–198.

31. Burrus MT, Werner BC, Starman JS, et al. Chronic leg pain in athletes. *Am J Sports Med*. 2015;43(6):1538–1547.

32. Lueders DR, Sellon JL, Smith J, Finnoff JT. Ultrasound-guided fasciotomy for chronic exertional compartment syndrome: a cadaveric investigation. *PM R*. 2017;9(7):683–690.

33. Green B, Pizzari T. Calf muscle strain injuries in sport: a systematic review of risk factors for injury. *Br J Sports Med*. 2017;51(16):1189–1194.

34. Campbell JT. Posterior calf injury. *Foot Ankle Clin*. 2009;14:761.

35. Bryan Dixon J. Gastrocnemius vs. soleus strain: how to differentiate and deal with calf muscle injuries. *Curr Rev Musculoskelet Med*. 2009;2(2):74–77.

36. Moen MH, Tol JL, Weir A, Steunebrink M, De Winter TC. Medial tibial stress syndrome: a critical review. *Sports Med*. 2009;39(7):523–546.

37. Winters M, Eskes M, Weir A, Moen MH, Backx FJG, Bakker EWP. Treatment of medial tibial stress syndrome: a systematic review. *Sports Med*. 2013;43(12):1315–1333.

第 **21** 章

踝与足

Sherry Igbinigie，Brian Mugleston，Matt Lacourse，Mark Harrast

引言

踝关节和足部受伤是一种最常见的运动损伤。仅足踝受伤就占所有运动损伤的10%~30%[1]。一项对美国国家足球联盟球员的研究发现,53.2%的球员有足踝受伤史[2]。另一项研究发现,31%的跑步损伤涉及足踝或足[3]。本章将回顾踝关节和足部的解剖学、生物力学和常见损伤。我们将在正文中详细介绍踝关节和足部疼痛的最常见来源。踝关节和足部疼痛的全面鉴别诊断见表 21.1。

解剖学和生物力学

踝关节是一个三关节复合体,由距骨(胫距)、胫腓骨远端和距下关节(距跟关节)组成。距小腿关节是一个铰链的滑膜关节,主要有背屈和跖屈的矢状面运动,尽管该关节有一定程度的旋转和外展/内收。下胫腓关节是一个纤维关节,或韧带连结。距下关节的主要运动是内翻/外翻。旋前和旋后是指距小腿关节、距下关节和前足的三平面运动。旋前是指背屈、距下外翻和前足外展。旋后是指跖屈、距下内翻和前足内收。在行走

过程中,由于在较小的表面积上施加了大量的力,因此足部和踝部会受到很大的应力[4]。影响下肢的生物力学应力紊乱通常会导致足踝和足部受伤。大多数踝关节和足部损伤的康复通常从减轻疼痛开始,然后恢复运动范围、神经肌肉再教育和强化(包括足部固有肌肉组织或"足部核心")、本体感觉/平衡、功能锻炼和恢复运动活动。

踝关节

骨骼疾病

外伤性腓骨远端骨折

病因和病理生理学

腓骨远端骨折通常由小腿外侧直接受到打击或踝关节内翻损伤引起,外侧韧带断裂,距骨接触腓骨远端,导致腓骨远端骨折。

诊断方法

腓骨远端骨折表现为肿胀、压痛,可能在外踝或近端稍有畸形。患者背屈外旋试验可能为阳性。渥太华踝关节法则(OAR)也可用以诊断(表 21.2)。踝关节 X 线片可以辅助诊断。

表 21.1　踝关节和足部疼痛的鉴别诊断

部位	诊断				
	骨	肌腱	韧带	神经	其他
外踝疼痛	腓骨远端骨折 距骨骨折和骨 　软骨损伤	腓骨肌腱病变 腓骨肌腱半脱位	踝关节外侧扭伤 联合损伤/下胫腓 　前韧带扭伤	神经根病变(S1) CRPS	前外侧撞击综合征 跗骨窦综合征
内踝疼痛	胫骨远端(内 　踝)骨折 距骨骨折和骨 　软骨损伤	胫骨后肌腱病变 踇长屈肌腱病变	踝关节内测扭伤	跗管综合征 神经根病变(L4/ 　L5) CRPS	内侧撞击综合征
踝前疼痛	距骨骨折和骨 　软骨损伤	胫骨前肌腱病变	联合损伤/下胫腓 　前韧带扭伤	神经根病变(L4/ 　L5) 前跗管综合征 腓浅神经病变	前撞击综合征 前外侧撞击综合征
踝后疼痛	三角骨骨折	跟腱病变 踇肌腱病变		神经根病变(S1) 腓肠神经病变 CRPS	后撞击综合征 跟骨后滑囊炎 Haglund 综合征 副比目鱼肌
后足痛	跟骨骨折	足底筋膜炎	足底筋膜炎	神经根病变(S1) 跗管综合征 跟骨下神经卡压 内侧跟骨神经卡压 CRPS	脂肪垫磋商和(或) 　综合征
中足痛	跗骨骨折(舟骨, 　骰骨和楔骨) 骰骨综合征 跗骨桥 舟骨损伤	指伸肌腱病变 胫骨后肌腱病变 腓骨肌腱病变 踇展肌劳损	中跗关节扭伤 足底筋膜拉伤 Lisfranc 损伤 分叉韧带损伤 　(跟舟和跟骰 　韧带)	腓浅神经病变 神经根病变(L5/ 　S1) 跗管综合征 足底内侧神经卡压 跟骨下神经卡压 前跗管综合征(腓 　深神经卡压) CRPS	
前足痛	第五跖骨损伤: 　琼斯骨折,假 　琼斯骨折 跖骨痛 跖骨骨折 踇外翻 踇限制	踇长屈肌腱病变 踇伸肌腱病变 踇外展肌腱病变	"草皮趾",即第 　一跖趾关节 　扭伤	腓浅神经病变 莫顿神经瘤 神经根病变(L5/ 　S1) 跗管综合征 前跗管综合征(腓 　深神经卡压)	跖趾关节滑膜 　炎/关节囊炎 距骨-楔骨关节滑 　膜炎 甲下血肿 甲下外生骨疣 鸡眼和老茧

(待续)

表 21.1(续)

部位	诊断				
	骨	肌腱	韧带	神经	其他
	锤状趾			乔普林神经炎	甲内生
	籽骨损伤:籽骨			CRPS	跖疣
	骨折,籽骨炎,				
	籽骨骨折合				
	并籽骨炎				

CRPS,复杂区域疼痛综合征。

表 21.2　渥太华踝关节法则

踝	足
• 在腓骨或胫骨后缘 6cm 处,外踝或内踝尖处触诊有压痛	• 舟骨或第五跖骨基底部触诊有压痛
• 受伤后和急诊室无法立即采取四个步骤	• 主诉中足疼痛
	• 受伤后和急诊室无法立即采取四个步骤

如果存在以上一项或多项,则需要进行足踝或足部 X 线片。

治疗

韦伯 A 型骨折通常是稳定的, 可以用步行靴和可耐受负重治疗 6~8 周。韦伯 B 型骨折可能是稳定的, 治疗方法与韦伯 A 型骨折相似,但也可能存在不稳定的情况,可能需要切开复位内固定。C 型骨折通常不稳定,需要行切开复位内固定术。对于这种类型的损伤,手术指征通常表现为内侧踝关节损伤(三角肌韧带断裂或双踝骨折)或距骨-腓骨间隔>2mm。有关韦伯分类的详细信息,见表 21.3 和图 21.1。应对患者进行随访并拍摄后续 X 线片以确保较好地愈合。

功能预后和结局

总的来说,如果治疗得当,腓骨骨折无论类型如何,预后都很好。踝关节骨折最常见的并发症是创伤后关节炎,最常见于双踝和三踝骨折[4]。骨折不愈合并不常见。

基本诊疗程序

拍摄负重踝关节 X 线片, 前后位、Mortise 位和侧位±斜视图。如果合并三角肌韧带损伤,请考虑外部旋转应力视图。

韧带疾病

踝关节外侧扭伤

病因和病理生理学

踝关节扭伤占运动损伤的 14%~21%,占所有踝关节损伤的 85%,并且再次受伤的

表 21.3　韦伯分类

韦伯 A 型	踝关节水平以下的腓骨远端撕脱型骨折
韦伯 B 型	踝关节水平的腓骨远端骨折
韦伯 C 型	踝关节水平以上的腓骨远端骨折

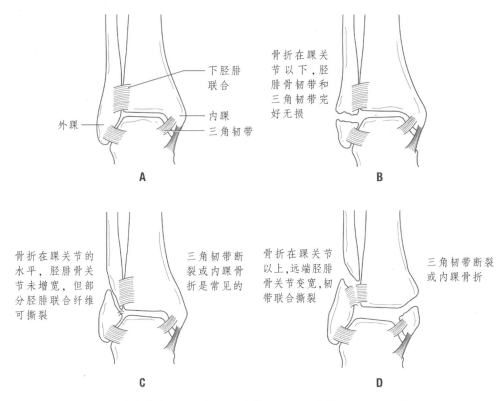

图 21.1 韦伯分类:(A)正常,(B)韦伯 A 型,(C)韦伯 B 型,(D)韦伯 C 型。

概率最高[5]。外侧踝关节扭伤由砾屈的内翻力引起的,并以可预测的顺序发生,距腓前韧带通常是第一个,也是唯一一个受伤的韧带,其次是跟腓韧带。

诊断

患者表现为踝关节外侧疼痛、肿胀和瘀斑,并负重困难。检查人员应询问既往踝关节外侧扭伤的病史,因为发生多次损伤事件的患者再次受伤的风险更大。常见的测试包括前抽屉和距骨倾斜试验,分别评估距腓前韧带和跟腓韧带的完整性。挤压试验可以评估合并的联合韧带损伤。OAR 用于确定是否需要拍摄 X 线片(见表 21.2)。然而,如果恢复时间超过预期(>6 周),且病情改善甚微或保守治疗普遍失败,则可以考虑使用 MRI 来评估除单纯外侧韧带扭伤以外的并发损伤。

治疗

对于初期损伤的患者采用制动-冰敷-加压-抬高肢体(RICE)方案治疗,直到患者能够以正常步态行走。使用步行靴、气垫或其他踝关节矫形器进行有时间限制的保护性负重,有助于缓解疼痛和肿胀,并加快步态正常化,从而减轻因缓解疼痛而对其他结构造成的压力。应尽可能鼓励患者尽早治疗。虽然手术干预对于踝关节外侧扭伤的治疗效果并不优于其他治疗方案,但对于损失严重的患者,可以考虑手术[6]。手术干预(侧韧带重建)通常仅在保守治疗失败和持续不稳定后考虑。所有损伤都应包括 PT,这有助于恢复踝关节的活动范围、本体感觉和平衡,以便恢复运动并防止继发损伤。

功能预后和结局

约 1/3 的患者会经历长期的残留症状,

因此,对急性外侧踝关节扭伤进行适当的治疗至关重要[7]。积极的预后因素包括早期的保护性负重、病情较轻和年龄较小。

基本诊疗程序

一般来说,除非 OAR 适用,否则不需要进行成像。如果适用,需评估负重位下的踝关节前后位、侧位、斜位和 Mortise 位 X 线片,以排除联合损伤或骨折。物理治疗应遵循渐进原则,即恢复踝关节的全部活动范围,积极强化踝关节肌肉,本体感觉再训练和功能锻炼。

胫腓联合韧带与胫腓前下韧带扭伤

病因和病理生理学

当对背屈踝关节施加外翻力时,会导致联合韧带扭伤,这通常发生在结合了高强度侧切和跳跃运动的接触性运动中,如橄榄球和足球。

诊断

患者表现为弥漫性疼痛,踝关节前外侧更为突出,且负重困难。应检查患者的关节是否肿胀,并触诊韧带是否有压痛。挤压试验评估联合韧带损伤,外旋试验评估下胫腓前韧带损伤。负重 X 线片通常用于评估骨折或胫腓骨分离的存在。MRI 可以对损伤的严重程度进行分级,也可以识别并发性损伤。

治疗

治疗取决于损伤的严重程度。低级别损伤的特点是下胫腓前韧带部分撕裂,没有胫腓骨分离,可采用 RICE 方案保守治疗,并在可耐受负重的步行靴中固定 2~4 周。更严重的损伤(包括下胫腓前韧带完全撕裂及由此导致的踝关节不稳定)需要手术。

功能预后和结局

韧带联合损伤与踝关节韧带损伤的最差预后相关,其恢复时间几乎是踝关节外侧扭伤的 4 倍,通常需要 6~8 周[8]。

基本诊疗程序

负重踝关节 X 线片(前后位、侧位和 Mortise 位)评估骨折或胫腓骨分离。踝关节的 MRI 可以对损伤的严重程度进行分级并且识别并发性损伤。

肌腱疾病

跟腱末端病变

病因和病理生理学

跟腱病在中年男性患者和参加跑步运动的患者中最为常见,尤其是在发生错误训练的情况下。肌腱病变按持续时间分类,如急性或慢性(>6 周);也可按部位分类,分为插入性(肌腱附着处 2cm 以内)或中间性(肌腱附着处近端 2~6cm),后者更常见。

诊断

患者报告足跟后部疼痛,在早晨和运动开始时更严重。诊断主要通过临床评估(部位疼痛/压痛、肿胀、红斑、发热、增厚或可触及结节)。虽然并非总是需要 X 线片,但其可以识别作为插入性肌腱病特征的插入性钙化,以及突出的跟骨结节(Haglund 畸形),这是 Haglund 综合征(插入性跟腱病伴 Haglund 隆起部位的跟骨后滑囊炎)的原因。MRI 或超声可以确认诊断并衡量严重程度,尤其是当症状对保守治疗无反应时。

治疗

治疗取决于疾病的严重程度,治疗包括活动调整、冰敷、提踵以减轻小腿-跟腱复合体的负荷、用步行靴固定治疗以及物理治疗。物理治疗侧重离心强化训练、拉伸、肌筋膜工作,并评估下肢的整个运动链是否存在可能导致症状的生物力学缺陷。离心运动对于治疗中间质肌腱病比插入性肌腱病更为有利[9]。硝基贴片通常与离心强化联合使用,但应告知患者,这种药物具有经常会引起头痛的副作用。对于保守治疗失败的慢性肌腱病患者,在手术清创之前,通常需要考虑进行超声引导[PRP 注射、针状肌腱切断术、经皮肌腱刮除术和(或)肌腱切断术]和体外冲击波治疗。

功能预后和结局

约 20% 的患者在初次受伤后至少 6 个月出现症状[9]。一项研究显示,只有 4% 的跟腱病患者进展为完全断裂,进展的风险较低[10]。

基本诊疗程序

负重位足或踝关节(正位和侧位)X 线片被用作评估足跟后部疼痛的骨性来源,或评估可能导致插入性跟腱病的 Haglund 畸形。对于中段跟腱病,物理治疗应遵循离心强化方案。

跟腱断裂

病因和病理生理学

跟腱断裂通常发生在血液供应减少的分界区,位于肌腱附着部位上方 2~6cm 处。男性比女性更常见, 高峰年龄为 30~40 岁。危险因素包括肥胖、使用氟喹诺酮、接触皮质类固醇或使用合成代谢类固醇。

诊断方法

一种明显的"砰"的声音,患者表现为突然、剧烈的后踝疼痛±明显的"砰"声。患侧肢体负重困难。体格检查显示该区域有明显的瘀伤和水肿,可触及缺陷。Thompson 试验呈阳性,即小腿肌肉受到挤压时跖屈不足。超声成像或 MRI 可确诊。

治疗

非手术治疗包括 2 周的非负重(NWB)治疗,然后在 20°鞋跟楔形的步行靴中进行可耐受负重治疗,8~12 周内逐渐减少度数。一旦患者开始负重,就开始康复训练。建议对年轻和积极治疗的患者进行手术修复。

功能预后和结局

总的来说,再断裂的风险很低,但与非手术治疗相比,手术修复降低了再断裂的风险,并能让患者更快地恢复活动。

基本诊疗程序

踝关节的 MRI 或超声以确认诊断。

腓骨肌腱疾病

病因和病理生理学

腓骨肌腱有助于踝关节外翻和跖屈。损伤通常发生在后足内翻,以及在对腓骨肌腱施加过度旋前和外翻应力的活动期间,例如,在倾斜或不平的表面上跑步。

诊断

患者表现为踝关节后外侧疼痛和功能障碍,很难与踝关节外侧韧带损伤区分开来。检查显示外踝后方有压痛,有时可见结节。腓骨上支持带撕裂可能导致肌腱半脱位,患者在检查中表现出 Kleiger 试验阳性(膝盖屈曲和踝关节被动外旋疼痛)。对于顽固性病例,可进行超声和 MRI 诊断,以确认肌腱病变的特征,以及是否存在半脱位或撕裂。成像可以显示腓骨腱鞘内的液体,尽管这一发现是非特异性的,并且可以在无症状的个体中看到。

治疗

肌腱病的治疗方法是 RICE 和离心强化训练。可以推荐患者穿戴带有侧足跟楔形的矫形器来减轻腓骨肌腱的负荷。超声引导下的腓骨腱鞘注射被考虑用于控制难治性病例的疼痛。半脱位采用固定(石膏或靴子)治疗,持续 2 周的 NWB,然后在接下来的 4 周内进行进展型 WB,如果失败,则考虑手术治疗。

功能预后和结局

急性肌腱病变对保守治疗反应良好,但

由于存在慢性不稳定和复发性半脱位的风险,半脱位通常需要手术评估。

胫骨后肌肌腱病

病因和病理生理学

胫骨后肌起着重要的足部旋逆和跖屈的作用,同时也是内侧纵弓的动态稳定器。过度使用和活动快速增加会导致受伤。

诊断

在检查中,患者表现为踝关节后内侧疼痛、足部过度内翻,以及难以连续抬高足跟。在肌腱功能障碍的后期可以看到扁平肌和"足趾过多"的迹象。虽然通常不需要影像学检查,但对顽固性病例,需要进行超声成像和 MRI 来确认肌腱病变的特征或撕裂的存在。影像学检查可以显示胫骨后腱鞘内的液体,尽管这一发现是非特异性的,并且可以在无症状的个体中看到。

治疗

肌腱病的治疗方法是 RICE 和离心强化训练。内侧足跟楔形足弓支撑可以减轻肌腱的负荷。严重病例可能需要用步行靴固定数周。超声引导下胫骨后腱鞘注射可用于难治性病例的疼痛控制。如果保守治疗失败,可以考虑手术清创。

功能预后和结局

早期肌腱功能障碍患者对保守治疗反应良好。

神经疾病

跗管综合征

病因和病理生理学

跗管综合征是跗管内胫后神经受压的结果,跗管由从内踝延伸至跟骨内侧的屈肌支持带组成。胫神经受压可能是特发性的,原因包括腱鞘炎、过度旋前拉伸损伤、创伤或各种来源的外部压迫,包括神经节囊肿。

诊断

跗管综合征通常表现为踝关节内侧疼痛和(或)足底表面感觉异常,夜间更重。症状随着活动而加重。慢性病例可能有足部固有肌萎缩,但永久性神经损伤很少见。卡压区域的 Tinel 征可能是阳性的。有力的主动内翻或持续的被动外翻来压迫该区域会引起疼痛。神经系统检查应排除类似的诊断,如周围神经病变或神经根病变。在诊断困难的情况下,电诊断检查可能会有所帮助。MRI 和超声可排除解剖病变,但很少需要。

治疗

跗管综合征的保守治疗包括休息(严重症状建议穿戴步行靴)、足部矫形器以限制过度旋前,以及通过踝关节康复(包括跟腱拉伸和本体感觉训练)和足部核心强化(以改善内侧纵弓支撑并减少过度旋前)纠正生物力学缺陷。超声引导下的注射和手术仅适用于顽固性病例。

功能预后和结局

接受手术的患者围术期并发症发生率较高。良好的手术结果包括 Tinel 征阳性或存在占位性病变。

其他

踝关节撞击综合征

病因和病理生理学

前部撞击是由背屈时距骨和胫骨之间的骨或软组织被夹住引起的,常见于球类项目运动员或那些进行重复性极限踝关节运动的人。前外侧撞击常见于反复外侧踝关节扭伤后、软组织瘢痕形成和滑膜肥大患者。后部撞击是指在跖屈末端时,胫骨远端后部对距骨后部的骨质压迫,常见于芭蕾舞演员、体操运动员和足球运动员。这可能与距骨后突或三角骨增大有关。

诊断

症状出现在撞击部位。随着踝关节背屈[包括深蹲和弓箭步(体格检查和激发动作)],踝关节前侧和前外侧撞击会加重。踝关节跖屈(下坡跑步、步行、穿高跟鞋)会加重后撞击。被动跖屈是后撞击试验。踝关节 X 线片可显示距骨颈部和胫骨前缘的骨赘,提示前方撞击,或显示三角骨/距骨后突扩大,提示后方撞击。

治疗

最初选择保守治疗,通过活动调整来限制撞击,更严重的症状选择步行靴和物理治疗,包括足部和(或)踝关节的手动活动技术。超声引导下在撞击部位注射皮质类固醇可能有助于缓解症状。保守治疗失败的患者可考虑手术清创或切除骨撞击。

功能预后和结局

保守治疗总体上是令人满意的。61%的后路撞击手术患者是需要高级别活动的舞者[11]。大多数患者在手术后能够恢复到之前的活动水平。

基本诊疗程序

踝关节 X 线片:负重下前后位、Mortise 位、踝关节伸展和弯曲下侧位片。物理治疗需关注踝关节稳定性并进行本体感觉训练,拉伸训练,关注疼痛模式(如需要),制订家庭锻炼计划。

足

骨骼疾病

跖骨痛

病因和病理生理学

过度内翻、锤状趾、高弓或第一跖骨(莫顿足)缩短导致第二跖趾关节过度负重,长期受压后,跖趾关节滑膜发炎。

诊断

患者表现为跖骨头足底疼痛和压痛,随着足趾背屈和行走而加重。受影响的关节上可能存在胖胀。足部 X 线成像可能显示"V"型征或足趾分离,这可能是关节滑膜炎的表现。

治疗

保守治疗是标准。使用跖骨垫/棒或其他矫形器来减轻受影响关节的压力是首要措施。如果保守治疗失败,注射皮质类固醇可能是合适的。尽管患者在无法从其他措施中得到缓解的情况下可以进行手术性跖骨截骨术,但有证据表明,这种手术失败率很高[12]。

第五跖骨骨折 (Jones 骨折和 Pseudo-Jones 骨折)

病因和病理生理学

Jones 骨折发生在第五跖骨近端,位于第四跖骨和第五跖骨之间的关节处(干骺端-骨干连接处)。Pseudo-Jones 骨折更常见,是该关节附近的第五跖骨骨折,通常是腓骨短肌腱插入近端结节处的撕脱所致。这两种骨折通常分别在踝关节内翻或前足内收时发生。

诊断方法

患者的典型表现为第五跖骨基底部的足外侧疼痛。这两种骨折通常在 X 线片上可见,并可按区域分类,这对于治疗很重要。

治疗

Jones 骨折采用螺钉固定进行手术治疗,以获得更好的疗效和更快的恢复。Pseudo-Jones 骨折通常采用步行靴或短腿步行石膏可耐受负重的非手术治疗,持续2~3周,除非骨折大部分移位(>3mm)或延伸至关节面。

功能预后和结局

Jones 骨折发生在血管分界区域，导致不愈合的风险很高。在骨折不愈合的情况下，可能需要外科修补术。螺钉故障并不常见。在所有第五跖骨骨折的病例中，放射学证据表明骨折愈合是恢复运动前的适当安全措施。一项研究表明，所有 Pseudo-Jones 骨折一类的患者在 1 年后恢复到伤前功能状态，其中 20% 在 3 个月时恢复功能，85% 在 6 个月时恢复功能[13]。

韧带疾病

足底筋膜病

病因和病理生理学

真正的足底筋膜炎发生在跟骨内侧结节处。这是跟骨疼痛最常见的原因，通常见于高 BMI、站立时间长的患者，也见于长跑运动员。

诊断

常见的表现包括隐匿性的下足跟内侧疼痛，通常在早上第一步下床或一段时间不活动后更严重。体格检查发现跟骨内侧结节有压痛，第一足趾背屈疼痛。由于跟骨骨刺在无症状人群中常见，因此 X 线片未显示。超声和 MRI 可以表征足底筋膜的病理程度(增厚、撕裂)，也可以排除其他诊断。

治疗

初始治疗方案包括活动调整、适当减肥，使用舒适的愈合杯垫，使足部保持背屈的夜间夹板(从而拉伸足底筋膜)，足部矫形器或低染色胶带以支撑足弓并减轻足底筋膜上的应力，拉伸筋膜、腓肠肌和比目鱼肌，以及使用冰或其他器械进行按摩 (如 Graston 技术)。如果基本保守治疗失败，需要考虑的干预程序包括体外冲击波治疗、超声引导的短期止痛类固醇注射、超声引导的 PRP 注射，如果患者经所有其他治疗方案而未有所好转，则可进行超声引导下或外科足底筋膜切开术。一项随机对照研究表明，在 12 个月时，注射 PRP 比注射皮质类固醇更好地减轻疼痛和增加功能[14]。此外，已知类固醇对软组织有副作用。

功能预后和结局

高达 80% 的足底筋膜病患者无论接受何种治疗，都会在 12 个月内完全缓解。

第一跖趾关节扭伤("草皮趾")

病因和病理生理学

这种损伤包括第一跖趾关节过度伸展，导致足底板、关节囊和韧带受损。这通常发生在运动员身上，尤其是那些在硬场地上比赛的运动员 (足球运动员)。损伤分为 Ⅰ 级(轻度)、Ⅱ 级(部分韧带撕裂和足底囊破裂)和 Ⅲ 级(完全韧带撕裂和足底囊破裂)。风险因素包括在人造草坪上比赛、扁平足和踝关节背屈范围有限。

诊断

患者在负重时会出现疼痛，而第一跖趾关节运动会加重疼痛。相关检查结果包括肿胀、瘀斑和触诊第一跖趾关节的压痛。X 线片通常没有帮助，但可以排除骨折，包括伴随的跖趾关节囊足底撕脱骨折。超声和 MRI 可明确诊断并分级。

治疗

治疗通常包括 RICE、大足趾和前足的绑扎，以稳定跖趾关节。限制第一足趾背屈是初始治疗的目标，因此，从术后鞋过渡到带有碳纤维插入物和莫顿伸展的跑鞋是跑步运动员的典型选择。对于严重损伤，可在伤后 48~72 小时内避免负重，然后在术后鞋内进行可耐受负重。

功能预后和结局

一级损伤的运动员能在可容忍的情况下重返赛场。二级损伤需要至少休息 2 周才能重返赛场,三级损伤通常需要 6~10 周的恢复。恢复可能因蹈僵症的发展而复杂化。

基本诊疗程序

疑似跖板撕脱骨折的 X 线片:大足趾强制背屈时足部前后位片和侧位片。

神经疾病

跟骨下神经(Baxter 神经)卡压

病因和病理生理学

Baxter 神经病变累及足底外侧第一支神经,通常是跟骨下神经,跟骨内侧神经可能较少受累。该神经可有不同部位的卡压,但最常发生在蹈展肌和跖方肌筋膜平面,或因附着点骨赘而发生在内侧跟骨结节处。不合适的鞋子和过度内翻是造成压迫的常见原因。

诊断

这种情况经常被错误地诊断为足底筋膜炎。患者通常参与重复性活动(如跑步),并主诉从足跟内侧足底表面到足弓的疼痛和感觉异常。NCS/EMG 虽然在技术上具有挑战性,但可以显示慢性病例中可能存在的小指展肌的异常。MRI 和超声成像可能有助于显示神经及可能的卡压区域。

治疗

初始治疗方案包括活动调整、穿合适的鞋子或穿戴矫形鞋。如果保守治疗失败,需要考虑的干预措施包括超声引导的类固醇注射、超声引导的射频消融或手术神经松解。

跖间神经瘤

病因和病理生理学

跖骨间韧带下的撞击、跖趾关节滑膜炎、穿紧身鞋(窄足趾)或高跟鞋会压迫跖间神经,通常发生在第二或第三趾间隙。

诊断

症状包括足底前足疼痛和受影响足趾的感觉异常。体征包括加压试验阳性(跖骨头挤压部位疼痛)和 Mulder 征(加压试验可有"咔嗒"声)。超声检查可以看到神经瘤。电诊断研究可以评估作为症状来源的更多近端神经病变,但不能判定指间神经瘤。用局部麻醉剂进行指间阻滞有助于确诊。

治疗

最初的治疗包括确保穿合适的鞋子(有缓冲垫、宽足趾、低足跟)、跖骨垫,以及可能从背部注射类固醇。神经瘤手术切除只用于顽固症状。

功能预后和结局

使用矫形器或类固醇注射进行保守治疗,分别有 48% 和 85% 的个体症状得到改善[15,16]。神经瘤和神经的手术切除有 80%~90% 的治愈率,罕见复发[17]。

(李世浩 译 段奕璇 蔡倩倩 李奇 审)

参考文献

1. Fong DT, Hong YH, Chang L, et al. A systematic review on ankle injury and ankle sprain in sports. *Sports Med.* 2007;37(1):73–94.
2. Mulcahey MK, Bernhardson AS, Murphy CP, et al. The epidemiology of ankle injuries identified at the National Football League Combine, 2009–2015. *Orthop J Sports Med.* 2018;6(7):2325967118786227.

3. Epperly T, Fields KB. *Running Epidemiology*. McGraw-Hill; 2014.

4. Mandi DM. Ankle fractures. *Clin Podiatr Med Surg*. 2012;29(2):155–186.

5. Delahunt E, Bleakley CM, Bossard DS, et al. Clinical assessment of acute lateral ankle sprain injuries (ROAST): 2019 consensus statement and recommendations of the International Ankle Consortium. *Br J Sports Med*. 2018;52(20):1304–1310.

6. Chaudhry H, Simunovic N, Petrisor B. Cochrane in CORR®: surgical versus conservative treatment for acute injuries of the lateral ligament complex of the ankle in adults (review). *Clin Orthop Relat Res*. 2015;473(1):17–22.

7. Thompson JY, Byrne C, Williams MA, et al. Prognostic factors for recovery following acute lateral ankle ligament sprain: a systematic review. *BMC Musculoskelet Disord*. 2017;18(1):421.

8. Sman AD, Hiller CE, Rae K, et al. Prognosis of ankle syndesmosis injury. *Med Sci Sports Exerc*. 2014;46(4):671–677.

9. Egger AC, Berkowitz MJ. Achilles tendon injuries. *Curr Rev Musculoskelet Med*. 2017;10(1):72–80.

10. Yasui Y, Tonogai I, Rosenbaum AJ, et al. The risk of achilles tendon rupture in the patients with achilles tendinopathy: healthcare database analysis in the United States. *Biomed Res Int*. 2017;2017:7021862.

11. Lavery KP, McHale KJ, Rossy WH, et al. Ankle impingement. *Orthop Surg Res*. 2016;11(1):97.

12. Espinosa N, Brodsky JW, Maceira E. Metatarsalgia. *J Am Acad Orthop Surg*. 2010;18:474.

13. Egol K, Walsh EK, Rosenblatt K, Capla E, Koval KJ. Avulsion fractures of the fifth metatarsal base: a prospective outcome study. *Foot Ankle Int*. 2007;28:581–583.

14. Peerbooms JC, Lodder P, den Oudsten BL, et al. Positive effect of platelet-rich plasma on pain in plantar fasciitis: a double-blind multicenter randomized controlled trial. *Am J Sports Med*. 2019;47(13):3238–3246.

15. Valisena S, Petri GJ, Ferrero A. Treatment of Morton's neuroma: a systematic review. *Foot Ankle Surg*. 2018;24(4):271–281.

16. Park YH, Kim TJ, Choi GW, et al. Prediction of clinical prognosis according to intermetatarsal distance and neuroma size on ultrasonography in morton neuroma: a prospective observational study. *J Ultrasound Med*. 2019;38(4):1009–1014.

17. Pace A, Scammell B, Dhar S. The outcome of Morton's neurectomy in the treatment of metatarsalgia. *Int Orthop*. 2010;34:511.

18. Barelds I, van den Broek AG, Huisstede BMA. Ankle bracing is effective for primary and secondary prevention of acute ankle injuries in athletes: a systematic review and meta-analyses. *Sports Med*. 2018;48(12):2775–2784.

19. Rivera MJ, Winkelmann ZK, Powden CJ, Games KE. Proprioceptive training for the prevention of ankle sprains: an evidence-based review. *J Athl Train*. 2017;52(11):1065–1067.

20. Peters JA, Zwerver J, Diercks RL, et al. Preventive interventions for tendinopathy: a systematic review. *J Sci Med Sport*. 2016;19(3):205–211.

第 22 章

脊柱——轴性疼痛

Rudy Garza,Jennifer Leet,Tyler Clark,Megan Thomson,Ameet Nagpal

引言

轴性疼痛是指局部的下背部、中背部或颈部疼痛,往往不会辐射到四肢。这种情况对医生来说是一种挑战,因为潜在的病理要么没有被准确识别,要么没有被完全理解。评估轴性疼痛患者时,有一些重要的概念和步骤可以用来帮助制订诊断和治疗计划,如下所述。

评估

作为初步评估的一部分,区分良性和恶性病因非常重要。"危险信号"(发热、发冷、盗汗、不明原因的体重减轻、肠/膀胱/性功能障碍)可能提示进行性或恶性病因。病理表现随年龄而变化,椎间盘源性疼痛在20~50岁的患者中最为常见,而退行性病变(如颈椎病、骨质疏松性骨折)更可能出现在老年患者中[1]。癌症和感染等恶性疾病的患病率很低,但随着年龄的增长,患病率会增加[2]。

轴性疼痛的鉴别

■ 在 DePalma 等人的一项研究中,对患者进行诊断验证后,确定了慢性轴性疼痛的流行病因。根据症状和检查结果,每个患者都进行了相关的诊断程序,如椎间盘造影术、双重诊断性小关节阻滞、骶髂关节内注射、椎体强化,以及相关区域的麻醉阻滞。将每种疾病的患病率根据患者年龄进行分层[2]。

❑ 椎间盘(42%)—椎间盘内破裂,最常见于各种病因的年轻患者。

❑ 关节突关节(31%)—局限性旁正中疼痛,患病率随年龄增长而增加,在50岁以上人群中更为常见。

❑ 骶髂关节(18%)—臀部和(或)髂后上棘疼痛,在50岁以上的患者中患病率明显升高。

❑ 椎体功能不全骨折(2.9%)—在老年人群中更常见,伴或不伴脊柱压痛。

❑ 研究中引用的其他来源的背痛占慢性背痛的6%,包括骨盆功能不全所致骨折和棘突撞击综合征;本章不进一步讨论背痛的这些原因。

■ 其他脊柱疾病[1]

❑ 关于背痛病因流行率的研究还包括肿瘤(0.7%)、炎性关节炎(0.3%)和感染(0.01%)。

病史和体格检查

应侧重于损伤和(或)症状的机制。临床医生应该认识到"危险信号",这些症状可能预示着不良的病因。任何先前的创伤或症状,以及过去治疗的成功和失败都应该记录下来。对患者的社会和心理因素(如抑郁、吸烟状况)进行评估可能也会对治疗计划产生影响。

作为初步评估的一部分,应进行彻底的神经系统检查,包括评估反应减弱和反射变化。几个特殊的动作可能会有帮助,这些将在随后的章节中讨论。

检查

即使 X 线片是首选,但检查结果通常对急性轴性疼痛的诊断没有帮助。高级的成像技术,如脊柱 MRI,在无症状人群中发现退行性改变的比率很高。在对无症状成年人的研究中,近 2/3 的患者在腰椎 MRI 评估中有非特异性的异常发现[3]。因此,应在筛选出的患者中使用影像学检查,并依据适当的临床相关性进行解释。因为大多数急性背痛病例经保守治疗后痊愈,所以除非出现神经根症状、神经功能缺损或危险信号症状,否则很少在 6 周前对患者进行影像学检查。如果临床上怀疑程度足够高,可能有必要直接选择高级成像。

保守疗法

对于大多数急性甚至慢性轴性疼痛,最简单的治疗源于生活方式的改变。进行能避免对脊柱造成压力的活动(过度伸展或弯曲)是早期的选择。之前发表的研究涉及了各种轴性疼痛的治疗方式,但其疗效的证据具有不确定性[4]。麦肯基疗法似乎是一种有效的方法,但仍缺乏长期随机对照试验。麦肯基腰痛治疗方法的原理是:提倡、鼓励椎间盘中心化的锻炼,应避免椎间盘边缘化的锻炼[5]。在 Namnaqani 等人的系统综述中,与手法治疗组相比,麦肯基组在 2~3 个月时的疼痛水平有显著改善。6 个月时,麦肯基组的两项试验报告了与手法治疗组相比残疾指数的显著改善。12 个月时,在下背痛的测量中没有显著差异,但是三项研究报告了麦肯基组比手法治疗组具有更低的残疾率。对于患有慢性下腰痛的患者,许多疼痛测量结果表明,麦肯基疗法是一种在短期内减轻疼痛的成功治疗方法,而残疾测量结果表明,麦肯基疗法在增强长期功能方面更好[5]。

药物管理

一般来说,考虑到可能存在的并发症和药物依从性,应该最大限度地使用对每个患者副作用最小的药物。慢性疼痛通常与睡眠障碍和情绪障碍具有相同的生化和神经激素病理生理学特征;因此,可以考虑使用可以治疗多种疾病的药物。

1.非甾体抗炎药(NSAID):各种随机对照试验表明,NSAID 在降低疼痛强度方面比安慰剂更有效,在残疾评分方面比安慰剂稍有效。然而,证据的水平很低,并且注意到变化的程度很小。此外,没有证据支持不同 NSAID 类型(包括选择性和非选择性 NSAID)之间的疗效存在统计学显著差异[6]。提供者还必须考虑这些药物的风险,包括潜在的胃肠道、心脏和肾脏副作用。

2.对乙酰氨基酚(扑热息痛):传统上扑热息痛被认为是治疗急性腰痛或轴性疼痛的头号镇痛药;然而,没有高质量的证据支持这一建议[7]。

3.肌肉松弛剂:短期疗程(<4 天)环苯扎

林或美索巴莫对急性下腰痛(非慢性)有一定疗效。

4.抗抑郁药:例:SNRI 和 TCA 具有神经病理性镇痛特性。度洛西汀被 FDA 批准用于治疗包括背部骨关节炎在内的慢性肌肉骨骼疼痛。

5.加巴喷丁(普瑞巴林和加巴喷丁):这类药物已经证明对神经性疼痛有好处,但对非特异性慢性下腰痛没有益处。处方医生应该意识到加巴喷丁滥用和误用的新证据,特别是在那些有阿片类药物滥用史的人群中[8]。

6.阿片类药物:在彻底评估、考虑替代治疗、审查当前药物和讨论风险后,短期阿片类药物可能适用于急性疼痛。重要的是在有限的时间内使用能提供疼痛缓解的最低有效剂量(如功能改善所反映的)[9]。随着阿片类药物使用时间的延长,心理压力、不健康的生活方式和使用医疗保健的发生率逐渐增加。延长阿片类药物处方(>8 周)用于治疗慢性疼痛对个别患者的益处值得怀疑,并构成巨大的公共健康风险[6]。更大的剂量(>60MME/d)、更长的处方持续时间,以及长效阿片类药物的使用频率增加,会导致过量用药和成瘾的风险,无论是在慢性疼痛患者中还是在广大公众中。

诊疗程序

图像引导介入可用于诊断和治疗。应考虑对因疼痛造成的限制而无法完全参与康复的患者进行干预,进一步详细讨论基于诊断的干预措施。

转诊指征

任何伴有马尾综合征[下肢无力、肠和(或)膀胱功能障碍、鞍区麻痹、反射减退]或脊髓病[四肢无力、肠和(或)膀胱功能障碍、行走障碍、反射亢进、上运动神经元体征]的轴性疼痛患者都应立即转诊至脊柱外科医生处或急诊室。

预后和结局

大多数非特异性腰痛患者在 6 周内恢复,80%~90%的患者在 3 个月内好转,与治疗方式无关。非特异性腰痛发作后,20%~44%的患者会在 1 年内复发,高达 85%的患者在一生中会复发[10]。残疾超过 6 个月的患者中,只有不到一半会重返工作岗位,残疾 2 年后重返工作岗位可能性几乎为零[11]。

鉴别诊断

退行性疾病

关节突关节综合征

病因和病理生理学

脊柱疾病是一种与年龄相关的疾病,由于软组织、软骨和骨骼的"磨损"而影响脊柱的关节和椎间盘。椎间盘的退化会增加关节突关节上的应力。关节突关节滑膜的慢性炎症可导致关节表面退化、关节囊松弛、半脱位和肥大[11,12]。由于诊断缺乏标准化,关节突、关节介导的疼痛患病率研究存在缺陷,但研究估计颈部关节突关节疼痛占慢性颈部疼痛的 36%~60%,胸部关节突关节疼痛占慢性中上背部疼痛的 34%~48%。腰椎关节突关节疼痛占慢性腰痛患者的 15%~45%[3,13]。在 45 岁以上的人群中,关节突关节炎的患病率明显升高[12]。C6/C7 和 C5/C6 水平最常受到影响,可能是因为这些节段承受了最大的屈曲和伸展[3]。与颈椎和腰椎区域相比，胸椎病的研究较少。然而，据估计，退行性改变最常见于 T11/T12 和 T1/T2[3]。腰椎病最常见于影响 L5/S1 和 L4/L5 节段[3,12]。

关节突关节病也可能是外伤的结果，如挥鞭伤，这可能会产生各种相关的疼痛损伤，其中一种是关节突关节的关节囊拉伸和炎症。

病史和体格检查

病史和体格检查在确定关节突关节为疼痛源方面的诊断的有效性是有限的[14]。症状可以是单侧或双侧的，可以模拟其他常见的背痛源，如骶髂关节疼痛和神经根痛；然而，不应该有任何神经缺陷。

颈椎关节突关节综合征被定义为很少辐射到肩部的轴向颈部疼痛、关节突关节上的压力引起的疼痛，以及伸展和旋转引起的疼痛和活动受限[15]。胸部关节突关节疼痛可能会导致上背部或中背部疼痛[3]。腰椎关节突关节综合征的特征包括下背部疼痛，通常会辐射到臀部、尾部、腹股沟和大腿，通常位于膝盖附近。患者在受到压力后、长时间运动后或长时间不运动后，触诊、久站、久坐、腰部伸展或旋转都会引起疼痛[14]。

诊断

X 线片对轻度的关节突关节病检测不敏感，但可以发现重度的关节突关节病。MRI 通常是关节突关节病及大多数脊柱病变首选的成像方式。骨扫描/单光子发射计算机断层成像（SPECT）可用于确定活动性关节突关节炎症。重要的是，影像上的脊柱退行性改变与轴性疼痛的临床症状无关。约 1/3 的无症状患者存在颈椎和腰椎关节突关节炎[12,14]。

相应关节突关节的双诊断对比内侧支传导阻滞是诊断关节突关节导致疼痛的公认和有效标准[3,15]。

治疗

最初应该强调镇痛并改善活动位置或减轻活动负担。表面冷冻疗法、热敷和软组织松动术、按摩之类的疗法可能是有益的。通常应避免使用颈托或腰部支架，因为长时间使用会进一步弱化关键的姿势肌肉。疼痛减轻后，患者应开始恢复性 PT 训练。

PT 示例：

■ 颈椎：静态–动态的颈、肩、胸强化训练，耐力和柔韧性练习，包括生物反馈、姿势再教育和持续的动态关节松动术。指导家庭锻炼计划和意念练习[16]。

■ 腰部：伸展屈髋肌、腘绳肌、腰方肌、脊柱旁肌、臀肌；强化核心和下肢、有氧运动、患者教育[11]、生物反馈、姿势训练和改善步态力学。

如果症状持续 3 个月以上，通常会采用治疗关节突关节疼痛的介入技术，如关节内注射、内侧支神经阻滞和神经松解术。有二级证据表明，腰椎和颈椎水平的射频神经切断术及所有脊柱节段的关节突关节神经阻滞具有长期有效性[13]。除非存在活动性滑膜炎症，否则关节突关节内注射类固醇的有效率很低[12]。很少将患者转诊至手术，因为没有强有力的证据支持手术是治疗关节突关节介导的疼痛的有效方法[14]。

椎间盘疾病

病因和病理生理学

椎间盘由软骨终板、髓核和纤维环组成，具有弹性且能吸收压缩负荷。椎间盘在很大程度上是没有血管的，通过扩散梯度获得营养。正常椎间盘与年龄相关的变化包括蛋白多糖含量的减少，由于血液供应减少而导致的椎间盘营养供应进行性下降，以及细胞外基质成分的变化。最终，这些变化可能导致脱水、结构改变和代谢紊乱[17]。内部椎间盘破坏是指椎间盘内的结构紊乱,通常是由于纤维环内的裂隙造成的,这可能导致椎间盘膨出、椎间盘突出(突出、挤压、隔离、移位)和(或)椎间盘源性疼痛[3,11,18]。Modic 改变是指在成像上看到的终板异常。椎间盘的神经支配位于交感神经干的前方、椎神经的外侧和窦椎神经的后方[19]。无神经根炎或脊髓病的椎间盘退行性变引起的疼痛的确切机制尚有争议,也没有明确的定义,尽管它也被认为部分是通过释放炎性物质和内置伤害性感受器的化学伤害性感受来调节的[3,11,19]。

无椎间盘突出或颈椎病的颈椎间盘源性疼痛占慢性颈部疼痛病例的 16%~44%[19]。已证明胸椎间盘会引起疼痛并导致慢性上背部和中背部疼痛;然而,胸段椎间盘源性疼痛的发病率尚未得到充分研究[3]。据估计,在无神经根症状的慢性腰痛患者中,腰椎间盘源性疼痛的发病率为 26%~42%[3,20]。

临床表现和体格检查

椎间盘源性疼痛的表现为典型的轴性疼痛(与急性椎间盘突出引起的主要为根性疼痛相反)和躯体性疼痛,但可模拟根性疼痛和(或)与根性疼痛共存[3]。椎间盘源性疼痛可被描述为带状或定位不佳的深部疼痛,并因伸展(尽管取决于椎间盘退变的部位)和 Valsalva 动作(打喷嚏、咳嗽、排便等)而加剧。检查时无神经功能缺陷、神经紧张现象(即直腿抬高、坐位坍塌根性试验等)应为阴性。

诊断

影像学和 MRI 结果显示,在无症状的人群中存在椎间盘异常,并且不能准确地将其诊断为疼痛的根源。在建立椎间盘源性疼痛的标准时,大体组织病理学和疼痛之间缺乏相关性是一个难题[3]。Malik 等人的系统综述

发现,由于在不同的研究中使用了不同的命名、诊断和治疗方法,因此缺乏用于诊断和治疗推定椎间盘疼痛的可靠数据[21]。

椎间盘造影术试图将扭曲的椎间盘结构与症状联系起来;然而,对于其临床实用性和可能加速椎间盘退变的风险仍存在争议,因此,其现在很少被应用[21,22]。综上所述,通常根据病史、体格检查和排除其他常见的轴性疼痛的原因来诊断椎间盘源性疼痛。

治疗

治疗椎间盘源性疼痛的证据与诊断中发现的一致[21]。椎间盘源性疼痛通常难以治疗,因为缺乏证据,愈合潜力差,以及椎间盘的血液供应有限。

PT 应该以偏向伸展的强化项目为主。

腰部训练应该包括加强核心和下腹部肌肉,整合骨盆,拉伸臀部屈肌。颈椎训练应包括强化负责正常颈椎排列的肌肉,延长张力过强的肌肉和缩短筋膜,提供体位再教育,恢复肩胛胸廓力学。

介入技术包括椎间盘内电热纤维环成形术、椎间盘内类固醇、硬膜外类固醇注射、双侧成形术、脊髓刺激和其他椎间盘内注射(富含血小板的血浆、甲基蓝或骨髓浓缩物),但这些技术的使用都没有足够的证据支持[22,23]。

轴性椎间盘源性疼痛很少需要手术治疗。研究表明融合结果与椎间盘造影阳性结果没有相关性。手术干预在改善根性疼痛方面比轴性疼痛更有效[3,24]。

椎体压缩性骨折

病因和病理生理学

全世界有超过 140 万例椎体压缩性骨折,占美国所有骨质疏松性骨折的一半。椎

体压缩性骨折可能是轻微创伤的结果,通常发生在脊柱的胸中部或胸腰结合部[25]。

临床表现与体格检查

椎体压缩性骨折与年龄增长及骨质疏松症发病率直接相关。它们最常发生在高加索人种的女性中,在非裔美国人或亚裔人群中不太常见。许多骨折可能隐匿发展,慢性压缩性骨折通常在胸部 X 线检查中被偶然发现。当出现症状时,患者主诉突然发作的严重、局灶性背痛,可能会向前辐射。患者可能会有严重的脊柱疼痛,在坐起、站立或行走时会加重。椎体压缩性骨折引起的疼痛通常局限于脊柱,但也可能辐射到侧腹或腹部。如果出现下肢神经根性疼痛,进一步检查应寻找脊髓压迫或马尾综合征。患者可能主诉活动能力和肺功能逐渐下降。

在体格检查中,检查是否有脊柱后凸的姿势。触诊感兴趣区域附近的中线脊柱或椎旁触痛、脊柱运动疼痛或直接脊柱叩诊疼痛。评估神经状态,包括上运动或下运动神经元体征。

诊断

在脊椎骨折的情况下,X 线片有助于确定诊断。任何高度损失超过 20% 的椎骨,存在终板畸形和(或)椎骨外观改变都应被视为骨折,并进一步评估。还应评估骨折的时间,以确定目前的骨折是否对应患者目前症状。在传统的 X 线片上,通常很难确定骨折的时间,除非存在以前的 X 线片可用于比较。如果有骨皮质破坏或骨小梁嵌塞,那么急性骨折的诊断是显而易见的。如果没有这些特征,骨折通常被认为是慢性的。然而,很多时候,这种明显的区分是不可能的[26]。在这种情况下,MRI 和核扫描可以有所帮助,因为 MRI 上没有水肿,骨扫描上没有放射性示踪剂摄取,表明是陈旧性骨折[27]。

治疗

急性压缩性骨折可以用镇痛药治疗,如对乙酰氨基酚、非甾体抗炎药、降钙素和阿片类药物。研究人员假设非甾体抗炎药可能会减缓骨愈合的速度,但这是有争议的[28]。可以服用 4 周的降钙素,对疼痛缓解和骨质疏松症治疗有效。降钙素适用于在影像学上出现自发性脊椎骨折证据及在过去 5 天内出现刺激事件或症状开始的证据的患者[29]。

物理治疗师专注于改善椎旁肌肉力量和本体感觉,以限制进一步骨折,改善患者的姿势和行走[25]。治疗师的说明应包括任何脊椎运动限制,以防止骨折或骨质损害的进展(根据患者的具体受伤情况量身定制)。

穿戴矫形器已被证明可以改善椎骨排列并限制骨折椎骨的轴向负荷,能够改善肌肉力量、姿势、生活质量,并恢复日常活动的能力。矫形器的局限性包括疼痛加剧、皮肤破损、功能失调、长期使用后虚弱无力以及完成 ADL 的能力受损。医生必须有选择地决定哪些患者最适合穿戴矫形器。用于胸腰椎骨折的胸腰椎矫形器包括 Jewitt 矫形器、十字形脊柱前伸矫形器和 Taylor 矫形器。腰骶部矫形器可用于治疗上腰椎骨折(L1~L3),但禁止用于下腰椎骨折(L4~S1),因为这些矫形器会增加受影响椎骨的活动[25]。

值得注意的是,自发性椎体压缩性骨折需要进一步检查骨质疏松症,包括双能 X 射线吸收法扫描和实验室研究,同时检测 25-羟维生素 D 和钙水平。根据这些结果,可能需要转诊至内分泌科医生进行评估和处理。

椎体强化手术的适应证包括急性或亚急性骨折患者,骨折部位的疼痛随轴向负荷增加而增加。骨折不能完全塌陷(即椎体扁平),骨折不能累及椎体后壁,否则会增加骨水泥挤压的风险。脊柱后凸成形术适用于神经功能正常且保守治疗(口服止痛药治疗)无效的进行性症状的骨质疏松性椎体压缩性骨折患者。脊柱后凸成形术已被证明可以改善椎体高度和矫正脊柱后凸角度。椎体成形术存在一些争议,因为之前的研究表明,其与假手术相比没有益处。然而,最近的研究表明,椎体成形术和脊柱后凸成形术均会提高死亡率[30]。

紧急开放手术减压的适应证包括神经损害、不稳定骨折或脊椎碎片进到椎管内的症状。

预后和结局

尽管遗传易感性和患者年龄起重要作用,但许多生活方式和环境因素增加了患骨质疏松症的风险。这些因素包括缺乏锻炼、身体质量指数低、膳食中钙摄入不足、维生素 D 生成量低、糖皮质激素药物治疗、吸烟和过量饮酒。一处椎体骨折的出现会增加 5~12.6 倍的后续椎体骨折的风险。与此同时,随着骨质疏松症早期检测和治疗的进步,早期开始使用双膦酸盐和选择性雌激素受体调节剂可将脊椎和其他功能不全骨折的风险降低 40%~65%,并减少随后与之相关的发病率和死亡率[31]。

感染性疾病

脊椎骨髓炎和椎间盘炎

病因和病理生理学

脊椎骨髓炎和椎间盘炎是由其他部位的血源性感染引起的,包括尿路感染、留置导管、皮肤感染和静脉(IV)药物注射[32]。

临床表现和体格检查

通常包括发热和脊柱压痛。对于可能患有脊椎骨髓炎和椎间盘炎的患者应询问其感染和药物使用史。

诊断

在抗生素治疗前,应安排磁共振造影,并进行血培养。最初的实验室研究包括 CBC、ESR 和 CRP。

治疗

一旦怀疑感染,脊髓炎的治疗应按照经验进行抗菌治疗。如果患者病情不稳定(如存在败血症、严重的神经症状),应在培养期间开始使用广谱抗生素。治疗持续时间将取决于感染的部位和程度,一般可能会持续 6 周。如果是由于布鲁菌属所造成的感染,治疗持续时间增加到 3 个月。

只有当细菌培养和先前的检查不能做出诊断,但高度怀疑是锥体骨髓炎时,才推荐使用影像引导穿刺活检。

对于进行性神经功能缺损、畸形或脊柱不稳的患者,建议进行手术干预。如果患者有严重的复发性血流感染,就需要进行外科清创术。

预后和结局

评估患者对抗菌治疗的反应和预测治疗失败的可能性,可以通过患者的临床状态、全身炎症标志物和成像进行跟踪。4 周后血沉下降 50% 的椎体骨髓炎患者很少出现治疗失败。

腰痛机制

骶髂关节功能障碍、骶髂炎和骶髂后复合性疼痛

病因和病理生理学

骶髂关节是一种腹股沟关节,宽 1~2mm,内衬透明软骨,并由骶骨后韧带稳定。该关节允许力量从下肢传递到轴向骨骼,反之亦然。疼痛被认为是由骶髂关节本身和关节外韧带引起的。在临床怀疑有骶髂关节疼

痛的患者中，13%~30%的患者对关节内诊断性注射有阳性的麻醉反应[33]。对于关节外韧带疼痛有所贡献的数据很少。骶髂关节疼痛也会发生在与强直性脊柱炎相关的骶髂炎的环境中。

临床表现和体格检查

骶髂关节疼痛通常是非特异性的；94%的患者表现为臀部疼痛，72%的患者表现为下腰部疼痛，14%的患者表现为腹股沟疼痛，但50%的患者表现为伴随的下肢疼痛，14%的患者描述疼痛达到足部[34]。患者更有可能经历单侧疼痛，而不是双侧疼痛，比例为4:1。妊娠易导致骶髂关节疼痛，可能的机制包括脊柱前凸增加，由于松弛激素释放而增加关节松弛，以及腹部重量增加。骶髂关节有多种特殊测试，包括 Faber 试验、Gillet 试验、Gaenslen实验、骶髂关节挤压试验和 Sacral Thrust 试验。先前的研究试图建立单一的动作或多个动作的组合来帮助准确诊断骶髂关节功能障碍；然而，对于任何特定的方法，数据都是不一致的。最近的文献一致表明，与诊断的骶髂关节麻醉阻滞相比，体格检查操作，无论是单一动作还是多次操作，对骶髂关节功能障碍的准确诊断几乎没有帮助[35]。

诊断

骶髂关节疼痛与影像表现之间的相关性很小，但影像可能有助于排除骶髂关节炎。目前诊断骶髂关节疼痛的参考标准是在荧光透视引导下向骶髂关节内注射麻醉剂。然而，这并没有考虑到后韧带疼痛的情况。

治疗

早期治疗可包括活性修饰、冰敷、热疗和使用镇痛剂。PT 通常被用来帮助提高灵活性或稳定性。包括活动在内的运动疗法有助于改善骶髂关节功能障碍[33]。

如果保守治疗收效甚微，通常首先尝试用麻醉剂和类固醇进行关节内骶髂关节注射，这可以用于诊断和治疗。对于关节外韧带引起的骶骨疼痛，超声引导下的注射较为准确，但在荧光透视引导下的关节内注射的准确性更高。另一个已被作为靶点的关节外来源是来自 L5 背支和 S1~S3 侧支的骶髂关节背侧神经支配。开发多部位、多深度侧支阻滞是为了补偿复杂的局部解剖结构，这种解剖结构限制了单部位、单深度侧支注射的有效性。Dreyfuss 等人的一项研究证实，采用多部位多深度方法对骶髂后韧带复合体进行治疗，可达到70%的生理镇痛效果[36]。骶外侧支阻滞和随后的射频消融可能有助于进一步缓解对关节内注射无反应的特定患者的疼痛。现有的研究表明，骶骨外侧支射频消融术可缓解32%~89%的骶髂关节后韧带复合体疼痛，但在这方面还需要更多的研究。

骶髂关节融合术是一种仅适用于急性骨折和严重不稳定的患者的手术方法。即便如此，关节融合术治疗骶髂关节疼痛仍存在很大争议，仍有几项研究显示治疗后疼痛缓解不完全[33]。

（褚晓蕾 译　张晟 蔡倩倩 李奇 审）

参考文献

1. Kinkade S. Evaluation and treatment of acute low back pain. *Am Fam Physician*. 2007;75(8):1181–1188.
2. DePalma MJ, Ketchum JM, Saullo T. What is the source of chronic low back pain and does age play a role? *Pain Med*. 2011;12(2):224–233. doi:10.1111/j.1526-4637.2010.01045.x

3. Manchikanti L, Abdi S, Atluri S, et al. An update of comprehensive evidence-based guidelines for interventional techniques in chronic spinal pain. Part II: guidance and recommendations. *Pain Physician*. 2013;16:49–284.

4. Moore MK. Upper crossed syndrome and its relationship to cervicogenic headache. *J Manipulative Physiol Ther*. 2004;27:414–420.

5. McKenzie R, May S. *The Lumbar Spine: Mechanical Diagnosis & Therapy*. Spinal Publications; 2003.

6. Enthoven WTM, Roelofs PDDM, Deyo RA, van Tulder MW, Koes BW. Non-steroidal anti-inflammatory drugs for chronic low back pain. *Cochrane Database Syst Rev*. 2016;2(2):CD012087. doi:10.1002/14651858.CD012087

7. Williams CM, Maher CG, Latimer J, et al. Efficacy of paracetamol for acute low-back pain: a double-blind, randomised controlled trial. *Lancet*. 2014;384(9954):1586–1596. doi:10.1016/S0140-6736(14)60805-9

8. Evoy KE, Morrison MD, Saklad SR. Abuse and misuse of pregabalin and gabapentin. *Drugs*. 2017;77(4):403–426. doi:10.1007/s40265-017-0700-x

9. Oliveira CB, Maher CG, Pinto RZ, et al. Clinical practice guidelines for the management of non-specific low back pain in primary care: an updated overview. *Eur Spine J*. 2018;27:2791–2803.

10. Thorson D, Campbell R, Massey M, Mueller B, Peterson S, Kramer C. *Adult Acute and Subacute Low Back Pain Diagnosis Algorithm*. Institute for Clinical Systems Improvement; 2018.

11. Rathmell JP. A 50-year-old man with chronic low back pain. *JAMA*. 2008;299(17):2066–2077.

12. Kim JH, Sharan A, Cho W, Emam M, Hagen M, Kim SY. The prevalence of asymptomatic cervical and lumbar facet arthropathy: a computed tomography study. *Asian Spine J*. 2019;13(3):417–422. doi:10.31616/asj.2018.0235

13. Manchikanti L, Kaye AD, Boswell MV, et al. A systematic review and best evidence synthesis of effectiveness of therapeutic facet joint interventions in managing chronic spinal pain. *Pain Physician*. 2015;18:E535–E582.

14. Perolat R, Kastler A, Nicot B, et al. Facet joint syndrome: from diagnosis to interventional management. *Insights Imaging*. 2018;9(5):773–789. doi:10.1007/s13244-018-0638-x

15. van Eerd M, Patijn J, Lataster A, et al. 5. Cervical facet pain. *Pain Pract*. 2010;10:113–123.

16. Gross A, Kay TM, Paquin JP, et al. Exercises for mechanical neck disorders. *Cochrane Database Syst Rev*. 2015;1:CD004250.

17. Dowdell J, Erwin M, Choma T, Vaccaro A, Iatridis J, Cho SK. Intervertebral disk degeneration and repair. *Neurosurgery*. 2017;80:S46–S54.

18. Fardon DF, Williams AL, Dohring EJ, Murtagh FR, Rothman SLG, Sze GK. Lumbar disc nomenclature: version 2.0 recommendations of the combined task forces of the North American Spine Society, the American Society of Spine Radiology and the American Society of Neuroradiology. *Spine J*. 2014;14(11):2525–2545. doi:10.1016/j.spinee.2014.04.022

19. Peng B, DePalma MJ. Cervical disc degeneration and neck pain. *J Pain Res*. 2018;11:2853–2857.

20. Hegmann KT, Travis R, Belcourt RM, et al. Diagnostic tests for low back disorders. *J Occup Environ Med*. 2019;61:e155–e168.

21. Malik KM, Cohen SP, Walega DR, Benzon HT. Diagnostic criteria and treatment of discogenic pain: a systematic review of recent clinical literature. *Spine J*. 2013;13:1675–1689.

22. North American Spine Society. *Evidence-Based Clinical Guidelines for Multidisciplinary Spine Care: Diagnosis and Treatment of Low Back Pain.* North American Spine Society; 2020.

23. Desai MJ, Kapural L, Petersohn JD, et al. Twelve-month follow-up of a randomized clinical trial comparing intradiscal biacuplasty to conventional medical management for discogenic lumbar back pain. *Pain Med.* 2017;18(4):751–763. doi:10.1093/pm/pnw184

24. Fritzell P, Hägg O, Wessberg P, Nordwall A. 2001 Volvo award winner in clinical studies: lumbar fusion versus nonsurgical treatment for chronic low back pain. A multicenter randomized controlled trial from the Swedish Lumbar Spine Study Group. *Spine (Phila Pa 1976).* 2001;26(23):2521–2532. doi:10.1097/00007632-200112010-00002

25. Wong CC, McGirt MJ. Vertebral compression fractures: a review of current management and multimodal therapy. *J Multidiscip Healthc.* 2013;6:205–214. doi:10.2147/JMDH.S31659

26. Lenchik L, Rogers LF, Delmas PD, Genant HK. Diagnosis of osteoporotic vertebral fractures: importance of recognition and description by radiologists. *ARJ Am J Roentgenol.* 2004;183(4):949–958. doi:10.2214/ajr.183.4.1830949

27. Sambrook P, Cooper C. Osteoporosis. *Lancet.* 2006;367(9527):2010–2018. doi:10.1016/S0140-6736(06)68891-0

28. Taylor IC, Lindblad AJ, Kolber MR. Fracture healing and NSAIDs. *Can Fam Physician.* 2014;60(9):817.

29. Esses SI, McGuire R, Jenkins J, et al. The treatment of symptomatic osteoporotic spinal compression fractures. *J Am Acad Orthop Surg.* 2011;19(3):176–182. doi:10.5435/00124635-201103000-00007

30. Hirsch JA, Chandra RV, Carter NS, Beall D, Frohbergh M, Ong K. Number needed to treat with vertebral augmentation to save a life. *Am J Neuroradiol.* 2020;41(1):178–182.

31. Bollen L, Wibmer C, Van der LindenYM, et al. Predictive value of six prognostic scoring systems for spinal bone metastases: an analysis based on 1379 patients. *Spine (Phila Pa 1976).* 2016;41(3):E155–E162. doi:10.1097/BRS.0000000000001192

32. Berbari EF, Kanj SS, Kowalski TJ, et al. 2015 Infectious Diseases Society of America (IDSA) clinical practice guidelines for the diagnosis and treatment of native vertebral osteomyelitis in adults. *Clin Infect Dis.* 2015;61(6):e26–e46. doi:10.1093/cid/civ482

33. Foley BS, Buschbacher RM. Sacroiliac joint pain: anatomy, biomechanics, diagnosis, and treatment. *Am J Phys Med Rehabil.* 2006;85(12):997–1006. doi:10.1097/01.phm.0000247633.68694.c1

34. Slipman CW, Jackson HB, Lipetz JS, Chan KT, Lenrow D, Vresilovic EJ. Sacroiliac joint pain referral zones. *Arch Phys Med Rehabil.* 2000;81(3):334–338.

35. Schneider BJ, Ehsanian R, Rosati R, Huynh L, Levin J, Kennedy DJ. Validity of physical examination maneuvers in the diagnosis of sacroiliac joint pathology. *Pain Med.* 2020;21(2):255–260. doi:10.1093/pm/pnz183

36. Dreyfuss P, Henning T, Malladi N, Goldstein B, Bogduk N. The ability of multi-site, multi-depth sacral lateral branch blocks to anesthetize the sacroiliac joint complex. *Pain Med.* 2009;10(4):679–688. doi:10.1111/j.1526-4637.2009.00631.x

37. Yang AJ, McCormick ZL, Zheng PZ, Schneider BJ. Radiofrequency ablation for posterior sacroiliac joint complex pain: a narrative review. *PM R.* 2019;11(suppl 1):S105–S113. doi:10.1002/pmrj.12200

第 **23** 章

脊柱——神经根性疼痛

Anthoy Kenrick，John Chan，Lyndly Tamura，Manoj Mohan，Kevin Barrette，
Josh Levin

引言

神经根性疼痛是指由于脊神经根受到机械压迫或化学刺激而导致的神经功能障碍。临床表现可能包括感觉障碍（麻木和刺痛）、运动障碍（无力）和沿着各自神经根分布的肢体放射痛。虽然术语"神经根病"通常用于这类疼痛，但在没有神经功能缺损或电诊断异常的情况下，更准确的术语是"神经根性疼痛"。

患病率、病理生理学和预后

流行病学

美国明尼苏达州罗切斯特市的一项基于人群的分析报告显示，颈部神经根性疼痛的年发病率男性为 107.3/100 000，女性为 63.5/100 000，好发年龄段为 50~54 岁[1]。文献中尚未明确描述神经根性疼痛的确切患病率，但通常男性为 2%~5%，女性为 3%~5%，总体发病率为 2.2%~8%[2]。

病理生理学

机械压迫可导致神经根功能障碍。一项术中研究发现，在因神经根疼痛而接受椎间盘切除术的患者中，由于椎间盘突出，神经根内血流减少，神经根活动性降低[3]。虽然机械压迫会明显导致某些神经根功能障碍，但炎症也可能在根性疼痛的发病机制中起关键作用。在暴露于自体髓核（无压迫）的猪模型中，神经根显示出促炎反应和随后的神经细胞损伤[4]。此外，无症状机械性神经压迫的发生率如 MRI 显示的神经孔狭窄所证实的一样，表明机械性压迫并不总是导致神经根痛。继发于压迫或炎症的神经根功能障碍的常见原因，包括年轻人群的椎间盘突出症和老年人群的脊椎病和主动脉瓣狭窄。其他非典型的神经根性疼痛病因包括感染、癌症、硬膜外脂肪瘤和小关节滑膜囊肿。

预后

颈神经根痛

一项系统综述认为，对于颈椎根性疼痛，大部分改善发生在最初的 4~6 个月，83% 的患者在 2~3 年内完全康复[5]。需要进一步的研究来准确界定颈椎根性疼痛恢复的时间线，其主要取决于潜在的病理学因素。

腰神经根痛

继发于椎间盘突出的腰椎根性疼痛的自然病程通常是良性的。约 40% 接受非手术治疗的患者报告称 6 周内疼痛明显改善，90% 的患者在长期随访中报告症状得到缓解[6]。虽然椎间盘突出引起的腰神经根性疼痛导致的残疾程度可能很严重，但通常只有 1%~10% 的患者在急性期进行手术[7]。在保守治疗失败并接受硬膜外类固醇注射的患者中，75% 报告在 6 个月时疼痛减轻超过 50%[8]。然而约 75% 的患者出现反复疼痛，50% 的患者在 5~9 年的随访时继续接受手术。不幸的是，包括早期手术在内的成功治疗往往并不能改变自然病程，这是导致大量患者反复出现疼痛的原因[9]。

诊断评估

病史

神经根性疼痛是一种临床诊断，通常是指从脊椎向下的肢体与受影响的神经根一致的疼痛。虽然症状可能遵循特定的解剖模式且医生应尝试描述症状的位置，但越来越多的证据表明，神经根性疼痛模式并不总是与预期的症状位置相匹配[10]。因此，病史、体格检查和影像学检查对于诊断特定的病变程度是必要的。以脊柱受累区域为指导，病史还应评估提示进行性或恶性病因的"危险信号"（发热、发冷、盗汗、不明原因的体重减轻、肠/膀胱/性功能障碍）。

体格检查

根性疼痛患者的检查包括传统的肌肉骨骼评估，重点关注力量、反射、上运动神经元体征、感知觉能力和特殊测试。关于力量测试，医生应密切评估真实的、非疼痛抑制的弱点，这可能导致严重的功能缺陷。根据 ASIA 脊髓损伤评分标准，包括测试 L2 水平的髋屈肌、L3 水平的伸膝肌、L4 水平的踝背屈肌、L5 水平的趾长伸肌和 S1 水平的踝跖屈肌[11]。由于徒手准确评估踝跖屈力量存在困难，该肌肉群的最大肌力应定义为能够进行至少 10 次单足小腿抬高。在颈椎切开术中，可以评估 C5 水平的肘部屈曲强度、C6 水平的腕伸展强度、C7 水平的肱三头肌、C8 水平的手指屈肌和 T1 水平的手指外展肌。与特定脊髓水平相关的反射包括 C5 水平的肱二头肌反射、C6 水平的肱桡肌反射、C7 水平的肱三头肌反射、L3 和 L4 水平的膝关节反射、L5 水平的内侧腘绳肌反射，S1 水平的踝关节反射。反射减退可能提示神经根病，而反射亢进则更提示中枢神经系统病变，例如，脊髓病变。其他可能提示中枢神经系统病变的上运动神经元体征包括阵挛、霍夫曼征阳性和巴宾斯基征阳性。在感觉测试中，皮节分布的感觉减弱也可能提示神经根病，但应注意相邻脊髓节段之间可能存在明显的皮节节段重叠。神经根性疼痛的特殊测试包括椎间孔挤压试验和腰椎硬脊膜紧张征兆，如直腿抬高试验、Slump 试验和股神经牵拉试验。用于评估颈椎神经根性疼痛的椎间孔挤压试验已被证明具有低敏感性（30%）和高特异性（93%），使其更适合作为确认性研究指标而不是筛查工具[12]。同样，直腿抬高试验用于评估腰神经根性疼痛，测量的敏感性为 52%~84%，特异性为 78%~89%[13]，而 Slump 试验相对而言更具有敏感性（84%），但特异性与直腿抬高试验持平（83%）[14]。股神经牵拉试验已被证明在评估上腰椎神经根性疼痛时具有高达 100% 的极高敏感性和 78% 的特异性[13]。

影像学

关于是否进行影像学检查是一个复杂的话题，其取决于许多变量，包括但不限于症状的严重程度和持续时间，是否存在神经功能障碍（特别是进行性神经功能障碍）或"危险信号"。关于进行影像学检查相关指征的全面讨论超出了本章的范围。平片、前后位片和侧位 X 线片可用作某些根性疼痛的骨性病因的一线筛查。在怀疑有动态脊椎滑脱的特定病例中，可以考虑使用屈伸位片。CT 经常用于评估创伤程度或急性症状；然而，它在全面评估椎间盘和其他软组织的能力方面受到限制。这与 CT 成像相关的辐射暴露相结合，限制了其在评估神经根性疼痛中的应用。MRI 可以更好地显示椎间盘、神经根和椎管，因此通常是评估神经根性疼痛时首选的成像方法。尽管如此，多达 90% 的无症状成年人在 MRI 检查中存在椎间盘病变[15]，发病率随着年龄的增长而增加。20 岁时椎间盘病变的患病率估计为 37%。30 岁时为 52%、40 岁时为 68%、50 岁时为 80%、60 岁时为 88%、70 岁时为 93%、80 岁时为 96%[16]。具体而言，椎间盘膨出、突出和环状裂遵循类似的规律，而椎间盘突出在无症状人群中很少见，大多数研究报告的患病率 < 2%[17]。因此，影像学结果必须与患者的临床表现相关联。

电生理诊断

在某些神经根病病例中，电生理诊断可以作为一种辅助诊断工具[18]。感觉神经传导检查通常显示是正常的，因为病变位于背根神经节的近端，从而使细胞体与其远端轴突之间的连接完好无损。运动神经传导检查可能显示是异常的，但前提是受影响的神经根支配特定神经传导测试正在评估的肌肉（通常是上肢的 C8/T1 和下肢的 L5/S1）并且运动轴突受到影响。为了在肌电图上诊断神经根病，应证明至少两块接受同一神经根支配，但接受不同周围神经支配的肌肉中存在异常。如果轴突丢失，该检查可能会在受该神经根支配的肌肉出现症状的大约 3 周后开始显示异常的自发活动（正尖波和纤颤电位）。如果发生神经再支配，在亚急性到慢性期可以看到多相运动单位动作电位，然后是大幅度、长时间的运动单位动作电位。椎旁肌的测试可以提高敏感性，因为它们是受神经根病影响最近的肌肉，但应谨慎使用，因为它们可能在无症状个体产生假阳性结果。电诊断研究有几个明显的局限性，最值得注意的是它们不应被视为疼痛的诊断评估。相反，它们是对神经功能的诊断研究。如果神经根病变仅是脱髓鞘或仅影响感觉纤维，则电生理诊断结果预计是正常的。

非介入性治疗

非介入性治疗可分为药物治疗和非药物治疗两类，非介入性治疗通常是在没有"危险信号"的情况下治疗神经根性疼痛的首选治疗方案。然而，缺乏指导非介入治疗的高质量数据，并且围绕保守治疗的文献与潜在患者病因的异质性相混淆。正因为如此，根据支持者和反对者之间的分类数据进行分层可能有助于确定患者子集是否可能对治疗有反应。许多药物和治疗方式可能无法达到最小临床重要差异，重要的是要考虑这一额外的关键评估，不要忽视对特定患者可能有益的干预措施。

药物管理

非甾体抗炎药（NSAID）是治疗神经根痛患者最常用的处方药之一。然而，缺乏支持 NSAID 能够治疗神经根痛的证据。一项对腰痛无创治疗的全面系统评价发现，NSAID 在改善神经根性腰痛方面并不比安慰剂更有效[19]。2016 年 Cochrane 的一篇综述表明，与安慰剂相比，NSAID 在"整体改善"方面更有效；然而，这些研究的可信度很低[20]。颈椎方面的研究证据也很有限。因此，医生应谨慎行事，考虑到由使用 NSAID 引起胃肠道和血管并发症(包括心脏病发作和脑卒中)的可能性，在开出这些药物之前应谨慎地对患者进行风险收益计算[21]。

抗惊厥药是另一类经常用于治疗神经根疼痛的药物；然而，关于这一类药物的数据也是有限的。Chou 等人发现加巴喷丁、托吡酯和普瑞巴林改善神经根性疼痛的效果不一致[19]。这篇综述发现低剂量加巴喷丁(1200mg/d)在改善疼痛方面与安慰剂没有区别，但更高剂量(3600mg/d)与安慰剂相比，在静息时治疗神经根性疼痛有更大的作用。两项涉及托吡酯的试验显示，与安慰剂相比，使用托吡酯让神经根疼痛有所改善。在神经根性疼痛中，单独使用普瑞巴林与安慰剂相比没有任何益处，但与单独使用塞来昔布相比，普瑞巴林加塞来昔布联合使用与改善疼痛相关。然而，所有抗惊厥药物的效果都很差，低于最小临床重要差异，这让人质疑它们的功效。

尽管越来越多的证据反对其疗效，但全身性皮质类固醇也常用于治疗神经根性疼痛。几项大型试验一致表明全身性类固醇和安慰剂相比，在改善疼痛方面没有差异，并且全身性类固醇与不良事件风险显著增加有关[22]。尽管一项关于颈神经根性疼痛的小型研究报告了短期大剂量口服泼尼松龙可减轻短期疼痛[23]，但这种反应的临床意义尚不清楚，因为没有超过 10 天的患者随访，并且其他研究没有复制这些结果。

阿片类药物通常被考虑用于治疗神经根性疼痛，但一项系统评价显示阿片类药物的使用既没有改善疼痛，也没有对患者感知恢复显示出积极的整体效果[24]。考虑到与阿片类药物相关的不良事件、药物依赖和滥用的高风险，一般不将阿片类药物作为神经根性疼痛的最佳治疗策略。

其他常用的镇痛药，包括对乙酰氨基酚、抗抑郁药和肌肉松弛剂，也缺乏证据表明它们对治疗神经根性疼痛有效[19]。

非药物干预

物理治疗是治疗神经根性疼痛最常见的非药物保守治疗类型。Chou 等人评估了两项质量相当的试验，这些试验支持背部特异性物理疗法优于安慰剂疗法或腰椎神经根性疼痛患者的常规护理。他们发现，与常规护理相比，教育加物理治疗与功能改善相关，但这些影响很小[19]，而且类似药物治疗，其未能达到最小临床重要差异。对于颈椎神经根性疼痛来说，大多数研究发现物理治疗不会改变疾病的自然进程，尽管对缓解颈部疼痛来说可能有适度的短期益处[25]。而对于那些有神经根症状的人来说，进行短期针对性物理治疗是低风险的，但它对疾病自然进程之外的影响是值得考虑的，而且治疗成本很高。

然而，有证据表明，一部分患有背部和神经疼痛的患者可能受益于物理治疗。集中描述了临床诱导的中线疼痛的消除或源自机械运动和姿势的疼痛位置的远端到近端变化。McKenzie 最初将患者的操作分类描述为集中组，部分减少组和非集中组[26]。此后的研究表明，与标准治疗相比，在集中组中使用基于 McKenzie 物理操作方法的物理治疗方案可以降低医疗保健使用率并改善疼痛[27,28]。然而，与前面讨论的研究类似，该文献也存在诊断异质性。

治疗神经根性疼痛的一个重要但通常被遗忘的治疗方法是时间。鉴于已知疾病过程会随时间有所好转，以及目前可用的保守治疗方案的风险、副作用、成本和有限的有效性，可以考虑为合适的患者提供这种现成、安全且免费的治疗方法。

根性疼痛的介入治疗

当保守治疗无效时，或者有临床特征提示患者对介入性治疗可能有积极反应时，硬膜外类固醇注射可能是一个合理的选择。早期研究设计没有影像指导，没有对照组，并实施了未被定义或无效的结果测量，这限制了临床适用性。直到最近才有了高质量的数据，为硬膜外介入治疗神经根疼痛的使用提供了证据，并推进脊柱介入治疗的临床实践。

腰椎干预

类固醇可以通过几种方式进入硬膜外腔，包括经椎间孔注射、椎板间注射和尾侧注射，每种方式都根据其各自的解剖入路命名。有大量证据表明经椎间孔入路能够显著缓解临床症状[29]，这表明在受累神经根周围靶向注射类固醇可减轻与椎间盘突出相关的局部炎症过程[17,18]。与那些因脊椎病、椎间狭窄或大椎间盘突出而经历神经根性疼痛的患者相反，这可能与机械应力改变神经根本身的结构有关。在这些病例中，由于局部炎症的下调，硬膜外类固醇可能会缓解部分疼痛，但不太可能提供强有力的帮助[30]。

适当选择因椎间盘突出而出现神经根性疼痛，且 MRI 表现为轻度神经压迫的患者，进行硬膜外类固醇注射，可显著缓解疼痛。Ghahreman 等人的一项随机对照研究

显示，符合这些标准的 76% 的患者在 X 射线透视导引下经椎间孔硬膜外类固醇注射1 个月后，疼痛至少减轻 50%。有些患者症状缓解长达 6 个月，少数患者疼痛缓解长达12 个月。这些结果对应于一次注射，不包括重复注射或抢救性注射可能产生的益处[31]。独立的系统评价同样证明经椎间孔硬膜外类固醇注射是控制神经根疼痛的有效手段[29,32]。

除了缓解疼痛，腰椎经椎间孔硬膜外类固醇注射似乎可以有效地恢复功能，减少患者的医疗花销，减少工作病假，在某些情况下，还可以避免手术[29,31,33]。这些结果在对椎间盘突出引起的急性和慢性神经根性疼痛治疗的大型系统评价中得到了证实[29]。这说明，在精心挑选的腰椎神经根性疼痛患者群体中，硬膜外类固醇注射是一种实用的治疗方法，可以显著缓解疼痛并恢复功能。

腰椎并发症

目前的指南认为经椎间孔硬膜外类固醇注射是安全的，很少出现严重的并发症。接受手术的患者会被告知手术风险，包括疼痛加重、类固醇反应、出血、感染和包括脊神经在内的软组织和结构损伤[34]。轻度和重度并发症均不常见，一项对超过 26 000 例连续手术的研究表明，不到 2% 的手术导致并发症，其中血管迷走神经反应是最常见的不良事件，只有不到 0.1% 的干预措施导致患者因过敏反应、胸痛和症状性高血压等并发症转移到更高级别的病房。

然而，据报道，在极少数情况下，经椎间孔注射类固醇后会出现严重的神经功能损害。大多数报告的病例发生在使用颗粒状类固醇时，神经系统损伤被认为是在注射时不慎注入了动脉导致脊髓供血动脉末端分支

栓塞的结果。接受经椎间孔硬膜外注射粒状类固醇倍他米松和甲泼尼龙后因脊髓梗死而发生截瘫的病例就是证明[36,37]。因此,使用甲泼尼龙、曲安奈德和倍他米松长效制剂进行注射不应被作为首选治疗[38]。非颗粒类固醇制剂是首选,并且已被证明在治疗疼痛和降低随后的手术率方面与颗粒类固醇同样有效[8,39]。此外,在连续成像下,注射时应使用足够体积的造影剂,以确保无血管摄取,成像视野应包括近端椎管,以便可以检测动脉摄取[34]。

颈椎干预

可用于指导颈神经根性疼痛管理的数据较少。治疗方法与腰神经根性疼痛相似,在颈硬膜外注射前进行保守治疗。Engel 等人对 16 篇相关主要出版物进行了系统评价,并确定 50% 的神经根性疼痛患者在经颈神经孔硬膜外注射类固醇后 4 周,疼痛缓解约 50%[40]。除此之外,颈椎硬膜外类固醇注射对功能恢复、医疗利用和避免手术的影响尚未得到充分评估。尽管不太可靠,但数据表明,在某些颈神经根疼痛患者中,硬膜外类固醇注射至少可以提供暂时的疼痛缓解和推迟或避免手术干预。在这些病例中,经椎间孔入路和椎板间入路没有比较结果的报道。

颈椎并发症

与腰椎经椎间孔硬膜外类固醇注射相比,颈椎介入治疗同样有轻微、短暂的并发症风险,如疼痛加剧和血管迷走神经反应[41]。然而,颈椎硬膜外注射有严重并发症风险的增加。已记录的并发症包括四肢瘫痪、脑卒中、硬膜外血肿、蛛网膜炎、脓肿、脊髓麻醉、直接脊髓损伤,甚至死亡[41,42]。

值得注意的是,这些并发症在颈椎经椎间孔入路和椎板间入路硬膜外入路中分布不同。颈椎经椎间孔硬膜外类固醇注射后,卒中和脊髓梗死的风险更大,因为主要动脉分支位于后神经孔的通道附近,椎动脉位于 C6 以上的神经孔内[41]。一项研究记录了 121 次透视引导手术(尽管大多数是静脉注射)中近 33% 的血管内针头放置,结果显示,即使有足够的可视化,颈椎椎间孔硬膜外注射中的意外血管通路损伤还很常见[43]。因此,再次建议在颈椎注射中使用非微粒类固醇以减轻栓塞性梗死的风险[38]。

在椎板间注射的情况下,鞘内或脊髓内异常的针头放置可导致脊髓麻醉或直接脊髓损伤[41]。尽管有适当的技术,但注射后硬膜外血肿的发展可能会导致脊髓病和进行性神经系统后遗症[44-46]。考虑到颈椎脊髓接近椎管顶部,以及颈椎近端硬膜外后侧脂肪缺乏,通常推荐在 C7/T1 或在 C6/C7 水平进行椎板间注射。后者只有在患者的影像学检查中确认有足够量的硬膜外后壁脂肪后才能进行。尽管情况很少见,但经椎间孔和椎板间均存在潜在的破坏性并发症[47]。

手术时机

当患者出现颈或腰神经根疼痛时,重要的是能够识别是否有相关的病史、检查结果和影像学特征提示需要进行手术评估。如前所述,"危险信号"是提示需要影像学检查和潜在手术评估的关键。检查时出现的神经系统缺陷,如进行性神经肌肉无力,新出现的反射亢进、反射减退或反射消失,原始反射阳性,步态障碍,进行性感觉功能障碍、肠道和(或)膀胱功能障碍,可能需要在适当的情况下进行进一步的影像学检查和手术评估[48,49]。与非手术治疗一样,手术治疗神经根性疼痛的疗效受到患者潜在病因的异质性的干扰,关于手术治疗方案的全面讨论超出了本章的范围。

资源

有神经根症状的腰痛的物理治疗处方

治疗频率:每周 2~3 次,持续 4~6 周,如果有持续进展,可以延长治疗时间以达到功能目标。

治疗方法:初始要有偏心伸展的治疗性运动。逐渐提高阻力和肌力发力,目标是在活动期间将根性疼痛降至最低至无。正确坐姿宣教,并教患者在日常活动中使用正确的身体力学。教其了解活动和姿势是否有助于改善或加重症状。

注意事项:最初避免屈曲和基于屈曲/旋转的练习。所有的强化练习都要保持脊柱的

中立位置。

有神经根症状的颈部疼痛的物理治疗处方

治疗频率:每周 2~3 次,持续 4~6 周,如果有持续进展,可以延长治疗时间以达到功能目标。

治疗:从颈椎无痛活动范围开始主动活动。结合被动活动范围,避免产生神经根疼痛的活动,并开始调整颈部姿势、提高肩胛周围和颈部肌肉的肌肉力量。提高对功能性或运动相关活动的耐受性。对有助于改善或加重症状的运动和活动进行宣教。

注意事项:避免进行加重神经根症状的运动。

(褚晓蕾 译　张晟 蔡倩倩 李奇 审)

参考文献

1. Radhakrishnan K, Litchy WJ, O'Fallon WM, Kurland LT. Epidemiology of cervical radiculopathy: a population-based study from Rochester, Minnesota, 1976 through 1990. *Brain J Neurol*. 1994;117(Pt 2):325–335.

2. Stafford MA, Peng P, Hill DA. Sciatica: a review of history, epidemiology, pathogenesis, and the role of epidural steroid injection in management. *Br J Anaesth*. 2007;99(4):461–473. doi:10.1093/bja/aem238

3. Kobayashi S, Shizu N, Suzuki Y, Asai T, Yoshizawa H. Changes in nerve root motion and intraradicular blood flow during an intraoperative straight-leg-raising test. *Spine*. 2003;28(13):1427–1434. doi:10.1097/01.BRS.0000067087.94398.35

4. Rydevik BL, Pedowitz RA, Hargens AR, Swenson MR, Myers RR, Garfin SR. Effects of acute, graded compression on spinal nerve root function and structure. An experimental study of the pig cauda equina. *Spine*. 1991;16(5):487–493. doi:10.1097/00007632-199105000-00001

5. Wong JJ, Côté P, Quesnele JJ, Stern PJ, Mior SA. The course and prognostic factors of symptomatic cervical disc herniation with radiculopathy: a systematic review of the literature. *Spine J*. 2014;14(8):1781–1789. doi:10.1016/j.spinee.2014.02.032

6. Buttermann GR. Treatment of lumbar disc herniation: epidural steroid injection compared with discectomy. A prospective, randomized study. *J Bone Joint Surg Am*. 2004;86(4):670–679.

7. Bruggeman AJ, Decker RC. Surgical treatment and outcomes of lumbar radiculopathy. *Phys Med Rehabil Clin N Am*. 2011;22(1):161–177. doi:10.1016/j.pmr.2010.10.002

8. Kennedy DJ, Plastaras C, Casey E, et al. Comparative effectiveness of lumbar transforaminal epidural steroid injections with particulate versus nonparticulate

corticosteroids for lumbar radicular pain due to intervertebral disc herniation: a prospective, randomized, double-blind trial. *Pain Med*. 2014;15(4):548–555. doi:10.1111/pme.12325

9. Kennedy DJ, Zheng PZ, Smuck M, McCormick ZL, Huynh L, Schneider BJ. A minimum of 5-year follow-up after lumbar transforaminal epidural steroid injections in patients with lumbar radicular pain due to intervertebral disc herniation. *Spine J*. 2018;18(1):29–35. doi:10.1016/j.spinee.2017.08.264

10. Furman MB, Johnson SC. Induced lumbosacral radicular symptom referral patterns: a descriptive study. *Spine J*. 2019;19(1):163–170. doi:10.1016/j.spinee.2018.05.029

11. Marino RJ, Barros T, Biering-Sorensen F, et al. International standards for neurological classification of spinal cord injury. *J Spinal Cord Med*. 2003;26(suppl 1):S50–S56. doi:10.1080/10790268.2003.11754575

12. Tong HC, Haig AJ, Yamakawa K. The Spurling test and cervical radiculopathy. *Spine*. 2002;27(2):156–159. doi:10.1097/00007632-200201150-00007

13. Tawa N, Rhoda A, Diener I. Accuracy of clinical neurological examination in diagnosing lumbo-sacral radiculopathy: a systematic literature review. *BMC Musculoskelet Disord*. 2017;18(1):93. doi:10.1186/s12891-016-1383-2

14. Majlesi J, Togay H, Unalan H, Toprak S. The sensitivity and specificity of the Slump and the Straight Leg Raising tests in patients with lumbar disc herniation. *J Clin Rheumatol Pract Rep Rheum Musculoskelet Dis*. 2008;14(2):87–91. doi:10.1097/RHU.0b013e31816b2f99

15. Nakashima H, Yukawa Y, Suda K, Yamagata M, Ueta T, Kato F. Abnormal findings on magnetic resonance images of the cervical spines in 1211 asymptomatic subjects. *Spine*. 2015;40(6):392–398. doi:10.1097/BRS.0000000000000775

16. Brinjikji W, Luetmer PH, Comstock B, et al. Systematic literature review of imaging features of spinal degeneration in asymptomatic populations. *AJNR Am J Neuroradiol*. 2015;36(4):811–816. doi:10.3174/ajnr.A4173

17. Brinjikji W, Diehn FE, Jarvik JG, et al. MRI findings of disc degeneration are more prevalent in adults with low back pain than in asymptomatic controls: a systematic review and meta-analysis. *AJNR Am J Neuroradiol*. 2015;36(12):2394–2399. doi:10.3174/ajnr.A4498

18. Barrette K, Levin J, Miles D, Kennedy DJ. The value of electrodiagnostic studies in predicting treatment outcomes for patients with spine pathologies. *Phys Med Rehabil Clin N Am*. 2018;29(4):681–687. doi:10.1016/j.pmr.2018.06.004

19. Chou R, Deyo R, Friedly J, et al. *Noninvasive Treatments for Low Back Pain*. Agency for Healthcare Research and Quality (US); 2016. Accessed November 7, 2019. http://www.ncbi.nlm.nih.gov/books/NBK350276/

20. Non-steroidal anti-inflammatory drugs for sciatica. Accessed November 7, 2019. https://www-ncbi-nlm-nih-gov.laneproxy.stanford.edu/pubmed/27743405

21. Coxib and traditional NSAID Trialists' (CNT) Collaboration, Bhala N, Emberson J, et al. Vascular and upper gastrointestinal effects of non-steroidal anti-inflammatory drugs: meta-analyses of individual participant data from randomised trials. *Lancet*. 2013;382(9894):769–779. doi:10.1016/S0140-6736(13)60900-9

22. Chou R, Deyo R, Friedly J, et al. Systemic pharmacologic therapies for low back pain: a systematic review for an American College of Physicians Clinical Practice Guideline. *Ann Intern Med*. 2017;166(7):480–492. doi:10.7326/M16-2458

23. Ghasemi M, Masaeli A, Rezvani M, Shaygannejad V, Golabchi K, Norouzi R. Oral prednisolone in the treatment of cervical radiculopathy: a randomized placebo controlled trial. *J Res Med Sci*. 2013;18(suppl 1):S43–S46.

24. Lewis RA, Williams NH, Sutton AJ, et al. Comparative clinical effectiveness of

management strategies for sciatica: systematic review and network meta-analyses. *Spine J*. 2015;15(6):1461–1477. doi:10.1016/j.spinee.2013.08.049

25. Iyer S, Kim HJ. Cervical radiculopathy. *Curr Rev Musculoskelet Med*. 2016;9(3):272–280. doi:10.1007/s12178-016-9349-4

26. Werneke M, Hart DL, Cook D. A descriptive study of the centralization phenomenon. A prospective analysis. *Spine*. 1999;24(7):676–683. doi:10.1097/00007632-199904010-00012

27. Petersen T, Larsen K, Nordsteen J, Olsen S, Fournier G, Jacobsen S. The McKenzie method compared with manipulation when used adjunctive to information and advice in low back pain patients presenting with centralization or peripheralization: a randomized controlled trial. *Spine*. 2011;36(24):1999–2010. doi:10.1097/BRS.0b013e318201ee8e

28. Machado LAC, Maher CG, Herbert RD, Clare H, McAuley JH. The effectiveness of the McKenzie method in addition to first-line care for acute low back pain: a randomized controlled trial. *BMC Med*. 2010;8:10. doi:10.1186/1741-7015-8-10

29. MacVicar J, King W, Landers MH, Bogduk N. The effectiveness of lumbar transforaminal injection of steroids: a comprehensive review with systematic analysis of the published data. *Pain Med*. 2013;14(1):14–28. doi:10.1111/j.1526-4637.2012.01508.x

30. Ghahreman A, Bogduk N. Predictors of a favorable response to transforaminal injection of steroids in patients with lumbar radicular pain due to disc herniation. *Pain Med*. 2011;12(6):871–879. doi:10.1111/j.1526-4637.2011.01116.x

31. Ghahreman A, Ferch R, Bogduk N. The efficacy of transforaminal injection of steroids for the treatment of lumbar radicular pain. *Pain Med*. 2010;11(8):1149–1168. doi:10.1111/j.1526-4637.2010.00908.x

32. Roberts ST, Willick SE, Rho ME, Rittenberg JD. Efficacy of lumbosacral transforaminal epidural steroid injections: a systematic review. *PM R*. 2009;1(7):657–668. doi:10.1016/j.pmrj.2009.04.008

33. Riew KD, Yin Y, Gilula L, et al. The effect of nerve-root injections on the need for operative treatment of lumbar radicular pain. A prospective, randomized, controlled, double-blind study. *J Bone Joint Surg Am*. 2000;82(11):1589–1593. doi:10.2106/00004623-200011000-00012

34. Bogduk N. *Practice Guidelines for Spinal Diagnostic and Treatment Procedures: Lumbar Transforaminal Access*. 2nd ed. International Spine Intervention Society;2013.

35. Carr CM, Plastaras CT, Pingree MJ, et al. Immediate Adverse events in interventional pain procedures: a multi-institutional study. *Pain Med*. 2016;17(12):2155–2161. doi:10.1093/pm/pnw051

36. Bogduk N. *Practice Guidelines for Spinal Diagnostic and Treatment Procedures*. International Spine Intervention Society; 2013.

37. Kennedy DJ, Dreyfuss P, Aprill CN, Bogduk N. Paraplegia following image-guided transforaminal lumbar spine epidural steroid injection: two case reports. *Pain Med*. 2009;10(8):1389–1394. doi:10.1111/j.1526-4637.2009.00728.x

38. Rathmell JP, Benzon HT, Dreyfuss P, et al. Safeguards to prevent neurologic complications after epidural steroid injections: consensus opinions from a multidisciplinary working group and national organizations. *Anesthesiology*. 2015;122(5):974–984. doi:10.1097/ALN.0000000000000614

39. El-Yahchouchi C, Geske JR, Carter RE, et al. The noninferiority of the nonparticulate steroid dexamethasone vs the particulate steroids betamethasone and triamcinolone in lumbar transforaminal epidural steroid injections. *Pain Med*. 2013;14(11):1650–1657. doi:10.1111/pme.12214

40. Engel A, King W, MacVicar J, Standards Division of the International Spine Intervention Society. The effectiveness and risks of fluoroscopically guided cervical transforaminal

injections of steroids: a systematic review with comprehensive analysis of the published data. *Pain Med*. 2014;15(3):386–402. doi:10.1111/pme.12304

41. Schneider BJ, Maybin S, Sturos E. Safety and complications of cervical epidural steroid injections. *Phys Med Rehabil Clin N Am*. 2018;29(1):155–169. doi:10.1016/j.pmr.2017.08.012

42. Tiso RL, Cutler T, Catania JA, Whalen K. Adverse central nervous system sequelae after selective transforaminal block: the role of corticosteroids. *Spine J*. 2004;4(4):468–474. doi:10.1016/j.spinee.2003.10.007

43. Smuck M, Tang C-T, Fuller BJ. Incidence of simultaneous epidural and vascular injection during cervical transforaminal epidural injections. *Spine*. 2009;34(21):E751–E755. doi:10.1097/BRS.0b013e3181b043d1

44. Banik RK, Chen Chen CC. Spinal epidural hematoma after interlaminar cervical epidural steroid injection. *Anesthesiology*. 2019;131(6):1342–1343. doi:10.1097/ALN.0000000000002896

45. Sanders RA, Bendel MA, Moeschler SM, Mauck WD. Epidural hematoma following interlaminar epidural injection in patient taking aspirin. *Reg Anesth Pain Med*. 2018;43(3):310–312. doi:10.1097/AAP.0000000000000730

46. Beasley D, Goree JH. Cervical epidural hematoma following interlaminar epidural steroid injection via the contralateral oblique view in patient taking omega-3 fatty acids. *Reg Anesth Pain Med*. 2019;44(2):253–255. doi:10.1136/rapm-2018-000005

47. Derby R, Lee S-H, Kim B-J, Chen Y, Seo KS. Complications following cervical epidural steroid injections by expert interventionalists in 2003. *Pain Physician*. 2004;7(4):445–449.

48. Dhatt S, Tahasildar N, Tripathy SK, Bahadur R, Dhillon M. Outcome of spinal decompression in Cauda Equina syndrome presenting late in developing countries: case series of 50 cases. *Eur Spine J*. 2011;20(12):2235–2239. doi:10.1007/s00586-011-1840-4

49. Ghogawala Z, Benzel EC, Riew KD, Bisson EF, Heary RF. Surgery vs conservative care for cervical spondylotic myelopathy: surgery is appropriate for progressive myelopathy. *Neurosurgery*. 2015;62(suppl 1):56–61. doi:10.1227/NEU.0000000000000781

第 24 章

骨关节炎

Ryan Nussbaum, Chad Hanaoka, Prakash Jayabalan

引言

骨关节炎(OA)与年龄、性别、肥胖和既往的关节损伤史等因素有关。其是全球范围内致残的主要原因,症状性 OA 影响约 1/8 的美国人[1]。OA 是一种基于关节疼痛、僵硬和妨碍日常生活活动的功能限制的临床疾病。影像学辅助检查,如 X 线片可以帮助确定 OA 的诊断和分期的严重程度。X 线片上常见的 OA 特征包括关节间隙狭窄、骨赘、软骨下骨硬化和骨囊肿[1]。OA 疾病管理的主要目标是缓解疼痛,改善功能,提高生活质量[2]。

虽然有大量的证据支持各种各样的治疗,绝大多数都是针对膝关节 OA 进行的研究[3]。对于膝关节 OA 的治疗建议可以推广到其他关节的程度可能取决于受影响的关节、治疗的安全性以及患者的个人情况。本章的目的是为管理 OA 的从业者提供初级和二级干预的广泛概述。

制订整体治疗策略

国际骨关节研究学会(OARSI)推出的适用于任何类型 OA 的通用治疗方法能最有效地满足患者的需求(图 24.1)。需要对患者进行初步评估,评估 OA 的发病部位、合并症(如胃肠、心血管、虚弱、广泛疼痛及抑郁)、临床和功能状态,以及情绪和环境因素。根据这些信息,应该选择一种或多种主要治疗方法。首要的治疗方案具有最高质量的支持证据。干预后重新评估对于确定患者和临床医生是否同意当前的治疗计划是至关重要的。如果认为证据不足,应在使用二级干预措施以达到更能接受的状态之前彻底评估持续的潜在障碍。如果患者继续表现出不明显的改善,考虑重新评估诊断,并就患者的目标进行具体的阐述。作为最后的手段,转诊到疼痛诊所或骨科手术意味着进行关节置换的可能[3]。本章最后提供了膝关节 OA 的诊断和治疗流程。

主要干预措施

骨关节炎的教育

在患者的治疗计划中,最重要的是交流,让患者了解他们的病情。患者应该对病因、病程和治疗方案有基本的了解。有了这些信息,他们将对预后有更好的认知,并能更多地参与治疗计划。

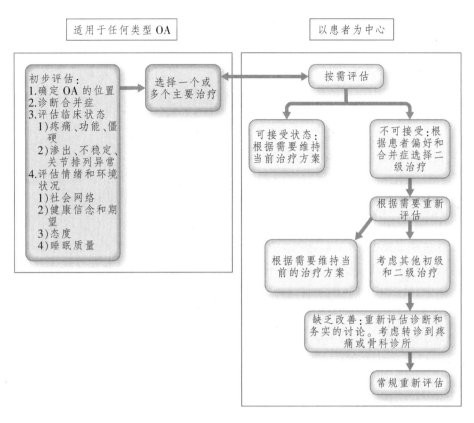

适用于任何类型 OA

以患者为中心

初步评估：
1.确定 OA 的位置
2.诊断合并症
3.评估临床状态
　1)疼痛、功能、僵硬
　2)渗出、不稳定、关节排列异常
4.评估情绪和环境状况
　1)社会网络
　2)健康信念和期望
　3)态度
　4)睡眠质量

选择一个或多个主要治疗

按需评估

可接受状态：根据需要维持当前治疗方案

不可接受：根据患者偏好和合并症选择二级治疗

根据需要重新评估

根据需要维持当前的治疗方案

考虑其他初级和二级治疗

缺乏改善：重新评估诊断和务实的讨论。考虑转诊到疼痛或骨科诊所

常规重新评估

图 24.1　骨关节炎管理框架。

体育活动

体育活动的优势

有显著的证据表明体育运动对 OA 的管理是有好处的。目前美国针对患有慢性疾病的成年人的运动指南，建议每周进行 5 天，每天至少 30 分钟的中等强度运动，或每周 75 分钟的高强度运动[4]。然而，由于患者担心疼痛加剧和结构性关节疾病的潜在恶化，OA 患者接受体育活动的情况一直不一致[5]。这导致患者群体坚持锻炼计划的程度不一，促进行为改变困难[6]。在目前的文献中得到最有力支持的运动项目类型包括地面训练、身心训练和水上训练，下面将详细讨论[3]。

运动处方

任何运动处方的最终目标都是改善身体健康，同时最大限度地减少症状的出现。第一步是确定患者的具体活动目标，包括一周内的运动量和当前锻炼计划的具体内容(例如，活动类型包括有氧、抗阻和休闲；训练方式包括增强式训练、自由重量训练、重复训练)。在提供具体建议之前，评估患者的损伤、力量、活动范围、平衡和有氧适能也很重要。制订运动计划也应该优先考虑患者的喜好和兴趣，因为这提供了最大的坚持可能性。

患者所关心的问题应该在治疗计划的早期解决。典型的问题包括在运动过程中关节负荷带来的疼痛。根据对膝关节 OA 患者的研究，应该告知患者，只要在运动结束后疼痛不超过 2 小时,就可以认为是正常的[7]。此外,有少量证据支持体育活动会加重膝关节的结构退化[8]。这些发现可以应用于其他 OA 影响的关节,尽管还没得到明确的研究。

地面训练

有氧和抗阻训练作为一种能显著改善 OA 患者疼痛、功能和生活质量的运动得到了大力支持[3,8]。先前的地面训练研究表明,每周 2~3 天,每天 20~60 分钟的运动可以带来好处。在这些试验中,有氧运动通常包括步行项目或自行车课程。抗阻训练包括不同组的弹力带、力量练习、或抗阻袖带练习,最多重复 10 次[8]。

一项针对膝关节 OA 患者的随机对照试验研究了 37 名受试者在教练指导下进行 12 周固定式脚踏车项目的康复疗效。对分组方案进行了特别修改,以最大限度地减少膝关节的负重,以避免加重 OA 的症状,如:以最大阻力或站立姿势蹬车。研究对象每周至少上 2 次课,从 40 分钟开始,到项目结束时逐渐增加到 60 分钟。每次训练都包括低强度的热身,随后交替进行高强度的踏板或爬山,以及一段短暂的伸展运动。受试者被要求达到最大心率 70%~75% 的高强度运动水平[9]。项目完成后,患者的膝关节疼痛、功能、僵硬和日常生活活动均有显著改善。

另一项研究调查了 102 例膝关节 OA 患者 8 周的高阻力运动、低阻力运动和不运动的影响,并观察到高阻力和低阻力组都有类似的改善,以及肌肉增强的额外好处。受试者每周进行 3 次下肢器械加压训练,每次约 40 分钟。作者将高强度运动描述为需要额外的时间(持续时间或频率)或阻力(力量或努力)。根据这一定义,"高阻力训练"是计算受试者一次最大运动量的 60%,"低阻力训练"是计算受试者一次最大运动量的 10%。

重复次数和组数进行相应调整,以在两种条件下达到相似的训练总输出。与非运动对照组相比,阻力训练组显著改善了功能,但在 8 周结束时,高强度和低强度运动组之间没有显著差异[10]。

步行计数

近年来,个人电子设备越来越受欢迎,它可以监测患者的身体活动。这有助于定量干预实验的有效性,以促进 OA 患者的活动,特别是下肢骨性关节炎。步行是最常见的运动形式,对改善膝关节骨性关节炎患者的疼痛和功能限制有益处。与前面提到的干预措施相比,步行可能是最具成本效益和所需资源最少的。美国运动医学学院已经批准每天至少走 7000 步,以保持心肺、肌肉骨骼和神经运动健康。一个合理的步数干预方法可以从每天 6000 步的目标开始,然后每 1 或 2 天增加 1000 步,同时根据疼痛的情况来确定目标步数[7]。

身心疗法和水上训练

太极和瑜伽已经显示出对 OA 患者是有益的,几乎没有副作用和风险。一项涉及 40 名受试者的随机对照试验包括了为期 12 周的由教练指导的太极课程,每周 2 次,每次 60 分钟。干预措施包括自我护理、太极运动和原则、呼吸技巧和放松。对动作进行了额外的修改,以限制膝关节承受的压力,例如,限制膝关节屈曲超过 90° 的活动。干预组在 12 周时观察到疼痛、功能、心理健康和生活质量的改善。在 24 周和 48 周时还观察到自我效能和抑郁的额外改善[11]。

水疗法在生理上有益处,能够减少一定的关节负荷,促进关节运动。一项涉及 152 名受试者的研究调查了太极拳和水上训练治疗症状性髋或膝关节 OA 的疗效。这个为期 12 周的项目包括专门设计的训练，每周两次，每次超过 1 小时的训练，由受过专业训练的教练指导。太极是采用孙式太极的改良版。水疗法包括在齐腰高的水中进行的有氧运动、平衡和强化练习，如步行(前、后、侧)、泳池侧稳定练习(髋外展/内收、侧弓步、深蹲等)、坐立抬腿、深水面运动(剪刀运动、骑自行车、膝关节抬到胸部等)、独立关节旋转和泳池爬楼梯等。在 12 周和 24 周时，两组患者的疼痛和功能均有显著改善[12]。

减重训练

在超重和肥胖患者中，减肥是另一种强有力的治疗 OA 的方法。最近，Messier 等人进行了一项为期 18 个月的饮食和(或)运动干预方案的随机对照试验，研究了不同程度的减肥是如何改变膝关节 OA 的症状和膝关节生化成分的[13]。值得注意的是，这项研究涉及一个需要密切控制的饮食处方，每周的食谱计划为每天两顿代餐奶昔，第三顿500~750 千卡，蔬菜含量高，脂肪含量低。热量分配被设计为 15%~20% 的蛋白质，30%的脂肪和 45%~60% 的碳水化合物。每周进行多次营养和行为教育课程。锻炼方案包括与专业教练进行 30 分钟的有氧训练，20 分钟的力量训练，以及每周 3 次，每次 10 分钟的静心训练。研究发现，饮食组和饮食加运动组的减肥效果明显高于运动组，凸显了饮食调节对减肥的有效性。体重减轻程度越高，膝关节骨性关节炎的临床和功能结果也越好，包括统计学意义上的疼痛、功能、身体生活质量、炎症标志物水平和关节压力的显著改善。因此，如果在没有手术或药物干预的情况下，减重可以使超重和肥胖的膝关节 OA 患者在临床上得到显著的疼痛改善和关节功能增强。

二次干预

药物治疗

一般方法

当主要的干预措施不足以控制疼痛和保持功能时，可以考虑使用药物。在选择药物时，要考虑的因素是患者的并发症状，包括胃肠道系统症状、心血管系统症状、虚弱、广泛性疼痛和抑郁相关的条件，这些可能会限制处方的选择[3]。此外，在口服药物之前应考虑局部用药，以减少全身器官毒性的可能。

局部用药

局部非甾体类药物

NSAID 通过抑制环氧合酶(COX)来减轻炎症，从而减少前列腺素和血栓烷的合成。双氯芬酸凝胶是最强有力的支持局部治疗肌肉骨骼关节疼痛的药物[14]。有证据表明，特别是那些关节浅表的皮肤，如膝盖和手，这些部位疼痛的患者受益于这种药物[3,15]。较深的关节，如髋关节和肩部，则表现出较少的益处。患者不应在破损、发炎或感染的皮肤应用非甾体抗炎药，需要注意的是双氯芬酸凝胶会升高肝酶。

复方辣椒素乳膏

辣椒素理论上可使皮肤伤害性神经元脱敏和退化；此外，P 物质的消耗被认为可以减少疼痛传递到中枢神经系统。尽管OARSI 指南不建议使用辣椒素(因缺乏证据)，但已有许多安慰剂对照试验表明其益处[3,14]。与其他外用药物类似，辣椒素不应当应用于受损、破碎或受刺激的皮肤。在敷药部位有烧灼感。

口服药物

对乙酰氨基酚

对乙酰氨基酚的镇痛作用机制尚不清楚,但有证据支持它在减轻 OA 疼痛方面比安慰剂更有效。然而,最新的 OARSI 指南指出,对乙酰氨基酚在 OA 治疗中疗效不明显。对于长期每天服用 3~4g 的患者,应当对他们的肝酶进行监测。

非甾体抗炎药

NSAID 和环氧化酶-2 抑制剂均显示可以显著减轻 OA 相关疼痛。而非甾体抗炎药的选择是基于患者的并发症,没有并发症的个体可以使用任何类型的非甾体抗炎药。胃肠疾病患者仅可服用 COX-2 抑制剂。任何有心血管疾病或虚弱史的患者应避免服用非甾体抗炎药,因为会有发生心肌梗死的风险。一般来说,非甾体抗炎药应在尽可能低的有效剂量和最短的时间内给药,并可能与质子泵抑制剂一起用于胃部的保护。对于肾病患者,由于有肾功能恶化的风险,因此不应服用非甾体抗炎药[14]。

阿片类药物

阿片类药物对缓解 OA 症状有轻微益处[3]。然而,化学依赖、便秘、呼吸抑制和镇静等并发症导致该类药物并不是最优的选择。曲马多是一类阿片类药物,文献显示对 OA 疼痛管理有轻微的积极作用。该药物作为一种弱阿片类药物,具有抵抗血清素激活的效应。美国风湿病学会提出了一项有条件推荐曲马多与口服 NSAID 和外用止痛药联合用药治疗膝关节 OA[14]。一般来说,对于 OA 的疼痛管理,应该极其谨慎地使用阿片类药物,尤其是对老年人。

度洛西汀

度洛西汀抑制中枢神经系统去甲肾上腺素和血清素的再摄取抑制。有少量证据支持其用于改善膝关节 OA 患者的疼痛[3]。

关节内注射

如果患者对非介入性治疗没有反应,关节内皮质类固醇注射和透明质酸已被广泛接受作为治疗膝骨性关节炎的选择用药,皮质类固醇注射表现出抗炎特性,可以缓解 OA 患者的疼痛。然而,必须谨慎使用,避免反复注射。McAlindon 等人最近的一项研究中,在 2 年的时间里,每 3 个月向膝关节注射 40mg 曲安奈德治疗膝关节骨性关节炎,发现与安慰剂相比,皮质类固醇注射导致软骨体积损失的明显更多,疼痛没有显著减轻[16]。

透明质酸是滑膜液的基本组成部分,形成一种吸收冲击的润滑剂,以保护关节软骨,这可以导致减少疼痛和改善功能。它们已被证明对症状较轻和患结构性 OA 疾病的年轻人特别有益。虽然有大量的证据证明这些注射的好处,但也显示皮质类固醇注射和透明质酸注射的影响在长期内会逐渐减弱[17]。因此,只有在必要时才应使用这种方法来缓解症状[15]。

社会心理干预

有证据表明,无论患者的心理病史如何,社会心理干预都能改善膝关节 OA 患者的疼痛和功能。Keefe 等人在一项随机对照试验中证明,与单独干预相比,通过患者的配偶辅助患者来进行为期 12 周的训练和运动,能提高力量、体能、疼痛应对和自我效能[18]。Bennell 等人的一项研究发现,与单独干预相比,12 周的物理治疗项目结合疼痛应对技能训练和锻炼,在治疗后 32 周的功能恢复方面有显著的改善[19]。当治疗患有 OA 并伴有疼痛和抑郁的患者时,认知行为疗法被认为是多学科疼痛管理计划的一部分[3]。

膳食补充

膳食补充剂是可替代的治疗药物，其有助于缓解骨性关节炎的临床症状。尽管这些营养补充剂越来越受欢迎，而且比传统处方的 NSAID 有更高的安全性，但仍然缺乏结论性的、高质量的证据。

葡糖胺和硫酸软骨素

葡糖胺和硫酸软骨素是人体内天然存在的化合物，具有抗炎特性。它们被分类为慢效骨关节药物和改善骨关节炎的药物，理论上为合成蛋白多糖提供基石，这是关节软骨的基本成分。它们还被证明可以抑制蛋白水解酶的产生，并被认为可以促进滑膜中透明质酸的合成。研究表明，葡糖胺和硫酸软骨素的最大剂量为 1500mg/d 持续 2 个月至 2 年。然而，由于各个研究的设计和结果测量的异质性，目前尚不清楚葡糖胺和硫酸软骨素能否安全用于骨关节炎症状的长期治疗。虽然每种补充剂的单独服用被证明是有益的，但由于缺乏显著的证据，不建议同时服用两种补充剂。

最近一项对 30 项随机对照试验的 Meta 分析发现，葡糖胺对僵硬有显著改善，而硫酸软骨素对疼痛和功能有显著改善。该研究还比较了作为安全措施的介入组和安慰剂组的不良事件数量，发现两组之间没有显著差异。另一项对 29 项试验的分析发现，葡糖胺和硫酸软骨素单独作用导致疼痛的显著降低，但功能没有改变。然而，这两项统合分析都发现，两种制剂的联合并没有产生任何显著的附加效益[2,20]。

姜黄

姜黄是一种具有抗炎作用的药物。它的主要成分—姜黄素，除了其抗氧化性质，已被证明可通过促进抗凋亡活性，调节促炎细胞因子。目前的证据表明，姜黄可以显著改善疼痛和功能，但可能与布洛芬（潜在的其他 NSAID）有相同或更差的效果。目前，安全剂量的建议还在讨论中，有几项研究表明，每天最多服用 1200mg，持续 4 个月可以最大限度地减少潜在的不良反应。姜黄素表现出较差的生物利用度，有证据表明口服后血清和组织中测定的姜黄素含量极低，但在开出较高剂量时必须谨慎，因为有限的证据表明，过高剂量的姜黄素可能会导致缺铁。然而，与上述药物类似，与安慰剂或布洛芬相比，适量的姜黄使用已被证明在不良事件发生方面没有显著性差异[21,22]。

步态辅助器和矫形器

步态辅助和矫形器在改善骨性关节炎患者的功能方面起着至关重要的作用。晚期或严重的髋关节或膝关节骨性关节炎患者需要拐杖（应在有症状的对侧使用）或助行器[3]。膝关节 OA 常用的治疗方法包括：肌贴、膝套和减重支具。有少量证据表明，髌骨内侧牵拉可以短期改善髌股膝疼痛，对骨性关节炎患者的耐受性良好。虽然目前还没有确定一种特定类型的护膝，但已证明使用护膝耐受性良好，短期内可提供适度的改善。减重支具对于胫股关节内侧骨性关节炎也显示出轻微的减轻疼痛和改善功能的作用，但由于关节的不适和贴合不良，通常不能很好地耐受。

美国风湿病学会建议使用鞋垫，包括外侧楔形鞋垫用于内侧 OA，内侧楔形鞋垫用于外侧股骨胫骨受累。髋关节骨性关节炎的鞋垫还没有得到充分的研究[23]。对于腕掌骨关节炎，欧洲抗风湿联盟和美国风湿病学会推荐拇指夹板固定腕掌关节。没有特定的设计(刚性/半刚性)被证明是更好的,但建议在晚上佩戴夹板。

理疗

理疗涵盖了广泛的可获得的治疗选择,有少量证据表明患者可能感兴趣。10~15分钟的治疗性超声对膝骨性关节炎具有中等益处,风险很小,但有限的证据是不一致的。冷敷不超过 20 分钟可以减少膝骨性关节炎的肿胀和疼痛。冰按摩 20 分钟也被证明可以改善膝关节活动范围、功能和力量。相反,热敷 20 分钟对膝关节 OA 没有益处[24]。

预后评估

对于每个治疗方案,评估进展对于优化结果至关重要。患者的反应可以提供见解,可能改变治疗计划,以关注最需要或受损的领域。有多种经过验证的患者报告的结果测量方法可以考虑在临床环境中使用。西安大略大学和麦克马斯特大学 OA 指数可用于评估膝关节或髋关节 OA 患者的功能状态。膝关节损伤与骨关节炎结局评分可评估膝关节骨性关节炎的临床症状,髋关节残疾与骨关节炎结局评分可衡量髋关节骨性关节炎的临床症状[1]。此外,DASH 问卷可用于各种类型的上肢 OA 的治疗[25]。

未来的干预措施

未来证据有限的药物和治疗模式需要进一步调查和更多高质量的证据才能被推荐,包括但不限于以下内容[3]:

- 按摩。
- 关节松动。
- 操作。
- 热疗。
- 肌贴疗法。
- 电磁疗法。
- 激光疗法。
- 膝神经阻滞治疗(即射频消融术)。
- 关节内 PRP 注射。
- 关节内干细胞治疗。
- 成纤维细胞生长因子-18,葡萄糖促生长疗法。
- 使用改善骨关节炎的药物(即甲氨蝶呤)。
- 使用长效关节内缓释皮质类固醇(即FX006)。
- 抗神经生长因子(抗 NGF)和营养药品。

基本诊疗程序

骨关节炎基本诊疗程序见表 24.1。

表 24.1　骨性关节炎基本诊疗程序

诊断

临床	关节疼痛、僵硬、以及妨碍日常生活的功能障碍
影像学	X 线：前后位、侧位、日出位
	诊断标准：关节间隙狭窄、骨赘、软骨下硬化、骨囊肿

主要治疗

体育活动	运动指南：每周 150 分钟中等强度运动或 75 分钟剧烈运动
	干预方案应基于患者的偏好，包括：
	● 陆地运动—有氧和抗阻训练
	● 步数：目标为每天 7000 步
	● 太极和瑜伽
	● 水疗法
	减重：
	对于超重或肥胖的患者来说，同时注重饮食和运动对症状的管理最为有利

二级处理

药物	必须考虑患者的其他症状，包括胃肠道系统、心血管系统、虚弱、广泛的疼痛和抑郁
	局部制剂（优先选择副作用最低的）
	● 局部非甾体抗炎药
	● 辣椒素乳膏
	口服制剂：
	● 对乙酰氨基酚—在患者有肝脏疾病时慎用
	● 非甾体抗炎药—避免在有心血管疾病或肾脏疾病史的情况下使，有胃肠道疾病史者使用 COX-2 抑制剂
	● 曲马多—预防性治疗便秘，老年人慎用
	● 度洛西汀—有抑郁症病史者可考虑使用
气管内注射	早期没有有效治疗时可以考虑注射治疗
	● 皮质类固醇注射液
	● 玻尿酸注射液
社会心理干预	无论有无心理疾病史，患者都能从应对技能训练和锻炼相结合的干预措施中获益
膳食补充剂	● 氨基葡萄糖和硫酸软骨素
	● 姜黄素
步态辅助器和	● 手杖或助行器
矫形器	● 膝关节贴扎带髌骨内侧牵拉
	● 松脱支具治疗股胫内侧骨关节炎
	● 外侧楔形鞋垫治疗股胫外侧骨关节炎
方式	● 治疗性超声波持续 10~15 分钟
	● 每日冰袋 20 分钟
	● 每日冰敷按摩 20 分钟

（李震　译　王鑫　蔡倩倩　李奇　审）

参考文献

1. O'Neill TW, McCabe PS, McBeth J. Update on the epidemiology, risk factors and disease outcomes of osteoarthritis. *Best Pract Res Clin Rheumatol*. 2018;32:312–326.

2. Simental-Mendia M, Sanchez-Garcia A, Vilchez-Cavazos F, Acosta-Olivo CA, Pena-Martinez VM, Simental-Mendia LE. Effect of glucosamine and chondroitin sulfate in symptomatic knee osteoarthritis: a systematic review and meta-analysis of randomized placebo-controlled trials. *Rheumatol Int*. 2018;38:1413–1428.

3. Bannuru RR, Osani MC, Vaysbrot EE, et al. OARSI guidelines for the non-surgical management of knee, hip, and polyarticular osteoarthritis. *Osteoarthritis Cartilage*. 2019;27:1578–1589.

4. Piercy KL, Troiano RP, Ballard RM, et al. The physical activity guidelines for Americans. *JAMA*. 2018;320:2020–2028.

5. Rausch Osthoff AK, Niedermann K, Braun J, et al. 2018 EULAR recommendations for physical activity in people with inflammatory arthritis and osteoarthritis. *Ann Rheum Dis*. 2018;77:1251–1260.

6. Gay C, Chabaud A, Guilley E, Coudeyre E. Educating patients about the benefits of physical activity and exercise for their hip and knee osteoarthritis. Systematic literature review. *Ann Phys Rehabil Med*. 2016;59:174–183.

7. Jayabalan P, Ihm J. Rehabilitation strategies for the athletic individual with early knee osteoarthritis. *Curr Sports Med Rep*. 2016;15:177–183.

8. Fransen M, McConnell S, Harmer AR, Van der Esch M, Simic M, Bennell KL. Exercise for osteoarthritis of the knee: a Cochrane systematic review. *Br J Sports Med*. 2015;49:1554–1557.

9. Salacinski AJ, Krohn K, Lewis SF, Holland ML, Ireland K, Marchetti G. The effects of group cycling on gait and pain-related disability in individuals with mild-to-moderate knee osteoarthritis: a randomized controlled trial. *J Orthop Sports Phys Ther*. 2012;42:985–995.

10. Jan M-H, Lin J-J, Liau J-J, Lin Y-F, Lin D-H. Investigation of clinical effects of high- and low-resistance training for patients with knee osteoarthritis: a randomized controlled trial. *Phys Ther*. 2008;88:427–436.

11. Wang C, Schmid CH, Hibberd PL, et al. Tai Chi is effective in treating knee osteoarthritis: a randomized controlled trial. *Arthritis Rheum*. 2009;61:1545–1553.

12. Fransen M, Nairn L, Winstanley J, Lam P, Edmonds J. Physical activity for osteoarthritis management: a randomized controlled clinical trial evaluating hydrotherapy or Tai Chi classes. *Arthritis Rheum*. 2007;57:407–414.

13. Messier SP, Mihalko SL, Legault C, et al. Effects of intensive diet and exercise on knee joint loads, inflammation, and clinical outcomes among overweight and obese adults with knee osteoarthritis: the IDEA randomized clinical trial. *JAMA*. 2013;310:1263–1273.

14. Dadabo J, Fram J, Jayabalan P. Noninterventional therapies for the management of knee osteoarthritis. *J Knee Surg*. 2019;32:46–54.

15. Lue S, Koppikar S, Shaikh K, Mahendira D, Towheed TE. Systematic review of non-surgical therapies for osteoarthritis of the hand: an update. *Osteoarthritis Cartilage*. 2017;25:1379–1389.

16. McAlindon TE, LaValley MP, Harvey WF, et al. Effect of intra-articular triamcinolone vs saline on knee cartilage volume and pain in patients with knee osteoarthritis: a randomized clinical trial. *JAMA*. 2017;317:1967–1975.

17. He WW, Kuang MJ, Zhao J, et al. Efficacy and safety of intraarticular hyaluronic acid

and corticosteroid for knee osteoarthritis: a meta-analysis. *Int J Surg.* 2017;39:95–103.

18. Keefe FJ, Blumenthal J, Baucom D, et al. Effects of spouse-assisted coping skills training and exercise training in patients with osteoarthritic knee pain: a randomized controlled study. *Pain.* 2004;110:539–549.

19. Bennell KL, Ahamed Y, Jull G, et al. Physical therapist-delivered pain coping skills training and exercise for knee osteoarthritis: randomized controlled trial. *Arthritis Care Res (Hoboken).* 2016;68:590–602.

20. Zhu X, Sang L, Wu D, Rong J, Jiang L. Effectiveness and safety of glucosamine and chondroitin for the treatment of osteoarthritis: a meta-analysis of randomized controlled trials. *J Orthop Surg Res.* 2018;13:170.

21. Onakpoya IJ, Spencer EA, Perera R, Heneghan CJ. Effectiveness of curcuminoids in the treatment of knee osteoarthritis: a systematic review and meta-analysis of randomized clinical trials. *Int J Rheum Dis.* 2017;20:420–433.

22. Daily JW, Yang M, Park S. Efficacy of turmeric extracts and curcumin for alleviating the symptoms of joint arthritis: a systematic review and meta-analysis of randomized clinical trials. *J Med Food.* 2016;19:717–729.

23. Beaudreuil J. Orthoses for osteoarthritis: a narrative review. *Ann Phys Rehabil Med.* 2017;60:102–106.

24. Brosseau L, Yonge KA, Robinson V, et al. Thermotherapy for treatment of osteoarthritis. *Cochrane Database Syst Rev.* 2003;2003(4):CD004522.

25. Angst F, Schwyzer HK, Aeschlimann A, Simmen BR, Goldhahn J. Measures of adult shoulder function: Disabilities of the Arm, Shoulder, and Hand Questionnaire (DASH) and its short version (QuickDASH), Shoulder Pain and Disability Index (SPADI), American Shoulder and Elbow Surgeons (ASES) Society standardized shoulder assessment form, Constant (Murley) Score (CS), Simple Shoulder Test (SST), Oxford Shoulder Score (OSS), Shoulder Disability Questionnaire (SDQ), and Western Ontario Shoulder Instability Index (WOSI). *Arthritis Care Res (Hoboken).* 2011;63(suppl 11):S174–S188.

第 25 章

应力性骨折

Stephanie R. Douglas，Adam S. Tenforde

引言

骨应力性损伤(BSI)是指骨在承受重复应力超过其重建能力情况下呈现骨的疲劳性损伤。应力性骨折代表损伤的最终阶段，伴有临床症状，影像学上的骨折线可证实真实的损伤情况。骨处于持续吸收和新骨形成的动态平衡。在机械应变时，负荷强度或时间的增加会导致微损伤和抑制愈合。未察觉到的应力性骨折如果不治疗可能会发展为完全骨折。许多全科医生在执业过程中可能会遇到 BSI 患者，本章描述了与 BSI 相关的流行病学和危险因素，以及评估和管理 BSI 的一般原则。虽然不完全骨折是应力性骨折的一个亚组，但这种损伤类型将在骨质疏松/代谢性骨病一章中进行更详细的讨论。

流行病学

考虑到重复负荷对 BSI 发展的影响，运动员和新入伍士兵是最常受影响的人群。数据显示，8%~52%的跑步者有 BSI 病史，在 10 年的随访中发现美国的大学生运动员每 10 万人中有 5700 人发生应力性骨折[1,2]。因为运动的重复性和对骨骼的巨大负荷，跑步者和体操运动员被认为是风险最高的[1]。对美国新入伍士兵的前瞻性研究显示应力性骨折的发生率为 3.3%~8.5%[2]。年轻人中发生 BSI 的概率更高，可能是因为参加竞技体育或剧烈活动的比例更高。在大学生运动员中，绝大多数 BSI 为下肢受影响，其中 38% 发生在跖骨，22%发生在胫骨，12%涉及骨盆[1]。综上，受伤部位因运动而异。虽然关于残疾人群，包括适应性运动员的数据有限，但过劳损伤和跌打损伤也应考虑在理疗实践中。一份报告显示，在残疾人运动员中，9.2%的人有运动引起的 BSI 史，一半的运动员有骨折史[3]。

风险因素

生物学因素

受伤风险可能会受到一些生物学因素的影响，这些因素导致或与骨强度或弹性降低相关。骨折史是预测未来骨损伤的可靠指标，有骨折史的女性发生应力性骨折的风险增加了 6 倍[4,5]。女性发生 BSI 的风险会增加。在一份大学生运动员的样本中，在区分性别的运动中，女性运动员发生应力性骨折的相对风险比男性运动员高 2.06%，女性运动员三联症的危险因素包括能量摄入过低，伴或不伴饮食失调、月经紊乱和低骨密度[6]。女运动员三联征危险因素的数量与 BSI 危险呈正相关[7]。三联征的概念已扩展为运动中的相对能量缺乏，它描述了女性和男性运动员，包括残疾运动员，在低能量摄入状态下的多种健康和表现障碍[8]。

营养缺乏，包括低能量摄入，是所有骨骼健康欠佳患者的风险因素。低骨密度是女性 BSI 和男性骨折延迟愈合的危险因素[5,9]。钙和维生素 D 在骨骼健康中起着重要作用[5,10-15]。某些药物由于其对骨密度、细胞周转或胃肠道营养吸收的影响而增加了骨损伤的风险。违规药物的例子包括避孕药、其他激素药物、抗酸药、抗惊厥药和抗抑郁药[5,10,16]。骨骼生物学中的基因位点已经被证实可以调节骨折风险[17]。如全身炎症疾病和内分泌异常等身体状况可能会影响骨骼健康或愈合，并可能导致增加 BSI 的风险。

生物力学因素

BSI 生物力学的内在危险因素因部位而异，但在解剖部位有许多共性。下肢不等长可能会导致运动中的不对称负荷，在跑步等重复性活动中，双下肢长不需要很大的差别（通常超过 0.5~1cm）就具有临床意义[18-21]。可以考虑对患肢的鞋进行部分垫高，然后观察能否改善受力情况。健康个体的骨微结构的变异性可能会影响 BSI 的风险，在患有胫骨 BSI 的患者中可见骨小梁数量和厚度的减少[22]。其他解剖学因素如骨的直径和几何形状已被证明会影响骨损伤的发生率[23-25]。肌肉无力和疲劳可能导致更多的力量传递到骨骼并增加受伤的风险；例如，小腿围度变小和扁平足（足部乏力的指征）分别与胫

骨和距骨 BSI 相关[21,26]。肌肉紧绷和动态负荷模式同样会影响骨骼所承受的力，和继发的骨骼损伤的风险[18,27-30]。

与训练相关的外部因素（负荷、进程和路面）、设备和鞋子可能会影响与运动相关的骨损伤风险。具体来说，长期超负荷或训练量或强度的突然变化会增加 BSI 的风险[4,31]。鞋或设备的改变可能会导致生物力学的改变和骨骼负荷模式的改变，从而导致应力性损伤的可能[31-33]。

评估

病史

BSI 患者典型的描述是局灶性疼痛，常起病隐匿，随活动增加而加重。随着时间的推移，可能会在活动较少的情况下引发症状，并可能发展为休息时疼痛。如果骨折发生在长期应力区域，患者偶尔会在较轻的症状之上突然出现疼痛加重。

建议获取患者完整的运动史，包括任何近期的运动量或训练强度的变化。有骨折史的患者有较高的骨骼损伤风险，既往的骨科损伤可能导致局部薄弱或生物力学缺陷[4,5]。怀疑 BSI 应及时评估营养状况，包括钙和维生素 D 摄入量、饮食限制、吸收不良的症状以及当前或既往的饮食紊乱史。对于女性患者，临床医生应了解月经不调的情况。应评估个人或家族的低骨密度病史、风湿病史、内分泌病史（如甲状腺疾病）或骨科病史。应该注意影响骨骼健康的药物，包括皮质类固醇、激素避孕药、雌激素和孕酮，以及抗酸剂、抗惊厥药和抗抑郁药[5,10,16]。应询问患者是否吸烟，因为吸烟可能会影响骨愈合的时间。应确定患者的活动和职业，因为这可能

影响治疗计划。

体格检查

BSI 患者通常在检查时表现为局灶性骨压痛,并伴有直接和间接叩击痛。随着病情的发展可能出现肿胀或轻微挫伤[25,34]。下肢 BSI 患者对单腿跳跃试验表现出敏感性,但试验应注意避免加重病情或高风险损伤[35]。支点试验可以辅助识别胫骨或股骨干等长骨的损伤,方法是将一只手放在疼痛部位下方,对骨骼末端施加压力,在疑似损伤的部位产生应力[36]。受损骨骼的轴向负荷也可能引起疼痛。尽管通神经血管的损害不常见,但也应对其进行评估。

多种特殊的检查方法可帮助诊断特定部位的 BSI。在骶骨或盆腔 BSI 的情况下,利用屈髋冲压试验或屈曲外展外旋(FABER)手法进行骶髂激惹试验可能会引起疼痛,骨盆分离或压迫也可能引起疼痛。髋关节内旋可加重股骨颈或小粗隆的应力性损伤,此类损伤患者常见用屈曲内收内旋(FADIR)试验阳性的股骨髋臼撞击征[37]。Stinchfield 试验阳性提示的髂腰肌肌腱病变常与小转子损伤相关[38]。跟骨挤压试验的疼痛可以辅助区分,跟骨应力损伤是由跟骨后滑囊炎还是足底筋膜炎引起的。在上肢,肌肉力量测试可能会引起肱骨轴应力损伤患者的疼痛。

检查患者是否有韧带损伤或肌腱病变的迹象,这可能为当前症状提供另一种解释。检查还可以揭示损伤的风险因素。临床医生应评估肢体长度差异、膝内翻或外翻肢体力线、高弓足或扁平足、关节活动范围以及受影响解剖区域的肌肉力量和灵活性。下肢 BSI 患者的步态分析中,可能有明显的无力、不稳定或平衡缺陷。饮食失调的患者可能存在厌食症或神经性贪食症的特征,如 Russell 征。皮疹或异常的关节检查可提供潜在的风湿病或全身炎症疾病的证据。

影像学检查

临床评估可以诊断一部分损伤,特别是低风险 BSI。对于解剖部位的损伤,影像学是一种重要的辅助手段,这些损伤可能预示着较高的不愈合风险,或给希望快速恢复运动或有职业需求的患者一些建议。X 线片可显示骨膜抬高、皮质透光或增厚和硬化。然而,X 线检查对早期 BSI 的检测敏感性较差,其影像学特征比临床症状滞后 2~3 周[39-41]。曾经广泛使用的骨扫描由于其低特异性而不再应用于 BSI 的诊断。MRI 对诊断 BSI 既敏感又有特异性,并能够提供有用的预后信息(表 25.1)[9,42]。轻度损伤可见骨膜或骨髓水肿。4 级损伤称为应力性骨折,其定义为 T2 或 T1 图像上出现骨折线(图 25.1)。MRI 评估的损伤严重程度可能与预期的愈合时间相关[9,42]。超声的应用普遍增加,其作为一种低成本的成像方式,在诊断跖骨应力性骨折

表 25.1 骨应力损伤 MRI 分级系统[9,42]

损伤分级	MRI 表现
1 级	T2 骨膜或骨髓轻度水肿且 T1 正常
2 级	T2 骨膜或骨髓中度水肿且 T1 正常
3 级	T2 和 T1 骨膜或骨髓重度水肿
4 级	T2 和 T1 骨膜或骨髓重度水肿,并出现骨折线

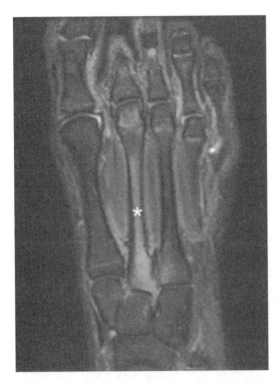

图 25.1　MRI 的长轴短时间反转恢复序列(STIR)显示左第二跖骨骨髓水肿(星号所示),与 3 级骨应力性损伤一致。

方面具有良好的敏感性和特异性,并可筛查其他部位的 BSI[43,44]。

治疗

一般原则

　　改变活动方式和一段时间的关节固定是治疗 BSI 的主要方式,同时解决可改变的危险因素。在愈合过程中,活动时应保持无痛,渐进性增加骨骼负荷。完全恢复活动应遵循无症状的渐进性治疗方案。下面概述了受伤部位的具体建议。如果需要,冰敷和对乙酰氨基酚可以用来止痛。因为可能对骨愈合有害,应避免使用 NSAID[45,46]。建议患者戒烟,因为吸烟与骨延迟愈合有关[47]。物理治疗有助于解决受损的生物力学因素,如核心肌群无力或不稳定,以及组织在一段时间限制活动后的重新调动。有下肢多发 BSI 病史的患者可以从正式的步态评估中获益。对患者进行关于恢复训练的教育有助于预防未来的损伤。

　　鉴于营养对骨骼健康的重要作用,建议 BSI 患者保证足够的钙、维生素 D 及大量营养素的摄入。由于维生素 D 缺乏的患病率很高,BSI 患者应通过检查 25-羟维生素 D 水平进行筛查,并根据需要进行补充(表 25.2)。如果怀疑患者营养不足,推荐由有运动营养背景的注册营养师进行营养评估。在某些情况下可能需要多学科治疗小组,如患者存在进食障碍[8,49]。对于存在 BSI 复发或愈合不良、闭经、低骨密度家族史、饮食紊乱史或其他倾向因素,如吸收不良综合征、系统性炎症疾病、长期使用糖皮质激素或其他影响骨骼健康药物的患者,临床医生应考虑使用双能 X 线骨密度仪筛查低骨密度。也可能需要对生物损伤因素进行实验室评估。对于存在复发性损伤、明显的激素异常或低骨密度

表 25.2　医学研究所推荐的钙和维生素 D 每日摄入量[48]

钙	9~18 岁,1300mg/d
	19~50 岁女性,19~70 岁男性,1000mg/d
	51 岁以上女性和 70 岁以上男性,1200mg/d
维生素 D	70 岁以下,600IU/d
	71 岁及以上,800IU/d

的患者,可能更适合联合具有运动员治疗经验和(或)熟悉三联征/运动中的相对能量缺乏的内分泌医生对患者进行治疗。骨密度较低的患者可能表现出较慢的愈合速度,渐进性地返回活动更利于恢复[9]。

不同部位的建议

低风险损伤

胫骨内侧

胫骨远端是 BSI 最常见的部位之一,该部位的损伤对保守治疗通常反应良好。大多数损伤发生在胫骨远端沿骨的后内侧的 1/3 处。与骨损伤相关的局灶性疼痛出现早于提示胫骨中部应力综合征的弥漫性疼痛。恢复时间通常为 3~12 周,但对高风险运动员而言,完全恢复运动可能需要长达 20 周[42]。在此期间,患者应避免进行会引发疼痛的活动。短时间可能需要在充气式踝关节支具或步行靴中实现无痛行走。

腓骨

腓骨应力损伤通常在 3~6 周内迅速愈合,患者可以在无症状时逐渐恢复活动[50]。除了轻微移位或腓总神经损伤外,很少需要避免负重或刚性固定。对于近端损伤,此处的生物应力较大,康复所需的时间相对更长。

跖骨体

第 2~5 跖骨干应力性损伤对无并发症的愈合具有良好的预后。轻度损伤通常可以通过穿戴有跖骨垫的硬底鞋治疗,但有些损伤可能需要用步行靴固定以实现无疼痛行走[50]。临床随访应根据无痛检查确定愈合情况,如果是严重损伤或根据临床症状考虑愈合不良,4~6 周时应复查 X 线片。患者在 6~8 周时开始恢复正常活动,当 X 线片和临床检查有明显的愈合迹象时,目标是在无痛的情况下提前活动。手术介入的指征是存在移

位骨折或症状性骨折不愈合的罕见病例[51]。

中风险损伤

骶骨和骨盆

在一些患者中,骶骨和骨盆 BSI 通常表现为严重损伤,可能需要使用拐杖实现无疼痛行走,但当行走无疼痛时可以停用拐杖。根据部位和生物风险因素,恢复正常活动的时间从 12~20 周或 20 周以上[9,52]。

股骨干骨折

由于短收肌附着处和股内侧肌起始处的肌肉活动的综合影响,股骨近端后内侧皮质是最常见骨折的部位[53]。由于完全性骨折的严重后果,在排除 BSI 之前,疑似股骨干损伤的患者应改为避免负重。对于重度损伤,患者应至少保持拄拐非负重 3 周,然后负重行走 3 周,随后几周逐步提高活动水平[54]。如果没有皮质断裂或移位,这些损伤通常需要保守治疗,可以在 8~12 周内完全恢复活动[50]。

高风险损伤

股骨颈和小转子

动态股骨前倾、膝外翻、髋关节 CAM 畸形或下肢长度有差异的患者发生股骨颈 BSI 的风险较高[19,37]。股骨颈损伤是高风险的,因为股骨颈稀薄的血液供应有中断的风险,并可能发生与骨不连相关的严重并发症。在排除 BSI 之前,患者应非负重。考虑到骨折不愈合或发生包括血管坏死在内的并发症的风险,张力侧(上外侧)骨折需要与创伤外科医生进行手术会诊。若采用非手术治疗,如果计算机影像未见骨折间隙增宽,张力侧损伤通常需要卧床 1~2 周,然后使用拐杖 4~8 周[55]。前 4~6 周应进行 X 线片检查,然后每半月复查一次,直到 12 周,以确认没有发生移位。压迫侧(内侧下方)骨折可使用拐杖和严格的非负重状态治疗 6 周,在进入

负重状态前应复查影像学并且确认愈合情况。小粗隆骨折可进展到股骨颈,采用类似的预防措施,6 周内避免负重,预计 2~3 个月后痊愈。如果张力侧损伤或重复 X 线片显示骨无明显愈合,建议尽早咨询骨科医生。当患者在检查中无疼痛,并显示皮质桥接的影像学证据时,允许低冲击交叉训练。

胫骨前皮质骨折

胫骨前皮质损伤仅占胫骨 BSI 的 5%。与胫骨内侧 BSI 不同的是,认为前皮质损伤是高风险的,因为它们发生在胫骨张力侧,并且受到越来越大的力量干扰愈合。骨折时,X 线平片上可见"恐怖黑线"(图 25.2)。受伤时应先使用拐杖避免负重,至少持续 6 周,然后逐渐增加负重,最终恢复到运动无痛的状态。允许渐进式负重前应先复查 X 线片。胫骨前皮质 BSI 合并骨不连,可能需要用髓内钉固定手术以获得稳定性同时促进愈合。

第二跖骨基底骨折

第二跖骨基底关节损伤与其他跖骨损伤不同,因为其骨折不愈合率高,特别是当骨折延伸到跗关节复合体时[40,56]。重复的极端跖屈损伤最常见于芭蕾舞演员中。Morton 趾是一个危险因素,这是因为其会导致更多的压力传导至足部第二列[25,57]。由于并发症的高风险,这一区域的损伤至少需要 4 周的固定治疗。在去掉步行靴前,患者应仔细检查并反复拍 X 线片以确认骨愈合。在第二跖骨下放置跖骨垫的定制矫形器可以降低未来受伤的风险。

第五跖骨近端骨折

第五跖骨近端应力性骨折被称为 Jones 骨折,由于结节远端血管相对缺乏,有延迟愈合和骨不连的风险。可以考虑穿戴 CAM 步行靴进行初始治疗,但研究表明,手术治疗,通常是髓内钉固定和植骨,可能会有更好的预后,更快地恢复运动[58,59]。非手术治疗需要穿戴步行靴和并使用拐杖 6 周以保持非负重状态,随后停止使用拐杖和靴子,并进行正式的物理治疗。通过手术治疗,可以在 12 周内恢复活动。

跗骨足舟骨

足舟骨应力损伤占应力性骨折的 10%~30%,在跑步者中最常见[60]。由于分支供血,足

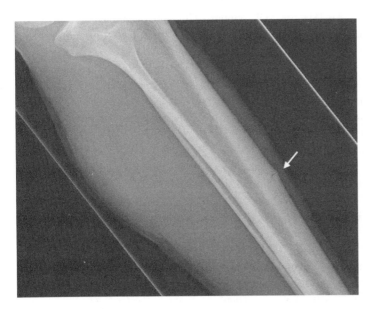

图 25.2　X 线片中显示胫骨应力骨折典型的"恐怖黑线"。

舟骨中央的相对无血管区增加了损伤和延迟愈合的风险。与其他部位 BSI 的处理不同,由于存在不愈合的高风险,部分负重对于足舟骨应力性骨折的治疗是不够的[61]。局限于背侧皮质的 1 型损伤最可能对保守治疗有反应[62]。最初应严格实施至少 6 周的非负重,并在 CAM 靴中固定,以防止被动跖屈。延伸至足舟骨干的 2 型损伤需要手术转诊,但可以进行非手术治疗的初步试验,采用类似的靴子和非负重限制。对延伸至足底皮质的 3 型损伤进行保守治疗时,发生骨不连的风险最高。研究表明手术治疗重度损伤可改善预后。如果从出现症状到诊断延迟超过 3 个月,手术转诊也可能是适合的;然而,即使延迟诊断,患者也可能对 8 周的固定和非负重状态有反应。对于慢性损伤或保守治疗 10~12 周后患者无症状的情况下,应进行 CT 检查以评估愈合反应。

(李震 译　王鑫 蔡倩倩 李奇 审)

参考文献

1. Rizzone KH, Ackerman KE, Roos KG, Dompier TP, Kerr ZY. The epidemiology of stress fractures in collegiate student-athletes, 2004–2005 through 2013–2014 academic years. *J Athl Train*. 2017;52:966–975. doi:10.4085/1062-6050-52.8.01

2. Bennell KL, Brukner PD. Epidemiology and site specificity of stress fractures. *Clin Sports Med*. 1997;16:179–96. doi:10.1016/s0278-5919(05)70016-8

3. Tenforde AS, Brook EM, Broad E, et al. Prevalence and anatomical distribution of bone stress injuries in the elite para athlete. *Am J Phys Med Rehabil*. 2019;98:1036–1040. doi:10.1097/PHM.0000000000001287

4. Tenforde AS, Sayres LC, McCurdy ML, Sainani KL, Fredericson M. Identifying sex-specific risk factors for stress fractures in adolescent runners. *Med Sci Sports Exercise*. 2013;45:843–851. doi:10.1249/MSS.0b013e3182963d75

5. Kelsey JL, Bachrach LK, Procter-Gray E, et al. Risk factors for stress fracture among young female cross-country runners. *Med Sci Sports Exerc*. 2007;39:1457–63. doi:10.1249/mss.0b013e318074e54b

6. Nattiv A, Loucks AB, Manore MM, Sanborn CF, Sundgot-Borgen J, Warren MP. The female athlete Triad. *Med Sci Sports Exerc*. 2007;39:1867–1882. doi:10.1249/mss.0b013e318149f111

7. Barrack MT, Gibbs JC, De Souza MJ, et al. Higher incidence of bone stress injuries with increasing female athlete triad–related risk factors. *Am J Sports Med*. 2014;42:949–958. doi:10.1177/0363546513520295

8. Mountjoy M, Sundgot-Borgen JK, Burke LM, et al. IOC consensus statement on relative energy deficiency in sport (RED-S): 2018 update. *Br J Sports Med*. 2018;52:687–697. doi:10.1136/bjsports-2018-099193

9. Nattiv A, Kennedy G, Barrack MT, et al. 2013. Correlation of MRI grading of bone stress injuries with clinical risk factors and return to play. *Am J Sports Med*. 2013;41:1930–1941. doi:10.1177/0363546513490645

10. Nieves JW, Melsop K, Curtis M, et al. Nutritional factors that influence change in bone density and stress fracture risk among young female cross-country runners. *PM R*. 2010;2:740–750. doi:10.1016/J.PMRJ.2010.04.020

11. Ruohola JP, Laaksi I, Ylikomi T, et al. Association between serum 25(OH)D concentrations and bone stress fractures in finnish young men. *J Bone Miner Res*. 2006;21:1483–1488. doi:10.1359/jbmr.060607

12. Smith JT, Halim K, Palms DA, Okike K, Bluman EM, Chiodo CP. Prevalence of vitamin d deficiency in patients with foot and ankle injuries. *Foot Ankle Int.* 2014;35:8–13. doi:10.1177/1071100713509240

13. Shimasaki Y, Nagao M, Miyamori T, et al. Evaluating the risk of a fifth metatarsal stress fracture by measuring the serum 25-hydroxyvitamin D levels. *Foot Ankle Int.* 2016;37:307–311. doi:10.1177/1071100715617042

14. Bayramoğlu M, Ünlütürk N. Nonhealing, progressive stress fractures of the foot in a 13-year-old basketball player: is vitamin K deficiency a risk factor? *J Phys Ther Sci.* 2017;29:763–766. doi:10.1589/jpts.29.763

15. Miller JR, Dunn KW, Ciliberti LJ, Patel RD, Swanson BA. Association of vitamin d with stress fractures: a retrospective cohort study. *J Foot Ankle Surg.* 2016;55:117–120. doi:10.1053/j.jfas.2015.08.002

16. Lopez LM, Grimes DA, Schulz KF, Curtis KM, Chen M. Steroidal contraceptives: effect on bone fractures in women. *Cochrane Database Syst Rev.* 2014:CD006033. doi:10.1002/14651858.CD006033.pub5

17. Estrada K, Styrkarsdottir U, Evangelou E, et al. Genome-wide meta-analysis identifies 56 bone mineral density loci and reveals 14 loci associated with risk of fracture. *Nat Genet.* 2012;44:491–501. doi:10.1038/ng.2249

18. Bolin D, Kemper A, Brolinson PG. Current concepts in the evaluation and management of stress fractures. *Curr Sports Med Rep.* 2005;4:295–300.

19. Korpelainen R, Orava S, Karpakka J, Siira P, Hulkko A. Risk factors for recurrent stress fractures in athletes. *Am J Sports Med.* 2001;29:304–310. doi:10.1177/03635465010290030901

20. Friberg O. Leg length asymmetry in stress fractures: a clinical and radiological study. *J Sports Med Phys Fitness.* 1982;22:485–488.

21. Bennell KL, Malcolm SA, Thomas SA, et al. Risk factors for stress fractures in track and field athletes: a twelve-month prospective study. *Am J Sports Med.* 1996;24:810–818. doi:10.1177/036354659602400617

22. Schanda JE, Kocijan R, Resch H, et al. Bone stress injuries are associated with differences in bone microarchitecture in male professional soldiers. *J Orthop Res.* 2019;37:2516. doi:10.1002/jor.24442

23. Schnackenburg KE, MacDonald HM, Ferber R, Wiley JP, Boyd SK. Bone quality and muscle strength in female athletes with lower limb stress fractures. *Med Sci Sports Exerc.* 2011;43:2110–2119. doi:10.1249/MSS.0b013e31821f8634

24. Welck MJ, Hayes T, Pastides P, et al. Stress fractures of the foot and ankle. *Injury.* 2017;48:1722–1726. doi:10.1007/978-3-319-15735-1_17

25. Tenforde AS, Kraus E, Fredericson M. Bone stress injuries in runners. *Phys Med Rehabil Clin N Am.* 2016;27:139–149. doi:10.1016/j.pmr.2015.08.008

26. Williams DS, McClay IS, Hamill J. Arch structure and injury patterns in runners. *Clin Biomech.* 2001;16:341–347.

27. Dixon S, Nunns M, House C, et al. Prospective study of biomechanical risk factors for second and third metatarsal stress fractures in military recruits. *J Sci Med Sport.* 2019;22:135–139. doi:10.1016/j.jsams.2018.06.015

28. Li S, Zhang Y, Gu Y, Ren J. Stress distribution of metatarsals during forefoot strike versus rearfoot strike: a finite element study. *Comput Biol Med.* 2017;91:38–46. doi:10.1016/j.compbiomed.2017.09.018

29. Zadpoor AA, Nikooyan AA. The relationship between lower-extremity stress fractures and the ground reaction force: a systematic review. *Clin Biomech.* 2011;26:23–28. doi:10.1016/j.clinbiomech.2010.08.005

30. Wei Z, Zhang Z, Jiang J, Zhang Y, Wang L. Comparison of plantar loads among runners with different strike patterns. *J Sports Sci.* 2019;37:2152–2158. doi:10.1080/02640414.2 019.1623990

31. Sullivan D, Warren RF, Pavlov H, Kelman G. Stress fractures in 51 runners. *Clin Orthop Relat Res.* 2019:188–192. http://www.ncbi.nlm.nih.gov/pubmed/6744716

32. Firminger CR, Fung A, Loundagin LL, Edwards WB. Effects of footwear and stride length on metatarsal strains and failure in running. *Clin Biomech.* 2017;49:8–15. doi:10.1016/j.clinbiomech.2017.08.006

33. Cauthon DJ, Langer P, Coniglione TC. Minimalist shoe injuries: three case reports. *Foot.* 2013;23:100–103. doi:10.1016/j.foot.2013.03.001

34. Mayer SW, Joyner PW, Almekinders LC, Parekh SG. Stress fractures of the foot and ankle in athletes. *Sports Health.* 2014;6:481–491. doi:10.1177/1941738113486588

35. Matheson GO, Clement DB, McKenzie DC, Taunton JE, Lloyd-Smith DR, MacIntyre JG. Stress fractures in athletes. A study of 320 cases. *Am J Sports Med.* 1987;15:46–58. doi:10.1177/036354658701500107

36. Johnson AW, Weiss CB, Wheeler DL. Stress fractures of the femoral shaft in athletes—more common than expected. A new clinical test. *Am J Sports Med.* 1994;22:248–56. doi:10.1177/036354659402200216

37. Goldin M, Anderson CN, Fredericson M, Safran MR, Stevens KJ. Femoral neck stress fractures and imaging features of femoroacetabular impingement. *PM R.* 2015;7:584–592. doi:10.1016/J.PMRJ.2014.12.008

38. Nguyen JT, Peterson JS, Biswal S, Beaulieu CF, Fredericson M. Stress-related injuries around the lesser trochanter in long-distance runners. *Am J Roentgenol.* 2008;190:1616–1620. doi:10.2214/AJR.07.2513

39. Mandell JC, Khurana B, Smith E. Stress fractures of the foot and ankle, part 1: biomechanics of bone and principles of imaging and treatment. *Skeletal Radiol.* 2017;46:1021–1029. doi:10.1007/s00256-017-2640-7

40. Mandell JC, Khurana B, Smith SE. Stress fractures of the foot and ankle, part 2: site-specific etiology, imaging, and treatment, and differential diagnosis. *Skelet Radiol.* 2017;46:1165–1186. doi:10.1007/s00256-017-2632-7

41. Kijowski R, Choi J, Mukharjee R, de Smet A. Significance of radiographic abnormalities in patients with tibial stress injuries: correlation with magnetic resonance imaging. *Skelet Radiol.* 2007;36: 633–640. doi:10.1007/s00256-006-0272-4

42. Fredericson M, Bergman AG, Hoffman KL, Dillingham MS. Tibial stress reaction in runners. Correlation of clinical symptoms and scintigraphy with a new magnetic resonance imaging grading system. *Am J Sports Med.* 1995;23:472–481. doi: 10.1177/036354659502300418

43. Wright AA, Hegedus EJ, Lenchik L, Kuhn KJ, Santiago L, Smoliga JM. Diagnostic accuracy of various imaging modalities for suspected lower extremity stress fractures. *Am J Sports Med.* 2016;44:255–263. doi:10.1177/0363546515574066

44. Banal F, Gandjbakhch F, Foltz V, et al. Sensitivity and specificity of ultrasonography in early diagnosis of metatarsal bone stress fractures: a pilot study of 37 patients. *J Rheumatol.* 2009;36:1715–1719. doi:10.3899/jrheum.080657

45. Zhang X, Schwarz EM, Young DA, Puzas JE, Rosier RN, O'Keefe RJ. Cyclooxygenase-2 regulates mesenchymal cell differentiation into the osteoblast lineage and is critically involved in bone repair. *J Clin Investig.* 2002;109:1405–1415. doi:10.1172/JCI15681

46. Simon AM, Manigrasso MB, O'Connor JP. Cyclo-oxygenase 2 function is essential for bone fracture healing. *J Bone Miner Res.* 2002;17:963–976. doi:10.1359/jbmr .2002.17.6.963

47. Gaston MS, Simpson AHRW. Inhibition of fracture healing. *J Bone Joint Surg Br.* 2007;89-B:1553–1560. doi:10.1302/0301-620X.89B12.19671

48. Ross AC, Taylor CL, Yaktine AL, Del Valle HB, eds. *Dietary Reference Intakes for Calcium and Vitamin D.* National Academies Press; 2011. doi:10.17226/13050

49. De Souza MJ, Nattiv A, Joy E, et al. 2014 female athlete triad coalition consensus statement on treatment and return to play of the female athlete triad: 1st International Conference held in San Francisco, California, May 2012 and 2nd International Conference held in Indianapolis, Indiana, May 2013. *Br J Sports Med.* 2014;48:289–289. doi:10.1136/bjsports-2013-093218

50. Fredericson M, Jennings F, Beaulieu C, Matheson GO. Stress fractures in athletes. *Top Magn Reson Imaging.* 2006;17:309–325. doi:10.1097/RMR.0b013e3180421c8c

51. Anderson RB, Cohen BE. *Mann's Surgery of the Foot and Ankle.* 9th ed. Elsevier; 2014.

52. Fredericson M, Salamancha L, Beaulieu C. Sacral stress fractures. *Phys Sportsmed.* 2003;31:31–42. doi:10.3810/psm.2003.02.189

53. Niva MH, Kiuru MJ, Haataja R, Pihlajamäki HK. Fatigue injuries of the femur. *J Bone Joint Surg.* 2005;87-B:1385–1390. doi:10.1302/0301-620X.87B10.16666

54. Ivkovic A, Bojanic I, Pecina M. Stress fractures of the femoral shaft in athletes: a new treatment algorithm. *Br J Sports Med.* 2006;40:518–520; discussion 520. doi:10.1136/bjsm.2005.023655

55. Pihlajamäki HK, Ruohola J-P, Weckström M, Kiuru MJ, Visuri TI. Long-term outcome of undisplaced fatigue fractures of the femoral neck in young male adults. *J Bone Joint Surg.* 2006;88:1574–1579. doi:10.1302/0301-620X.88B12.17996

56. Micheli LJ, Sohn RS, Solomon R. Stress fractures of the second metatarsal involving Lisfranc's joint in ballet dancers. A new overuse injury of the foot. *J Bone Joint Surg.* 1985;67:1372–1375.

57. Welck MJ, Hayes T, Pastides P, Khan W, Rudge B. Stress fractures of the foot and ankle (invited review for education section of journal). *Injury.* 2015;48:1722–1726. doi:10.1016/j.injury.2015.06.015

58. Hunt KJ, Anderson RB. Treatment of jones fracture nonunions and refractures in the elite athlete. *Am J Sports Med.* 2011;39:1948–1954. doi:10.1177/0363546511408868

59. Mallee WH, Weel H, van Dijk CN, van Tulder MW, Kerkhoffs GM, Christine Lin C-W. Surgical versus conservative treatment for high-risk stress fractures of the lower leg (anterior tibial cortex, navicular and fifth metatarsal base): a systematic review. *Br J Sports Med.* 2015;49:370–376. doi:10.1136/bjsports-2013-093246

60. Brukner P, Bradshaw C, Khan KM, White S, Crossley K. Stress fractures: a review of 180 cases. *Clin J Sport Med.* 1996;6:85–89.

61. Torg JS, Pavlov H, Cooley LH, et al. Stress fractures of the tarsal navicular. A retrospective review of twenty-one cases. *J Bone Joint Surg.* 1982;64:700–712.

62. Saxena A, Fullem B, Hannaford D. Results of treatment of 22 navicular stress fractures and a new proposed radiographic classification system. *J Foot Ankle Surg.* 2000;39:96–103. doi:10.1016/S1067-2516(00)80033-2

第 26 章

儿科损伤

Sherry Igbinigie, Brian J. Krabak

引言

体育活动有助于抵抗肥胖,促进健康的生活方式。与过去相比,孩子们在更小的年龄就开始专门从事体育运动。这导致了儿童肌肉骨骼损伤的增加。对于临床医生来说,了解骨骼发育不成熟人群的肌肉骨骼损伤是很重要的,因为他们的表现和治疗可能与成人不同。

骨软骨缺损

病因和病理生理学

剥脱性骨软骨炎或骨软骨缺损(OCD)是软骨下骨和软骨分离碎片的形成。这种情况的病因尚不清楚。然而,骨骼和软骨在快速生长期间是最脆弱的,这可能会增加它们对重复性创伤和(或)血管损伤的易感性[1-3]。

诊断

患者通常表现为进行性模糊的关节疼痛,活动时疼痛加重。症状也可能发生在创伤性事件之后。如果骨碎片部分或完全脱落,患者可能会出现机械性症状,如卡住、绞索、"咔嗒"声或弹响。如果发生在踝关节,患者可能会有踝关节不稳定或松弛的慢性病史。并且可能存在关节肿胀。膝关节是青少年 OCD 最常见的部位,其次是足踝。膝关节 OCD 通常发生在股骨内上髁外侧。这些缺陷在膝关节 X 线片的隧道位视图上可以得到最好的观察(图 26.1)。踝关节的病变通常累及距骨穹隆,主要在内侧。标准负重平片常有助于识别病变。MRI 是诊断骨软骨病变的金标准,有助于对各部位骨软骨病变进行分期[1]。

治疗

OCD 的治疗取决于分期、大小、部位和患者年龄。总的来说,骨骼发育不成熟的人群更容易被治愈[5,6]。稳定病变(第 1 和第 2阶段)可以手术治疗并固定 3~6 个月(6~18周)和(或)不负重,然后进行物理治疗[1,7]。在这种疾病的治疗中,生物制剂的作用缺乏高级别证据,目前仍无定论。第 3 期和第 4 期病变常进行手术治疗。对于这些病变,适当治疗是必要的,如果治疗不当,在成年期骨关节炎的发展风险很高。

基本诊疗程序

■ 膝关节 X 线片:负重前后位片、隧道

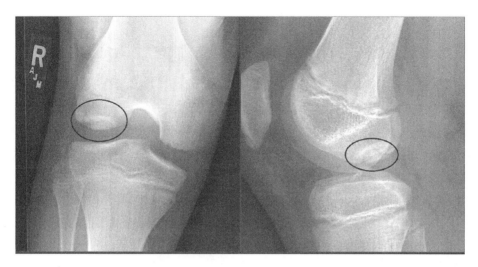

图 26.1 膝关节骨软骨缺损的隧道视图。(Source: Reprinted by permission from Mugleston BJ, Krabak BJ. Caring for and counseling the youth runner. In: Harrast M, ed. Clinical Care of the Runner. Elsevier; 2020.)

位(最重要)、日出位和侧位。

■ 踝关节 X 线片:负重正位视图、Mortise 位视图和侧位视图。

急性骨折

Salter–Harris 分类法

Ⅰ型:仅骺板骨折。

Ⅱ型:骺板和干骺端骨折(最常见)。

Ⅲ型:骨骺和骺板骨折。

Ⅳ型:干骺端和骨骺的骨折。

Ⅴ型:骨骺板挤压伤。

病因和病理生理学

急性骨折通常是由外伤所致,但也应考虑潜在的骨矿化不良。骨骺骨折最常见于桡骨远端,但也常见于其他骨。

诊断

患者通常在创伤后在骨折部位出现疼痛和肿胀。X 线片可以帮助确定骨折的存在和类型,以及复位的必要性(开放/闭合)(图26.2)。值得注意的是,X 线片可能会遗漏

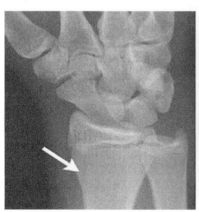
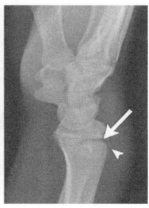

图 26.2 Salter–Harris Ⅱ 型骨折 X 线片。

Salter-Harris V型骨折。如果高度怀疑骨折，而 X 线片呈阴性，则应进行 CT 扫描或 MRI 等先进影像学检查。

治疗

治疗一般采用石膏固定 6~8 周，视愈合速度而定。然而，如果骨折涉及关节或关节面（Ⅲ~Ⅴ型），则需要解剖复位。生长破坏在 Ⅰ 型和 Ⅱ 型骨折中并不常见。Salter-Harris Ⅴ型骨折存在生长中断的高风险。恢复活动的确切时间可能因个体和骨折类型而异。一般来说，活动的进展是由每个患者的功能和耐受性水平决定的。在影像学上证实适当的骨愈合后，患者应关注灵活性和力量，然后进行活动相关的锻炼，最终恢复运动。

骨突炎

病因和病理生理学

骨突炎是一种常见的过度使用损伤，见于未成熟骨骼。随着儿童的成长，长骨的生长速度比肌肉和肌腱更快，这使肌腱在骨突上的插入位置受到压力。骨突是继发性骨化中心，肌腱在这里附着在骨上。对这一区域的重复压迫会导致骨突的刺激和损伤。

诊断

年轻人通常表现为骨突部位疼痛，活动时疼痛加重，休息时疼痛减轻。体格检查时，损伤部位触诊有压痛，并伴有受累肌腱被动拉伸或附着肌群激活引起的疼痛。该区域的 X 线片有助于排除撕脱性骨折（图 26.3）。

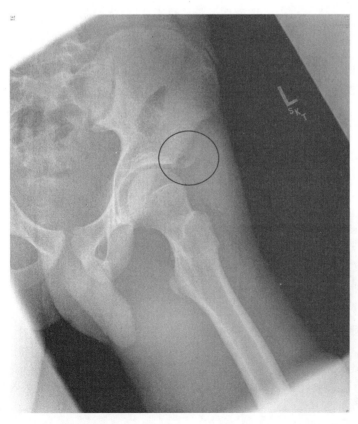

图 26.3 髂前下棘撕脱性骨折 X 线片。[Source：Reprinted by permission from Krabak BJ，Snitily B，Milani CJ. Running injuries during adolescence and childhood. Phys Med Rehabil Clin N Am. 2016；27（1）：179–202.]

治疗

　　大多数损伤的保守治疗效果良好,包括休息、冰敷、止痛药(抗炎药)、活动矫正、矫形、纠正不良生物力学。除非有明显的撕脱移位或骨不连,此类损伤很少需要手术治疗。

　　常见的骨突损伤的具体类型及其发生情况见表 26.1。

股骨头骨骺滑脱症

病因和病理生理学

　　股骨头骨骺滑脱症是 Salter-Harris I 型骨折,与肥胖密切相关。

诊断

　　患儿通常表现为同侧腹股沟、大腿或膝

表 26.1　常见的骨突损伤和表现

名称	位置	表现症状
少年棒球肩	肩袖在肱骨头的附着处	表现为肩痛,尤其是投掷运动时。触诊肩近端时有压痛
少年棒球肘	在肱骨内上髁尺侧韧带的起点处	表现为肘关节内侧疼痛,尤其是投掷运动时。触诊患者内上髁时可能有压痛
髂前上棘骨突损伤或撕脱	缝匠肌和阔筋膜张肌在髂前上棘的起点处	在髂前上棘和大腿前部出现隐性的或急性的疼痛(如果有撕脱),可与曾经出现"啪"的感觉、局部肿胀、压痛和挫伤史有关。可能导致股外侧皮神经受压,导致感觉异常性股神经痛
髂前下棘骨突损伤或撕脱	股直肌在髂前下棘的起点处	在髂前下棘和大腿前部出现隐性的或急性的疼痛(如果有撕脱),可与曾经出现"啪"的感觉、局部肿胀、压痛和挫伤史有关
辛丁拉森–约翰逊综合征(髌骨缺血性坏死)	髌骨的下缘,髌腱的起点处	表现为隐性的膝前疼痛,位于髌骨底部,在跳跃和跑步等高冲击的活动时疼痛加重
胫骨结节骨骺炎	髌腱止点,胫骨粗隆处	在胫骨结节处表现为隐性的膝前疼痛,在高冲击活动(如跳跃或跑步)时疼痛加重。在疼痛部位常伴有可触及的肿块
跟骨骨骺炎	跟腱止点	表现为隐性的足跟疼痛,直接压迫时疼痛加重。症状通常是双侧的,很少伴有肿胀
第五跖骨结节的牵引骨突炎	第五跖骨基底,腓骨短肌和第三腓骨肌的附着处	表现为足外侧疼痛,负重活动和穿鞋时疼痛加重,第五跖骨底部触诊有压痛

关节疼痛无力。通常见于 11~13 岁的肥胖男性,可能与内分泌失调有关。在体格检查中,髋关节在屈曲时存在内旋功能丧失。髋关节 X 线片(前后位和蛙腿位)显示骨骺后外侧位移(异常的 Klein 线)和(或)骨骺板宽(图 26.4)。30%~40%的病例是双侧的。

治疗

立即将患儿置于非负重状态,并转送骨科进行手术稳定。

基本医嘱

髋关节 X 线片:前后位和蛙腿侧位片。

Perthes 病

病因和病理生理学

Perthes 病(幼年型股骨头坏死)是股骨干骨坏死。其病因尚不清楚,但通常认为与重复性微创伤有关[9]。另一项研究提示可能是全身性病因[10]。

诊断

儿童的典型表现与股骨头骨骺滑脱症相似,但多见于 4~8 岁的男孩。体格检查显示髋关节外展受限。X 线片(前后位和蛙腿位)(图 26.5)显示股骨头硬化和碎裂,呈阳性"月牙"征。MRI 对髋关节的诊断和预后也有一定的帮助,特别是在早期和晚期[11]。

治疗

患者使用拐杖或助行器,以减少负重时股骨头变形。也可以使用外展支架。物理治疗有助于保持髋关节的活动范围。10 岁以下儿童的预后较好,因为骨关节炎的发展多见于 10 岁以上的儿童。

基本医嘱

髋关节 X 线片:正位图和蛙腿侧位图。

科勒骨病

病因和病理生理学

科勒骨病是足舟骨的骨坏死,舟骨的异常劳损导致中央 1/3 的缺血区血流量减少。

诊断

患儿的典型表现是足弓内侧的跛行和疼痛。体格检查可发现舟骨内侧触诊有压痛。足部 X 线片显示舟骨硬化、塌陷和碎裂。

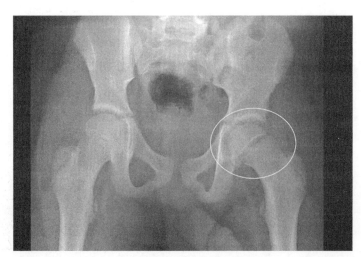

图 26.4　股骨骨骺滑脱 X 线片。

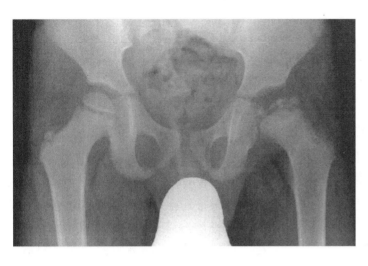

图 26.5 儿童股骨头缺血性坏死的 X 线片。(Source:Courtesy of Dr. J. Lengerke.)

治疗

科勒骨病采用保守治疗。将患儿置于步行靴或短腿石膏中 4~6 周。非甾体抗炎药可以用于治疗疼痛。

基本医嘱

足部 X 线片:前后位、侧位和斜位 45° 位片。

弗莱伯病(第二跖骨骨软骨炎)

病因和病理生理学

弗莱伯病(第二跖骨骨软骨炎)是第二或第三跖骨头的骨坏死。其病因尚不清楚,可能由多种因素造成[12]。

诊断

表现为跖骨头疼痛和压痛。它在青春期女性中更常见。足部 X 线片显示跖骨头扁平。

治疗

如果早期诊断,保守治疗通常是成功的。包括相对休息和矫形器的使用(即跖骨切除,弧底鞋)。如果存在慢性病变,可通过手术清创和游离体清除治疗。

基本医嘱

足部 X 线检查:正位、侧位和斜位 45° 视图。

布朗特病

病因和病理生理学

布朗特病是胫骨内侧骨骺的骨坏死,病因不明,但被认为与肥胖有关。

诊断

患者表现为下肢弯曲(膝内翻)和行走时的侧伸。这通常见于高大肥胖的青少年。大多数为单侧病变。X 线片显示"喙状突起",胫骨近端内侧增厚,干骺端角<80°。

治疗

典型的治疗方法是减肥,但对 4 岁前的婴儿型布朗特病来说,支具治疗可能有效[13]。如果保守治疗无效,则可行截骨术。

基本诊疗程序

胫腓骨 X 线片(双侧):站立位暗盒长

轴正位片和侧位片。

休门病（青少年后凸畸形）

病因和病理生理学

休门病是胸椎体上、下终板的局灶性骨坏死，可能由对生长较弱的骨的重复应力所致[14]。这种情况可能与遗传因素有关。

诊断

常见于男性青少年，表现为腰痛、桶状胸和不良姿势。体检显示为刚性后凸。脊柱X线片显示终板不规则，有 Schmorl 结节，后凸 ≥45°，3 个相邻胸椎椎体前部至少有 5° 楔形。

治疗

除了需要手术治疗的严重畸形患者外，主要通过物理治疗（姿势和伸展练习）和支具进行非手术治疗。

基本诊疗程序

胸椎 X 线：正位和侧位片。

峡部裂

病因和病理生理学

峡部裂（峡部缺陷）是由骨的重复应力导致的过度使用损伤，可导致应力反应或骨折，最常见的是在 L4 或 L5 水平。如果双侧发生峡部裂，则可能发生脊椎滑脱。

诊断

通常见于活动涉及反复腰椎过伸的青少年运动员。患者表现为腰痛，随着伸展、体力活动和俯卧而加重。体格检查时，常伴有伸展关节活动范围扩大时的疼痛，腰椎前凸加重，腘绳肌紧绷，核心肌无力，Stork 试验阳性。X 线片（站立正位片、侧位片、屈/外展片、斜位片）可能显示损伤水平的骨缺损（图 26.6），但这些也可能是阴性的。如果 X 线片阴性，应进行影像学检查以确定诊断。安排哪种影像学检查尚有争议[15]。SPECT 骨扫描是最敏感的，可在症状出现后 1 周出现变化。然而，它是非特异性的，阳性结果可能存在其他病因，如感染、关节炎或恶性肿瘤。SPECT 之后可以进行 CT 扫描，在 L4 和 L5 水平进行薄层扫描，以便更好地显示骨缺损和分期。SPECT 和 CT 扫描都有明显的辐射，因此 MRI 是一个理想的选择，特别是对于儿童运动员。尽管目前 MRI 诊断峡部缺损的可靠性还不明确，但 MRI 的优点是不暴露于辐射，能够显示早期骨应力反应和评估并发腰椎病因。

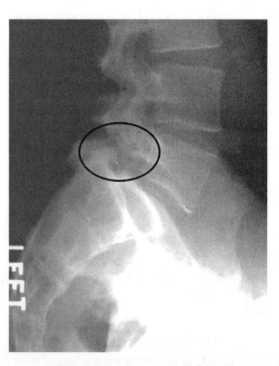

图 26.6　X 线片显示腰椎峡部裂。

治疗

大多数病变采用相对休息、支具和物理治疗等非手术治疗。对于大多数疾病来说，相对休息至少 3 个月，一项研究显示，超过 90% 的急性病例在 3 个月后痊愈[16]。支具治疗仍存在争议，可能不影响临床结局。当保守治疗持续超过 6 个月仍存在神经功能缺损、不稳定或症状，可采用外科治疗。

基本诊疗程序

腰椎 X 线片：正位、侧位和斜位；如果担心腰椎滑脱，可以增加屈伸位图。

幼年型类风湿关节炎

病因和病理生理学

幼年型类风湿关节炎是一种自身免疫性风湿病，病因不明。

诊断

患儿通常表现为持续、间歇性的膝关节积液，伴有体温升高和活动范围减少，持续时间超过 6 周。这也可能发生在其他关节。孩子也可能会存在晨僵。可能有类风湿关节炎的家族史。X 线片通常正常，但可显示关节周围骨质减少[17]。血清学检查可显示 ESR、CRP 升高，或与活动性关节炎相关的贫血。也应检测类风湿因子和抗核抗体，但阴性结果不排除诊断[17]。应进行关节穿刺并送实验室检查以排除感染。

治疗

通常通过限制关节在炎症状态下的使用来保守治疗。非甾体抗炎药可用于缓解疼痛和肿胀。在某些情况下，可以开始使用改善疾病的抗风湿药物。需要转诊到风湿科医师处进行进一步评估和治疗。

（段奕璇 译　王鑫 蔡倩倩 李奇 审）

参考文献

1. Robertson W, Kelly BT, Green DW. Osteochondritis dissecans of the knee in children. *Curr Opin Pediatr*. 2003;15(1):38–44.

2. Philippaerts RM, Vaeyens R, Janssens M, et al. The relationship between peak height velocity and physical performance in youth soccer players. *J Sports Sci*. 2006;24(3):221–230.

3. Polousky JD. Juvenile osteochondritis dissecans. *Sports Med Arthrosc*. 2011;19(1):56–63.

4. Vannini F, Cavallo M, Baldassarri M, et al. Treatment of juvenile osteochondritis dissecans of the talus: current concepts review. *Joints*. 2015;2(4):188–191.

5. Twyman RS, Desai K, Aichroth PM. Osteochondritis dissecans of the knee. A long-term study. *J Bone Joint Surg Br*. 1991;73:461–464.

6. Kessler JI, Nikizad H, Shea KG, et al. The demographics and epidemiology of osteochondritis dissecans of the knee in children and adolescents. *Am J Sports Med*. 2014;42:320–326.

7. Jurgensen I, Bachmann G. Arthroscopic versus conservative treatment of osteochondritis dissecans of the knee: value of magnetic resonance imaging in therapy planning and follow-up. *Arthroscopy*. 2002;18:378–386.

8. Perry DC, Metcalfe D, Lane S, Turner S. Childhood obesity and slipped capital femoral epiphysis. *Pediatrics*. 2018;142(5):e20181067.

9. Leroux J, Abu Amara S, Lechevallier J. Legg-Calvé-Perthes disease. *Orthop Traumatol Surg Res*. 2018;104(1S):S107–S112.

10. Hailer YD, Hailer NP. Is Legg-Calvé-Perthes disease a local manifestation of a systemic condition? *Clin Orthop Relat Res*. 2018;476(5):1055–1064.

11. Laine JC, Martin BD, Novotny SA, Kelly DM. Role of advanced imaging in the diagnosis and management of active Legg-Calvé-Perthes disease. *J Am Acad Orthop Surg*. 2018;26(15):526–536.

12. Wax A, Leland R. Freiberg disease and avascular necrosis of the metatarsal heads. *Foot Ankle Clin*. 2019;24(1):69–82.

13. Janoyer M. Blount disease. *Orthop Traumatol Surg Res*. 2019;105(1S):S111–S121.

14. Palazzo C, Sailhan F, Revel M. Scheuermann's disease: an update. *Joint Bone Spine*. 2014;81(3):209–214.

15. Standaert CJ, Herring SA. Expert opinion and controversies in sports and musculoskeletal medicine: the diagnosis and treatment of spondylolysis in adolescent athletes. *Arch Phys Med Rehabil*. 2007;88(4):537–540.

16. Sairyo K, Sakai T, Yasui N, Dezawa A. Conservative treatment for pediatric lumbar spondylolysis to achieve bone healing using a hard brace: what type and how long?: clinical article. *J Neurosurg Spine*. 2012;16(6):610–614.

17. Abramowicz S, Kim S, Prahalad S, Chouinard AF, Kaban LB. Juvenile arthritis: current concepts in terminology, etiopathogenesis, diagnosis, and management. *Int J Oral Maxillofac Surg*. 2016;45(7):801–812.

第 3 部分

物理医学与康复问题管理

第 27 章

焦虑

David Rothman，Amy Starosta，Jesse Fann

核心定义

焦虑是一种面对不确定的或是潜在威胁情势时的状态，无论这种威胁是身体上的还是心理上的。它能够提高注意力、警惕性以及对威胁的觉察性[1]。因此，与重大生活变化、躯体损伤、不确定的治疗和恢复有关的焦虑，可以视为一种规范的、可理解的反应。

除了心理因素外，焦虑通常还伴随着生理反应，包括心率加快、血压升高、肌肉紧张、发热或出汗增多、气短、胸闷或头晕。当环境变化增加时，虽然一些焦虑可能是正常的、有益的，但过度或不成比例的焦虑会损害人体功能，并可能导致患者的功能障碍、增加痛苦。

《精神障碍诊断与统计手册（第 5 版）》(DSM-5)指出[2]，焦虑症的特征是"过度恐惧、焦虑和行为障碍"。这个定义侧重于围绕对未来威胁的过分担忧，无论这种威胁是真实的还是感知的。根据 DSM-5，焦虑障碍包括自主觉醒和回避行为，以减少与恐惧、刺激有关的反应。恐惧、刺激是这两种障碍的主要区别。

病因和病理生理学

对于康复人群来说，终其一生都要面对许多未知的挑战，而不仅仅是在早期阶段。这些患者经常应对巨大的压力，比如在接受新的诊断后，或适应功能变化后，或管理慢性医疗问题后。

在康复人群中，亚临床和临床水平的焦虑症状较常见。焦虑症在颅脑损伤患者中普遍存在。而在创伤性脑损伤史患者中，创伤后应激、广泛性焦虑障碍、强迫症和惊恐障碍是最常见的[3]。在脊髓损伤患者中[4]，45%的患者有焦虑症状，临床显著焦虑发生率较低（27%~32%）。而与临床焦虑水平相关的是，在 SCI 患者中，5%的人发现有广泛性焦虑障碍和惊恐障碍，而只有2.5%的人被发现有广场恐怖症[4]。在 12 个月内的脑卒中患者中，综合焦虑症的患病率为 29.3%[5]。此外，截肢患者中焦虑障碍的患病率在 25.4%~57%[3]。这些数据是值得注意的，因为在住院康复的患者中，多项研究表明，经历焦虑的患者预后较差[3]。

诊断方法

检查工具

两种已在医疗机构中验证的焦虑筛查工具分别是广泛性焦虑障碍-7[8](GAD-7)项目测量和医院焦虑和抑郁量表(HADS)[9]。GAD-7 旨在作为诊断和评估广泛性焦虑症严重程度的一种简短筛查工具。虽然该测量工具是专门为广泛性焦虑症设计的,但通常使用该措施来评估个人的焦虑症状,特别是在医疗环境中。GAD-7 评估生理感觉、精神运动性激越、易激惹、未来焦虑和担忧,对存在经历焦虑症状和障碍的个体来说是有用的筛选工具[10]。虽然 GAD-7 已具有良好的诊断广泛性焦虑症的功能,但 GAD-7 在试图诊断其他焦虑症时,特异性较低。

与 GAD-7 不同的是,HADS 不太关注特定障碍的标准,而是将焦虑作为一个整体来评估。HADS 焦虑子量表包括一般生理上的困扰、面向未来的恐惧、担忧和恐慌感。HADS 焦虑量表可识别出有焦虑症状,并且需要转介到心理医生那里对他们的特定焦虑障碍进行进一步的个体评估。在此过程中,患者可以与医疗人员合作,专门针对自身的情况,确定一个强有力的治疗计划,以减少焦虑感。

焦虑性适应障碍

适应障碍的发生与存在一个可识别的压力源或与一组特定的压力源有关,这在康复人群中,通常是一个新的诊断或伤害。此外,该诊断或伤害被限制在特定应激源后的6个月。相比之下,有焦虑症的患者并不需要经历导致焦虑的压力源。相反,他们的焦虑症状与伤害或诊断没有直接联系,而是长期发生的(表 27.1)。

需要注意的是,当患者的焦虑与脊髓损伤病情直接相关时,无论是在主要问题上还是在时间相关性上,适应障碍是一个更合适的诊断。随着时间的推移,当新的脊髓损伤患者逐步适应了新的规范程序、与他人的互动和功能挑战,这种焦虑会随着时间的推移而减少。相反,如果焦虑症的症状早于脊髓损伤,这些症状可能因新的脊髓损伤而加剧,但新的损伤并不是他们产生社交焦虑背后的主要原因。因此,与适应障碍相比,焦虑障碍和适应障碍的连续性、时间性,以及与离散应激源的联系是需要考虑的重要因素。许多物理医学和康复服务提供者会遇到同时存在适应障碍和焦虑症标准的患者,当该类患者存在不确定性或重大痛苦时,应强烈考虑向心理学家转诊。

表 27.1 新发脊髓损伤患者的焦虑情况

	适应障碍伴焦虑	社交焦虑
开始的症状	晚于脊髓损伤	早于脊髓损伤
特定的担忧	对肠/膀胱的焦虑,因为脊髓损伤导致的功能受限而害怕外出,害怕由脊髓损伤导致的负面社会评价	害怕社交互动,脊髓损伤可能是也可能不是其组成部分

惊恐障碍

在面对住院或门诊康复患者时,医疗人员可能会遇到经历惊恐发作的患者。一般而言,惊恐发作的流行率为 2.1%~27.4%[11],具体取决于所在国家。惊恐障碍和精神障碍在各种医疗人群中更常见[12]。惊恐发作是指一个人的恐惧和(或)身体不适在几分钟内急剧增加,包括 13 种症状中的 4 种(见框 27.1)。

并不是所有经历过惊恐发作的人都符合惊恐障碍的标准。然而,为了确诊惊恐障碍,个体必须持续至少一个月具有以下表现:①担心再次惊恐发作或害怕惊恐发作的后果;②与惊恐发作相关的不良适应行为改变;③与医疗状况无关的恐慌。在康复人群中,诊断惊恐发作可能具有挑战性,许多相关症状也可能是其他医疗问题的信号。例如,呼吸短促和心动过速可能与惊恐发作有关,也可能与心脏疾病有关。血压升高和出汗可能与焦虑或自主神经反射障碍有关。此外,惊恐发作可以单独发生,也可以与临床症状有关。患者可能会将他们的健康状况相关的正常症状误解为危险症状,从而导致惊恐发作。不幸的是,焦虑和恐慌的增加也可能导致临床症状的恶化,形成焦虑导致的身体症状和共病的临床症状之间的双向关系[12]。

当康复治疗师确定患者正在经历惊恐发作或惊恐障碍时,可能需要进行短暂的干预。具体来说,如果患者正在经历呼吸、心脏或胃肠功能的改变,关于这些症状是如何加重惊恐症状的教育,对患者和医护人员都是有用的。如果患者继续表达担忧或惊恐,应考虑转诊接受惊恐发作的认知行为治疗。行为干预已被发现在治疗惊恐症发作中是有效的[13]。

框 27.1 惊恐症的症状

一种不适的强烈恐惧突然激增,在几分钟内达到高峰,在此期间会出现下列 4 种(或更多)症状

- 心悸、心跳加速或心率加快
- 出汗
- 颤抖或颤动
- 呼吸急促或窒息
- 窒息感
- 胸痛或不适
- 恶心或腹部不适
- 感到头晕、不稳或昏厥
- 寒战或有热感
- 触觉异常
- 人格或现实解体
- 惧怕失去控制或"发疯"
- 惧怕死亡

治疗

心理治疗

研究发现,心理治疗干预对焦虑障碍有积极作用,心理治疗对减轻症状有比较明显的效果[13,14]。此外,有多种有效的心理治疗干预措施来治疗焦虑症,包括认知行为疗法和正念干预[13,14]。值得注意的是,认知行为疗法在治疗与焦虑障碍相关的恐惧症状方面更有效,而正念干预在治疗内在化焦虑方面更有效。

当考虑向患者提供与焦虑症康复诊断相关的信息时,可以在不同的地方找到资源。模型系统知识翻译中心是一个可以适用于各种各样患者的网站。每个模型系统网站都有讲义,要么明确关注焦虑,要么关注这些伤害后的情绪困扰。这些讲义很有用,可

以帮助患者和家属了解症状、自助技巧，以及何时寻求帮助和(或)向谁寻求帮助。

药物干预

苯二氮䓬类药物起效迅速，有时对于急性焦虑的短期治疗是必要的，特别是在康复的最初几周，或当患者的焦虑程度非常严重，无法集中注意力或进行康复治疗时。然而，不建议长期使用苯二氮䓬类药物，特别是在脑损伤患者中，这些患者更容易受到该类药物潜在的副作用影响。如果需要使用苯二氮䓬类药物，最初应以较低剂量使用，因为其有加重或导致认知和运动障碍及过度镇静的倾向。TBI 患者对该类药物存在的高概率使用障碍增加了风险，并有可能导致该药物完全无效。随着辅助疗法(如 SSRI、心理疗法)的生效，建议尝试逐量减少用药。如果可能，护理人员对用药的剂量监测可以帮助防止无意中的过度使用，并监测其副作用。

SSRI、SNRI 和 TCA 可能在康复中对焦虑有疗效，特别是当合并抑郁的情况下[15]。SSRI 和 SNRI 也被发现能有效降低脑损伤后的情绪不稳和强迫行为，尽管这些效果可能需要持续治疗几个星期的时间。由于5-羟色胺能药物最初的激活效应对焦虑的患者会产生副作用，这可能导致患者不坚持用药或提前停药，因此使用这些药物时应该在正常起始剂量的 50% 或 25% 开始使用。然而，与抑郁症的治疗一样，可能需要更高的剂量才能达到最大的治疗效果。

丙戊酸、加巴喷丁和普瑞巴林可能对治疗焦虑有益，特别是对伴有情绪不稳或癫痫发作的患者。丁螺环酮是治疗广泛性焦虑症的另一种选择，通常耐受性良好。抗精神病药物不应作为焦虑或创伤后应激障碍的一线治疗，而应保留给有精神病症状的患者。奎硫平和奥氮平可能是治疗焦虑和改善睡眠最有效的药物。

注意事项

焦虑和脱离机械通气

焦虑在需要机械通气的患者中很常见。长期的焦虑和痛苦可能使患者更容易产生长期的消极心理状态[16]。从患者的角度来看，脱离机械通气带来的心理挑战包括害怕无法呼吸、感觉失控和自我改变[17]。焦虑的生理表现，如心动过速、呼吸短促或高血压可降低患者脱离机械通气的能力[16]。关于呼吸机脱机期间焦虑管理的研究有限。但可以为患者和家人提供清晰的信息，使用结构化的脱机时间表来帮助患者知道预期的情况，并预先计划有效的应对策略，如分散注意力，专注当下，或愉快的活动，都可产生积极的结果。

疼痛和焦虑

焦虑不仅会造成心理困扰，还会影响患者对疼痛的反应[18]。焦虑和疼痛之间的相互作用已被证明会恶化手术的结果、增大药物需求并恶化急性疼痛严重程度[19]。有许多被提出的机制，包括"恐惧-回避"行为以及焦虑和疼痛中类似的神经网络激活[18]。恐惧回避行为是指减少参与那些导致状况恶化的行为[18]。在康复人群中，焦虑、疼痛及两者共同出现都是常见的临床现象。

非药物性疼痛干预已被发现可改善多个人群的预后[20]。因此，经历严重急性疼痛或慢性疼痛的患者可以从心理咨询中受益，特别是当存在严重疼痛相关的焦虑(认知或行为)时，心理咨询可以帮助促进康复，使患者更好地配合治疗。

(陆霞 译　史璇 梁成盼 李奇 审)

参考文献

1. Robinson OJ, Overstreet C, Charney DR, Vytal K, Grillon C. Stress increases aversive prediction error signal in the ventral striatum. *Proc Natl Acad Sci*. 2013;110(10):4129–4133.

2. American Psychiatric Association. *Diagnostic and Statistical Manual of Mental Disorders (DSM-5®)*. American Psychiatric Publishing; 2013.

3. Mallya S, Sutherland J, Pongracic S, Mainland B, Ornstein TJ. The manifestation of anxiety disorders after traumatic brain injury: a review. *J Neurotrauma*. 2015;32(7):411–421.

4. Le J, Dorstyn D. Anxiety prevalence following spinal cord injury: a meta-analysis. *Spinal Cord*. 2016;54(8):570–578.

5. Rafsten L, Danielsson A, Sunnerhagen KS. Anxiety after stroke: a systematic review and meta-analysis. *J Rehabil Med*. 2018;50(9):769–778.

6. Mckechnie PS, John A. Anxiety and depression following traumatic limb amputation: a systematic review. *Injury*. 2014;45(12):1859–1866.

7. Perrin PB, Stevens LF, Sutter M, et al. Reciprocal causation between functional independence and mental health 1 and 2 years after traumatic brain injury: a cross-lagged panel structural equation model. *Am J Phys Med Rehabil*. 2017;96(6):374–380.

8. Spitzer RL, Kroenke K, Williams JB, Löwe B. A brief measure for assessing generalized anxiety disorder: the GAD-7. *Arch Intern Med*. 2006;166(10):1092–1097.

9. Zigmond AS, Snaith RP. The hospital anxiety and depression scale. *Acta Psychiatr Scand*. 1983;67(6):361–370.

10. Plummer F, Manea L, Trepel D, McMillan D. Screening for anxiety disorders with the GAD-7 and GAD-2: a systematic review and diagnostic metaanalysis. *Gen Hosp Psychiatry*. 2016;39:24–31.

11. De Jonge P, Roest AM, Lim CC, et al. Cross-national epidemiology of panic disorder and panic attacks in the world mental health surveys. *Depress Anxiety*. 2016;33(12):1155–1177.

12. Hammond FM, Corrigan JD, Ketchum JM, et al. Prevalence of medical and psychiatric comorbidities following traumatic brain injury. *J Head Trauma Rehabil*. 2019;34(4):E1–E10.

13. Carpenter JK, Andrews LA, Witcraft SM, Powers MB, Smits JA, Hofmann SG. Cognitive behavioral therapy for anxiety and related disorders: a meta-analysis of randomized placebo-controlled trials. *Depress Anxiety*. 2018;35(6):502–514.

14. de Abreu Costa M, de Oliveira, D'Alò GS, Tatton-Ramos T, Manfro GG, Salum GA. Anxiety and stress-related disorders and mindfulness-based interventions: a systematic review and multilevel meta-analysis and meta-regression of multiple outcomes. *Mindfulness*. 2019;10(6):996–1005.

15. Warden DL, Gordon B, McAllister TW, et al. Guidelines for the pharmacologic treatment of neurobehavioral sequelae of traumatic brain injury. *J Neurotrauma*. 2006;23(10):1468–1501.

16. Tate JA, Devito Dabbs A, Hoffman LA, Milbrandt E, Happ MB. Anxiety and agitation in mechanically ventilated patients. *Qual Health Res*. 2012;22(2):157–173.

17. Rose L, Dainty KN, Jordan J, Blackwood B. Weaning from mechanical ventilation: a scoping review of qualitative studies. *Am J Crit Care*. 2014;23(5):e54–e70.

18. Vlaeyen JW, Linton SJ. Fear-avoidance and its consequences in chronic musculoskeletal pain: a state of the art. *Pain.* 2000;85(3):317–332.

19. Colasanti A, Rabiner EA, Lingford-Hughes A, Nutt DJ. Opioids and anxiety. *J Psychopharmacol.* 2011;25(11):1415–1433.

20. Ehde DM, Dillworth TM, Turner JA. Cognitive-behavioral therapy for individuals with chronic pain: efficacy, innovations, and directions for research. *Am Psychol.* 2014;69(2):153.

第 28 章

激越和破坏性行为

Lesley Abraham，Cherry Junn

核心定义

根据国际老年精神病学协会,激越被广义地定义为:①发生在认知障碍或痴呆综合征的患者身上;②表现出与情绪困扰一致的行为;③表现出过度的运动活动、言语攻击或身体攻击;④证明这些行为导致过度残疾且不能完全归因于其他疾病(精神、医学或物质相关)的行为[1]。

颅脑损伤后发生的激越可被定义为创伤性脑损伤幸存者特有的一种精神障碍亚型,其中幸存者处于创伤后健忘症状态,并且有过度的行为,包括具有攻击性、静坐不能、去抑制和(或)情绪不稳的联合表现[2]。

病因和病理生理学

激越的病理生理学还不完全清楚。某些解剖区域,如额叶和颞叶,杏仁核和海马体都有涉及[2]。限制人们理解事件能力的认知障碍,神经化学失衡,以及外部因素都会导致激越[3,4]。据报道,高达70%的脑外伤患者和高达98%的痴呆患者可能会经历激越[4,5]。

诊断方法

诊断方法中重要的是从患者、家属和医院工作人员那里获得详细的信息,以便更好地描述症状的类型和严重程度。同样重要的是,对患者进行全面的体格检查,以评估引起激越的原因,包括感染、疼痛控制不良、异常的睡眠-觉醒周期、过度刺激、存在约束装置(线和导管)、日落综合征、酒精/停药、癫痫发作、创伤性脑损伤后脑积水、电解质异常、近期用药变化、创伤性脑损伤后内分泌功能紊乱。

有几种工具可以用来评估和监测激越。

激越行为量表

激越行为量表是一种有效的工具,它可以评估攻击性、去抑制和不稳定性这三类共14种行为障碍。在类似情况下连续给药是最有用的(例如,夜班结束后护理)[6]。

攻击行为量表

攻击行为量表用于评估攻击性事件,它被分为四类:语言攻击、对物体的身体攻击、对自己的身体攻击和对他人的身体攻击。还有一种改良版用于神经康复(公开攻击量表-神经康复改良版)[7]。

神经精神量表

这是一个有效和可靠的工具,用于评估 10 种行为障碍的频率和严重程度:妄想,幻觉,烦躁,焦虑,激越/具有攻击性,欣快症,去抑制,易怒/不稳定,冷漠和异常的运动活动[8]。

治疗

治疗首先应包括行为和环境的改变,必要时予以药物治疗。行为和环境的改变包括充分治疗疼痛;建立适当的睡眠-觉醒周期;最小限度减少管路、导管和束缚,减少过度刺激;并保持相对稳定性。

尽管没有明确的专家共识,但有几种药物可用于治疗激越。因此,应根据激越的类型和严重程度及患者的并发症进行个体化治疗。

β-受体阻滞剂在激越中使用的证据最充分[9]。它们对于静坐不能也很有用,亲脂性β-受体阻滞剂可以通过血脑屏障。常用药物包括普萘洛尔,10mg BID/TID(高达 420mg/d)或吲哚洛尔,5mg BID(高达 30mg/d;对心率和血压的影响较小)。不良反应包括低血压、心动过缓、疲劳和哮喘患者的支气管痉挛。

已有几项研究表明,使用抗惊厥药物/情绪稳定剂可改善激越[10-12]。由于潜在的副作用,它们需要常规的实验室监测。这些可能包括以下方面:

1.丙戊酸,250mg/d[通常为延长释放(ER)]。不良反应可能包括肝毒性、血小板减少、致畸、皮疹、胃肠道紊乱、疲劳、体重增加。

2.卡马西平,100~150mg,BID。不良反应可能包括再生障碍性贫血、低钠血症、肝损伤、致畸、肾衰竭、疲劳、头晕。

如出现抑郁、焦虑和(或)情绪不稳定的情况,SSRI 和 TCA 等抗抑郁药物可能很有用[10,13]。也可以根据需要进行静脉滴注。常见的 SSRI 药物为氟西汀,剂量为 20mg/d。舍曲林 25mg/d 或西酞普兰 10mg/d。SSRI 的副作用包括勃起功能障碍、低钠血症、疲劳或恶心。氟西汀与氯吡格雷的使用应避免同时使用。由于会引起嗜睡症,TCA(如阿米替林 25mg)应在睡前使用。TCA 的其他不良影响包括心律失常、抗胆碱能作用或谵妄。

一些研究评估了神经兴奋剂的使用。可考虑的药物包括哌甲酯,5mg BID(上午 8 点,中午)或金刚烷胺 100mg BID(上午 8 点,中午,最多 400mg/d)。哌甲酯的副作用包括引起心动过速、焦虑、食欲下降或高血压。在最初的试验中,发现与安慰剂相比,金刚烷胺可降低易怒性。随后的一项多中心研究并没有发现益处[14]。金刚烷胺的潜在副作用有幻觉、心律失常、降低癫痫发作阈值和网状青斑。金刚烷胺也是终末期肾病的禁用药(CrCl<15mL/min)。

一些研究表明,抗精神病药物可以减少激越。然而,动物研究也表明,抗精神病药物,尤其是典型的抗精神病药物,可能会损害认知功能,延长创伤后遗忘,并损害脑损伤后的神经恢复[15]。此类药物的替代品包括喹硫平 12.5~25mg 睡前服用或 BID,奥兰氮平 2.5mg 每日肌内注射和口服溶解制剂,或利培酮 0.5mg 睡前服用或 BID。不良反应可能包括 QTc 延长、代谢综合征、锥体外系副作用和抗精神病药恶性综合征。

苯二氮䓬类药物可能增加意识错乱,引起反常的激越,并延迟恢复[3,16]。副作用包括镇静和产生依赖/成瘾的可能性。它们应该在紧急情况下使用。可供选择的药物包括劳拉西泮 1mg 肌内注射或静脉注射、劳拉西泮 PO1mg（半衰期较短）或地西泮 PO 2mg（半衰期较长）。

功能预后和结果

激越和破坏性行为可能会给患者自己、其朋友和家人以及医院工作人员造成困扰。还可能扰乱护理，对他人构成风险，限制康复进展，以及延长康复时间[3,5]。

基本诊疗程序

- 调节睡眠–觉醒周期，可在睡前试用

安眠药。

- 尽量减少噪音，过度刺激，约束/线/导管。
- 进行感染检查（胸部 X 线片、尿分析/尿培养、全血细胞计数、其他相关检查）。
- 评估电解质异常（基础代谢组）。
- 评估药物/酒精戒断。
- 如果有脑外伤、癫痫和内分泌异常，应考虑评估是否有脑积水。

（陆霞 译 史璇 梁成盼 李奇 审）

参考文献

1. Cummings J, Mintzer J, Brodaty H, et al. Agitation in cognitive disorders: International Psychogeriatric Association provisional consensus clinical and research definition. *Int Psychogeriatr*. 2015;27(1):7–17. doi:10.1017/S1041610214001963

2. Sandel ME, Mysiw WJ. The agitated brain injured patient. Part 1: definitions, differential diagnosis, and assessment. *Arch Phys Med Rehabil*. 1996;77(6):617–623. doi:10.1016/S0003-9993(96)90306-8

3. Lombard LA, Zafonte RD. Agitation after traumatic brain injury: considerations and treatment options. *Am J Phys Med Rehabil*. 2005;84(10):797–812. doi:10.1097/01.phm.0000179438.22235.08

4. Nott MT, Chapparo C, Baguley IJ. Agitation following traumatic brain injury: an Australian sample. *Brain Inj*. 2006;20(11):1175–1182, doi:10.1080/02699050601049114

5. Sourial R, McCusker J, Cole M, Abrahamowicz M. Agitation in demented patients in an Acute Care Hospital: prevalence, disruptiveness, and staff burden. *Int Psychogeriatr*. 2001;13(2):183–197.

6. Corrigan JD, Bogner JA. Assessment of agitation following brain injury. *Neuro Rehabil*. 1995;5(3):205–210.

7. Giles GM, Mohr JD. Overview and inter-rater reliability of an incident-based rating scale for aggressive behaviour following traumatic brain injury: the Overt Aggression Scale-Modified for Neurorehabiltation-Extended (OAS-MNR-E). *Brain Inj*. 2007;21(5):505–511.

8. Cummings J, Mega M, Gray K, Rosenberg-Thompson S, Carusi DA, Gornbein J. The neuropsychiatric inventory: comprehensive assessment of psychopathology in dementia. *Neurology*. 1994;44(12):2308–2314.

9. Fleminger S, Greenwood RJ, Oliver DL. Pharmacological management for agitation and aggression in people with acquired brain injury. *Cochrane Database Syst Rev*. 2006;4:CD003299.

10. Plantier D, Luauté J. Drugs for behavior disorders after traumatic brain injury:

systematic review and expert consensus leading to French recommendations for good practice. *Ann Phys Rehabil Med.* 2016;59(1):42–57. doi:10.1016/j.rehab.2015.10.003

11. Chatham Showalter PE, Kimmel DN. Agitated symptom response to divalproex following acute brain injury. *J Neuropsychiatry Clin Neurosci.* 2000;12:395–397.

12. Azouvi P, Jokic C, Attal N, Denys P, Markabi S, Bussel B. Carbamazepine in agitation and aggressive behaviour following severe closed head injury: results of an open trial. *Brain Inj.* 1999;13:797–804.

13. Mysiw WJ, Jackson RD, Corrigan JD. Amitriptyline for post-traumatic agitation. *Am J Phys Med Rehabil.* 1988;67:29–33.

14. Hammond FM, Sherer M, Malec JF, et al. Amantadine effect on perceptions of irritability after traumatic brain injury: results of the amantadine irritability multisite study. *J Neurotrauma.* 2015;32(16):1230–1238. doi:10.1089/neu.2014.3803

15. Hoffman AN, Cheng JP, Zafonte RD, Kline AE. Administration of haloperidol and risperidone after neurobehavioral testing hinders the recovery of traumatic brain injury-induced deficits. *Life Sci.* 2008;83(17–18):602–607.

16. Schallert T, Hernandez TD, Barth TM. Recovery of function after brain damage: severe and chronic disruption by diazepam. *Brain Res.* 1986;379(1):104–111.

第**29**章

自主神经反射障碍

Audrey S.Leung,Deborah A.Crane

核心定义

自主神经反射障碍（AD）是一种自主神经系统紊乱，多见于 T6 水平或以上脊髓损伤的患者。其定义是由伤害性刺激触发的损伤水平以下的未调节交感反射引起的急性发作性高血压事件。其他被用来描述这种情况的术语包括自主神经反射亢进、阵发性高血压、阵发性神经源性高血压、自主神经痉挛、交感神经反射亢进和神经植物综合征。

病因和病理生理学

尽管也有低至 T10 的病例发展成 AD 的报道，但通常 T6 或以上的脊髓损伤个体更具有发展为 AD 的风险。当损伤平面以下发生有害的内脏或躯体刺激时，损伤平面以下的感觉神经将冲动传递到脊髓，然后通过脊髓丘脑和后柱上行。脊髓中外侧灰质的交感神经元受到这些冲动的刺激时，会使 T6~L2 水平向内脏血管交感神经兴奋，导致血管收缩。在脊髓损伤中，下行的脊髓上抑制冲动在损伤水平被阻断。因此，在 T6 及以上损伤中，交感神经兴奋使血液向内脏血管床

的流出受阻，内脏血管床接收身体约 25% 的心输出量，最终导致血压升高。这可能会导致潜在的危及生命的高血压，而这种高血压可能会造成如高血压脑病脑卒中、心脏骤停、癫痫发作和死亡的严重的后果[1]。

AD 可发生于脊髓损伤的非创伤性或创伤性病例中。并不是所有脊髓损伤达到或超过 T6 水平的个体都会发展为 AD，其患病率在 48%~91%[2-4]。大多数病例首先发生在受伤后 3~6 个月[3]，只有 5.7% 的患者在受伤后的第一个月内出现 AD[5]。

诊断

诊断 AD 的高血压程度在不同的研究中有所不同，但目前由脊髓医学联盟制定的临床实践指南指出，收缩压高于基线 20~40mmHg 可能是成人 AD 的标志。在未成人群中，青少年高于基线 15~20mmHg，儿童高于基线 15mmHg 可能是 AD 的标志。除了血压升高外，患者还可能同时出现头痛、出汗、损伤部位以上皮肤潮红、毛发竖立、鼻塞、视力模糊和焦虑等症状。虽然 AD 通常与心动过缓有关，这种心动过缓是由于压力反射系统试图通过增加迷走副交感神经对心脏的输出来抵消血压升高造成的，但一些

研究报告称,心动过速与心动过缓一样常见或更常见[3.6.7]。尽管血压升高,有些人也可能有轻微或没有症状(无症状性 AD)。

治疗

治疗 AD 的初步措施包括:如果患者躺着,立即使其坐起,松开所有衣物或束缚装置,识别并去除有害刺激。AD 最常见的病因是膀胱扩张,其次是肠道嵌塞。如未留置导尿管,则应对患者进行导尿,并尽可能在插入导尿管前将利多卡因凝胶涂于尿道内,以防止 AD 加重。如果患者有留置导管,应检查系统是否有扭结或阻塞,以及是否正确放置。如导管内有堵塞,应在留置导尿管中用 10~15mL 液体(如生理盐水)冲洗膀胱。如果导管仍然不能引流,那么就应该取出导管并更换。如果 AD 症状持续,下一步应怀疑粪便嵌塞,其次是任何其他有害刺激来源(如感染、皮肤伤口、肾结石)。

目前还没有确切的研究表明,血压升高到何种程度会带来危险,或者哪种药物是治疗 AD 的最佳药物。脊髓医学联盟建议,应考虑对成人收缩压大于或等于150mmHg、青少年 140mmHg、6~12 岁儿童 130mmHg、婴儿和 5 岁以下儿童 120mmHg 进行治疗[8]。使用的降压药应起效短、持续时间短,以防止血压出现不可控制的下降。硝苯地平和硝酸盐是最常用的,但也有其他口服药物如肼苯哒嗪、美家明、二氮嗪和苯氧苄胺的使用报告。静脉滴注硝普钠可用于密切监测的环境中。如使用 2% 硝酸甘油软膏,应涂抹在损伤平面以上的皮肤上。对于使用磷酸二酯酶 5 型抑制剂(西地那非)的个体,应考虑到同时使用硝酸盐药物治疗 AD 会导致血压急剧下降。因此,推荐使用替代的短效抗高血压药物,如哌唑嗪或卡托普利。考虑到 AD

患者的血压波动较快,因此当有害的刺激被消除和(或)使用药物治疗后,2~5 分钟监测一次血压, 观测高血压是否缓解或加重,这是很重要的。

一旦 SCI 患者病情稳定,就应该与患者和其他护理人员讨论 AD 发作的原因,并就如何将引发 AD 发作的风险降到最低对患者进行宣教。

功能预后和结果

当务之急是要及时发现并适当治疗 AD, 因为未经治疗的 AD 可能导致进一步残疾或死亡。出血性脑卒中、视网膜出血、癫痫发作和心律失常是未经治疗的 AD 的潜在后遗症,最终可导致死亡。

基本诊疗程序

对于 AD 的体征/症状,如果收缩压高于 150mmHg 或收缩压高于基线 40mmHg,每 5 分钟检查一次患者的脉搏、呼吸频率和血压。

如果患者出现以下症状,则启动 AD 治疗:面色潮红、脊柱损伤以上部位起鸡皮疙瘩、严重头痛、视力模糊、鼻塞、脊柱损伤以上部位大量出汗、收缩压>150mmHg 或收缩压高于基线 40mmHg。

- 将患者转移到床上。
- 松开任何紧身的衣物。
- 将床头抬高到至少 45°。
- 降低床尾。
- 重新放置患者。
- 检查皮肤是否有刺激。

导管尿

- 将导尿管插入。插入前 2 分钟,局部用足量的 2% 利多卡因进行尿道润滑。

■ 用接近体温的 15mL 生理盐水冲洗并排出。检查导尿管是否有其他阻塞物。

■ 如果导尿管不能引流，则取出并更换相同尺寸的新导管。在更换前 2 分钟，局部使用 2% 的利多卡因经尿道润滑膏。

指直肠刺激术

■ 在指力直肠刺激前 2 分钟，局部涂抹足量的 2% 利多卡因凝胶，用于直肠润滑。进行粪便清除 PRN。

■ 如果直肠刺激导致血压升高或心率降低，则停止。向直肠内注入大量 2% 利多卡因凝胶，20 分钟后复查有无大便。

药物

■ 利多卡因 2% 外用凝胶。

❑ 在放置或更换导尿管前 2 分钟，局部进行一次尿道润滑(PRN)。

❑ 在指直肠刺激或解除刺激前 2 分钟，局部进行润滑(PRN)。

■ 2% 硝酸甘油透皮软膏，1 寸外用，q8h，PRN。适用于收缩压>150mmHg 的脊柱损伤水平以上的胸部或额部。如无效，可在 10 分钟后重复 1 次。如果收缩压<130mmHg，擦去药膏。

■ 肼嗪 10mg，静脉注射，PRN。持续收缩压>150mmHg，涂 5cm 硝酸甘油软膏 10 分钟后，如无效，可 10 分钟重复 1 次。

资源

■ 主要相关组织(例如，脑卒中相关的专业协会和脑卒中患者的倡导)

❑ 美国脊髓损伤协会(ASIA)。

❑ 脊髓损伤专业人员学会(ASCIP)。

❑ 模型系统知识翻译中心(MSKTC)。

❑ 脊髓医学临床实践指南联盟。

(陆霞 译　史璇 梁成盼 李奇 审)

参考文献

1. Eldahan KC, Rabchevsky AG. Autonomic dysreflexia after spinal cord injury: systemic pathophysiology and methods of management. *Auton Neurosci.* 2018;209:59–70.

2. Curt A, Nitsche B, Rodic B, Schurch B, Dietz V. Assessment of autonomic dysreflexia in patients with spinal cord injury. *J Neurol Neursurg Psychiatry.* 1997; 62:473–477.

3. Lindan R, Joiner E, Freehafer A, Hazel C. Incidence and clinical features of autonomic dysreflexia in patients with spinal cord injury. *Spinal Cord.* 1980;18:285–292.

4. Snow JC, Sideropoulos HP, Krinke BJ, et al. Autonomic hyperreflexia during cystoscopy in patients with high spinal cord injuries. *Paraplegia.* 1978;15:327–332.

5. Krassioukov AV, Furlan JC, Fehlings MG. Autonomic dysreflexia in acute spinal cord injury: an under-recognized clinical entity. *J Neurotrauma.* 2003;20:707–716.

6. Hickey KJ, Vogel LC, Willis KM, Anderson CJ. Prevalence and etiology of autonomic dysreflexia in children with spinal cord injuries. *J Spinal Cord Med.* 2004;27 (suppl 1):S54–S60.

7. Solinsky R, Kirschblum SC, Burns SP. Exploring detailed characteristics of autonomic dysreflexia. *J Spinal Cord Med.* 2018;41(5):549–444. doi:10.1080/10790268.2017.1360434

8. Consortium for Spinal Cord Medicine. Acute management of autonomic dysreflexia: individuals with spinal cord injury presenting to health-care facilities. Clinical Practice Guidelines. 2nd ed. Spinal Cord Medicine; 2001.

第 **30** 章

膀胱

Philippines G. Cabahug, Junghoon Choi, Albert C.Recio, Cristina L. Sadowsky

核心定义

神经源性膀胱是由中枢或周围神经损伤引起的弛缓性或痉挛性膀胱功能障碍。症状包括但不限于尿急和（或）尿失禁、尿潴留和排尿困难。

病因和病理生理学

神经源性膀胱可根据损伤的位置进行分类[1-4]。根据不同的分类，神经源性膀胱的表现也有所不同。

脑桥上部（上运动神经元）

桥上神经源性膀胱是由脑损伤（如脑卒中、颅脑损伤、多发性硬化、阿尔茨海默病）引起的，由于大脑调节和抑制功能受损，导致逼尿肌过度活动，但不伴有逼尿肌括约肌协同失调。通常，桥核上的病变不会导致残留空隙（PVR）体积的增加。

骶髓上（上运动神经元）

骶上神经源性膀胱与脑桥以下和骶段排尿中枢以上的损伤相关，包括大多数创伤性和非创伤性脊髓损伤。它会导致膀胱痉挛

（逼尿肌反射亢进）和括约肌痉挛。结果如下：

- 膀胱压力高，排尿频繁且量小。
- 高 PVR 容积（>150mL）。
- 膀胱逼尿肌和括约肌的共同收缩，导致膀胱压力高。
- 膀胱肥大，如控制不好导致膀胱顺应性降低。

骶髓下（下运动神经元）

骶下神经源性膀胱包括位于或低于骶部排尿中枢的周围神经损伤，包括马尾综合征和糖尿病。结果如下：

- 逼尿肌低张力，括约肌正常或低张力
- 由尿潴留引起的溢出性尿失禁或由括约肌张力下降引起的尿失禁
- 持续失禁，可能需要使用避孕套导尿管（男性）、留置导尿管（女性）。

诊断方法

如前所述，如果患者有与 UMN 和（或）LMN 膀胱功能障碍相同的症状，应怀疑为神经源性膀胱[2-4]。

病史

讨论排尿能力/尿排空能力、排尿频率

和排尿量;尿急;尿失禁;膀胱的感觉;尿路感染的频率。

体格检查

评估精神状态、感觉、反射、肛门括约肌张力和自主收缩能力。

实验室检查

合适的实验室分析应包括尿分析、尿培养和 BMP 来评估肾功能和膀胱功能的基线,并排除急性感染或肾损伤。实验室和影像学检查的推荐频率详见表 30.1[1,3]。

影像学研究

肾/膀胱超声检查

这是用来评估肾脏和膀胱的解剖和功能,并有助于通过测量 PVR 排除,如肾积水或尿潴留等并发症。PVR 体积<50mL 被认为是正常;尽管<100mL 通常是可以接受的,但>50mL 时会增加尿路感染的可能性。建议对超声检测到的 PVR 容量>100mL 进行导尿。它也可以用空腔导尿管直接测量。

膀胱镜检查

膀胱镜是利用中空的摄像管来评估膀胱和尿道的解剖。它可以鉴别结石、膀胱肿瘤和膀胱炎。

膀胱尿道造影

利用对比造影和 X 线/超声检查评估膀胱颈部和尿道在充盈期和排尿期的功能。用于诊断膀胱输尿管反流或尿道梗阻。

膀胱测压(尿动力学研究)

这是一项评估神经源性膀胱的综合性测试。更多细节请参阅第 65 章。

特殊注意事项

脊髓休克

急性脊髓损伤后,无论是何种损伤类型(UMN 或 LMN),都会出现暂时性无反射/低反射以及自主神经功能障碍[1,3,5]。膀胱功能障碍分为四个阶段,从无反射进展到反射亢进。反射在 24 小时内开始恢复,脊髓休克相关的膀胱功能障碍可能在脊髓损伤后持续数天或数月,典型的持续时间为伤后 4~12 周。

膀胱输尿管反流

这是指尿液从膀胱倒流到输尿管[1,5]。输尿管反流的典型病因是膀胱壁肥大和膀胱输尿管角缺失,导致黏膜下输尿管对逼尿肌

表 30.1 为患有神经源性膀胱的患者推荐的检查时间表

检查	说明/原因
尿分析和尿培养	6 个月或每年检查 1 次,但经常不定期检查
尿培养	一旦出现症状就监测是否感染
肾/膀胱超声	每年评估膀胱功能,排除肾积水或其他肾脏异常
基础代谢检查	每年检查评估肾功能
膀胱镜检查	留置导尿管的患者每 2 年检查 1 次

的阀门机制失效。如果病情严重或未经治疗,可能会导致肾积水。高 PVR(100mL 或更高)和膀胱内压升高与输尿管反流有关。

治疗

治疗的主要目标是保持肾脏和膀胱功能,同时防止和尽量减少医疗并发症和在社交场合中不希望出现的排尿[1,3,4]。

非药物干预

行为策略

建立排尿日记、定时排尿和咖啡因调节是使有益排尿习惯的策略。

触发反射排尿(Crede 或 Valsalva 动作)

适用于 LMN 损伤或尿道括约肌切开术的患者,它们出现膀胱内压升高而引起反流的风险较低。由于有增加膀胱内压力的风险,不建议用于 UMN 导致的神经源性膀胱。

间歇性导尿

这是治疗神经源性膀胱功能障碍的首选方法,与留置导尿管相比,可减少相关并发症(如尿路感染)。它仅适用于膀胱残余量至少为 200mL 的患者。在典型的导尿方案中,间歇导尿应每 4~6 小时进行 1 次,每次导出尿量不超过 400~500mL(具体情况视膀胱容量和患者体型而定)。应调整液体摄入量应适应总排出量(通常限制在每天 2~2.5L)。有尿道病变(如假通道或狭窄)的患者不应使用间歇导尿。

避孕套导尿管

一般不建议使用,可偶尔在夜间或长时间活动,以及当间歇导尿无法满足患者的社会活动时使用。

留置导尿管

对于不能或不愿意进行间歇导尿处置的患者,这是一种替代方案。但留置导尿与膀胱结石、前列腺炎、附睾炎、膀胱移行细胞癌和鳞状细胞癌等并发症有关,并有较高的尿路感染风险。

药物治疗

药物干预被广泛使用,主要包括降低逼尿肌张力/痉挛以增加膀胱容量的药物(表30.2)[6,7],降低尿道流出阻力的药物(表30.3)或对复杂问题的联合治疗。但长期使用抗胆碱能药物会增加老年患者痴呆的风险;因此,可以考虑使用 β-3 激动剂(如米拉贝隆)来降低风险。

手术程序和手术干预

肉毒杆菌毒素注射

这是神经源性膀胱常见的治疗方法。注射可以在膀胱(过度兴奋)或外括约肌(外括约肌注射不推荐给女性,因为它经常导致尿失禁)[4,8,9]。剂量在 100~300 个单位,分散在膀胱若干区域进行注射。通常需要每 3~9 个月复查 1 次。

手术

当非手术干预无效或存在非手术禁忌时,可采用手术进行干预[1,3,4]。

耻骨上导尿造瘘是通过在下腹部将导管插入膀胱的方式。适用于因尿道异常(如狭窄、瘘管、前列腺肿大)或因手功能障碍或因漏尿导致会阴皮肤破溃而难以进行间歇导尿的患者。它们通常是在经过综合评估和

表30.2 减少逼尿肌张力/痉挛和增加膀胱容量的药物（抗胆碱能药物）

	初始剂量	最大剂量	副作用
奥昔布宁 IR	5mg；BID	5mg；QID	口干、眼干/模糊、尿潴留、便秘
托特罗定 IR	1mg；BID	2mg；BID	
达非那新	7.5mg/d	15mg/d	多便秘
索利那新	5mg/d	10mg/d	多便秘
曲司氯胺	20mg；BID	60mg/d[a]	口干、便秘
奥昔布宁 ER	5mg/d	30mg/d	副作用比 IR 小
托特罗定 ER	2mg/d	8mg/d	
米拉贝隆[b]	25mg/d	50mg/d	心率和血压升高，抗胆碱能副作用的出现较其他药物更早

对于肾或肝损害可能需要调整剂量。

[a] 缓释制剂配方；[b] 不是抗胆碱，而是 β-3 受体激动剂。

ER，缓释制剂；IR，速释制剂；BID，每天2次；QID，每天4次。

表30.3 降低尿道流出阻力的药物（肾上腺素能拮抗剂）

	初始剂量	最大剂量	副作用
特拉唑嗪	2mg/d	10mg/d	头晕和直立性低血压
多沙唑嗪	2mg/d	8mg/d	
坦索罗辛	0.4mg/d	0.8mg/d	射精问题

诊断测试之后放置的。

Mitrofanoff 阑尾膀胱造口术是利用患者的阑尾（或如果患者没有阑尾，则用部分小肠），在从膀胱到脐之间建立一条通道（最常见的）。因为腹部更容易进入，这样使得患者更容易导尿。

膀胱增大术通常是通过将小肠的一部分连接到膀胱来增加膀胱容量。随着肉毒杆菌毒素注射的出现，这种手术已变得非常罕见。

其他用于治疗神经源性膀胱的手术或程序性干预包括经尿道括约肌切开术、尿道支架、电刺激骶后根切断术、尿路改道、骶神经调节和胫后神经刺激。

功能预后和结果

神经源性膀胱患者预计需要终身治疗[3]。神经源性膀胱并发症，如肾衰竭，曾是脊髓损伤患者死亡的头号原因。适当的神经源性膀胱护理可显著降低发病率和死亡率。

资源

《欧洲泌尿外科协会指南（神经泌尿学）》：https://uroweb.org/guideline/neuro-urology/#3_4.

（陆霞 译 史璇 梁成盼 李奇 审）

参考文献

1. Consortium for Spinal Cord Medicine. Bladder management for adults with spinal cord injury: a clinical practice guideline for health-care providers. *J Spinal Cord Med*. 2006;29(5):527–573.

2. Blok B, Castro-Diaz D, Del Popolo G, et al. EAU Guidelines on Neuro-urology. In: EAU Guidelines, edition presented at the annual EAU Congress Barcelona 2019. ISBN 978-94-92671-04-2.

3. Taweel WA, Seyam R. Neurogenic bladder in spinal cord injury patients. *Res Rep Urol*. 2015;7:85–99. doi:10.2147/RRU.S29644

4. Samson G, Cardenas DD. Neurogenic bladder in spinal cord injury. *Phys Med Rehabil Clin N Am*. 2007;18(2):255–274. doi:10.1016/j.pmr.2007.03.005

5. Ditunno JF, Little JW, Tessler A, Burns AS. Spinal shock revisited: a four-phase model. *Spinal Cord*. 2004;42(7):383–395. doi:10.1038/sj.sc.3101603

6. Cameron AP. Medical management of neurogenic bladder with oral therapy. *Transl Androl Urol*. 2016;5(1):51–62. doi:10.3978/j.issn.2223-4683.2015.12.07

7. Kennelly MJ, Devoe WB. Overactive bladder: pharmacologic treatments in the neurogenic population. *Rev Urol*. 2008;10(3):182–191.

8. Wu S, Xu Y, Gao Z, et al. Clinical outcomes of botulinum toxin A management for neurogenic detrusor overactivity: meta-analysis. *Ren Fail*. 2019;41(1):937–945. doi:10.1080/0886022X.2019.1655448

9. Martins da Silva C, Chancellor MB, Smith CP, Cruz F. Use of botulinum toxin for genitourinary conditions: what is the evidence? *Toxicon*. 2015;107:141–147. doi:10.1016/j.toxicon.2015.07.333

第31章

肠道

Philippines G. Cabahug，Cristinal L. Sadowsky，Albert C. Recio

核心定义

　　神经源性肠道是由神经系统的病变、损伤或疾病引起胃肠道和肛门直肠功能的损害[1,2]。这可能导致严重的便秘、大便失禁或两者兼而有之。

病因和病理生理学

　　神经源性肠道可见于有神经系统疾病或功能障碍的患者，如脊髓损伤、多发性硬化、脑卒中、帕金森病、脊髓脊膜膨出，以及脑瘫等[2]。

　　神经系统病变或损伤的水平和程度决定了神经系统疾病中神经源性肠道的表现和症状模式。

　　累及脊髓时，神经源性肠道可分为圆锥上型或圆锥/马尾直肠。

脊髓圆锥以上

　　在 T12 或以上的损伤表现为 UMN 或反射性（痉挛）肠，导致感觉和自主控制受损。然而，在脊髓和乙状结肠/肛门直肠之间的自主反射弧保持完整。结肠和肛门括约肌张力增加。结肠运输时间变慢。UMN 患者表现为便秘和大便潴留。不受控制的反射性失禁仍有可能发生[1,3,4]。

在圆锥内或马尾水平

　　L1 或以下损伤表现为 LMN 或反射性（松弛）肠、脊髓、结肠和肛门直肠之间的自主反射弧受损，引起乙状结肠和肛门直肠的反射活动丧失。结肠运输时间减慢，同时肛门外括约肌张力不全。因此，LMN 患者可同时出现便秘和大便失禁的高风险[1,3,4]。

　　便秘是一种在其他神经系统疾病的常见表现，如脑卒中、CP 和 PD。

　　脑卒中患者的大脑皮层抑制受损、排便冲动及肛门括约肌控制受损，结合沟通、认知和行动障碍可导致便秘和大便失禁。

诊断方法

病史

　　应讨论发病前肠道功能、当前肠道症状和排便程序、饮食、液体摄入、药物、发病前和目前的胃肠道或括约肌功能障碍、手术操作及其他可能影响肠道功能的并发症（表 31.1）[1,3,4]。

　　患者可能因感觉或功能障碍而有不典

型的表现。例如,脊髓损伤患者伴粪便嵌塞仅表现为恶心和早饱。腹泻可能是由失禁导致,而与感染或食物摄入无关。自主神经反射异常是 T6 及以上神经损伤患者的常见表现。

体格检查

腹部的评估

包括检查腹胀,听诊有无肠鸣音,叩诊

表 31.1　神经源性肠道的临床病史[1,4]

发病前的肠道功能	检查排便频率,损伤/疾病前是否有肠道症状
目前的肠道功能	感觉:患者能否判断直肠是否充盈和(或)需要出排空
	运动:肛门括约肌是否有自主控制能力
肠道病征	便秘　　　　　　　　　　　　　　腹部疼痛
	大便失禁　　　　　　　　　　　　腹胀
	排气失禁　　　　　　　　　　　　恶心
	肠道急症　　　　　　　　　　　　早饱表现
	非计划排便(肠道意外)　　　　　　直肠出血
	自主神经反射异常
排便频率	以最好每周不少于 2 次为宜
平均如厕时间	理想情况下少于 1 小时(包括转移到厕所/便池,直到结束排便及转移到远离厕所)。如果是在床上完成,那么就是从开始到结束的排便所需的时间
粪便黏稠度	以 Bristol 粪便形态量表来描述
排便方法	Valsalva 动作　　　　　　　　　　灌肠
	手指直肠刺激　　　　　　　　　　经肛门冲洗
	手指助排　　　　　　　　　　　　结肠造口术
饮食和液体摄入	评估用餐的频率和内容
	评估纤维和液体的摄入量
	注意任何过敏或食物不耐受的情况
	注意任何可能影响足够食物或液体摄入的情况(认知缺陷、吞咽困难)
病史	胃肠道或肛肠括约肌功能障碍
	功能性胃肠道疾病(如肠易激综合征)
	产科:分娩后肛门括约肌功能障碍,盆腔器官脱垂
	痔疮、肛裂
	胃肠道手术
用药史	使用大便软化剂、泻药或止泻药、膀胱抗胆碱药(如奥昔布宁)、鸦片类药物、NSAID、抗痉挛药物、抗生素等,可加重肠功能障碍症状
功能和认知史	上肢力量、精细运动技能、转移、平衡、行走、沟通、认知障碍。脊髓损伤患者所需的身体功能、设备和照顾者支持取决于损伤程度
环境因素	辅助器械/设备的使用,无障碍卫生间的使用,有无照护者

有无广泛鼓声(提示肠胃胀气潴留),触诊有无压痛,肿块(如疝)或沿结肠走行有无硬便[1,4,5]。

直肠检查

检查肛门病理学(肛裂,痔疮等)。直肠指诊可提供肛深压感、肛周张力、肛门自主收缩、直肠穹隆内是否存在痔或粪便等肿块等信息。

神经系统检查

检查有无皮肤反射(触摸或针刺刺激肛周皮肤引起的肛门外括约肌收缩)和球海绵体反射(捏阴茎头或按压阴蒂引起的肛门外括约肌收缩)。这些反射的存在提示无肠反射。

功能评估

评估上肢力量和手功能、痉挛、坐姿耐力、平衡性、转移性、行走能力、感觉和皮肤破裂的风险及活动水平。评估学习和指导护理的能力。考虑环境因素(对辅助设备的需求,无障碍家居改造)和照护者的支持的可能[4]。

评估工具

Bristol 粪便形态量表

一种经过验证的粪便形态 7 分量表,可用于指导排便方案[5]。用于描述粪便形态。

神经源性肠道功能障碍评分

用来评估肠道症状,由 10 个问题组成,分数为 0~47 分。得分≥14 分的患者属于严重的功能障碍[5]。这已经在成人脊髓损伤和儿童/青少年脊柱裂中得到验证[5-7]。已在 MS 中使用[5]。

国际脊髓损伤肠道功能基础数据集

一种在临床实践和研究中收集和报告有关肠道功能信息的标准化格式。修订后的版本包括神经源性肠道功能障碍评分,以允许在患有脊髓损伤的儿童中使用[8]。

实验室及影像学研究

腹部 X 线摄影

如果患者出现便秘或腹胀加重,或怀疑压力性尿失禁,应拍摄腹部 X 线片以评估粪便负荷或结肠扩张程度[1,2,4,5]。

粪便检查

在不明原因腹泻的情况下,应评估粪便白细胞、艰难梭菌毒素、虫卵和寄生虫或其他肠道病原体。

腹部 CT 或 MRI 检查

如果出现"红旗"症状,即失血、体重减轻或先前稳定的肠道功能恶化。如果有进展性症状的女性需要考虑卵巢癌。

粪便潜血试验

对于 50 岁以上无结直肠癌家族史的患者,此项可作为结肠癌筛查的一部分,应每 2 年进行 1 次。如果有痔疮,可能会出现假阳性结果。

内镜(直肠乙状结肠镜、肛门镜、结肠镜)

如果怀疑有癌症或结构异常,可以考虑做这些检查。

治疗

处理神经源性肠道的主要目标是:①提

供一种可预测、高效的排便方式;②预防大便失禁和排便问题,并最大限度地减少其他胃肠道并发症[1]。

急性期和亚急性期

应定期进行体格检查,以确定肛门张力、感觉及直肠内粪便的存在。如果直肠中有粪便,建议每天用手指清除粪便。在脊髓损伤中,由于脊髓休克,脊髓会表现无反射状态。一旦脱离脊髓休克期,应根据潜在病理(即反射性肠道和无反射性肠道)确定初始肠道方案[1]。在开始康复后,应重新评估排便方案,并根据身体功能、意识水平、口腔摄入、独立自我护理进展等方面的变化加以调整[4]。

慢性期

建议每年对肠道项目的疗效进行评估,并根据需要进行修改。根据指南,结直癌的筛查与普通人群相同[2]。

个体化的肠道护理方案应考虑以下因素:神经源性肠道功能障碍的类型(反射性肠道与无反射性肠道);患者的身体和认知功能;患者的目标和社会义务;护理人员支持的可用性和环境障碍(表 31.2)[1,4]。有详细的临床指南[1,4]。一个跨专业团队的组成(医生/高级专家、护士、作业治疗师、运动专家、营养师、社会工作者)对于优化肠道方案是很重要的[6]。

药理学干预

大便软化剂(多库酯钠、多库酯钙)

使用大便软化剂可以让粪便柔软成形。它们通过减少结肠对水的重吸收来增加粪便中的水分含量。需要摄入足够的液体[1,3,4]。

粪便成型剂(洋车前、聚卡波非钙、甲基纤维素)

这些物质会吸收粪便中的水分,引起肠管扩张,并刺激结肠蠕动。需要摄入足量的液体。

促肠蠕动剂(番泻叶)

通过刺激肌间神经丛,引起结肠蠕动。在排便前 6~12 小时服用。长期使用可导致结肠黑变病(结肠良性染色)和无张力肠(随着时间的推移反应性下降)。

肠道接触刺激剂(比沙可啶)

对结肠黏膜的刺激会刺激结肠蠕动。如果肠道程序有问题,可采用口服形式,这可能导致大便失禁。

生理盐水(柠檬酸镁、镁乳)和高渗通便剂(乳果糖、经皮内镜下胃造瘘术)

通过将液体吸收进结肠来刺激结肠运动。经皮内镜下胃造瘘术不会引起电解质异常,长期使用是安全的。

促胃肠动力剂(普鲁比利)

通过促进高振幅的传播收缩来改善结肠运输时间。普鲁比利是一种 5-羟色胺受体激动剂,无心脏毒性。

经肛门冲洗

通过一次性导管或锥管将水导入结肠和直肠,方便肠道排空。经肛门冲洗的使用降低了造口手术、尿路感染、大便失禁的发生率,并提高了生活质量[9-10]。

替代方法

肛门直肠生物反馈已经用于不完全性脊髓损伤、脊髓脊膜膨出和多发性硬化的

表 31.2　设计初期的肠道护理方案[1,4]

核心部分	解释
膳食纤维和液体的摄入,以达到理想的粪便状态: –反射性肠道:Bristol 粪便等级 4 级（光滑,像香肠一样柔软） –肠反射:Bristol 粪便等级 3 级（就像表面有裂缝的香肠）	纤维:从每天 15g 开始,逐渐增加 流体:每天 1.5~2L 的目标;或出现淡稻草色尿液 随着液体摄入量的增加,可能需要增加导尿管插管
建立肠道护理计划,制订可预测的应对措施,避免结直肠过度扩张	频率:根据生理和生活方式的需要,应在每天相同的时间进行 • 肠道反射:每日或隔日 1 次 • 无肠道反射:每日或每日 2 次 持续时间:≤60 分钟
排便方法	机械方法: • 反射性肠道:指腹刺激(用手指触发直肠收缩和肛门放松),可与栓剂配合使用以触发排便 • 无反射性肠道:手指排空(用手指清除直肠内粪便) 注:直肠刺激可能会在 T6 及以上病变的脊髓损伤患者中引发自主神经反射异常 直肠化学制剂:用于反射性肠道。对无反射肠道无效 • 栓剂:与 HVB 比沙可定相比,PGB 比沙可定的肠道护理时间、排气时间和排便时间更短。对于不能耐受双沙可定或正在从双沙可定过渡到手指刺激者,可使用甘油栓剂 • 灌肠:含多糖脂的小容量灌肠剂(5mL)可触发排便;苯佐卡因可用于直肠刺激引起自主神经反射异常的患者 辅助技术:腹部按摩、Valsalva 手法、深呼吸、摄入温热的液体可能会有帮助 • 心脏病、高血压、痔疮患者慎用 Valsalva 手法。做 Valsalva 手法前要排空膀胱,否则会导致膀胱输尿管反流
营养学	肠道护理前 30 分钟进食食物和(或)液体,以促进胃结肠反射 切勿禁食 注意利尿/刺激性食物/液体(酒精、咖啡因、梅干、纯果汁、山梨糖醇甜味剂)
药物	对于便秘:如果初期的管理不理想,可使用大便软化剂和泻药 对于腹泻:考虑洛哌丁胺 检查药物的副作用,药物相互作用可能加剧肠道症状
设备和辅助装置	协调作业治疗和护理工作
对患者和护理人员进行教育和培训	探讨脊髓损伤的解剖、排便过程以及对肠道功能的影响;肠道计划的目标、技术、干预措施;以及并发症的识别、预防和治疗

(待续)

表 31.2(续)

核心部分	解释
定期评估肠道保健方案的有效性	通过评估便秘、计划外和(或)长时间的排泄或存在其他胃肠道症状,以及检查是否遵守计划,来确定障碍
	每次调整后进行 35 个周期的肠道护理,之后再进行评估,每次仅对方案改动 1 处

HVB,氧化植物油为基质的;PGB,聚乙二醇为基质的。

患者[3,12]。通过椎板切除术,在 S2~S4 前神经根上植入刺激器导线,来增加结肠活动、排便频率及减少便秘。骶神经刺激的侵入性较小,通过骶椎 S2 和 S4 之间的椎间孔置入电极[3]。

其他的手术选择,包括顺行性结肠灌肠术和结肠造口术。尽管顺行性结肠灌肠术也被应用于成人[3],但在儿童脊柱裂中更为常见。结肠造口术用于难治性肠道并发症或从骶骨伤口排出粪便的病例。结肠造口术能够减少排便时间、减少大便失禁、减少泻药使用及改善生活质量[3]。

功能预后和结果

神经源性肠道的并发症包括痔疮、粪便嵌塞、腹痛、直肠出血和脱垂、尿路感染、皮肤破裂、肛裂和自主神经反射异常(脊髓损伤患者)。因粪便嵌塞、便秘、巨结肠或肠扭转等并发症住院的发生率是无神经系统疾病的患者的两倍多。在脊髓损伤患者中,腹部疼痛和不适的症状可能在最初受伤后持续数年[6]。在一项为期 19 年的脊髓损伤老年患者研究表明,这些患者的便秘恶化而大便失禁改善[16]。虽然日常肠道管理的策略保持稳定,但更多的患者增加口服泻

药的剂量或频率或选择造口。神经源性肠道会对生活质量、社会融合和个人独立产生负面影响[2,4]。

基本诊疗程序

反射性上运动神经元直肠

用药[1,4,17]

多库酯 100mg,PO,TID。

番泻叶 8.6 毫克/片,2 片,HS。

比可地尔直肠栓剂 10mg/d(排便/期间)。

聚乙二醇 17g/d,PRN 便秘。

2% 利多卡因凝胶直肠指刺激。

临床肠道护理指南建议对有自主神经反射异常风险的反射性(UMN)肠道患者使用麻醉润滑剂(例如,2% 利多卡因)。然而,在最近一项关于在家庭肠道护理中使用 2% 利多卡因与安慰剂相比的研究中,发现使用利多卡因润滑剂延长了肠道护理时间,加重了自主神经反射异常,并增加了心脏异常的发生率[18]。

护理

每天/每隔 1 天(同一时间)进行排便。

将患者置于左侧卧位,清除直肠内的粪便。进行 15~20 秒的手指刺激。将栓剂插入

直肠。等待 5~15 分钟让栓剂起作用。大便排出后,重复手指刺激以确保排便后 5~10 分钟直肠是清空的。

无反射性(下运动神经元)直肠

用药[1,4,17]

车前草 1 包,口服,每日 2 次。

如粪便硬或持续 2 天无排便,每日服用 100mg。

PEG 3350,17g 口服,每日 1 次,用于便秘或 2 天无排便。

护理

每天(同一时间)进行排便。

如能转移,将患者置于左侧卧位或床边坐便器/马桶。排便前先排空膀胱。进行手指排便,直至排空直肠。5~10 分钟后用手指检查确保直肠是空的。

资源

《PVA 临床实践指南》:https://pva.org/research-resources/publications/clinical-practice-guidelines.

《对中枢神经系统疾病个体的神经源性肠道功能障碍的管理指南(2012)》:https://www.mascip.co.uk/wp-content/uploads/2015/02/CV653N-Neurogenic-Guidelines-Sept-2012.pdf.

（陆霞 译　史璇 梁成盼 李奇 审）

参考文献

1. Paralyzed Veterans of America Consortium for Spinal Cord Medicine. *Clinical Practice Guidelines: Management of Neurogenic Bowel Dysfunction in Adults After Spinal Cord Injury.* Paralyzed Veterans of America; 2020.

2. Emmanuel A. Neurogenic bowel dysfunction. *F1000Res.* 2019;8:F1000. doi:10.12688/f1000research.20529.1

3. Qi Z, Middleton JW, Malcolm A. Bowel dysfunction in spinal cord injury. *Curr Gastroenterol Rep.* 2018;20(10):47.

4. Multidisciplinary Association of Spinal Cord Injury Professionals *Guidelines for Management of Neurogenic Bowel Dysfunction in Individuals With Central Neurological Conditions.* Coloplast; 2012.

5. Tate DG, Wheeler T, Lane GI, et al. Recommendations for evaluation of neurogenic bladder and bowel dysfunction after spinal cord injury and/or disease. *J Spinal Cord Med.* 2020;43(2):141–164.

6. Kelly MS, Hannan M, Cassidy B, et al. Development, reliability and validation of a neurogenic bowel dysfunction score in pediatric patients with spina bifida. *Neurourol Urodyn.* 2016;35(2):212–217.

7. Hubert K, Sideridis G, Sherlock R, et al. Validation of a bowel dysfunction instrument for adolescents with spina bifida. *J Pediatr Urol.* 2015;11(4):199.e1–199.e7.

8. Krogh K, Emmanuel A, Perrouin-Verbe B, Korsten MA, Mulcahey MJ, Biering-Sorensen F. International spinal cord injury bowel function basic data set (version 2.0). *Spinal Cord.* 2017;55(7):692–698.

9. Gor RA, Katorski JR, Elliott SP. Medical and surgical management of neurogenic bowel. *Curr Opin Urol.* 2016;26(4):369–375.

10. Emmanuel A, Kumar G, Christensen P, et al. Long-term cost-effectiveness of transanal irrigation in patients with neurogenic bowel dysfunction. *PLoS One.*

2016;11(8):e0159394.

11. Coggrave M, Norton C, Cody JD. Management of faecal incontinence and constipation in adults with central neurological diseases. *Cochrane Database Syst Rev.* 2014;(1):CD002115.

12. Preziosi G, Raptis DA, Storrie J, Raeburn A, Fowler CJ, Emmanuel A. Bowel biofeedback treatment in patients with multiple sclerosis and bowel symptoms. *Dis Colon Rectum.* 2011;54(9):1114–1121.

13. Brinas P, Zalay N, Philis A, Castel-Lacanal E, Barrieu M, Portier G. Use of malone antegrade continence enemas in neurologic bowel dysfunction. *J Visc Surg.* 2020;157(6):453–459.

14. Boucher M, Dukes S, Bryan S, Branagan G. Early colostomy formation can improve independence following spinal cord injury and increase acceptability of bowel management. *Top Spinal Cord Inj Rehabil.* 2019;25(1):23–30.

15. Cooper EA, Bonne Lee B, Muhlmann M. Outcomes following stoma formation in patients with spinal cord injury. *Colorectal Dis.* 2019;21(12):1415–1420.

16. Nielsen SD, Faaborg PM, Finnerup NB, Christensen P, Krogh K. Ageing with neurogenic bowel dysfunction. *Spinal Cord.* 2017;55(8):769–773.

17. Borsh S, Sikka S, Callender L, Bennett M, Reynolds M, Driver S. Implementation of a neurogenic bowel program for spinal cord injury in the acute care setting: Perceptions of patients and staff. *Occup Ther Health Care.* 2019;33(3):306–322.

18. Lucci V. McGrath M, Inskip J, Sarveswaran S, Wilms R, Claydon V. Clinical recommendations for use of lidocaine lubricant during bowel care after spinal cord injury prolong care routines and worsen autonomic dysreflexia: results from a randomized control trial. *Spinal Cord.* 2020;58(4):430–440.

第 **32** 章

谵妄

Ashley M. Eaves, Amy K. Unwin

核心定义

谵妄被定义为一种急性的、获得性的注意力和认知障碍。它是一种常见的、治疗费用高昂、严重影响功能及生活质量,并且会增加老年人死亡风险的疾病。因此,认识、治疗和预防谵妄非常重要[1-3]。

病因和病理生理学

谵妄的病理生理学尚不十分清楚。多途径致病因素包括慢性应激、炎症,以及缺氧、缺血、代谢紊乱、休克和(或)败血症引起的神经毒性。这些都可能导致神经元损伤、抗胆碱能缺乏和多巴胺能过量引起死亡神经传递改变,以及小胶质细胞和星形胶质细胞的激活、凋亡、自由基、谷氨酸和一氧化氮的产生[1,4,5]。

髋部骨折患者住院期间谵妄的发生率高达61%,普通手术术后发生率高达53%,所有住院患者中,谵妄的发生率高达30%。60%~80%接受机械通气的ICU患者和高达50%不需要机械通气的ICU患者存在该疾病。接受临终关怀服务的患者的发病率为29%,而临终患者的发病率可高达83%。85岁以上的社区居民的发病率为14%,而在住院或急诊就诊时,患者的发病率高达30%,长期护理或急症后护理机构的谵妄率更是高达60%。大约10%的患者在住院康复机构入院时谵妄筛查呈阳性,住院康复机构(IRF)的总体发病率为10%~16%。一项研究发现,在进入住院康复病房的脑卒中患者中,大约3%出现谵妄。一些研究还表明,与左脑脑卒中相比,右脑脑卒中的谵妄风险是左脑脑卒中的2倍[2,6,7]。

虽然关于谵妄的种族发病率没有太多的数据,但一项在大学附属的安全网医院进行的研究发现,非裔美国人群ICU的谵妄风险并没有明显增长,并且无关性别,18~49岁的非裔美国患者在ICU发生谵妄的比率低于白人患者[8]。而根据2004年美国养老院调查的信息,与白人相比,非洲裔美国人疗养院的患者更常使用身体约束装置,包括躯干约束装置、床栏和侧栏,因此,临床医生在照顾神志不清的患者时应注意这一数据[9]。

意义和功能预后

最初,人们认为大多数谵妄患者无论是否接受治疗都能完全康复。然而,新的研究表明,谵妄与长期认知功能障碍有关,可能需要数月甚至数年才能恢复。在出院后 12 个月,谵妄的发生率高达 41%,但尚不清楚这是持续性谵妄还是复发性谵妄[5,10]。而存在谵妄的患者在康复机构的住院周期要比没有谵妄的患者平均延长 6 天[11]。

谵妄的预后影响包括医院获得性并发症,如跌倒和压疮,住院周期延长、再入院率的增高,以及医疗费用的增长,65 岁及以上的谵妄住院患者再住院和功能衰退的风险增加了 3 倍[12]。住院患者谵妄后 1 年内的死亡率可高达 40%,特别是与恶性肿瘤或严重内科疾病有关时[6]。

发生病前谵妄患者罹患痴呆的风险是正常人的 3~6 倍,同时伴有谵妄和痴呆症的患者在出院后 12 个月的死亡率是后续康复机构死亡率的 2 倍[4,11]。然而,谵妄是大脑脆弱性的标志并介导伤害性损伤。谵妄可能会揭露先前存在的痴呆症或导致永久的认知缺陷和痴呆。目前尚不清楚谵妄和痴呆是在同一连续体上还是相互排斥的病理状态[1,3,4,10]。

诊断方法

风险因素及筛选

诱发因素是增加患者谵妄易感性的慢性疾病,也可以是引起谵妄的急性事件。如果一个患者有多种诱发因素,往往很少的诱发事件就可引起谵妄。

易感因素

并发症包括酒精中毒;慢性疼痛;晚期疾病;有肺、肝、肾、心脏或脑部疾病的基础病史;脑卒中或短暂性脑缺血发作病史和帕金森病。

人口因素包括年龄>65 岁、男性、婴儿或幼儿发热。

就老年患者而言,常见的易发疾病包括痴呆症或先前存在的认知障碍、抑郁、老年期的虐待、跌倒、谵妄病史、营养不良、多重用药、压疮,以及功能和感觉障碍。

急性诱发因素

急性损伤包括心或脑缺血、脱水和电解质紊乱、高血尿素氮/肌酐比值、骨折、缺氧、感染或败血症、中毒或停药、代谢紊乱、新型精神药物、镇静剂或催眠药物、处方药或非处方药、多种药物、营养不良、重病、休克、大手术或麻醉、无法控制的疼痛、髋部骨折后行走时间过长、外伤或紧急入院、昏迷、小便或大便潴留。

环境暴露包括 ICU 住院或长时间住院、机械通气、睡眠剥夺或睡眠-觉醒周期紊乱、留置导管和静脉注射,以及物理约束[1,2,4,7]。

诊断标准

除了提供患者的临床病史、检查和对患者的评估之外,目前尚无明确的实验室检查、生物标志物、影像学方法或其他客观诊断工具来确认谵妄的诊断[2,3]。

基于 DSM-5 标准的谵妄定义包括:

1.注意力(定向、集中、转移和维持注意力的能力)和意识(环境定向)的障碍。

2.干扰加剧(小时或天)和严重程度全天都在变化。

3.至少有一个额外的认知障碍(记忆/学习,定向障碍,最常见的是时间、地点、语言、视觉空间能力、感知)。

4.这些问题不能用另一种情况更好地解释,也不会在觉醒(昏迷)水平严重降低时发生。

5.基于病史、体格检查、实验室或影像学的证据、药物副作用、物质、毒素或多种病因引起的中毒或停药[6]。

急性谵妄持续数小时至数天，持续谵妄可持续数周、数月，甚至数年。谵妄可以描述为极度活跃的、低活动性的或混合性活动水平。低活动和混合性谵妄往往更难以识别，导致频繁的漏诊。其他的描述性特征包括行为和情绪障碍，这些特征的变化[1-3,6,13]。可能在夜间或其他刺激和环境下所缺失时发生得更频繁。

病史

确定患者的基本精神状态和精神状态变化的时间是很重要的，包括围绕精神状态改变开始发生的事件，如药物治疗、身体症状、跌倒或创伤。谵妄的评估和诊断方法总结在表 32.1 中。详细的用药史至关重要，包括用药计划和按需处方、非处方药、非处方补充物质，以及有关剂量和给药时间的详细信息。表 32.2 总结了与谵妄有关的常见药物。询问是否有感觉缺失和进行疼痛评估也很有帮助。大部分病史可能需要从家人、朋友、护理人员和熟悉患者的人那里得到补充。如果患者之前曾住院，既往病历可能会有帮助。既往病史有助于了解诱发因素，包括精神健康状况。有关药物使用、工作变化、压力生活事件和家族史的细节都是有用的[2,3]。

体格检查

体格检查应包括生命体征，一般医学检查，包括心脏、肺和腹部。对任何局灶性神经功能缺损进行神经系统检查，并进行认知和精神状态检查，如果不能完成全部检查，则重点测试注意力。进行皮肤检查，有无瘀伤、伤口、脓肿和（或）静脉注射药物的证据。

筛查试验

另一个在临床上快速诊断谵妄的重要工具是混淆评估方法（CAM）[14]。通过 CAM 诊断谵妄基于 4 个基本特征：

1.急性精神状态随病程起伏变化。

2.注意力不集中。

3.思维混乱。

4.意识水平的改变。

一个通过 CAM 评估的积极诊断需要特征 1 或 2，加上特征 3 或 4[14]。CAM 仍然是世界上使用最广泛的评估工具之一，每次评估平均需要 5 分钟进行。CAM 评估具有高敏感性（94%），高特异性（93%）及与评分者之间良好的可靠性。

实验室检查、影像学检查和操作

表 32.3 总结了可能的实验室研究和试

表 32.1　谵妄的评估和诊断方法[1,3]

1	定义基线精神状态
2	评估当前的心理状态和认知
3	进行仔细的身体和神经系统检查
4	使用经验证的仪器评估谵妄/其他可能出现类似症状（急性精神病、痴呆、抑郁、躁狂）
5	研究谵妄的预防和治疗措施，从非药物治疗策略开始
6	识别和治疗引起谵妄的潜在诱因
7	测量谵妄严重程度的变化和对干预措施的反应

表 32.2　与谵妄有关的常见药物[2.6.7]

种类	例子
抗胆碱能	三环抗抑郁药,阿米替林、多塞平、丙咪嗪
止吐药	异丙嗪
抗惊厥药	扑米酮、苯巴比妥、苯妥英钠
抗组胺药	赛庚啶、苯海拉明、羟嗪、H2 受体拮抗剂(西咪替丁、雷尼替丁)
抗毒蕈碱类	奥昔布宁、托特罗定
抗帕金森药	左旋多巴、苯托品、苯海索
镇静药	东莨菪碱
抗心律失常药	丙吡胺、奎尼丁
巴比妥酸盐	洛拉西泮、咪达唑仑
苯二氮䓬类	长效>短效
皮质类固醇类	泼尼松
钙拮抗剂	硝苯地平
多巴胺激动剂	溴隐亭
催眠药	唑吡坦
类阿片	哌替啶
骨骼肌松弛剂	环苯扎林、替扎尼定

表 32.3　用以评估谵妄潜在病因的实验室研究和试验[2.3.7]

实验室和测试项目	可能病因评估
全血细胞计数及白细胞分类计数	严重贫血/快速失血
血培养、ESR、CRP、乳酸	感染-败血症、外伤、艾滋病病毒、梅毒
双相超声	血栓或栓子
CT-PE 方案	
血清电解质	电解质紊乱(即高钠和低钠血症)
镁、磷	酸中毒、碱中毒、尿液比重、血清渗透压
尿素氮、肌酐	脱水
	肾衰竭
	尿毒症性脑病
葡萄糖	低血糖
	严重高血糖、糖尿病酮症酸中毒
	高渗状态、高血糖高渗性非酮症综合征
白蛋白、前白蛋白	营养不良、社交隔离
酶、淀粉酶、甘油三酯	胰腺炎
肝功能测试、INR、氨	肝衰竭/肝性脑病

（待续）

表 32.3(续)

实验室和测试项目	可能病因评估
尿液分析、培养	尿路感染
膀胱超声	尿潴留
腹部 X 线	肾结石
	大便秘结
盆腔超声或腹部/骨盆 CT	妇科或产科问题
胸部 X 线片、血氧饱和度	肺炎
痰培养/气管抽吸	充血性心力衰竭
	血红蛋白变异
心电图、肌钙蛋白、生命体征-血压、	心肌梗死
心率	心律不齐
	高血压引起的终末器官损害
血气分析	慢性阻塞性肺病的高碳酸血症
药物/毒素水平	药物副作用或毒性
	(可能发生在"正常"的血清水平,随着肾功能的改变等)
血液/尿毒理学	误食(多见于年轻患者)
	消遣性毒品和酒精中毒或戒断反应(乙醇、巴比妥类、镇静催眠药)
	重金属:铅、锰、汞
脑成像-CT、MRI PT、部分凝血活酶时间、	脑卒中或出血
INR	脑肿块、癌症病史后遗症的转移、TBI、缺氧缺血性脑病、弥漫性轴突损伤
	脑疝
	脓肿
	脑积水
	硬膜下血肿
	血管炎
腰椎穿刺 CSF 分析(影像学检查之后)	脑膜炎
	颅内压增高
	脑炎
	梅毒
脑电图	癫痫发作或昏迷状态
促甲状腺激素、游离 T4	甲状腺功能减退/亢进、黏液性水肿
促肾上腺皮质激素、皮质醇	肾上腺皮质功能亢进/减退
甲状旁腺激素、钙	甲状旁腺功能亢进
生命体征、体温	低体温或低体温环境
CK	神经阻滞剂恶性综合征
	血清素综合征

(待续)

表 32.3(续)

实验室和测试项目	可能病因评估
维生素水平	维生素 B_{12}/氧化亚氮
	叶酸
	烟酸
	维生素 B_1
	维生素 D
	锌

INR,国际标准化比值;LFT,肝功能测试;PT,国际规度化之比值;TBI,颅脑损伤。

验,来阐明谵妄的根本原因。

鉴别诊断

痴呆症、抑郁症和精神病通常与谵妄相似。表 32.4 对比了谵妄、痴呆和抑郁的特征。与谵妄相关的焦虑、妄想、幻觉和语言障碍可与具有精神病特征的双相或抑郁障碍、短暂精神病性障碍、精神分裂症或精神分裂样障碍相混淆。谵妄与 TBI 后的创伤后遗忘症有重叠的特征。也有类似谵妄的脑卒中综合征。

如果排除所有其他病因,非典型表现可能是由伪装或人为障碍造成的。很难区分谵妄、痴呆、谵妄叠加痴呆症,以及另一种先前存在的神经认知障碍,如老年痴呆症。意识水平的改变和急性发作在谵妄中更为独特,在非传染性疾病中不太常见。如果有疑问,最

好先处理好患者的谵妄。

治疗

谵妄的治疗应着眼于纠正基础疾病,并尽可能消除诱发因素(如药物治疗)。在 65 岁及以上非 ICU 住院患者中,实施非药物预防和干预措施已被证明具有成本效益,可将住院谵妄的风险降低 53%,缩短住院时间,并将跌倒风险降低 62%(框 32.1)[2,3,7,15]。

躁动患者的药物管理

很少有证据表明谵妄的药物治疗对患者有益,药物的使用应该保留到患者或医护人员有安全风险时使用。抗精神病药物和苯二氮䓬类的药物治疗并没有改善预后[3,16]。值得注意的是,很少有研究对功能结果进行

表 32.4　与其他诊断相比,谵妄的特征[1,3,4,6]

	谵妄	痴呆	沮丧
急性起病	+(小时至天)	-(月至年)	+/-
注意力不足	+	-/+如果是重度痴呆	+/-
意识改变	+(波动)	-/+如果是严重痴呆	-
思维紊乱	+	+/-	+
改变的精神运动活动	+	+/-	+/-
持续时间	日至年	月至年	日至年

框 32.1　谵妄的非药物干预的措施

1. 督促患者保持良好的睡眠卫生习惯
2. 尽量减少对患者的人身限制
3. 督促患者早期活动、参与治疗、划定活动范围、提供辅助设备
4. 重新定位和熟悉患者日历、时钟、电话、照明设备并且尽量减少房间变化
5. 向患者介绍自己,解释自己的角色,其家属的来访提供便利
6. 为患者提供认知刺激活动
7. 尽量减少插管、引流管、导尿
8. 优化感官输入、眼镜、助听器、假牙、阻塞性耳垢
9. 鼓励口服摄入以维持体液、营养,并确保充足的氧气
10. 使呼叫灯可用
11. 确保医护人员接受谵妄管理方面的教育

评估;研究的人群是同质的。在康复中心和养老院进行的研究很少被纳入系统评价或 Meta 分析[16]。有适度的证据表明药物治疗与住院率增加、谵妄症状评分升高和生存率下降有关[3]。

提供者应从尽可能低的药物剂量开始,在尽可能短的持续时间(通常<2 天)内使用最低有效剂量,然后尽可能减量(表 32.5)。与其他药物相比,氟哌啶醇通常被认为是一线药物,因为它对血流动力学的影响较小,镇静作用也较小。然而,氟哌啶醇会损害颅脑损伤的认知恢复,因此应谨慎使用或者考虑使用替代药物,例如,喹硫平或利培酮。除非专门用于酒精或苯二氮䓬戒断,否则应避免使用苯二氮䓬类药物。临床医师应避免使用药物治疗活动低下型谵妄。

表 32.5　可用于与谵妄相关躁动的药物[1-3,17]

药物	剂量	益处	副作用
氟哌啶醇	0.25mg,0.5mg 或 1mg PO 每 4 小时 1 次;如果需要搅拌,每 20~30 分钟重复 1 次 不要超过 3~5mg/d	无镇静作用的抗组胺药 较少的血流动力学影响	EPS,增加大于 3mg/d 随静脉注射形式增加,尖端室性心动过速所以只能在监视下使用 TBI 后认知恢复差
劳拉西泮	根据需要 1 天 3 次	用于镇静和乙醇戒断,抗精神病药物恶性综合征病史	副氧兴奋-比氟哌啶醇更能抑制呼吸
奥氮平	2.5mg,5mg 或 10mg PO,IV 或 IM 每日按需	EPS 低于氟哌啶醇	比氟哌啶醇更镇静
喹硫平	12.5mg,25mg 或 50mg PO BID 按需	EPS 低于氟哌啶醇	最镇静的非典型抗精神病药 低血压
利培酮	0.25~1mg PO 或 IV 每 4~12 小时按需	非镇静 低血流动力	EPS 低于氟哌啶醇

EPS,锥体外系副作用;IM,肌内注射;IV,静脉注射;PO,口服;BID,每天 2 次;TBI,颅脑损伤。

资源

《AAPMR 指南》:https://now.aapmr.org/delirium-and-dementia.

2019 Beer 标准:https://www.americangeriatrics.org/media-center/news/older-people-medications-are-common-updated-ags-beers-criteriar-aims-make-sure.

重症监护中的精神错乱:https://www.icudelirium.org/medical-professionals/overview.

为居民提供的老年病学:https://geriatricscareonline.org/ProductAbstract/the-geriatrics-for-specialty-residents-toolkit-physical-medicine-rehabilitation/TK004.

梅奥诊所:https://www.mayoclinic.org/diseases-conditions/delirium/symptoms-causes/syc-20371386.

《英国国家健康与临床优选研究所（NICE）指南》:https://www.nice.org.uk/guidance/cg103.

预防治疗和预后更新:https://www.uptodate.com/contents/delirium-and-acute-confusional-states-prevention-treatment-and-prognosis?search=delirium&source=search_result&selectedTitle=2~150&usage_type=default&display_rank=2.

（史璇 译　陆霞 梁成盼 李奇 审）

参考文献

1. Inouye SK. Delirium in older persons. *N Engl J Med*. 2006;354(23):1157–1165. doi:10.1056/NEJMc061003

2. Marcantonio ER. In the clinic. Delirium. *Ann Intern Med*. 2011;154(11). doi:10.7326/0003-4819-154-11-201106070-01006

3. Oh ES, Fong TG, Hshieh TT, Inouye SK. Delirium in older persons: advances in diagnosis and treatment. *JAMA*. 2017;318(12):1161–1174. doi:10.1001/jama.2017.12067

4. Fong TG, Davis D, Growdon ME, Albuquerque A, Inouye SK. The interface between delirium and dementia in elderly adults. *Lancet Neurol*. 2015;14(8):823–832. doi:10.1016/S1474-4422(15)00101-5

5. Marcantonio ER. Delirium in hospitalized older patients. *N Engl J Med*. 2017;15:1456–1466. doi:10.1056/NEJMcp1605501

6. APA. *Diagnostic and Statistical Manual of Mental Disorders*. 5th ed. APA; 2013.

7. Kalish VB, Gillham JE, Unwin BK. Delirium in older persons: evaluation and management. *Am Fam Physician*. 2014;90(3):150–158.

8. Khan BA, Perkins A, Hui SL, et al. Relationship between African-American race and delirium in the ICU. *Crit Care Med*. 2016;44(9):1727–1734. doi:10.1097/CCM.0000000000001813

9. Cassie KM, Cassie W. Racial disparities in the use of physical restraints in U.S. Nursing homes. *Heal Soc Work*. 2013;38(4):207–213. doi:10.1093/hsw/hlt020

10. Cole MG, Ciampi A, Belzile E, Zhong L. Persistent delirium in older hospital patients: a systematic review of frequency and prognosis. *Age Ageing*. 2009;38(1):19–26. doi:10.1093/ageing/afn253

11. Oh-Park M, Chen P, Romel-Nichols V, Hreha K, Boukrina O, Barrett AM. Delirium screening and management in inpatient rehabilitation facilities. *Am J Phys Med Rehabil*. 2018;97(10):754–762. doi:10.1097/PHM.0000000000000962

12. Wei LA, Fearing MA, Sternberg EJ, Inouye SK. The confusion assessment method: a systematic review of current usage. *J Am Geriatr Soc.* 2008;56(5):823–830. doi:10.1111/j.1532-5415.2008.01674.x

13. Kalish VB, Gillham JE, Unwin BK. Delirium in older persons: evaluation and management. *Am Fam Physician.* 2014;90(3):150–158.

14. Inouye SK, Van Dyck CH, Alessi CA, Balkin S, Siegal AP, Horwitz RI. Clarifying confusion: the confusion assessment method: a new method for detection of delirium. *Ann Intern Med.* 1990;113(12):941–948. doi:10.7326/0003-4819-113-12-941

15. Edward R Marcantonio. Delirium in hospitalized older adults. *N Engl J Med.* 2017;377(15):1456–1466. doi:10.1056/NEJMcp1605501

16. Neufeld KJ, Yue J, Robinson TN, Inouye SK, Needham DM. Antipsychotic medication for prevention and treatment of delirium in hospitalized adults: a systematic review and meta-analysis. *J Am Geriatr Soc.* 2016;64(4):705–714. doi:10.1111/jgs.14076

17. Fick DM, Semla TP, Steinman M, et al. American Geriatrics Society 2019 Updated AGS Beers Criteria® for potentially inappropriate medication use in older adults. *J Am Geriatr Soc.* 2019;67(4):674–694. doi:10.1111/jgs.15767

第 **33** 章

抑郁症

David Rothman, Amy Starosta, Jesse Fann

核心定义

根据 DSM-5[1]，抑郁症是"悲伤、空虚或易怒的情绪，伴随着躯体和认知方面的担忧，显著影响个体的功能能力"。为了符合重度抑郁症的诊断标准，个体必须符合以下 9 个症状的 5 个以上且持续时间超过 2 周：

- 低落的心情(悲伤、空虚、无望)。
- 对活动的兴趣或乐趣降低。
- 无缘由的体重减轻或增加 5%。
- 失眠/睡眠过度。
- 运动躁动增加/减少(如其他人所述)疲劳或能量损失。
- 与处境不相称的无价值感或负罪感。
- 注意力或决断力下降。
- 死亡或自杀意念。
  - □ 导致严重的功能障碍(社会、职业、其他领域)。
  - □ 非药物使用障碍或疾病。
  - □ 不能用其他抑郁症更好地解释且没有躁狂症。

重度抑郁的主要特征是情绪低落，对活动兴趣或乐趣降低。确诊必须出现其中一种症状。

病因和病理生理学

抑郁症在康复人群中很常见。颅脑损伤[2]，脊髓损伤[3]和脑卒中[4]患者抑郁症的发生率均有所增加。虽然抑郁症在康复人群中可能更为常见，但也并不意味着十分普遍。在某一时间点被确认抑郁情绪达到临床水平的患者中，确定了 3 个主要轨迹：持续、恢复和延迟[2]。与诊断无关，在患有脊髓损伤[3]的个体和涉及创伤事件的个体中也发现了类似的模式[5]。在慢性病(如多发性硬化)，这种变异性较小疾病中，个体在抑郁症报告中保持一致的趋势，贯穿 3 种轨迹：低(亚临床:63.8%)、中度(高于临床阈值:26.2%)和高(10%)。因此，在 PM&R 人群中的个体，抑郁症是一种常见的现象，而且随着时间的推移，许多人会有不同程度的临床困扰。

诊断方法

筛查

鉴于抑郁症在 PM&R 人群中的发病率较高，并且可能在康复过程中的不同时间点发展，因此随着时间的推移，对个体进行重复评估至关重要。常见的"红旗征"或需要进行抑郁评估的迹象包括卫生状况下降、社会参与度低、护理参与度下降，以及患者所表达出的绝望或无助感。除了临床访谈外，文献中还使用了多种方法来评估抑郁症的症状。这些工具可用于应对相关症状或作为广泛的筛查手段。

PHQ-9 是医疗机构中使用最广泛和最有效的评估抑郁症的方法之一[6]，人们强烈支持将 PHQ-9 作为多人群，包括康复人群在内的筛查工具。而且，PHQ-9 还能通过第 9 项作为自杀意念的初步筛查工具。PHQ-9 的临界值为 10，为抑郁症的敏感性和特异性提供了一个可接受的平衡[7]。此外，PHQ-9 对症状的变化很敏感，可以重复使用，基于 5 个基点的升降来衡量临床上的显著变化。

在各种研究和临床中经常使用的第 2 种测量方法是医院焦虑和抑郁量表（HADS）[8]。该措施可同时评估住院患者的焦虑和抑郁。与 PHQ-9 不同，HADS 不包含抑郁症相关的躯体症状，而是关注与抑郁症相关的快感缺乏症状。HADS 专注于过去 1 周，允许更频繁地评估和测量变化，并在多次评估中证明了其稳定性[9]。HADS 的一个理论优势是，通过消除躯体症状，身体健康状况的干扰将受到限制；然而，这一概念在研究和实践中似乎并没有得到强有力的支持。因此，当在 PHQ-9 和 HADS 间进行选择时，时间（例如，1 周）因素及焦虑和抑郁的联合评估可能会影响选择。此外，HADS 中不包含对自杀意念的评估。

当对老年人进行评估时，可以考虑使用老年抑郁量表（GDS）[10]。与前面提到的其他措施不同，这些措施使用严重程度量表（即 0~3，分数越高意味着严重程度越高），GDS 侧重于答复的是或否。就目前的筛选措施而言，GDS-15 是 GDS 中最常见和最受支持的版本[10]。

临床表现

处于康复治疗中的患者，其一生中可能会经历一系列的反应。在确定适当的诊断时要考虑的主要因素是：①痛苦过度吗？②郁闷的情绪源于哪里？③压力源产生的时间（表 33.1）。

值得注意的是，并非所有的悲伤都是重度抑郁。从诊断的角度来看，为了满足重度抑郁的诊断标准，症状必须干扰日常功能或与基本情况的预期不成比例。许多人可能会经历正常的悲伤，这不会显著影响他们的日常功能。

一些患者可能会在创伤事件后出现情绪问题，这可能与他们的创伤有关。虽然考虑急性/创伤后压力很重要，但对于在创伤后经历抑郁情绪的患者更合适的诊断可能

表 33.1 损伤适应相关因素比较

因素	正常调整	适应障碍伴抑郁情绪	重性抑郁障碍
苦恼	低/中/高	中/高	中/高
压力源	与伤害有关	与伤害有关	包括损伤和外部因素在内的多种因素
时间	立刻	1~6 个月伴随着急性应激源（如果压力正在持续，时间更长）	6 个月内，临床上显著的事后窘迫

是伴有抑郁情绪的适应障碍。诊断抑郁情绪调节障碍,必须满足以下标准:

■ 抑郁症的症状开始于压力源出现后的 3 个月内。

■ 抑郁症的症状与压力源直接相关。

■ 反应必须与压力不成比例,直接影响正常功能。

有抑郁情绪的适应障碍患者可能会表现出许多与重度抑郁相同的症状。然而,这类患者的症状与压力源直接相关。由于人们的适应力很强,与适应障碍相关的症状往往随着时间的推移而减少。

抑郁症与失语症

康复机构的工作人员提供了一个对沟通不能或受限患者进行评估的共同经验。由于大多数抑郁症评估依赖于患者反馈其症状的能力,因此对沟通障碍患者的抑郁症评估可能是具有挑战的。然而,对于这类沟通障碍人群的抑郁评估又是至关重要的,因为这个团体抑郁率高,但治疗率却较低。脑卒中失语症抑郁问卷[11]是一种评估失语症患者抑郁情绪的方法。这项措施侧重于个人的行为评级,而不是依赖自我报告,可以在网上找到。

安全问题

除了抑郁症的发病率上升外,颅脑损伤[12]、脊髓损伤[13]和脑卒中患者自杀未遂,以及自杀死亡的风险也有所增加。此外,慢性疼痛是 PM&R 人群中的常见症状,已被发现与自杀意念和企图增加有关。许多与自杀意念和抑郁症作斗争的患者无法获得适当的心理保健,而医疗提供者通常是患者自杀未遂前的最后一个接触点。一些提供者表示担心,与痛苦的患者讨论自杀可能会引发自杀念头;然而,尚无证据表明询问自杀会增加痛苦或自杀意念。相反,现有文献的观点表明,承认和谈论自杀实际上可能会减少痛苦及自杀念头[14]。因此,筛查抑郁症时必须询问患者关于自杀的想法,这点是很重要的。

应该用直接、客观的方式询问患者,使用诸如“你想自杀吗?”“你在想自杀吗?”或“你有想过自杀吗?”对于存在自杀想法、意图或计划的患者,应咨询心理健康服务提供者,以进一步评估和管理。对于那些希望开发更系统的方法来评估和管理患者自杀风险的诊所来说,有很多好的资源可以利用,如初级保健实践中的自杀预防工具包、此类资源线上都有包含。

治疗

心理治疗干预

目前主要的心理治疗方法包括:①抑郁症的认知行为治疗;②正念疗法;③抑郁症的接受和承诺疗法。所有这 3 种干预措施都可以在住院和门诊环境中实施,并已被认证可以减少抑郁症的症状,即使以简短的形式实施[15]。

认知行为疗法:重点是识别不适应的认知(例如,我不能带着我的伤害生活)。提供者与患者合作,以确定逻辑上的挑战和修改不良的认知,减少对不良认知的情绪反应,并专注于增加行为激活和参与愉快的活动。

以正念为基础的技术:专注于增加个人当前的注意力,而不是过去的消极思想或对未来的忧虑。它力求帮助个人享受当前的能力,并在努力减少痛苦的同时专注于现有能力。该技术通常包括冥想或视觉想象。

接受和承诺疗法:通过正念疗法,帮助患者增强对现状的接纳。提供者与患者合作,增加他们对个人价值的关注,同时专注于增加参与有价值的活动,并继续努力接受可能导致的新挑战的痛苦。

药理干预

SSRIS(如西酞普兰或舍曲林)或 SNRl(如文拉法辛缓释剂或度洛西汀)通常是 PM&R 患者的一线抗抑郁药,因为它们的副作用较小[16-18]。在康复人群中,这些药物通常应以起始剂量的一半开始使用,并缓慢滴定。当耐受后,应将剂量调整至正常治疗剂量。SNRI 还具有减少神经性疼痛的潜在益处。5-羟色胺引起的躁动有时会被误认为是脑外伤引起的躁动。在一些获得性脑损伤的患者中,5-羟色胺能药物可能会产生或加剧淡漠,这可能被误认为是抑郁症的加重。SSRI 的使用与出血并发症风险增加及老年人跌倒风险增加有关,因此在将其用于该人群时需要谨慎。

安非他酮可能有助于缓解疲劳,但会增加癫痫发作的风险,这是严重 TBI 或脑卒中后特别关注的问题。合并焦虑、失眠或厌食症的患者可考虑使用米氮平。尽管研究表明使用 TCA 是有效的,但镇静和直立性低血压等副作用的潜在风险限制了它们在弱势人群中的使用。在 TCA 中,去甲替林或去西帕明的副作用最小,并且可能对神经性疼痛也有帮助。由于单胺氧化酶抑制剂具有潜在的问题特性,因此在使用时应非常谨慎。

哌甲酯是一种精神兴奋剂,具有抗抑郁

作用,可同时提高觉醒、认知处理速度、疲劳和参与康复[19]。但由于其存在成瘾性,不建议长期使用。氯胺酮和较新的抗抑郁药,如维拉佐酮、左旋米那西普和伏尔硫西汀,尚未在抑郁症康复患者中进行系统的研究。

功能预后和结果

在参加住院康复计划的个体中,多项研究都证明,不论是在住院期间还是出院后,抑郁症患者比非抑郁患者的预后更差[20]。这些研究结果包含多个结果变量,包括功能独立性测量得分较低,住院时间延长,自我报告的生活质量较低,社会参与的减少。此外,这些变量之间似乎是存在一种双向的关系,例如,抑郁预示着较差的身体状况,而较差的身体状况与抑郁的加重是相关的,因此,抑郁症的早期干预管理可能会改善多个领域的结果[20]。

资源

脑卒中失语性抑郁问卷:https://stroken-gine.ca/en/assessments/stroke-aphasic-depres-sion-questionnaire-sadq.

预防自杀初级保健实践工具包:https://www.sprc.org/settings/primary-care/toolkit.

(史璇 译　陆霞 梁成盼 李奇 审)

参考文献

1. American Psychiatric Association. *Diagnostic and Statistical Manual of Mental Disorders (DSM-5®)*. American Psychiatric Publishing; 2013.
2. Bombardier CH, Hoekstra T, Dikmen S, Fann JR. Depression trajectories during the first year after traumatic brain injury. *J Neurotrauma*. 2016;33(23):2115-2124.
3. Bombardier CH, Adams LM, Fann JR, Hoffman JM. Depression trajectories during the

first year after spinal cord injury. *Arch Phys Med Rehabil.* 2016;97(2):196–203.

4. Mitchell AJ, Sheth B, Gill J, et al. Prevalence and predictors of post-stroke mood disorders: a meta-analysis and meta-regression of depression, anxiety and adjustment disorder. *Gen Hosp Psychiatry.* 2017;47:48–60.

5. deRoon-Cassini TA, Mancini AD, Rusch MD, Bonanno GA. Psychopathology and resilience following traumatic injury: a latent growth mixture model analysis. *Rehabil Psychol.* 2010;55(1):1.

6. Kroenke K, Spitzer RL, Williams JB. The PHQ-9: validity of a brief depression severity measure. *J Gen Intern Med.* 2001;16(9):606–613.

7. Moriarty AS, Gilbody S, McMillan D, Manea L. Screening and case finding for major depressive disorder using the patient health questionnaire (PHQ-9): a meta-analysis. *Gen Hosp Psychiatry.* 2015;37(6):567–576.

8. Zigmond AS, Snaith RP. The hospital anxiety and depression scale. *Acta Psychiatr Scand.* 1983;67(6):361–370.

9. Bjelland I, Dahl AA, Haug TT, Neckelmann D. The validity of the hospital anxiety and depression scale: an updated literature review. *J Psychosom Res.* 2002;52(2):69–77.

10. Sheikh JI, Yesavage JA. Geriatric depression scale (GDS): recent evidence and development of a shorter version. *Clin Gerontol J Aging Mental Health.* 1986;5 (1–2):165–173.

11. Sutcliffe LM, Lincoln NB. The assessment of depression in aphasic stroke patients: the development of the stroke aphasic depression questionnaire. *Clin Rehabil.* 1998;12(6):506–513.

12. Bahraini NH, Simpson GK, Brenner LA, Hoffberg AS, Schneider AL. Suicidal ideation and behaviours after traumatic brain injury: a systematic review. *Brain Impairment.* 2013;14(1):92–112.

13. Cao Y, Massaro JF, Krause JS, Chen Y, Devivo MJ. Suicide mortality after spinal cord injury in the United States: injury cohorts analysis. *Arch Phys Med Rehabil.* 2014;95(2):230–235.

14. Dazzi T, Gribble R, Wessely S, Fear NT. Does asking about suicide and related behaviours induce suicidal ideation? What is the evidence? *Psychol Med.* 2014;44(16):3361–3363.

15. Sumner LA, IsHak WW, Dang J, Vanle B, Mahtani N, Danovitch I. Psychological interventions in inpatient medical settings: a brief review. *Int J Healthc Med Sci.* 2018;4:73–83.

16. Hackett ML, Anderson CS, House A, Xia J. Interventions for treating depression after stroke. *Cochrane Database Syst Rev.* 2008;(4):CD003437.

17. Fann JR, Bombardier CH, Richards JS, et al. Venlafaxine extended-release for depression following spinal cord injury: a randomized clinical trial. *JAMA Psychiatry.* 2015;72(3):247–258.

18. Salter KL, McClure JA, Foley NC, Sequeira K, Teasell RW. Pharmacotherapy for depression posttraumatic brain injury: a meta-analysis. *J Head Trauma Rehabil.* 2016;31(4):E21–E32.

19. Lee H, Kim S, Kim J, Shin I, Yang S, Yoon J. Comparing effects of methylphenidate, sertraline and placebo on neuropsychiatric sequelae in patients with traumatic brain injury. *Hum Psychopharmacol Clin Exp.* 2005;20(2):97–104.

20. Hoffman JM, Bombardier CH, Graves DE, Kalpakjian CZ, Krause JS. A longitudinal study of depression from 1 to 5 years after spinal cord injury. *Arch Phys Med Rehabil.* 2011;92(3):411–418.

第 34 章

皮疹等皮肤病

Evan Sweren，Ronald J. Sweren，Jennifer M. Zumsteg，Luis Garza

光化性角化病

核心定义

光化性角化病（AK）是一种继发于光损伤的非典型角质形成细胞增生，发生于长时间日晒的部位，如面部、颈部和上肢。发病率随年龄增加而增加。肤色较浅者（Fitzpatrick Ⅰ型和Ⅱ型）的患病风险更大。一小部分AK患者可进展为鳞状细胞癌（SCC）。AK被认为是"癌前病变"，是需要治疗的，尤其是免疫功能低下的患者[1,2]。

病因和病理生理学

长期日晒（工作和休闲）和日光浴（户外和使用日光浴床）是主要的致病因素。UVB（285~315nm）和 UVA（315~400nm）分别穿透表皮和真皮，破坏 DNA，启动炎症和自由基级联反应，并破坏皮肤组织内部的平衡。

诊断方法

AK 表现为头皮、耳朵、面部、口唇（光化性唇炎）、躯干、背部，以及四肢鳞屑、角化红斑、褐色/灰色斑块或丘疹。它们通常很小（<5mm），无明显症状，且呈倍数增长，但有

时也会有较大（1~2cm）的 AK。最常见的症状包括患处瘙痒或边界不清的刺痛，抓挠或摩擦刺激可能导致出血，但出血量不多。较大的肿块经常会与鳞癌混淆，需要活检来鉴别。

治疗

目前有多种治疗方案，包括监测非常小的微小病灶。最常见的治疗方法包括液氮冷冻和 5 氟尿嘧啶（一种局部化疗）。其他治疗方法包括光动力疗法、激光、局部咪喹莫特、免疫调节剂及精油。

功能预后和结果

如果能够识别并适当监测和（或）治疗，预后通常非常好。然而，随着时间的推移，患者病情可持续发展为 AK 的情况也并不少见，需要定期干预。

皮肤真菌感染

核心定义

皮肤真菌感染是一种常见的影响皮肤、头发和指甲的疾病。它们是由真菌引起的，最常见的是毛癣菌属和小孢子菌属，在感染变得严重时，会对免疫功能低下的个体构成

极大的威胁。病情顽固且反复,易引起或轻或重的困扰。通俗地说,皮肤癣菌感染的名称源于它们的外观或表现部位,即使是同一解剖部位感染也可能是不同生物引起的。感染最常见的例子包括:体癣("癣")、足癣("脚气")、股癣("股癣")、头癣("头皮癣")、甲癣("指甲真菌")和隐匿性癣[3]。

病因和病理生理学

真菌是人类共生菌群和生活环境的组成部分。几乎所有的真菌对人类都是非致病性的,然而,无论是共生的还是环境的致病真菌,都可能由内部或外部的因素而导致感染,例如,闭塞或潮湿。皮肤真菌感染很少累及表皮,大多驻留在角质层上和内部。

诊断方法

皮肤真菌感染的表现形式多种多样。体癣是一种环状病变,可以是圆形、椭圆形或多环型,累及躯干或四肢,少见于角化区域。边界通常是凸起的和鳞片状的。足癣是一种足部真菌感染,足底和足趾间有鳞屑或剥落。症状通常较轻,发病率随着年龄的增长而增加。在足部的内侧和外侧可能存在鹿皮样分布,趾间的表现可能是恶臭和潮湿。股癣是腹股沟的另一种鳞状表现,延伸到大腿内侧或臀部。诊断基于明显的瘙痒、红斑和分界,有时伴有中央清除。头癣是一种头皮真菌感染,在儿童中更常见,表现为局部区域脱屑和脱发。断发毛癣菌是最常见的,导致头皮上的黑点,构成断发干碎片(内膜中的扁桃体);有趣的是,家庭中的成年人可能是无症状携带者,这使治疗工作变得复杂。甲癣或甲菌病是指甲的皮肤癣菌感染,可能会变厚或呈淡黄色。尽管一段时间内不处理是可以忍受的,但会导致疼痛和继发感染。

最后,隐匿性癣或马氏肉芽肿不太常见,由于使用了局部类固醇,通常可能表现为界限不清的瘢痕或斑块。

临床诊断通常基于前面提到的症状和解剖部位,但通常通过将皮肤刮屑、毛发或指甲溶解在氢氧化钾中并用显微镜检查寻找菌丝来确认。然而,值得注意的是,根据症状的严重程度,刮伤可能会产生少量的真菌分离物。对于毛发来说,在显微镜放大下寻找毛干内(内丝菌)或毛干表面(外丝菌)的真菌孢子是一种优越的诊断方法。如果怀疑指数高且氢氧化钾为阴性,则可以进行真菌培养。

治疗

皮肤通常可以用局部外用的抗真菌药来治疗,有非处方药(OTC)和处方药两种选择。口服抗真菌药包括特比萘芬、氟康唑、伊曲康唑,儿童偶尔也可使用灰黄霉素。

功能预后和结果

在其他健康的个体中,皮肤真菌感染可通常通过适当的治疗来解决,由于患者的年龄、依从性、真菌类型、生活条件(如群体生活)和免疫能力不同,部分种类治疗起来有点困难。

接触性皮炎

核心定义

接触性皮炎是指对环境中某种化学物质或物质的直接接触反应。皮疹常呈瘙痒性,发生于各个年龄段的个体。当物质有刺激性时,反应被分为刺激性接触性皮炎;当物质为过敏原时,反应被分为过敏性接触性皮炎[4]。

病因和病理生理学

接触性皮炎反应的特点是由直接组织损伤和皮肤屏障破坏而导致的先天免疫激活,而过敏性接触性皮炎反应是Ⅳ型反应,也称为迟发型超敏反应;两者都涉及免疫激活。因此,数量、持续时间和其他内在免疫条件或因素包括遗传易感性,都会影响接触性皮炎反应的可能性。

诊断方法

临床诊断通常基于反应的部位和患者最近的行为史与潜在刺激物。皮疹常表现在与病原体接触的区域。典型的过敏性接触性皮炎表现为红斑水肿性丘疹和水疱,常合并成带状或线状(条纹)。最广为人知的过敏性接触性皮炎过敏原是毒葛、橡树或漆树,它们都是由油性植物树脂漆酚(Toxicodendron属植物)引起的。对于长期住院的患者,洗涤产品和黏合剂也可能引起反应。有时,当皮疹外观不典型时,皮肤活检有助于确诊,当病原体未知时,斑贴试验可能有用。典型化学刺激物包括化妆品、洗涤剂(肥皂)、溶剂、防腐剂(福尔马林)消毒剂、防腐药、灰尘、花粉和皮屑。由毛料等划伤衣物引起的长期反复摩擦也可能引起反应,木屑和玻璃纤维等细小刺激物也会引起反应。值得注意的是,潜在的刺激物因素有很多。包括瘙痒、疼痛和灼热感。

治疗

主要的治疗是外用糖皮质激素(TCS)或逐量递减口服类固醇,最常见的是泼尼松,根据皮疹的严重程度,持续2~3周。抗组胺药也可以缓解瘙痒,虽然口服治疗可能会干扰功能和认知能力,但这只是暂时的。

功能预后和结果

如果病原体被发现并得到适当治疗,预后是良好的。然而,对于具有潜在特应性的个体,完全消除症状还是存在难度的。

特应性皮炎

核心定义

特应性皮炎(AD)或湿疹是一种非常常见的慢性炎症性皮肤疾病,包括瘙痒、边界不清、红斑鳞屑斑片或斑块。耀斑可能是周期性和季节性的,在天气干燥和自然阳光减少时会加剧。尽管发病高峰出现在幼儿期,但AD可以出现在所有年龄段的个体。过敏性鼻炎(哮喘)和季节性过敏也常见于AD患者。症状可轻可重,同时影响睡眠和生活质量[5]。

病因和病理生理学

许多遗传、环境和生物因素都与AD的病因有关。其中包括皮肤菌群失调、母体过敏史、皮肤结构蛋白(丝聚蛋白)突变或缺陷等。总的来说,这些病理导致表皮屏障功能的破坏和慢性免疫细胞浸润。

诊断方法

临床上常根据家族史、症状,以及排除较严重的皮肤病来诊断。皮损呈红斑、干燥、鳞屑、瘙痒,抓破可引起渗出、结痂,甚至出血。在肤色较深的个体(Fitzpatrick Ⅴ型和Ⅵ型)中,伴或不伴苔藓化和条纹色素沉着也可能很明显。虽然AD没有解剖学上的偏好,可以广泛出现,但常见的受累区域是在包括手肘、肘前窝、腘窝和其他屈肌表面。

治疗

沐浴后常规使用非水性保湿剂（润肤剂），如凡士林，是改善皮肤屏障功能的首选和最有效的治疗方法。事实上，不论是否使用漂白剂，单独洗澡都是有帮助的。此外，短期高剂量使用氯倍他索等外用皮质类固醇类，对控制发作非常有效，而在长期维持剂量下使用曲安西龙等其他药物，可以有效预防发作、复发。而为了避免过敏，以及皮肤变薄、皮纹和毛细血管扩张等的副作用，需要阶段性停药。外用皮质类固醇通过减少身体的炎症反应来发挥作用。很少情况下，光疗是有效的。

功能预后和结果

长期预后通常是良好的，然而，患者依从性控制 AD 的高负担，往往导致较差的长期结果。同样，在确定适当的治疗方案之前，症状可能会造成身体和情感上的负担，甚至扰乱睡眠周期，形成压力的正反馈循环导致疾病暴发。不受控制的 AD 在儿童和青少年中尤其严重，甚至导致旷课率的增加。

化脓性汗腺炎

核心定义

化脓性汗腺炎是一种毛囊的慢性炎症性疾病，好发于女性，女性与男性发病率之比为 3∶1，且有遗传性倾向，可在腋窝、腹股沟和肛门生殖器区域引起疼痛的病变、窦道、脓肿、结节和囊肿。发作频繁，常在青春期发作，有时会在以后的生活中减弱[6]。

病因和病理生理学

对化脓性汗腺炎的病理生理机制尚需进一步研究，组织学结果表明淋巴细胞和中性粒细胞浸润和毛囊和大汗腺的破坏。异常愈合导致瘢痕形成和异常皮肤组织重建。

诊断方法

临床上根据症状做出诊断，包括引流和非引流窦道、病变、脓肿、腋窝、腹股沟和肛门生殖器区的双头粉刺。瘢痕也常出现在这些部位，有或没有色素沉着，特别是肤色较深的个体（Fitzpatrick V 型和 VI 型）。尽管可能很严重，但很少发生继发性细菌感染。误诊包括常见的疖肿、毛囊炎、囊肿性痤疮，当发生在肛门生殖器部位时，甚至会误诊为性传播疾病。

治疗

可根据 Hurley 疾病的分期（I～III）进行治疗。阶段 I 期疾病定义为除窦道或瘢痕外的单个或多个脓肿，而 II 期则是病变之间皮肤正常的多发脓肿，伴窦道和瘢痕。对于 I 期和 II 期疾病，局部治疗最为合适，包括局部抗菌洗剂（例如，Hibiclens）、吡啶硫酮锌洗剂、外用抗生素（克林霉素）和（或）口服抗生素（包括多西环素、甲氧苄啶-复方磺胺甲噁唑片、利福平、克林霉素和莫西沙星）。肿瘤坏死因子（TNF）抑制剂阿达木单抗也被 FDA 批准用于 II 期甚至 III 期疾病。另一种 TNF 抑制剂英夫利单抗也被证明是有效的。对于 III 期疾病，包括涉及更多弥漫性、慢性复发性和使人衰弱的化脓性汗腺炎，病灶内类固醇注射和手术干预是合适的，包括有限地切开引流和切除窦道。在涉及肛周/会阴区域的严重化脓性汗腺炎病例中，可建议进行手术切除和结肠造口术。这方面，最有效的手术疗法是切除覆盖整个受影响区域的皮肤。

功能预后和结果

功能预后的好坏取决于一系列因素,包括患者风险缓解、患者依从性和自然疾病史。考虑到受影响的解剖部位,情绪、性功能和生活质量等也可能受到负面影响。

脂溢性皮炎

核心定义

脂溢性皮炎(SD)是一种常见的皮肤疾病,包含通过头皮、面部、腋窝、乳房下的躯干和足间皱褶的皮脂腺产生皮脂。发病多见于男性,可季节性发生,冬季天气干燥可加重症状。新生儿表现为摇篮帽,6~12个月后消退;在青少年和成人中,SD通常表现为头皮和面部中央的头皮屑,可对生活质量产生负面影响[7]。

病因和病理生理学

关于SD的病因已经提出了很多的理论。包括酵母菌(马拉色菌)、慢性炎症和角质形成细胞增殖,有些人也可能有遗传倾向。考虑到尤其是在青春期,男性患SD的性别因素,雄激素被怀疑是致病因素。这与青春期皮脂腺活动增强相一致。同样,免疫能力似乎是一个保护因素。

诊断方法

症状通常对称发生。在新生儿中,头皮有明显的红斑、油腻、鳞片状斑块;这被称为摇篮帽,在躯干和四肢症状更为广泛,会出现红斑、不明确的鳞状斑块。在年龄较大的儿童和成人中,SD表现为头皮弥漫性脱屑,在更严重的情况下伴有厚斑块。外耳道、耳后和鼻唇沟也可能有类似的鳞屑。中央面颊以及腋窝、足间皱襞和乳房下胸部也可能有边界不清的红色鳞屑斑。这容易与白色念珠菌感染混淆,但它没有卫星脓疱。氢氧化钾染色可以帮助诊断皮疹的原因是白色念珠菌还是皮肤癣菌感染,而组织活检不能诊断。与康复专家相关的是,SD有时会出现在患有偏瘫或单侧帕金森病的患者中。此外,使用颈托的脊髓损伤患者,其颈部或胡须周围也可能出现SD。

治疗

在大多数情况下,治疗包括外用抗真菌药物(如酮康唑洗发水或乳膏)预防发作,以及外用类固醇控制发作,如果在脸上或皱褶部位,药效会有所下降。当SD发生在眼睛附近或伴有酒渣鼻时,局部使用如Elidel或Protopic的钙调磷酸酶抑制剂更为合适。

功能预后和结果

预后良好,治疗通常有效。由于需要每日服药,患者依从性是长期疾病管理中面临的最大临床挑战。

单纯疱疹病毒

核心定义

单纯疱疹病毒(HSV)是一种常见的传染性病原体,可在人类中引起无法治愈的感染,表现为皮肤和黏膜(即口腔、口唇、牙龈、眼睛、生殖器和手指)上出现疼痛的单个或片状水疱。发病率的增加与较低的社会经济地位和初级保健服务减少有关。近3/4的退休成年人HSV抗体呈血清阳性。虽然有些患者没有症状,但他们仍然可以感染其他人。HSV本身是由HSV1和HSV2引起的,它可能在初次感染后潜伏在个体中,而个体内部的暴发可能会反复发作,并因压力而加剧。HSV 是免疫功能低下个体最关心的问题[8]。

病因和病理生理学

　　疱疹病毒包括 80 多种不同的病毒,其中许多能引起人类最常见的传染病。疱疹病毒在进化过程中与人类共存,保持潜伏状态,这也增加了感染和传播风险。HSV1 和 HSV2 通过黏膜,特别是上皮细胞,直接接触感染个体的活动性病变或黏膜分泌物(原发性或复发性)而感染。呼吸道飞沫也与病毒传播有关,一旦个体被感染,病毒就会转移到中枢神经系统,避开免疫系统并终生复制。因此,由于同一个体的病毒重新激活,症状可能会反复出现;值得注意的是,在病毒重新激活期间,病毒排出不需要症状,传播可能发生在有或没有症状的个体,而前者更为常见。虽然复发似乎是随机的,但它通常是其他潜在的因素的结果,例如,压力、睡眠、疾病、阳光,甚至包括神经在内的局部创伤。

诊断方法

　　HSV 表现为疼痛的、脐状的、聚集在红斑基底上的小泡,通常在口唇附近。症状通常仅在接触受感染者几天后出现。原发感染也称为"唇疱疹"或"发热水疱"。可反复发作,通常由压力、病毒感染和(或)发热,甚至是紫外线照射(阳光或晒黑)引发。原发性 HSV 可能发生在其他皮肤部位,包括手指,这被称为疱疹。医护人员(由于与感染患者的互动)或儿童(由于吮吸拇指)也有可能患此病。HSV 也可能出现在男性和女性的生殖器(阴唇、阴茎)和肛门生殖器区域。传播可能通过生殖器与生殖器的接触或通过口

与生殖器的接触发生。极少数情况下,传播可能通过与皮肤磨损和密切接触相关的其他活动发生,如摔跤。小泡形成后,囊泡经常破裂、结痂并愈合,通常没有并发症或瘢痕,常伴有疼痛和压痛。最初,人们认为,口腔单纯疱疹病毒是由于 HSV1,生殖器疱疹是由于 HSV2,然而,现在这两种菌株都可以在任何一个地方找到。诊断通常是在临床上做出的,但也可以通过聚合酶链反应(PCR)或者培养(拭子转移到细胞培养)来确诊。如果有条件的话,PCR 是更好的检测方法。

治疗

　　最常见的治疗是根据原发性疾病、复发性疾病或抑制性治疗的不同,使用不同剂量的伐昔洛韦进行治疗。其他治疗方案包括阿昔洛韦或泛昔洛韦(泛昔洛夫)。局部治疗虽然可行,但大多无效。

功能预后和结果

　　原发性感染者预后良好,症状可在 1~2 周消退。然而,即使症状消失,个体仍可能具有传染性。许多因素会影响复发的可能性和严重性,而由于对 HSV 及其他性传播疾病的耻辱感,这会给感染者造成重大的身体和心理负担。在眼疱疹的病例中,角膜盲症是非常值得关注的。

带状疱疹病毒

核心定义

　　带状疱疹病毒在既往感染水痘带状疱疹病毒的个体,病毒重新激活后引起带状疱疹。原发性水痘带状疱疹病毒感染通常引起水痘。由于局部免疫抑制,水痘带状疱疹病毒在脊神经节被重新激活,并沿皮神经下行,通常在皮疹出现之前,引起疼痛。

有报道指出，美国超过90%的成年人感染过水痘带状疱疹病毒。症状在开始后1个月内消失；然而，在某些个体中，神经损伤和相关的疼痛可能会持续很长时间[9]。

病因和病理生理学

水痘是一种呼吸道病毒，通过飞沫传播。从未患过水痘或从未接种过水痘疫苗的人有感染的危险，特别是免疫功能低下的人。这些人一旦感染，先发生水痘，而不是带状疱疹。带状疱疹病毒也通过直接接触水痘患者的皮损而传播。由于免疫系统随着年龄的增长而减弱，病毒重新激活，以及产生的带状疱疹在老年人中更常见。

诊断方法

皮疹表现为沿着相关神经的皮肤处，成组的、充满液体的脐带状水泡的线状条带。通常很少有两个或多个相关神经；因此，皮疹多局限于身体的一侧，很少越过中线。免疫功能低下的患者，可能以皮瘤形式发生。在皮疹出现前可能会出现疼痛和（或）瘙痒，最长可达一周。相较临床诊断，PCR能更好地确诊；病毒培养不太敏感。虽然表现不同，但可能会混淆带状疱疹和ACD（例如，来自毒藤）。当面部出现带状疱疹时，眼睛、鼻和耳可能会受到影响，也可能导致面部无力。在这些情况下，需要咨询耳鼻喉科医生，以避免产生长期症状，如听力损失。症状持续数月而没有消退的神经痛称为带状疱疹后神经痛，这会随着年龄的增长而加重。在年轻人中，带状疱疹通常是由免疫系统受损引起的，因此HIV检测是适用的，但不是必需的。

治疗

抗病毒药物，如Valtrex 1000mg，每日3次，连用7~10天，对改善带状疱疹、减轻炎症和疼痛最结果。

功能预后和结果

根据年龄和症状的严重程度，预后良好。尽管在某些情况下，在没有潜在免疫系统疾病的年轻人中，带状疱疹后神经痛症状可能会持续大约一年，但通常会在没有任何长期并发症的情况下消失。随着年龄的增长，出现长期并发症的可能性增加，而免疫功能低下者或面神经、听神经或眼神经受累者预后最差。

瘢痕

核心定义

瘢痕是皮肤外伤后产生的自发性瘢痕。外伤后起病往往是可变的。增生性瘢痕外观相似，但通常局限于受损皮肤部位（通常是外科手术），而瘢痕则延伸到创伤边缘之外[10]。

病因和病理生理学

转化生长因子-β与瘢痕及其他纤维化疾病有关，并且瘢痕成纤维细胞表现出异常的转化生长因子-β信号。一般来说，瘢痕形成是由基因驱动的，但是炎症也有影响，因此也存在自发性瘢痕。例如，非洲人的瘢痕形成率最高，且呈家族遗传模式。一些家庭成员甚至在相同解剖部位形成瘢痕。另一方面，自发性瘢痕且无家族史的个体通常不会形成额外的瘢痕。

诊断方法

瘢痕临床表现为稍硬的、肤色的、有时呈红斑或色素沉着过度的结节。临床可直接诊断,很少需要进行皮肤活检。瘢痕常见于上躯干,也可发生在任何部位。它们更常见于有色人种(Fitzpatrick Ⅴ 型和Ⅵ型),而较少见于白人患者。瘢痕的瘙痒或疼痛取决于炎症程度或受累的解剖部位。患者可能由于其所处的位置和严重程度造成心理上的困扰,并在美学上造成不美观。此外,占据屈肌区域及关节的瘢痕可能会影响运动。

治疗

治疗方案多种多样。常用强效局部类固醇,但效果最差。最常见是用重复康宁乐来治疗瘢痕。其他治疗方法包括:联合使用康宁乐和 5-氟尿嘧啶(局部化疗),手术切除拆线后康宁乐治疗,间断激光治疗。

功能预后和结果

功能预后具有多样性,取决于个体、瘢痕的程度及家族史。

基底细胞癌

核心定义

基底细胞癌(BCC)是皮肤癌最常见的原因,大约每 3 个美国白人中就有 1 个人患上皮肤癌,在所有美国人中,每 5 个人就有 1 个。它大多发生在阳光暴晒的地区,随着年龄的增长,男性患病风险增加。日光浴床的使用也增加了这一概率,尤其是在 15~25 岁的女性中更为常见[1]。

病因和病理生理学

皮肤癌是由细胞核 DNA 损伤和异常细胞过度增殖引起的。BCC 与早期间歇性、高强度的太阳照射有关。肤色较浅的人(Fitzpatrick Ⅰ 型和Ⅱ型)患病风险更大。由于免疫系统受损的个体患 BCC 的可能性更高,免疫系统逃避似乎是 BCC 发展的一种潜在机制。异常刺猬蛋白信号传导也与BCC 有关。

诊断方法

BCC 最常见的表现为无法愈合的"疮"或增大的、乳白色或半透明结节,当其足够大时,其表面可见毛细血管扩张。它们生长缓慢,可能需要几个月的时间才能很容易地被识别出来。它们往往是无症状的,常被患者或家庭成员注意到。较大的病变可能间歇性出血,这是恶性肿瘤的另一个危险信号。单一临床表现通常可进行皮肤活检,皮肤镜检查是一个相对较新的工具,用于诊断确认。通过偏振光和放大图案及颜色,有助于识别病变的细微特征,如晶体结构、树枝状血管、辐条轮、卵球形小球和叶状结构。组织学对 BCC 进行包括浅表性、色素性、结节性、硬斑性和复发性等的分类,从而指导适宜的治疗。

治疗

刮除和电切术、切除术、Mohs 手术、咪喹莫特和 5-氟尿嘧啶均被批准为基于解剖部位和 BCC 亚型的适当治疗方法。放射治疗和近距离放射治疗(一种特定类型的放射治疗)使用较少。晚期疾病用 vismodegib 或 sonidegib 治疗,这两种药物都是异常刺猬蛋白信号通路抑制剂。

功能预后和结果

大多数 BCC 可以治愈,很少转移,但可以局部扩散。

鳞状细胞癌

核心定义

SCC 是皮肤癌的第二大常见原因,并且其发病率还在迅速增加。像 BCC 一样,SCC 通常发生在太阳暴晒的区域,但也可以发生在慢性瘢痕和伤口中。尽管 SCC 通常是可以治愈的,但是它具有侵袭性和局部侵袭性,同时伴有神经受累和转移。SCC 更常见于免疫力低下的患者,尤其是经历过骨髓、干细胞和器官移植的患者[12]。

病因和病理生理学

SCC 是癌性皮肤病变,含有高度突变,特别是肿瘤突变基因。有趣的是,黑色素瘤和 BCC 的治疗会触发 SCC 的发展。

诊断方法

SCC 表现为红斑或肤色的,时而结痂,经久不愈的溃疡;它们通常是鳞片状或坚硬/角化性结节。有些病变在 4~6 周迅速生长。临床诊断是通过皮肤活检病理证实的。与 BCC 一样,皮肤镜有助于识别 BCC 的不同的结构,如玫瑰花结、晶体图案和周围的发夹状血管。需要注意的是,虽然浅肤色(Fitzpatrick Ⅰ 型和 Ⅱ 型)是 SCC 的一个危险因素,但它们却是深肤色个体(Fitzpatrick Ⅴ 型和 Ⅵ 型) 最常见的皮肤癌。SCC 可以发生在慢性瘢痕和创伤预后较差的区域。

治疗

切除或 Mohs 手术是黄金标准。刮除术和电干燥术使用较少。

黑色素瘤

核心定义

黑色素瘤是最常见的皮肤癌中最严重的一种,和其他皮肤癌类似,年龄、历史光照,以及室内日光浴都会使发病率增加。转移风险取决于活检时其在皮肤中的深度,生存率随着肿瘤厚度和侵袭程度而降低。也有一些基因突变与高风险有关, 只有 18%~20% 是由先前的痣发展而来[13]。

病因和病理生理学

黑色素瘤是一种涉及异常黑色素细胞活动和黑色素沉积的恶性皮肤病变,具有向周围淋巴结扩散甚至转移的倾向。

诊断方法

黑色素瘤表现为色素不规则的黑色素细胞痣(痣)或迅速扩大的色素性病变。识别黑色素瘤的方式是基于其物理特征和生长动态,也被称为黑色素瘤的 ABCDE 评级:不对称(A)、边界不规则(B)、颜色差异(C)、直径大于 6mm(D)及不断发展(变化)(E)。临床上通过皮肤活检和苏木精–伊红染色 (H&E)诊断。如前所述,临床上最有用的工具之一是皮肤镜检查,使用该仪器,临床医生可以通过观察色素模式和结构来确认黑色素瘤的良恶性,以减少不必要的活检。重要的组织学标准是浸润深度或布雷斯洛深度。前哨淋巴结活组织检查通常用来确定扩散的范围。

治疗

对于边缘 1cm,深度<1mm;边缘 1~2cm,深度为 1~2mm;以及边缘 2cm 深度>2mm 的黑色素瘤,手术切除仍然是最佳治疗方式。对于直径为 1mm 或更大的黑色素瘤(偶尔更薄的病变),通常建议在切除时做前哨淋巴结活检。更大的边缘也适用于一些特定情况。对于转移性疾病,推荐转诊到熟悉新型阻断抑制剂的肿瘤专家所在的黑色素瘤中心。

疣

核心定义

疣是一种传染性皮肤病变,主要出现在皮肤上,也可以出现在黏膜上;它们是由人乳头瘤病毒引起的[14]。

病因和病理生理学

人乳头瘤病毒是一种包括数百种毒株的病毒,其中一部分是致癌的。致癌菌株与生殖器癌(外阴、子宫颈、肛门、阴茎和咽喉)有关。人乳头瘤病毒可以通过皮肤接触或性行为传播。

诊断方法

普通疣(寻常疣)可在皮肤任何部位,呈现肤色,中心能观察到精确毛细血管的角化性丘疹。足底疣存在于足底,可能会合并成较大的斑块,在行走或跑步时可能会感到疼痛。生殖器疣(尖锐湿疣)可发生在阴茎干和龟头、耻骨上区、阴部、股间和臀间皱襞,甚至延伸到肛门直肠区。在这些区域,由于解剖部位的原因,疣可能比较柔软/潮湿。在截肢患者中,疣也可能与疣状增生相混淆,特别是在残肢的远端。与疣不同,疣状增生不是由病毒感染引起的,而是由摩擦、抽吸或血流减少引起的慢性淋巴水肿。

治疗

普通疣可自愈,当无症状时,可不治疗。疣的常用治疗方法包括外用水杨酸、冷冻手术(液氮)、刮宫和电干燥、激光。生殖器疣通常用液氮、鬼臼素和咪喹莫特治疗。

银屑病

核心定义

银屑病是一种遗传性、自身免疫性皮肤病,表现为头皮、面部、躯干和四肢(包括指甲)出现红色鳞屑斑和斑块。多达 1/3 的患者会发展成银屑病性关节炎,在关节和手部出现炎症症状[15]。

病因和病理生理学

银屑病是一种病因尚不明确的自身免疫性疾病,可能由压力、感染和创伤触发。炎症与细胞因子级联反应有关,包括 TNF、IL12、IL17 和 IL23。

诊断方法

银屑病表现为红斑、鳞屑斑和斑块,引起相关的代谢综合征(糖尿病、抑郁和心脏病)。银屑病病变,慢性炎症,会导致角质形成细胞的快速增殖。脓疱可发生在手足,甚至出现较严重的泛发型脓疱。

治疗

在 2004 年之前,主要的治疗方法是持续定期的局部类固醇和光疗。自从 20 世纪 90 年代末治疗类风湿性关节炎的"生物制剂"问世以来,现在已经能够治愈/几乎治愈许多患者。治疗设备也已经发展到包括 TNF、IL12、IL17、IL23 和 PDE4 抑制剂。

(史璇 译 陆霞 梁成盼 李奇 审)

参考文献

1. de Oliveira ECV, da Motta VRV, Pantoja PC, et al. Actinic keratosis: review for clinical practice. *Int J Dermatol.* 2019;58:400–407.
2. Casari A, Chester J, Pellacani G. Actinic keratosis and noninvasive diagnostic techniques: an update. *Biomedicines.* 2018;6(1):8.
3. Odom R. Pathophysiology of dermatophyte infections. *J Am Acad Dermatol.* 1993;28:S2–S7.
4. Bains SN, Nash P, Fonacier L. Irritant contact dermatitis. *Clin Rev Allergy Immunol.* 2019;56:99–109.
5. Weidinger S, Beck LA, Bieber T, Kabashima K, Irvine AD. Atopic dermatitis. *Nat Rev Dis Primers.* 2018;4:1.
6. Jemec GB. Clinical practice. Hidradenitis suppurativa. *N Engl J Med.* 2012;366:158–164.
7. Dessinioti C, Katsambas A. Seborrheic dermatitis: etiology, risk factors, and treatments: facts and controversies. *Clin Dermatol.* 2013;31:343–351.
8. Fatahzadeh M, Schwartz RA. Human herpes simplex virus infections: epidemiology, pathogenesis, symptomatology, diagnosis, and management. *J Am Acad Dermatol.* 2007;57:737–763; quiz 764–736.
9. Schmader K. Herpes Zoster. *Ann Intern Med.* 2018;169:ITC19–ITC31.
10. Glass DA, 2nd. Current understanding of the genetic causes of keloid formation. *J Investig Dermatol Symp Proc.* 2017;18:S50–S53.
11. Rubin AI, Chen EH, Ratner D. Basal-cell carcinoma. *N Engl J Med.* 2005;353:2262–2269.
12. Que SKT, Zwald FO, Schmults CD. Cutaneous squamous cell carcinoma: incidence, risk factors, diagnosis, and staging. *J Am Acad Dermatol.* 2018;78:237–247.
13. MacKie RM. Melanoma and the dermatologist in the third millennium. *Arch Dermatol.* 2000;136:71–73.
14. Lynch MD, Cliffe J, Morris-Jones R. Management of cutaneous viral warts. *BMJ.* 2014;348:g3339.
15. Deng Y, Chang C, Lu Q. The inflammatory response in psoriasis: a comprehensive review. *Clin Rev Allergy Immunol.* 2016;50:377–389.

第**35**章

吞咽困难

Alba Azola, Marlís González-Fernández

核心定义

吞咽障碍或吞咽困难,被定义为在气道保护的同时,将食物团从口腔输送到胃部时的功能障碍。吞咽困难是物理医学和康复医师常见的诊断,它可导致脱水、营养不良、肺炎、气道阻塞和生活质量下降等后果。流行病学研究预估,一般人群中吞咽困难的发病率可能在 3%~18%[1,2]。不到 1/3 的患者向医生报告了他们的担忧[3],特别强调其具有吞咽困难,尤其是被诊断具有吞咽困难风险的患者,有必要进行吞咽困难的筛查。在脑卒中人群中,吞咽困难的发病率大于 50%,他们患肺炎的可能性更是正常人的 3 倍以上[4]。同时 47% 的吞咽困难患者存在临床相关的焦虑和抑郁症状[5]。因此对吞咽困难致病因素的基本了解,对于正确评估患者并及时诊断至关重要。

病因和病理生理学

生理学

为了诊断和有效治疗吞咽困难,我们必须了解正常的吞咽生理,以及潜在的可能破

坏功能的机制。食物从口腔运输到胃,需要完整的肌肉骨骼结构,以及外周和中枢神经系统共同作用,完成一系列复杂的感觉运动过程,才能最终通过一个共同的呼吸-消化道通道[6]。值得注意的是,液体和固体食物的吞咽方式是不同的。在口腔准备阶段,液体停留在口腔,后舌和软腭接近,以防止溢出。当舌头靠近口腔时,液体通过口咽向后转移,这时口腔推进阶段,硬腭由前到后进入咽部。固体推进并被咀嚼,在第一阶段运输过程中与唾液混合,直到达到适当的稠度。在第二阶段的运输过程中,舌头尖端接触硬腭,将处理过的固体转移到口咽部,然后将正在处理的剩余食团填充会厌谷部[7]。

咽期开始于软腭收缩,同时上咽后壁收缩封闭鼻腔,从而产生食团推进所需的压力梯度。同时,气道保护是通过咽喉结构的前上方运动,以及会厌反转,关闭喉前庭来实现的。舌根和咽后壁收缩,使食团在蠕动样的肌肉波中通过咽部;继而上食管括约肌松弛,食团进入食管;最后,在食管阶段,食团通过蠕动和重力,通过下食管括约肌输送到胃中。

病理生理学

吞咽困难可能是由于吞咽过程中口腔、

咽部或食管阶段的损害引起的,而较常见的是合并损害。吞咽困难可以大致归类为影响气道安全及食团清除效率。表35.1描述吞咽阶段和常见病理生理表现。

诊断方法

当评估吞咽困难患者时,我们应该了解损害其吞咽能力的特定诊断。各种各样的疾病和紊乱都会对吞咽产生负面影响,包括神经系统疾病、结构性损伤、结缔组织疾病和医源性原因(表35.2)。另一个需要评估的关键信息是肺功能状态,包括慢性阻塞性肺疾病或其他影响肺储备功能的疾病。

病史和体格检查

应该具体了解对疑似吞咽困难患者的全面病史,不应只问询"您有吞咽困难吗?"这一问题。重要的问题包括完成一餐的时

表35.2 与吞咽困难相关的疾病

神经肌肉	● 脑卒中
	● 帕金森病
	● 多发性硬化
	● 运动神经元疾病
	● 神经肌肉连接障碍
	● 痴呆
结构性	● 颈部骨赘
	● Zenker憩室
	● 肿瘤(口咽部)
	● 腭裂
结缔组织	● 肌炎(包涵体肌炎)
	● 系统性红斑狼疮、硬皮病、混合结缔组织病
	● 老年性耳聋(与衰老相关的变化)
医源性	● 头颈部放射治疗
	● 化疗
	● 插管
	● 头颈部结构切除术

表35.1 吞咽阶段和常见病理生理表现

吞咽的阶段	阶段中的事件	常见病理生理表现
口腔预备期和推进期(液体) 口腔Ⅰ期和Ⅱ期转运(固体)	● 口腔内的食团 ● 舌头推进食团进入咽部	● 面部无力(口腔无能) ● 舌无力或运动障碍 ● 下颌运动范围缩小
咽部	● 软腭抬高以封闭鼻咽 ● 舌根和咽缩肌依次推食团通过咽部 ● 通过以下途径保护气道 　● 下咽复合体抬高 　● 声门闭合 　● 喉前庭闭合 ● UES开放	● 软腭无力或结构缺陷 ● 舌或咽缩肌无力 ● 颏下肌无力 ● 外周或中枢神经系统损害影响活动协调 ● UES功能障碍或狭窄 ● 咽部憩室
食管	● LES松弛 ● 蠕动波推动食团进入胃	● 食管下段肌功能障碍或狭窄 ● 食管运动障碍 ● 食管或邻近肿块阻塞

LES,下食管括约肌;UES,上食管括约肌。

间、进食一口量的大小、患者避免的食物或黏稠度、自我实施的饮食调整，以及避免在公共场所进食的情况。可以使用几个经过验证的问卷，包括 EAT-10[8] 和 SWAL-QOL[9]。床边筛查工具包括饮水试验，例如，3-oz 饮水试验，以及体积黏度吞咽试验[11]。

体格检查可以提供有关导致吞咽功能障碍的严重程度和潜在损害的线索。视诊可能会发现面部、舌或软腭不对称、流涎或黏膜干燥等问题。神经系统检查应完成包括脑神经、运动、感觉和协调测试在内的检查。同时，在脑卒中患者中，失语的程度与吞咽困难的严重程度相关[12]。

如果疑似吞咽困难（图 35.1），则需要进行仪器吞咽评估，并转诊至语言病理学家诊治。仪器吞咽评估对于了解潜在的病理生理

学，以及设计有效的治疗方案是很有必要的。最广泛使用的仪器吞咽评估，是改良吞钡（金标准）和纤维内镜吞咽评估，通常由语言病理学家与放射科医师或理疗师联合进行。其他不太广泛使用的仪器评估，包括咽部高分辨率测压[13]和动态 CT 扫描[14]。根据病史、体格检查和其他研究结果，患者可能需要转诊给其他专家，来对已查明问题进行进一步治疗。例如，当怀疑食管运动障碍或梗阻、UES 狭窄、Zenker 憩室或发现口咽部肿块或生长，应转诊至胃肠病学或耳鼻喉科。

治疗

吞咽困难患者的治疗计划是根据病史、

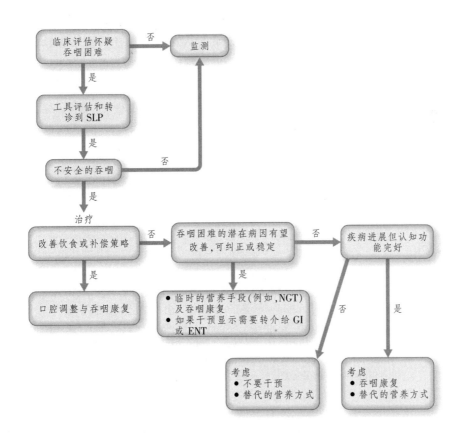

图 35.1　吞咽困难的评估和管理的流程。

目标、损伤和预后的个性化需求量身定制的,吞咽困难的治疗目标是恢复口服摄入,同时尽量减少饮食调整和非经口摄食。恢复经口摄食不仅对改善营养和水分作用很重要,而且对提高生活质量、社交和进餐时的愉悦感,以及防止失用性萎缩也很重要的。

一般来说,吞咽困难的治疗是非药物的,且基于饮食调整、锻炼和感觉运动刺激。

补偿策略改变了咽部的环境和条件,提高了安全性和效率。姿势变化,例如,下颌收紧或头部转动,可以优化食团流动的方向,同时改变食团特性(例如,黏稠度)会改变吞咽网络的感觉输入,可以调节食团的吞咽方式或减少食团流动,提高吞咽安全性。这类似于行走的辅助装置,一旦取消补偿策略,吞咽就会恢复到基线水平。恢复性治疗策略旨在通过解决吞咽困难的机制来产生持久的功能改善。例如,可以通过锻炼加强薄弱的吞咽肌或募集皮质输入,以改善吞咽活动的时机并促进吞咽生理学的协调。

基于运动的吞咽疗法可以在医院的床旁、门诊或家中进行。有需要时,运动应该尽早开始。头颈部癌症患者在接受化疗或肿瘤切除前,建议进行预防性吞咽练习[15]。对于退行性疾病的患者,虽然功能的恢复可能是有限的,但吞咽障碍的治疗可以使患者保持目前的功能水平或减缓该病进展。

呼气肌力训练已被证明可以改善包括脑卒中、肌萎缩性侧索硬化症和帕金森病在内的几类患者群体的吞咽功能[16]。当与吞咽练习结合使用时,电刺激也可促进运动功能。

当特定的病因机制确定后,可采用药物和外科治疗。吞咽康复功能训练中的一个特殊挑战是患者无法通过观察喉部结构,来确保练习的正确性。虽然有人提出,生物反馈可以利用表面颏下肌电图克服这一限制,但这些相关肌肉的活动并不具有任务专一性[17]。

功能预后和结果

吞咽困难的功能结果取决于严重程度、潜在病因、对治疗的反应和预期的恢复。完整的认知功能是吞咽康复积极反应的重要预测指标,在决策过程中应予以考虑。对于脑卒中人群,已经开发出一种根据年龄、入院时脑卒中严重程度、脑卒中部位、误吸的初始风险和口腔摄入的初始损害来预测吞咽困难结局的工具[18]。

(史璇 译 陆霞 梁成盼 李奇 审)

参考文献

1. Cho SY, Choung RS, Saito YA, et al. Prevalence and risk factors for dysphagia: a USA community study. *Neurogastroenterol Motil*. 2015;27(2):212–219.
2. Adkins C, Takakura W, Spiegel BM, et al. Prevalence and characteristics of dysphagia based on a population-based survey. *Clin Gastroenterol Hepatol*. 2019;18:1970–1979.
3. Mulheren RW, Azola AM, Kwiatkowski S, et al. Swallowing changes in community-dwelling older adults. *Dysphagia*. 2018;33(6):848–856.
4. Martino R, Foley N, Bhogal S, Diamant N, Speechley M, Teasell R. Dysphagia after stroke: Incidence, diagnosis, and pulmonary complications. *Stroke*. 2005;36(12):2756–2763.
5. Verdonschot RJ, Baijens LW, Serroyen JL, Leue C, Kremer B. Symptoms of anxiety and depression assessed with the hospital anxiety and depression scale in patients with

oropharyngeal dysphagia. *J Psychosom Res.* 2013;75(5):451-455.

6. Mistry S, Hamdy S. Neural control of feeding and swallowing. *Phys Med Rehabil Clin N Am.* 2008;19(4):709-728.

7. Matsuo K, Palmer JB. Anatomy and physiology of feeding and swallowing: normal and abnormal. *Phys Med Rehabil Clin N Am.* 2008;19(4):691-707.

8. Belafsky PC, Mouadeb DA, Rees CJ, et al. Validity and reliability of the eating assessment tool (EAT-10). *Ann Otol Rhinol Laryngol.* 2008;117(12):919-924.

9. McHorney CA, Robbins J, Lomax K, et al. The SWAL-QOL and SWAL-CARE outcomes tool for oropharyngeal dysphagia in adults: III. Documentation of reliability and validity. *Dysphagia.* 2002;17(2):97-114.

10. Suiter DM, Leder SB. Clinical utility of the 3-ounce water swallow test. *Dysphagia.* 2008;23(3):244-250.

11. Clavé P, Arreola V, Romea M, Medina L, Palomera E, Serra-Prat M. Accuracy of the volume-viscosity swallow test for clinical screening of oropharyngeal dysphagia and aspiration. *Clin Nutr.* 2008;27(6):806-815.

12. Broadley S, Croser D, Cottrell J, et al. Predictors of prolonged dysphagia following acute stroke. *J Clin Neurosci.* 2003;10(3):300-305.

13. Omari TI, Ciucci M, Gozdzikowska K, et al. High-resolution pharyngeal manometry and impedance: protocols and metrics: recommendations of a high-resolution pharyngeal manometry international working group. *Dysphagia.* 2019;35:281-295.

14. Inamoto Y, Fujii N, Saitoh E, et al. Evaluation of swallowing using 320-detector-row multislice CT. Part II: kinematic analysis of laryngeal closure during normal swallowing. *Dysphagia.* 2011;26(3):209-217.

15. Carroll WR, Locher JL, Canon CL, Bohannon IA, McColloch NL, Magnuson JS. Pretreatment swallowing exercises improve swallow function after chemoradiation. *Laryngoscope.* 2008;118(1):39-43.

16. Hegland KW, Davenport PW, Brandimore AE, Singletary FF, Troche MS. Rehabilitation of swallowing and cough functions following stroke: an expiratory muscle strength training trial. *Arch Phys Med Rehabil.* 2016;97(8):1345-1351.

17. Azola AM, Sunday KL, Humbert IA. Kinematic visual biofeedback improves accuracy of learning a swallowing maneuver and accuracy of clinician cues during training. *Dysphagia.* 2017;32(1):115-122.

18. Galovic M, Stauber AJ, Leisi N, et al. Development and validation of a prognostic model of swallowing recovery and enteral tube feeding after ischemic stroke. *JAMA Neurol.* 2019;76(5):561-570.

第 **36** 章

电解质紊乱

Amy K. Unwin，Ashley M. Eaves，Aubree M. Fairfull

钠代谢紊乱

核心定义

Na⁺浓度的紊乱反映了水/细胞外液平衡的紊乱。为了维持机体的水平衡,肾脏的水排泄受到严格的调节。正常情况下,当水分摄入量低或水分流失量高时,肾脏通过产生相对于血浆高渗的少量尿液来保存水分;而当水的摄入量很高时,情况则正好相反[1]。

抗利尿激素作用于肾脏,通过刺激肾集合管的水重吸收来调节尿液的容量和渗透性。抗利尿激素在下丘脑神经内分泌细胞中合成,当下丘脑渗透压感受器检测到血浆渗透压低或当血管压力感受器发出低血压信号时,由垂体后叶释放。而当渗透压感受器检测到血浆渗透压高时,抗利尿激素的分泌则被抑制。正常血浆渗透压为280~295mOsm/L,有效的渗透压包括尿素、葡萄糖和钠。尿液渗透压正常值为50~1200mOsm/kg H₂O,取决于液体摄入量[1,2]。

病因和病理生理学及治疗方法

低钠血症

如果摄入的水超过肾脏所能排泄的水量,或由肾脏疾病、利尿剂、蛋白质摄入量低等情况导致血浆渗透压低,又或者存在抗利尿激素从而影响大量尿液的稀释排泄,则会发生低钠血症（Na⁺<135mmol/L）或细胞外Na⁺浓度降低[2]。

低钠血症的总体治疗方法取决于急性程度、严重程度和病因。急性低钠血症(持续48小时以上)可能导致出现脑水肿和脑疝。病因可能包括精神性多饮、摇头丸的使用、结肠镜检查准备和术后状态等。如果患者出现精神错乱、头痛、呕吐、癫痫等症状,或者当Na⁺<125mmol/L时,则必须立即恢复钠水平,可以立即送至医院住院或者注射高渗盐水[2,3]。

由于急性低钠血症一般于重症监护病房处理,这在很大程度上超出了本章的讨论范围。然而,我们应该注意的是,像马拉松一样参加长时间耐力锻炼的人,他们都是有风险的,特别是那些在比赛中负重、比赛时间超过 4 小时或身体体质指数处于极端的人。保障人员应该对运动员在比赛中或比赛后有感觉不舒服的情况高度怀疑。对于症状轻微者,需要密切观察,限制饮水,如 Na^+ 水平没有改善,可住院观察。如果出现进展性脑病症状,治疗需要高流量吸氧,初始 100~150mL 的高渗盐水,并迅速送往急救机构[4]。

康复医生遇到的大多数患者都有亚急性/慢性低钠血症。值得注意的是,一方面,容量超负荷状态,如心力衰竭、肝硬化腹水、慢性肾脏疾病和肾病综合征,由于血压/心输出量低,肾脏排出溶质水的能力受损,都会导致慢性低钠血症,另一方面,由呕吐、腹泻和出汗引起的肾外损失,因为有效循环量减少,从而使得抗利尿激素释放,也会导致低钠血症的发生。即使是轻微的慢性病例也可能导致不良结果,如认知障碍、骨质疏松、跌倒和骨折的风险增加等,因此,在这些情况的鉴别诊断中应考虑低钠血症。对于慢性低钠血症患者,推荐的钠校正率为每天 4~6mmol/L,以防止发生渗透性脱髓鞘综合征[2]。

一些专业组织已经开发了低钠血症综合检查的算法[2,3,5],然而,本节的其余部分侧重于在住院康复期间最常见的低钠血症类型(表 36.1)。

初始低钠血症检查类目

血液检查:血浆渗透压、葡萄糖、尿素、肌酐、钾(评估如高血糖所致的假性低钠血症,或导致低血容量的急性肾损伤)[2]。

尿检:尿液渗透压,钠,如果患者有呕吐情况还可以检查氯.

依照之前的结果,参照参考文献[2,3,5]中的算法进行进一步的评估。

抗利尿激素分泌异常综合征

抗利尿激素分泌异常综合征是指在血浆渗透压低或血容量高时,抗利尿激素分泌过多,常见病因见框 36.1。由于抗利尿激素的不恰当分泌,这些患者通常会产生渗透压大于 300mmol/kg 的高浓度尿液[6]。此病的治疗方法有,停止使用利尿剂和任何已知的会导致此病的药物,饮水控制在每天 1L 内[3]。如果限水无效,可考虑使用盐片、口服尿素补充剂、呋塞米加盐片或地美环素[2]。

低血容量性低钠血症

许多住院的康复患者由于口服摄入量减少、疾病和住院期间的失去知觉,以及利尿剂的使用等而存在面临低血容量性低钠血症的风险,这些患者的尿液通常比较稀,尿液渗透压往往<150mmol/L,尿钠<30mmol/L,但这些数字在检测低血容量性低钠血症时

表 36.1　常见钠异常的典型实验室结果和治疗总结

	抗利尿激素分泌异常综合征	血容量减少,脑盐消耗	精神性多饮	中枢性尿崩症
容量状态	等容量	低容量	等容量或低容量	等容量
血清 Na^+ 浓度	↓	↓	↓	↑
尿液渗透压和 Na^+ 浓度	↑	↓(通常出现在脑盐消耗症)	↓	↑
抗利尿激素(非典型测试)	↑	↑	正常	↓
治疗方法	液体控制<1L(可加盐片)	生理盐水	液体控制,行为矫正	去氨加压素

框36.1 抗利尿激素分泌异常综合征的常见原因[2.6]

1. 中枢神经系统疾病：脑卒中（缺血性或出血性）、感染（脑炎、脑膜炎、腹膜炎）、肿瘤、脱髓鞘疾病、脑外伤、脊髓损伤（特别是颈椎损伤的前两周）
2. 恶性肿瘤：尤其是肺/纵隔
3. 药物/毒物：例如，卡马西平、摇头丸、去氨加压素、麻醉品、尼古丁、吩噻嗪类（如丙氯拉嗪）、三环类抗抑郁药、选择性 SSRI/SNRI、长春新碱
4. 肺：感染、慢性阻塞性肺疾病、急性呼吸窘迫综合征、哮喘、正压通气
5. 其他：结肠镜检查准备、恶心、疼痛、术后状态、长时间剧烈运动、压力

并不完全敏感。由呕吐引起的肾外损失的患者的情况比较特殊，这类患者尿钠可能很高，但尿氯化物很低，所以低血容量性低钠血症的治疗包括给予生理盐水。

脑耗盐综合征是低血容量性低钠血症在康复患者中发生的一种亚型。通常在极端的中枢神经系统疾病（如蛛网膜下隙出血、中风、脑外伤）和神经外科手术后10天内发生。它是由于肾钠（和水）的损失，或者脑利钠肽和心房利钠肽的增加和肾素-血管紧张素系统的抑制等。相应地，抗利尿激素有适当的上升。治疗方法包括治疗潜在的神经系统问题，补充生理盐水或者使用盐片和氟氢化可的松来增加容量和钠潴留[7]。

在抗利尿激素分泌异常综合征和低血容量之间的低钠血症的根本原因尚不确定时[例如，当容量状态难以评估和（或）实验室处于临界状态时]，尿钠能有效指导初期液体管理；当尿钠浓度达到50mmol/L时，常对等渗盐水的输注有临床意义的反应[8]。

精神性多饮

对于有低钠血症和精神病史或治疗史的患者，应考虑精神性多饮，即由饮水量超过肾脏可排泄的量而导致的低钠血症。这些患者临床表现无明显异常，因为肾脏排出了多余的液体，其他实验室结果也都正常，除了尿钠浓度低（通常<100mOsm/kg）外[7]。治疗方法包括行为矫正、液体限制，也可以服用氯氮平[6]。

高钠血症

高钠血症或血清钠离子的浓度升高（>145mmol/L），由于抗利尿激素的缺乏，导致体内总水分相对于电解质含量下降。这被称为中枢性尿崩症，可能是由严重的头部创伤引起的，通常是由于鞍区或鞍区附近的颅骨骨折，因为抗利尿激素是从垂体后叶分泌的。症状包括多尿和多饮，可以服用去氨加压素这种抗利尿激素的类似物来治疗[6]。

钙代谢紊乱

核心定义

在体内，钙的40%与白蛋白结合（蛋白结合钙），15%与阴离子结合（复合钙），剩余45%处于游离/电离状态（游离钙）。钙的平衡主要受甲状旁腺激素和骨化三醇（1,25-二羟维生素D）调节，它们会影响肠的吸收、骨的形成和吸收，以及排尿[9]。平时康复医师所接触到的一些患者就容易出现钙紊乱，即高钙血症（血清钙>105mg/L）[10]。根据钙离子结合和游离的状态，高钙血症应通过测定离子钙或校正白蛋白来确定[10]。

病因和病理生理学

许多癌症患者会发展为高钙血症，最常见的原因是多发性骨髓瘤和乳腺、肺、肾细胞癌相关的骨溶解性转移。癌症介导的高钙血症也可能是由副肿瘤综合征引起的。涉及由卵巢、肺、头颈部、食管、颈部、嗜铬细胞瘤、肝癌等肿瘤释放的甲状旁腺素相关肽（PTHrP）[12]。

高钙血症的其他危险因素包括脊髓损伤（特别是完全性损伤）、四肢瘫痪、脱水和长期制动等。这些情况会导致骨吸收增加，抑制甲状旁腺-1,25-二羟基维生素 D，以及吸收性高钙尿，所以这类人更容易患肾结石。慢性骨吸收可导致骨质疏松[12]。

"结石、骨骼疼痛、腹部疼痛和精神方面的改变"可能都是高钙血症的体征和信号。症状也可能是模糊的，包括厌食、恶心和呕吐、模糊的腹部或侧腹疼痛、便秘、嗜睡、抑郁、虚弱、肌肉和关节疼痛、多尿和夜尿、头痛、瘙痒和精神状态改变等。因为年轻男性的骨转换率很高，所以当他们遭受脊髓损伤时，风险就尤其大[12]。

评定

1.测定钙、白蛋白（如果最近没有检查）或电离钙，以确诊高钙血症。

2.检查药物、钙和维生素 D 的补充情况及医疗状况，看是否可归因于上述原因之一。

3.测量甲状旁腺激素以区分原发性甲状旁腺功能亢进症（甲状旁腺激素高）与其他疾病。

4.其他原因的评估，遵循算法[10]或肾内科会诊。

患有急性高钙血症的患者往往伴有脱水症状，所以需要生理盐水进行补充，以200~250mL/h 的速度补充 0.9%的生理盐水 1~2L，同时进行钙含量的监测，防止补充过量，如果补充过量，可以使用髓袢利尿药处理[10]。

高效磷酸盐（帕米磷酸盐或唑仑磷酸盐）被认为是治疗恶性肿瘤相关高钙血症的首选方法，一旦确诊，应立即进行输液，通常需要 2~4 天的时间，输液相关发热是一种常见的副作用[10]。当考虑用双磷酸盐治疗恶性肿瘤相关的高钙血症时，或者经过水化治疗也无法缓解高钙血症时，则需要和肾科或肿瘤科进行会诊。

其他电解质紊乱

低钾血症

服用利尿剂（除了保留钾的利尿剂如螺内酯或依普利酮）或患有严重或慢性腹泻的患者有发生低钾血症和低镁血症的风险。应考虑停用不良利尿剂，但是需要补充钾的患者可能需要长期补充钾。值得注意的是，如果患者有低血钾，也应该检查镁，需要时进行补充，因为如果患者也是低镁血症，低钾血症将持续存在。

低磷血症

烧伤患者易发生低磷血症，原因有很多。通常这些患者的磷酸盐水平在受伤后的 2~5 天会达到最低点，频繁的血清磷测定和及时的磷置换可以减少对心脏、神经肌肉和血液学的影响。由于烧伤后大量液体流失和高代谢的状态，这些患者也会出现钠、钾、镁和钙的紊乱。所以在住院康复期间，也应密切监测电解质[13]。

肿瘤溶解综合征

癌症患者，尤其是那些正在接受白血病

和淋巴瘤化疗的患者,有患肿瘤溶解综合征的风险,这种病会导致高钾血症、高磷血症、低钙血症、高尿酸血症和氮质血症。对这些患者来说,在血液学和肿瘤学团队的指导下,进行水合作用和细致的电解质监测至关重要[11]。

急性肾损伤

核心定义

急性肾损伤(AKI)被定义为 2~7 天血肌酐清除的改变和持续 6 小时或更长时间的少尿。有些患者会出现水肿、高血压或尿量减少的症状,而有些则不会。住院患者的发生率约为 20%,AKI 可导致的主要并发症包括容量过度负荷、电解质紊乱(如高钾血症)、尿毒症并发症(严重时如癫痫、昏迷、心脏停搏和死亡)和药物中毒[14]。

病因和病理生理学

AKI 可分为肾前性、肾性和肾后性三类,肾性是指急性肾小管坏死和其他实质疾病。AKI 的分期可以根据患者的肌酐水平相对正常水平的上升程度来区分。通常,AKI 的病因可以通过患者病史和表现来确定,钠排泄分数可以帮助区分肾前性和肾性。钠排泄分数<1%。提示属于肾前性损伤。而对于使用利尿剂的患者来说,可能尿素的排泄分数更可靠。如果原因不容易确定,可借助影像学,特别是肾超声,可以用来评估梗阻形成或肾后性 AKI[14,15]。AKI 的常见病因和临床表现见表 36.2。

诊断方法

■ 仔细回顾患者的病史、住院诊疗经过和用药情况[13]。

■ 评估容量状况,发现血容量低时静脉补液。

■ 评估紧急肾脏替代治疗的适应证,如容量过度负荷、尿毒症并发症、电解质紊乱、药物中毒等。

■ 尿液检查(未测定阴离子 UA,以及尿电解质)。

■ 如果病因不明,需要额外的实验室研究或影像学检查。

预防 AKI 的方法可以通过口服盐溶液

表 36.2　急性肾损伤的常见病因及临床表现[14]

	肾前性	肾性:急性肾小管坏死	肾性:其他	肾后性
原因	容量不足;心脏、肺或肝脏疾病;脓毒症肾动脉狭窄	毒素 缺血	肾小球肾炎、间质性肾炎、肾盂肾炎、梗阻形成	梗阻性肾病
临床表现	容量不足或过度负荷,全身炎症反应综合征、重症高血压	循环性休克、败血症、药物暴露、短暂性低血压、溶血、横纹肌溶解、肿瘤溶解	全身性疾病微血管病溶血	尿路症状、尿石症病史、泌尿肿瘤、腹膜后疾病
实验室和影像学检查结果	尿液浓缩,没有肾小管上皮细胞或管型	尿液不集中;存在肾小管上皮细胞,颗粒管型	含红细胞血尿,含白细胞脓尿,肾小管上皮细胞	肾积水,结石,血尿

或静脉生理盐水来纠正容量，同时避免在急性发病期间使用利尿剂，血管紧张素转换酶抑制剂和血管紧张素受体阻滞剂。造影剂和其他对肾脏有危害的药物(框 36.2)应尽量避免使用，而住院患者应定期进行生命体征的检查[14]。

当 AKI 的原因不确定时，在治疗肾实质疾病时或在容量过度负荷、不断恶化的高钾血症或尿毒症并发症等情况下，需要进行肾替代治疗或透析时，应咨询肾脏病学专家[14]。

框 36.2　导致急性肾损伤的常见药物(发病机制)

血管紧张素转换酶，血管紧张素受体阻滞剂(肾前)
阿昔洛韦(晶体性肾病)
氨基糖苷类(急性肾小管坏死)
碘化对比试剂(急性肾小管坏死)
甲氨蝶呤(晶体性肾病)
NSAID(肾前+肾小管毒性)质子泵抑制剂(急性间质性肾炎)
磺胺类(急性间质性肾炎)
替诺福韦(肾小管毒性)
万古霉素(急性肾小管坏死)

资源

低钠血症和电解质紊乱[2,14]

《JAMA 指南(2017)》:https://jasn.asnjournals.org/content/28/5/1340.

《欧洲内分泌学杂志指南》:https://eje.bioscientifica.com/view/journals/eje/170/3/G1.xml.

纠正白蛋白过高高钙血症的计算器:https://www.mdcalc.com/calcium-correction-hypoalbuminemia.

急性肾损伤

FeNa 计算器:https://www.mdcalc.com/fractional-excretion-sodium-fena.

FeUrea 计算器:https://www.mdcalc.com/fractional-excretion-urea-feurea.

更新:https://www.uptodate.com/contents/overview-of-the-management-of-acute-kidney-injury-aki-in-adults.

《国际肾脏协会指南》:https://kdigo.org/wp-content/uploads/2016/10/KDIGO-2012-AKI-Guideline-English.pdf.

《英国国家健康与临床优选研究所指南》:www.nice.org.uk/guidance/cg169.

为患者和护理人员提供的资源

低钠血症[2,14]

NIH 患者信息:www.nlm.nih.gov/medlineplus/ency/article/000394.htm.

梅奥诊所患者信息:https://www.mayoclinic.org/diseases-conditions/hyponatremia/symptoms-causes/syc-20373711.

急性肾损伤

国家肾脏基金会:www.kidney.org/atoz/content.

PubMed 健康:www.ncbi.nlm.nih.gov/pubmedhealth/PMH0071507.

国民保健服务:www.nhs.uk/conditions/acute-kidney-injury/Pages/Introduction.aspx.

最新急性肾损伤:https://www.uptodate.com/contents/acute-kidney-injury-the-basics.

(张金 译　杜元才 梁成盼 李奇 审)

参考文献

1. Koeppen BM, Stanton B. Regulation of body fluid osmolality: regulation of water balance. In: *Renal Physiology.* Elsevier Mosby; 2019:66–83.
2. Henry DA. In the clinic hyponatremia. *Ann Intern Med.* 2015;163(3):ITC1–ITC19.
3. Hoorn EJ, Zietse R. Diagnosis and treatment of hyponatremia: compilation of the guidelines. *J Am Soc Nephrol.* 2017;28:1340–1349.
4. Harrast MA, Laker SR, Maslowski E, De Luigi AJ. Sports medicine and adaptive sports. In: Cifu DX, ed. *Braddom's Physical Medicine and Rehabilitation.* 5th ed. Elsevier; 2016: 866–867.
5. Sterns RH. A practical approach for determining the cause of hyponatremia [Internet]. Overview of the treatment of hyponatremia in adults. 2019. Cited November 3, 2019. Accessed November 15, 2019. https://www.uptodate.com/contents/overview-of-the -treatment-of-hyponatremia-in-adults
6. Elovic E, Baerga E, Galang G, Cuccurullo S, Reyna M, Malone R. Traumatic brain injury. In: Cuccurullo S, ed. *Physical Medicine and Rehabilitation Board Review.* 3rd ed. Springer Publishing Company; 2004:90–92.
7. Shah B, Samson S. Hyponatremia. In: Kellerman R, ed. *Conn's Current Therapy.* Elsevier; 2019:331–337.
8. Hato T, Ng R. Diagnostic value of urine sodium concentration in hyponatremia due to syndrome of inappropriate antidiuretic hormone secretion versus hypovolemia. *Hawaii Med J.* 2010;69(11):264–267.
9. Conigrave AD. Regulation of calcium and phosphate metabolism. *Dis Parathyr Gland.* 2012;9781441955:13–51.
10. Renaghan AD, Rosner MH. Hypercalcemia: etiology and management. *Nephrol Dial Transplant.* 2018;33(4):549–551.
11. Howard SC, Jones DP, Pui C-H. The tumor lysis syndrome. *N Engl J Med.* 2011;364(19):1844–1854. doi:10.1056/NEJMra0904569
12. O'Young B, Young M, Steins S. *Physical Medicine and Rehabilitation Secrets.* 3rd ed. Mosby Elsevier; 2008:464, 570–572 p.
13. Mozingo DW, Mason AD. Hypophosphatemia. In: Herndon DN, ed. *Total Burn Care.* 5th ed. Elsevier; 2017:280–286.e1.
14. Levey AS, James MT. In the clinic acute kidney injury. *Ann Intern Med.* 2017;167(9):ITC65–ITC79.
15. Palevsky PM. Evaluation of acute kidney injury among hospitalized adult patients. UpToDate [Internet]. 2018;1–19. Accessed November 15, 2019. https://www.uptodate .com/contents/evaluation-of-acute-kidney-injury-among-hospitalized-adult-patients

第 37 章

跌倒

Katherine C. Ritchey, Amanda L. Olney, Scott J. Campea

核心定义

跌倒是指非急性事件(如晕厥)导致一个人无意中倒在地面、地板或其他更低水平面上[1]。

滑倒是指一个人支撑体重的下肢不小心滑了一段距离。

绊倒是指一个人摆动的下肢无意中碰到外部物体或身体其他部位。

滑倒和绊倒通常会导致失去平衡,并可能导致跌倒。值得注意的是,虽然"滑倒""绊倒"和"跌倒"是不同的术语,但我们要认识到,患者可能会混淆使用它们,而且每种都可能造成平衡或下肢的损伤。对老年人来说,如果不能解决滑倒、绊倒或跌倒的问题,可能会导致受伤或功能下降,后果可能是毁灭性的。

多因素干预指的是针对一个人特有的跌倒风险因素量身定制的干预措施。多成分干预是指提供一般性减少跌倒教育、锻炼和预防策略的干预措施,而不考虑个体的独特危险因素。举个例子,提供集体跌倒预防课程,例如,如何预防踩踏。

病因和病理生理学

跌倒是多种风险因素叠加和相互作用的结果,而不是单一原因造成的。因为它们经常在老年人身上发生,所以称之为老年综合征[2]。个体存在的危险因素越多,跌倒的风险就越大[3]。人们常常误解,认为跌倒是不可避免的,但正如后面将论证的那样,跌倒是不可改变因素和可改变因素共同作用的结果,而这些因素都是可以干预的。

危险因素可分为内因和外因。内在因素包括有:与年龄相关的变化、慢性疾病和限制一个人预防跌倒的内在能力的行为(表 37.1)[3]。外部因素包括有:环境危害、药物影响、不适当的鞋类(表 37.1)[4]。跌倒是几种内在和外在因素同时作用的结果。风险因素也可以分为可改变的和不可改变的。临床医生需要识别哪些是内在的和外在的可改变的危险因素,并实施相应的预防策略。

害怕跌倒是跌倒后的常见反应,但这会造成身体机能失调和社会孤立的循环,从而增加未来跌倒的风险[5]。

表 37.1　跌倒的内在和外在危险因素

内在危险因素	外在危险因素
眼：视力下降、黄斑变性、青光眼、白内障、调节能力下降、深度知觉下降、视力下降、视网膜病变	药物治疗：抗胆碱能药、抗抑郁药、抗精神病药、镇静催眠药、苯二氮䓬类、阿片类、抗高血压、α-和 β-受体阻滞剂、抗心律失常、使用四种以上药物
心血管：心动过缓、心律失常、直立性低血压、失代偿性心力衰竭	鞋类：露背鞋、拖鞋、高跟鞋、缺乏背部、足弓或足跟支撑的鞋子、鞋底较重或鞋尖较窄的鞋子
神经病学：认知障碍或痴呆、帕金森病、脑血管意外、运动障碍、周围神经病变、步态缺陷和失衡、脊髓病、神经根病变	环境：潮湿或滑的表面、没有扶手、不平整的地板、地毯、糟糕的照明、没有台阶扶手、电线或其他的走道危险
泌尿科：尿失禁(任何类型)、夜尿	
心理方面：失眠/睡眠剥夺、抑郁	
肌肉骨骼：骨关节炎或炎性关节炎、关节和脊柱疼痛、下肢无力、姿势不稳定或不平衡、灵活性降低	

诊断方法

　　美国和英国老年病学协会建议，每年都应向社区内所有 65 岁及以上的居民询问他们是否跌倒过，跌倒的次数，跌倒是否导致受伤，以及他们是否有行走方面的困难或保持平衡的困难[6]。如果患者对上述任何一个问题的回答是肯定的，则需要对危险因素进行进一步的评估。

　　疾病预防控制中心开发了另一种筛查方法，称为"阻止老年人事故、死亡和伤害工具包"[7]，它建议询问患者以下几个关键问题：

- "你在过去的 12 个月里跌倒过吗？"
- "你站着或走路时感觉稳不稳？"
- "你会担心自己跌倒吗？"

　　当其中任何一个关键问题的回答是肯定时，就表明这个人有跌倒的风险，就要对他进行预防性的干预来防止跌倒。

　　功能评估对于无跌倒史但临床高度怀疑存在步态问题、下肢力量问题、平衡障碍

的患者来说是有帮助的[8,9]。可进行的标准化测试包括站起-走计时测试、30 秒坐立平衡测试和四阶段平衡测试，这些测试在临床中都相对容易实施。

- 站起-走计时测试：让一个人从椅子上站起来，走 10 英尺(1 英尺≈30.48 厘米)，转过身，然后坐回椅子上。超过 12 秒，被认为有跌倒的危险。

- 30 秒坐立练习是让一个人在 30 秒内，手臂不动，尽可能多地完成从坐到站的动作。重复次数低于年龄和性别预期的，意味着跌倒和下肢力量差的风险增加。

- 四阶段平衡测试：让一个人换四种姿势，每种姿势保持 10 秒来测量静态平衡。①双足并拢，并排站立；②将一只足的足背挨着另一只足的大踇趾站立；③将一只足放在另一只足的跟前，足跟挨着足趾站立；④单足站立在任何阶段保持少于 10 秒表明平衡受损。

　　通过 SPLATT 可以明确跌倒的可改变的危险因素。

- 症状(SymPtom)：头晕、头昏、心悸。
- 位置(Location)：卧室、浴室、其他。
- 活动(Activity)：跌倒的细节，包括时间因素，位置变化。
- 服药(Timing)：服药前后、餐后、外出、夜间。
- 创伤(Trauma)：是否受伤。

回顾患者过去的病史也很重要，这些病史和药物治疗史会影响患者的平衡、步态、力量或认知。表 37.1 列出了一些会增加跌倒风险的药物类别，一般指一些中枢神经作用药物[10]。

体格检查应集中在以下几个方面：

- 头和眼睛：视敏度和周边视觉。
- 心血管：直立生命体征、心率、节律。
- 神经系统：认知筛查、感觉和运动功能、本体感觉和平衡、反射和小脑功能，以及步态检查。
- 肌肉骨骼：下肢力量、下肢关节畸形和肿胀、下肢力线、鞋类。
- 心理：抑郁。

最后，还要评估以下方面，如与姿势变化有关的对跌倒的恐惧、对平衡信心的降低、活动回避、因为害怕跌倒所以减少运动[5]。使用长(16 项)或短(7 项)国际跌倒疗效量表对害怕跌倒相关的功能损害进行限定和量化[11]。这一评估体现了人们对在 ADL 中跌倒的担忧，例如，穿衣服、做饭或洗澡时。问卷将人们分为三组(轻度、中度或高度关注跌倒)，得分越高，关注越多，风险越大。它在门诊处理与跌倒相关的 ADL 损伤特别有用，能帮助确定将从耐用医疗设备或家庭安全评估中受益的老年人。

治疗

治疗的目标是防止未来的跌倒。因此，对跌倒的预防和治疗同样重要。这些治疗方案可以由老年医学专家或跌倒诊所的专家进行指导。

单一的干预措施，特别是运动干预措施，与多因素干预措施一样，降低风险的程度是同等的。锻炼已被证明可以帮助减少跌倒风险及与跌倒有关的损伤，包括骨折[12]。充分证据表明，作为单一干预措施的锻炼计划是包括平衡和加强下肢锻炼的计划的。这些锻炼每周进行 2~3 次，持续 6 个月，锻炼的强度随时间变长而加强。这个被称为 OTAGO 的项目，已被证明在团体或家庭中都是有效的，可以由有经验的物理治疗师发起[13]。

另外，各种形式的太极也可以达到降低跌倒风险和跌倒率的效果，而且不需要依靠治疗师来实施[14]。减少跌倒风险的其他措施是消除来自家庭环境的危险和减少药物的影响，可以请作业治疗师帮助进行家庭安全评估来消除危险[15]。停用中枢作用药物或减少中枢作用药物的剂量是有效的，老年人一旦了解药物与跌倒之间的相关性后也比较容易接受。

最后，个体化的多因素干预和标准化、非个体化的多成分干预避免了许多危险发生。这些措施包括上述提到的，如锻炼，家庭环境的改造；减少用药等，也包括以下部分：

- 关于鞋类的科普，如何选择合适的鞋码或鞋跟高度，并建议有其他足部问题的患者去医生处就诊。
- 如有严重视力障碍，可转介验光师、眼科医生或盲人治疗师，合适的话，还可以购买特殊防眩光眼镜。
- 若发现使用可导致直立性低血压的药物，可减少剂量或停止服用；教育患者锻炼身体的重要性，如做踝泵运动；补充足够的水分，考虑压力长筒袜。
- 对有症状的心律失常或狭窄的患者

进行起搏器或瓣膜置换手术。

　　■ 为中度至重度白内障患者进行白内障手术。

功能预后和结果

　　运动项目(如奥塔哥运动项目)可以减少 35% 的跌倒风险和与跌倒有关的伤害[12]，可在 8 周内观察到进展。对于 80 岁以上的老年人来说，这是减少跌倒相关损伤最有效的方法。

　　对高危人群来说，虽然太极拳也可降低跌倒的风险，但它的效果可能不如长时间、高强度的锻炼计划那么明显[14]。对那些处于高风险的人来说，家庭环境改造同样有效[15]。

基本诊疗程序

门诊物理治疗处方样本

　　诊断：步态不稳。

频率：每周 2 次。

持续时间：2~3 个月[16]。

注意事项：跌倒。

运动：加强下肢，重点是髋关节内收肌和外展肌步态，平衡和本体感觉训练–考虑奥塔哥平衡计划。

评估适当的辅助设备。

制订家庭锻炼计划。

家居安全建议示例

入口：栏杆和台阶状况良好，照明充足。

厨房：常见物品放在可触及的地方，铺橡胶垫。

浴室：铺防滑垫，马桶和浴缸/淋浴安装扶手，垫高马桶座圈，照明充足。

楼梯：清除杂物，栏杆维修良好，台阶上有颜色对比条。

走廊：清除杂物，安装夜灯。

(张金 译　杜元才 梁成盼 李奇 审)

参考文献

1. The prevention of falls in later life. A report of the Kellogg International Work Group on the Prevention of Falls by the Elderly. *Dan Med Bull.* 1987;34(suppl 4):1–24.

2. Flacker J. What is a geriatric syndrome anyway. *J Am Geriatr Soc.* 2003;51:574–576.

3. Tinetti M, Speechley M, Ginter S. Risk factors for falls among elderly persons living in the community. *NEJM.* 1988;319:1701–1707.

4. Lord S, Menz H, Sherrington C. Home environment risk factors for falls in older people and the efficacy of home modifications. *Age Ageing.* 2006;35(2):ii55–ii59.

5. Vellas B, Wayne S, Romero L, Baumgartner R, Garry P. Fear of falling and restriction of mobility in elderly fallers. *Age Ageing.* 1997;26(3):189–193.

6. Panel on Prevention of Falls in Older Persons, American Geriatrics Society and British Geriatrics Society. Summary of the Updated American Geriatrics Society/British Society clinical practice guideline for prevention of falls in older persons. *J Am Geriatr Soc.* 2011;59:148–157.

7. Stevens J. The STEADI tool kit: a fall prevention resource for healthcare providers. *IHS Prim Care Provid.* 2013;38(9):1–5.

8. Jones C, Rikli R, Beam W. A 30s Chair-stand test as a measure of lower body strength in community-residing older adults. *Res Q Exerc Sport.* 2013;70(2):113–119.

9. Schoene D, Wu S, Mikolaizak A, Menant J, Smith S, Delbaere K. Discriminative ability and predictive validity of the Timed Up and Go Test in identifying older people who fall: systematic review and meta-analysis. *J Am Geriatr Soc.* 2013;61:202–208.

10. Woolcott J, Richardson K, Wiens M. Meta-analysis of the impact of 9 medication classes on falls in elderly persons. *Arch Intern Med.* 2009;169:1952–1960.

11. Kempen G, Yardley L, Van Haastreg J, et al. The Short FES-I: a shortened version of the falls efficacy scale-international to assess fear of falling. *Age Ageing.* 2008;37(1):45–50.

12. Tricco A, Thomas S, Veroniki A, Hamid J, Cogo E, Strifler L. Comparisons of interventions for preventing falls in older adults: a systematic review and meta-analysis. *JAMA.* 2017;61:1508–1514.

13. Clemson L, Cummings S, Kendig H, Swann M, Heard R, Taylor K. The effectiveness of a community-based program for reducing the incidence of falls in the elderly: a randomized trial. *J Am Geriatr Soc.* 2004;52:1487–1494.

14. Li F, Harmer P, Fitzgerald K. Effectiveness of a therapeutic Tai Ji Quan intervention vs a multimodal exercise intervention to prevent falls among older adults at high risk of falling: a randomized clinical trial. *JAMA Intern Med.* 2018;178:1301–1310.

15. Gillespie L, Robertson M, Gillespie W, et al. Interventions for preventing falls in older people living in the community. *Cochrane Database Syst Rev.* 2012;(9):CD007146.

16. Shubert T. Evidence-based exercise prescription for balance and falls prevention: a current review of the literature. *JGeriatr Phys Ther.* 2011;34:100–108.

第**38**章

乏力

Gloria Von Geldern, Kevin Alschuler

核心定义

乏力是神经系统疾病中的一种常见症状。在本章中,我们将集中关注中枢性乏力。与主要由肌肉乏力构成的外周乏力不同,中枢性乏力的特征是持续的身体和精神活动耐力有限,包括注意力和认知困难。中枢乏力可见于影响中枢、外周和自主神经系统的疾病。它最常见于多发性硬化和脑卒中后,也常见于脊髓灰质炎后综合征和其他慢性神经系统疾病。一些研究表明,超过50%的帕金森病患者称乏力是他们最糟糕的三个症状之一[1]。在多发性硬化(常见于年轻人)中,乏力经常被提及,并被确定为与失业相关的关键风险因素。抑郁会导致精力不足,同样,乏力也会使情绪恶化,影响认知能力和生活质量。

病因和病理生理学

中枢性乏力可能与边缘系统或基底神经节的唤醒和注意力通路中断有关。然而,我们对乏力在特定神经疾病中的确切病理生理机制知之甚少。在多发性硬化和脑卒中中都描述了特定任务的乏力。例如,失语症

患者说话乏力或视力受损患者持续的视觉任务引发的乏力。有趣的是,乏力的严重程度似乎不一定与潜在疾病的严重程度相关。预先存在的低皮质醇水平可能是应激后持续性疲劳的易感因素[3]。

诊断方法

在评估患者的乏力程度时,重要的是要排除其他导致困倦或精力低下的情况。第一步,应该评估睡眠的数量和质量。患有神经系统疾病的患者可能会由于神经源性膀胱、疼痛、肌肉痉挛或其他症状而中断睡眠。如果存在睡眠中断,治疗导致失眠的潜在问题应该是解决乏力的第一步。

药物副作用是导致乏力的另一个常见原因,许多患有神经系统疾病的患者正在使用多种药物,这可能会导致嗜睡。常见的致病药物包括苯二氮䓬类药物、非苯二氮䓬类镇静剂、抗组胺药、阿片类镇痛药、肌肉松弛剂、抗惊厥药、镇静抗抑郁药、抗焦虑药和抗精神病药。尽量减少这些药物或将这些药物服用的时间改为晚间而不是早晨,可能有助于缓解乏力。

此外,还需要进行全面的病史和体格检查,以筛查可能导致乏力的健康状况,特别

注意以下情况：

■ 心肺状况：充血性心力衰竭、慢性阻塞性肺疾病。

■ 睡眠障碍：睡眠呼吸暂停、不宁腿综合征。

■ 内分泌/代谢状况：甲状腺功能减退、甲状腺功能亢进、慢性肾病、慢性肝病、肾上腺功能不全、电解质异常、维生素 B_{12} 缺乏。

■ 血液/肿瘤疾病：贫血，恶性肿瘤。

■ 传染性疾病：单核细胞增多症、病毒性肝炎、艾滋病毒感染。

■ 风湿病：风湿性多肌痛、系统性红斑狼疮、类风湿关节炎、干燥综合征。

■ 心理状况：抑郁、焦虑。

以下问卷是评估可能导致乏力的疾病或状况时有用的筛选工具：

■ 抑郁症：PHQ-2 或 PHQ-9[4]。

■ 焦虑：广泛性焦虑障碍量表 GAD-7[5]。

■ 睡眠呼吸暂停：STOP BANG 问卷[6]。

根据病史和体检及筛查问卷的结果，应考虑实验室和其他检测：

■ 血液中的促甲状腺激素用于评估甲状腺功能障碍。

■ CBC 用于评估是否贫血。

■ CMP 以筛查肝脏和肾脏异常。

■ 维生素 B_{12} 水平和甲基丙二酸以评估缺乏症（目标维生素 B_{12} 水平应>400μg/L，但某些实验室将大于 200μg/L 的也未标记为异常）。

■ 适龄的癌症筛查。

■ 评估睡眠呼吸暂停的睡眠研究。

最后，还有对乏力本身的评估。评估个体对乏力严重程度的自我报告，以及乏力对其功能的影响或干扰是很重要的。研究表明，乏力严重程度和乏力干扰只是中度相关，但乏力干扰往往是相对于乏力严重程度更强的生活质量预测指标。以下量表帮助评估乏力严重程度和乏力影响的各个方面[7,8]：

■ 简要乏力量表。

■ 乏力症状量表。

■ 乏力严重程度量表。

■ 改良乏力影响量表。

■ 多维乏力量表。

治疗

在管理乏力前，重要的是要确定优先处理的治疗目标。如前所述，同时考虑乏力严重程度和乏力干扰因素是很重要的。但患者可能需要了解这样一个事实，即改善疲劳严重程度并不会导致活动或功能水平的提高。除了改善疲劳的严重程度，患者可能还需要做出相关的行为改变来改善其功能。此外，改变行为模式将减少疲劳的干扰，因此可能会减轻患者自我报告的疲劳严重程度。

干预措施应从治疗致病因素开始，例如，睡眠障碍、其他诱发乏力的疾病，并优化药物以减少镇静。在乏力的管理中，告知患者疲劳驾驶的危险也很重要。然后，临床医生可以让患者参与一些可能对乏力严重程度和干扰有积极影响的治疗方法。

减少用药是改善乏力的一个重要方法，虽然药物干预对乏力有益的证据非常有限，但已经有一些药物被用于缓解神经系统疾病的乏力。一项抗抑郁药的经验性试验表明，尤其是使用选择性 SSRI 或 SNRI，即使其不符合重度抑郁障碍标准，但对抑郁症状患者也有帮助。此外，有一些有限的数据表明，在多发性硬化中使用免疫调节药物（尤其是纳他珠单抗）或在帕金森病中使用多巴胺能药物治疗潜在的神经系统疾病对乏力有积极的影响[9]。

兴奋剂也被用作治疗乏力的药物。对于多发性硬化相关乏力，有一些小型随机对照试验提供了支持使用金刚烷胺[10]或莫达非尼[11]的证据，但证据薄弱矛盾。金刚烷胺最初是作为对抗流感的抗病毒药物开发的（由于其有耐药性而不再使用），也是一种用于治疗帕金森病的多巴胺激动剂。对于乏力，典型的剂量是100mg，每天2次（上午和中午）。金刚烷胺的耐受性相对较好，肾功能不全的患者使用时需谨慎。

莫达非尼也已经在小规模试验中进行了研究，对脑卒中后疲劳和肌萎缩侧索硬化症有一定的好处。剂量通常为每天100~400mg，通常是上午作为单次剂量1次给药，但对于一些患者，分2次早上最多200mg和中午200mg是更有效的。阿莫达非尼是莫达非尼的左旋对映异构体，可每天50~250mg（早晨每日1次或分次给药）。莫达非尼和阿莫达非尼都是管制药物，已被批准用于治疗发作性嗜睡症、轮班工作睡眠障碍和阻塞性睡眠呼吸暂停。对年轻女性来说，需要考虑与激素避孕药的相互作用，焦虑或头痛是需要注意的副作用。

其他用于治疗白天过度嗜睡的兴奋剂还有哌甲酯和安非他明。哌甲酯通常在早晨每天服用5~10mg，慢慢增加，最大日剂量为每天60mg，分2~3次服用。适用乏力的安非他明是右旋安非他明（5~40mg，每日1次，每天早上1次，每日最大剂量60mg，分1~3次服用）或利斯地塞米明（每天早晨服用30mg，每周10~20mg递增，每日最大剂量70mg）。哌甲酯和安非他明都被批准用于治疗注意力缺陷多动障碍和嗜睡症。这些刺激物是管制物质，有滥用和形成耐受的风险（可能通过药物间歇停用而减轻）。它们可能带来心血管或精神方面的副作用，所以需要评估平衡益处和风险。

越来越多的证据表明，非药物症状自我管理干预措施可有效改善包括乏力在内的症状的严重程度和影响程度。自我管理干预措施是指教导个人认知和行为技能的干预措施，这些技能可以帮助患者更好地面对干扰症状[12]。有许多治疗方法属于自我管理干预措施。例如，最近的研究表明，利用CBT的自我管理干预可以对包括乏力在内的许多症状产生积极的影响[13]。这种类型的干预侧重于增强适应或有益的想法，减少不适应或无益的想法，而类似的行为有助于提高生活质量，减少无益的行为。

除了CBT之外，大量的研究聚焦在通过优化身体活动以改善乏力管理。这包括专注于能量节约或节奏的干预措施，旨在改变活动模式，以平衡个人的活动与休息的需要，以促进与周围世界的持续接触[12]。这也包括专注于运动的干预措施，这些干预措施表明，尽管由于锻炼而增加了能量的输出，但个人报告显示乏力减轻了[14]。

功能预后和结果

如前所述，在诊断和治疗上，乏力的管理需要广泛的方法，具有挑战性。然而，解决这一重要但往往隐藏的症状对于防止失业及对提高参与日常生活的治疗和活动的能力，以及降低生活质量的负面影响至关重要。例如，在多发性硬化中，乏力被发现是生活质量的一个独立预测因子[15]。

资源

■ 美国国家多发性硬化协会:https://www.nationalmssociety.org/Symptoms–Diagnosis/MS—Symptoms/Fatigue.

■ 美国多发性硬化症协会:https://mym-saa.org/ms-information/symptoms/fatigue.

■ 澳大利亚脑卒中基金会:https://stroke-foundation.org.au/About –Stroke/Help –after –stroke/Stroke –resources –and –fact –sheets/Fa-

tigue–after–stroke–fact–sheet.

■ 英国脑卒中基金会:https://www.stroke.org.uk/sites/default/files/fatigue_after_stroke.pdf.

(张金 译 杜元才 梁成盼 李奇 审)

参考文献

1. Krupp LB, Pollina DA. Mechanisms and management of fatigue in progressive neurological disorders. *Curr Opinion Neurol.* 1996;9:456–460.
2. Cadden M, Arnett P. Factors associated with employment status in individuals with multiple sclerosis cognition, fatigue, and motor function. *Int J MS Care.* 2015;17:284–291.
3. Chaudhuri A, O'Behan P. Fatigue in neurological disorders. *Lancet.* 2004;363:978–988.
4. Kroenke K, Spitzer RL, Williams JB. The PHQ-9: validity of a brief depression severity measure. *J Gen Intern Med.* 2001;16(9):606–613.
5. Spitzer RL, Kroenke K, Williams JB, Lowe B. A brief measure for assessing generalized anxiety disorder: the GAD-7. *Arch Intern Med.* 2006;166(10):1092–1097.
6. Chung F, Abdullah HA, Liao P. STOP-bang questionnaire: a practical approach to screen for obstructive sleep apnea. *Chest.* 2016.149:631–638.
7. Larson RD. Psychometric properties of the modified fatigue impact scale. *Int J MS Care.* 2013;15:15–20.
8. Whitehead L. The measurement of fatigue in chronic illness: a systematic review of unidimensional and multidimensional fatigue measures. *J Pain Symptom Manage.* 2009;37:107–128.
9. Penner IK, Paul F. Fatigue as a symptom or comorbidity of neurological diseases. *Nat Rev Neurol.* 2017;13:662–675.
10. Asano M, Finlayson ML. Meta-analysis of three different types of fatigue management interventions for people with multiple sclerosis: exercise, education, and medication. *Mult Scler Int.* 2014;2014:798285.
11. Tur C. Fatigue management in multiple sclerosis. *Curr Treat Options Neurol.* 2016;18:26.
12. Plow MA, Finlayson M, Rezac M. A scoping review of self-management interventions for adults with multiple sclerosis. *PM R.* 2011;3(3):251–262.
13. Ehde DM, Elzea JL, Verrall AM, Gibbons LE, Smith AE, Amtmann D. Efficacy of a telephone-delivered self-management intervention for persons with multiple sclerosis: a randomized controlled trial with a one-year follow-up. *Arch Phys Med Rehabil.* 2015;96(11):1945–1958.
14. Moss-Morris R, Harrison AM, Safari R, et al. Which behavioural and exercise interventions targeting fatigue show the most promise in multiple sclerosis? A systematic review with narrative synthesis and meta-analysis. *Behav Res Ther.* 2019;137(28):103464.
15. Amato MP, Ponziani G, Rossi F, Liedl CL, Stefanile C, Rossi L. Quality of life in multiple sclerosis: the impact of depression, fatigue and disability. *Mult Scler.* 2001;7(5):340–344.

第 **39** 章

步态异常

Kayla Williams，Thiru Annaswamy

核心定义

步态是一种使用双足系统提供支撑并推动身体向前的步行方式。它涉及通过骨盆、臀部、膝关节和足踝的协调运动，通过肌肉和动量产生的力量来产生向前的平移。这个复杂的过程除了需要多感觉输入外，还需要神经和肌肉控制的结合。

步行周期

步行是一种有节奏的，重复的模式，包括步数和步幅。步行周期指行走过程中一侧足跟着地至该侧足跟再次着地时所经过的时间。每一侧下肢都有其各自的步行周期（图 39.1）。这个过程分为两个阶段：①支撑相，足底与地面接触的时期；②摆动相，支撑下肢离开地面向前摆动的阶段。支撑相初期是首次着地和负荷反应期。首次着地方式一般是髋关节屈曲、膝关节伸展和踝关节背屈时的足跟着地，这有助于减震、维持肢体稳定。在负荷反应期，足后跟被当作一个摇杆，将身体重量转移到前部。支撑相中期指对侧下肢离地至躯干位于该侧（支撑）下肢正上方时，重心位于支撑面正上方，此时踝

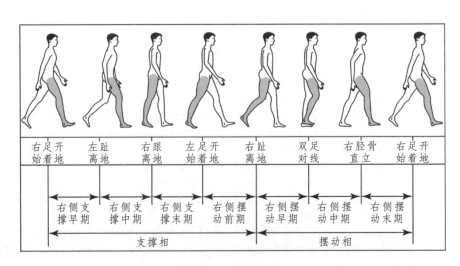

图 39.1　步行周期。

关节背屈,臀部和膝关节伸直。支撑相末期指下肢支撑足跟离地至对侧下肢足跟着地。在摆动前期,踝关节处于跖屈位置,同时膝关节屈曲增加,髋关节伸展减少,以此来转移身体重心。在摆动相初期,踝关节部分背屈,足从地板上抬起,髋关节膝关节屈曲增加。在摆动中期,髋关节进一步屈曲,至肢体前伸到身体重心前。摆动相末期指肢体继续向前摆动,膝关节屈曲,髋关节屈曲,踝关节背屈,直到足跟着地并且小腿变得垂直以再次作为支撑肢体。在正常情况下,这个循环在空间和时间上是对称的[1]。

平稳步态的形成——步态的决定因素

人类步行的主要目标是以最少的能量消耗,安全有效地将身体从一个点平稳地转移到另一个点。通常采用正弦路径来保存能量,减少重心的垂直和水平位移。为了理解这是如何实现的,必须考虑步态的一些主要决定因素(表 39.1)。第一个决定因素在支撑相时的骨盆交替旋转,髋关节从相对的内旋到相对的外旋。第二个是骨盆倾斜,骨盆向摆动的肢体方向向下倾斜,使臀部相对于对侧降低。第三,当身体重心经过支撑肢体时,膝关节屈曲到平均 15°,帮助减震和保持动量。第四和第五个决定因素表明当重心通过支撑的肢体时,踝关节、足部和膝关节之间的角位移关系密切。第六个是骨盆外侧位移导致髋相对内收,在步态周期中发生 2 次。这些因素共同维持步态的平稳[2]。

步态的临床评估

可以基于病史和身体的检查结果来发现并诊断步态是否异常。需要考虑的其他病史内容包括:当前药物的使用、跌倒史、最大步行距离,以及使用辅助设备或矫形器的情况。临床检查提供了对神经学和肌肉骨骼整合的快速、全面的评估。观察应从各个方面进行评估,如可在无障碍物的情况下,最好是脱去鞋子,也可借助器具跨越数米的距离。应特别注意姿势、站姿、起始状态、步长、上肢摆动、转身和速度[3]。常见的步态异常及其表现将在下文进一步描述。

表 39.1 步态的六个决定因素

减少垂直位移	1.骨盆旋转
	使摆动下肢相对加长,以承受重量
	2.骨盆倾斜
	降低站立中期时的重心
	3.站立时膝关节弯曲
	在足跟触地时屈曲 15°来减震
	4.足踝/足机制
	踝跖屈以减少骨盆的下降
	5.膝关节机制
	膝关节伸展以恢复长度和减少骨盆的下降
减少水平位移	6.骨盆外侧移位
	向站立侧肢体移动,保持重心在站立侧足上方

也可以使用定量步态分析,但主要用于研究环境中的动力学和运动学评估。在步态实验室中,除了定量的动力学和运动学数据外,还可以收集肌电图活动来评估肌肉的激活和协调性,但可能会受到技术因素的限制,如步态期间的运动和乳酸积累[4]。

常见的异常步态

疼痛

疼痛步态是指让疼痛的肢体减少负重的一种模式。通过在抬起和放下足时固定足踝位置来实现的。疼痛通常是由肌肉骨骼疾病引起的,包括骨关节炎、骨折或扭伤[3]。

膝过伸

膝过伸发生在站立阶段,当足触地时,导致地面反作用力在膝关节前方通过,导致膝过伸。这通常是由膝关节伸肌无力、膝关节伸肌痉挛或踝关节跖屈肌痉挛引起的。膝关节伸肌无力诱发代偿性膝关节过伸,以防止膝关节塌陷。当膝关节伸肌痉挛时,站立阶段所见的正常膝关节屈曲被膝关节伸直所取代,迫使膝关节通过足跟着地进一步过伸。踝关节跖屈肌痉挛或挛缩也会在负荷反应期间限制胫骨向前平移,从而导致膝关节过度伸展。骨盆稳定性差、膝关节屈肌或踝关节背屈肌无力,足掌疼痛,本体感觉障碍也会引起膝过伸。它会增加步态的能量消耗,对膝关节后部的韧带和肌腱造成压力,进一步损害膝关节的稳定性[5]。

跨阈步态(神经性的)

跨阈步态是一种常见的足下垂补偿方法。在摆动阶段,它利用髋关节和膝关节过度屈曲,缩短肢体,并留出足趾活动空间,虽然代谢效率低,但它不会降低步态速度。足下垂主要由周围神经病变引起,但也可继发于中枢神经系统疾病或远端主要肌肉疾病的腓肠肌-比目鱼肌痉挛[6]。

臀中肌步态

臀中肌步态是在站立位确诊的,因为同侧髋外展肌无力,主要是臀中肌较弱,骨盆会和站立下肢相对倾斜。这会导致躯干向站立下肢的那侧过度代偿性摆动,对侧则出现跨步步态,以促进足趾廓清。躯干也可以代偿性倾斜向患肢,减小髋内收的固有力矩,从而将身体重心转移到单下肢姿势。随着步行速度的增加,由于支撑相所花的时间减少,它也变得不那么明显[4]。

偏瘫步态

偏瘫步态常见于中枢神经系统疾病,最显著的表现为偏瘫侧的不对称的肢体协同运动模式。常见的下肢协同模式包括髋关节伸展、内收和内旋、膝关节伸展和足/踝跖屈/内翻,还可以看到髋关节和非麻痹侧的代偿性改变,伴有上肢运动缺失或减弱。这些变化可能包括:瘫痪肢体摆动时间延长,瘫痪侧肢体站立时间减少,瘫痪侧步长相对增加,双支撑相期增加。在站立阶段,由于足底屈肌的过度活动限制了踝关节背屈,导致髋关节伸展度下降。首次着地时髋关节屈曲也同样减少,这可能与髋关节伸肌过度活跃或髋关节屈肌活动受限有关。在偏瘫步态中,可出现膝关节过度屈曲,也可能由膝关节屈曲变少导致出现膝过伸的情况。膝关节屈曲的减少,可以利用髋部和骨盆的抬高来弥补,通常情况下,运动强度和平衡能力方面整体下降[7,8]。

肌病步态

肌病步态伴随弥漫性肌肉无力,常与肌

挛缩形成相关。可以通过膝关节过伸来补偿膝关节不稳。可以采用足趾行走模式来调动远端肌肉以增加肌肉力量。由于骨盆带肌肉的无力，脊柱前凸增加，行走时躯干左右摇摆状如鸭步[9]。

痉挛型双侧麻痹步态

痉挛的双瘫步态常见于脑性瘫痪，表现为步态不稳，节奏减慢，具有典型的蹲伏步态。由于腘绳肌和腓肠肌-比目鱼肌的挛缩，会出现膝关节持续弯曲和用足趾行走的情况，称为蹲伏步态。由于痉挛和挛缩，髋关节内旋转和屈曲也很常见。步态通常是对称的，但步行效率很低[9]。

共济失调

共济失调步态指无序、不协调的运动，可由小脑或感觉缺失引起。小脑性共济失调表现为具有不同步长和下肢运动的广泛步态，常称为醉汉步态。通常通过轻微弯腰，屈臀来稳定站立肢体。连续行走或在不平整的地面上行走比较困难。在感觉性共济失调中，本体感觉丧失最常见的原因是感觉性多发性神经病或脊髓后柱损伤。这同样会导致一种基础广泛的步态，患者行走时，步幅缩短，缓慢而谨慎地前进。由于本体感觉输入减少，足被抬得很高，并用力触地，使之具有踩脚的特性。临床上可通过闭眼区分两种情况，感觉性共济失调，因为视觉输入可用于补偿，因此，闭上眼睛时情况加重，而在小脑性共济失调中，睁开或闭上眼睛时无影响[3]。

帕金森步态

帕金森病步态是一种僵硬的步态，最常见于帕金森病患者中，即使在疾病的早期阶段，其步行速度也会减慢。由于抬足的动作变少，通常被称为拖步步态。随着步频的增加和步幅的减少，身体向前倾斜，呈现典型的慌张步态。还会出现肢体僵硬、起动困难、转向困难或跨越障碍物困难等情况。在早期阶段，抗帕金森药物通常对僵硬反应良好，但随着病情的发展，可能由于左旋多巴替代药物产生耐药性，效果下降。值得注意的是，抗帕金森药物可能会加剧直立性低血压，导致更谨慎、更不安全的步态[3]。

心因性步态

心因性步态或功能性步态是一种常见的步态异常，病因不明。步态的特点是缓慢而犹豫，步伐奇怪而不规则。Astasia-abasia 是一个常用的术语，用来描述无法站立或行走的情况，特征是膝关节弹跳或弯曲而不摔倒。功能性下肢肌张力障碍也常伴随着急喘气，与其动作形成鲜明的反差。心因性步态可以显著影响正常步态和正常功能。早期诊断和适当治疗可以改善步态，预防轮椅依赖[10]。

高龄

由于肌力下降、本体感觉功能受损、视力低下、额叶功能障碍和肌肉骨骼疾病，步态障碍在老龄化人群中很常见。老年人的步态模式发生了变化，主要表现为步长和步速减少（尽管步频保持稳定）、步幅变宽、上肢摆动减少，出现弯腰姿势，对跌倒的恐惧和实际风险都会增加。即使只是使用一下拐杖，也可以使步态模式有显著改善。在老龄化人口中，自主选择的步行速度是总体健康状况和预期寿命的敏感标志[3]。

治疗

功能性步行是一种必要的能力。无论诊断、预后或缺陷程度如何，都是人们所希望的。病理性步态是一种潜意识的补偿,以牺牲代谢效率促进直立稳定性。治疗异常步态的目标是通过多维、多学科的方法恢复稳定、自信的行走,从而在不同的环境中获得最高水平的功能独立[9]。

步态训练提供了一个经过简化的新的步行技能的过程,为进行家庭锻炼计划的持续进展和维持做准备。最初的步态训练应该包括对各种环境障碍的练习,如路缘、台阶、斜坡或不平坦的地形,为将来可能遇到的障碍做准备[9]。训练可以利用诸如减重跑台步行训练技术或其他已被证明有助于神经运动恢复的机电辅助步态训练系统等技术训练[4]。

矫形器具有多种功能,包括支持和对齐、防止畸形、矫正畸形、功能替代或减轻不适。如果正确使用,它们通过影响功能能力和肌肉骨骼排列,从而实现更理想的步行[9]。在配用新的矫形器后,必须考虑到要逐渐增加使用时间直到全天使用,并计划每 1~2 年进行 1 次随访,以监测磨损情况,确保器具适合使用,并重新评估其必要性。

辅助设备可以帮助稳定、推进和传递感官提示,使行走更加安全。手杖是最简单的设备,主要用于增强平衡并提供来自环境的感官反馈。助行架有一个框架式底座,提供双边支撑,并可根据底座构造的尖端和车轮组合提供不同的稳定性。各种类型的拐杖可以用来提供稳定性和减轻负重,但不一定能解决步态不对称的问题[11]。腓神经的功能性电刺激已用于足部下垂,对脑卒中患者有效[12]。

必须考虑对潜在疾病进行治疗。肉毒杆菌毒素和其他化学去神经疗法治疗痉挛已被证明可以提高步行速度和步长,并已在很大程度上取代肌腱转移或松解手术[4]。

功能预后和结果

由于异常步态的病因不同,预后和结果也因基础条件的不同而不同。异常步态应及早处理,防止建立低效代偿和出现明显的不对称。通常,目标是减少由异常步态导致的步行能量效率低下和疼痛情况;然而,在慢性阶段,干扰已经适应的不对称步态可导致最佳水平的功能性步行减少[8]。

(张金 译　杜元才 梁成盼 李奇 审)

参考文献

1. Kharb A, Saini V, Jain YK, Dhiman S. A review of gait cycle and its parameters. *Int J Comput Eng Manag*. 2011;13:78–83.
2. Saunders JB, Inman VT, Eberhart HD. The major determinants in normal and pathological gait. *J Bone Joint Surg Am*. 1953;35-a(3):543–558.
3. Pirker W, Katzenschlager R. Gait disorders in adults and the elderly: a clinical guide. *Wien Klin Wochenschr*. 2017;129(3–4):81–95.
4. Annaswamy TM, Fey NP, Inanoglu D, Raval GD. Human walking. In: Frontera WR, ed. *DeLisa's Physical Medicine and Rehabiliation: Principles and Practice*. Wolters Kluwer; 2020.
5. Bleyenheuft C, Bleyenheuft Y, Hanson P, Deltombe T. Treatment of genu recurvatum in hemiparetic adult patients: a systematic literature review. *Ann Phys Rehabil Med*. 2010;53(3):189–199.

6. Dubin A. Gait: the role of the ankle and foot in walking. *Med Clin North Am.* 2014;98(2):205-211.
7. Baker R, Esquenazi A, Benedetti MG, Desloovere K. Gait analysis: clinical facts. *Eur J Phys Rehabil Med.* 2016;52(4):560-574.
8. Balaban B, Tok F. Gait disturbances in patients with stroke. *PM R.* 2014;6(7):635-642.
9. Fish DJ, Crussemeyer JA, Kosta CS. Lower extremity orthoses and applications for rehabilitation populations. *Foot Ankle Clin.* 2001;6(2):341-369.
10. Baizabal-Carvallo JF, Alonso-Juarez M, Jankovic J. Functional gait disorders, clinical phenomenology, and classification. *Neurol Sci.* 2020;41(4):911-915.
11. Edelstein JE. Assistive devices for ambulation. *Phys Med Rehabil Clin N Am.* 2013;24(2):291-303.
12. Bethoux F, Rogers HL, Nolan KJ, et al. The effects of peroneal nerve functional electrical stimulation versus ankle-foot orthosis in patients with chronic stroke: a randomized controlled trial. *Neurorehabil Neural Repair.* 2014;28(7):688-697.

第 40 章

异位骨化

Kendl M. Sankary，Kate E. Delaney

核心定义

异位骨化(HO)骨骼外板层骨在肌肉和软组织中的形成，是由异常的组织修复引起的。这可能发生在某些神经性疾病中，包括卒中、颅脑损伤、脊髓损伤和脑肿瘤。HO 还与非神经学诊断有关，包括截肢、骨折、关节置换术(最常见的是全髋关节置换术和全膝关节置换术)、肌肉创伤、烧伤和一些遗传疾病相关。这种情况会极大地影响患者损伤后的功能恢复，导致关节挛缩、慢性疼痛，以及附近的神经和血管损伤。

根据特定关节的 X 线片表现，对 HO 的严重程度进行多种分级，包括髋关节的 Brooker 分级系统(框 40.1)，肘关节的 Hastings 和 Graham 分级系统，以及由 Brooker 分级改良而来的 De Valle 分级法。这些量表用于临床研究和手术计划，通常不用于 HO 患者的诊断或预后。

病因和病理生理学

HO 形成的确切机制尚不完全清楚。有观点认为，成骨细胞活性的增加和向成骨细胞分化的间充质干细胞增加可导致 HO 的发生。如前所述，这一过程的触发因素可能是神经性、创伤性或遗传性因素。研究表明，过度的炎症反应会增加骨形态发生蛋白的组织表达，将间充质干细胞招募到受影响区域，并促进其转化为成骨细胞，从而形成骨基质。成骨细胞产生碱性磷酸酶，它能灭活焦磷酸盐，促进骨基质的钙沉积和矿化。与正常骨形成一样，异位骨在成熟过程中也会经历可预测的阶段。在早期，未成熟的骨骼由稀疏钙化的胶原基质组成。在这个阶段，X 线无法检测到 HO；只有骨扫描、MRI 或超声才能发现早期的 HO。在中期，炎症加重，血管增生，钙化持续，此时 X 线片可见典型的 HO。最后一个阶段是成熟的板层骨，此时组织学检查与正常骨非常相似[2-4]。HO 的疾病进展存在多种可能的治疗靶点

框 40.1 髋关节异位骨化的 Brooker 分级系统[1]

分级	定义
I	髋部软组织骨岛形成
II	距离骨盆或股骨的骨表面≥1cm 处出现骨块
III	距离骨盆或股骨的骨表面<1cm 处出现骨块
IV	髋关节强直

（图 40.1）。

在颅脑损伤、脊髓损伤和烧伤的情况下，随着损伤的严重程度，发生 HO 的风险增加。8%~20% 的颅脑损伤患者在临床上会出现显著的 HO。在颅脑损伤中，任何相关的多发创伤都增加了 HO 的风险。在脊髓损伤中，约 20% 的患者在临床上发生了显著的 HO。颈椎或胸椎损伤、完全性损伤、严重痉挛、认知功能受损、气管造口、肺炎、尿路感染的患者风险更高[3]。患者烧伤面积超过 20%，则大大增加了 HO 形成的可能性[6]。

在骨科患者中，HO 最常见的原因是骨折或手术治疗。在全髋关节置换术患者中，HO 发生的总比率为 53%，其中双侧全髋关节置换术、有 HO 病史、强直性脊柱炎、弥漫性特发性骨肥厚症和 Paget 病患者的风险明显更高[7]。在创伤性骨折中，对髋部和肘部的 HO 是研究最多的，每个关节的发病率约为 40%。危险因素包括伴随的神经损伤、延迟内固定和骨移植的使用。在髋臼骨折患者中，需要长期机械通气的患者，其 HO 风险增加。损伤严重程度、性别和骨折类型不影响髋臼骨折患者发生 HO 的风险。在肘关节骨折中，HO 多发生于后内侧。骨折固定的特定手术干预与 HO 的发展之间似乎存在一定的关系[6]。

研究表明，无论截肢的原因是什么，23% 的下肢截肢者的残肢都会形成 HO，而创伤性与非创伤性截肢患者的 HO 发病率没有差异。截肢时发生 HO 的危险因素是爆炸伤及伴随的神经损伤[8]。

诊断方法

HO 最常表现为 ROM 降低、疼痛或僵硬，可伴有局部肿胀、红斑、发热和低热[9]。对于伴有相关神经损伤、烧伤、近期 THA 或骨科创伤的患者，应高度怀疑 HO。鉴别诊断常包括深静脉血栓形成、血肿、肿瘤、蜂窝织炎、铁器感染、骨髓炎、血栓性静脉炎和骨折。HO 最早可在受伤后 3 周至 6 个月发生，但在 3~4 个月发生的概率最高。根据目前的诊断，HO 形成的部位遵循特定的模式。在脊髓损伤和颅脑损伤中，髋关节是最常见的受累部位，而在烧伤中，受累部位是肘关节（图 40.2）。在脊髓损伤中，HO 形成

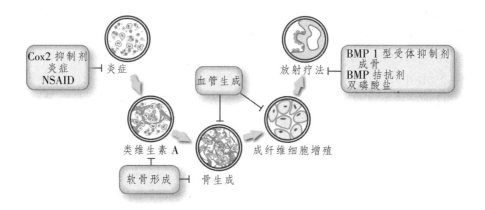

图 40.1 异位骨化进展及治疗靶点[5]。[Source：Reprinted by permission from Shimono K，Uchibe K，Kuboki T，Iwamoto M. The pathophysiology of heterotopic ossification：current treatmentconsiderations in dentistry. Jpn Dental Sci Rev. 2014；50（1）：1okidoi：10.1016/j.jdsr.2013.07.003.]

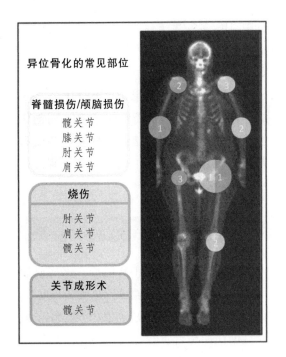

异位骨化的常见部位

脊髓损伤/颅脑损伤

髋关节
膝关节
肘关节
肩关节

烧伤

肘关节
肩关节
髋关节

关节成形术

髋关节

图 40.2 每种损伤类型异位骨化的常见位置[6]。(Source：Reprinted by permission from Ranganathan K，Loder S，Agarwal S，et al. Heterotopic ossification：basic –science principles and clinical correlates. J Bone Joint Surg Am. 2015；97：1101–1111.)

的部位总是在损伤水平的尾端，而在颅脑损伤中 HO 可以发生在身体的任何部位。

最初的实验室检查应包括血清碱性磷酸酶、ESR、CRP、CK 和 WBC。碱性磷酸酶可能需要 2 周的时间来升高，并在 HO 开始发生后 10 周达到最大值。THA 患者中碱性磷酸酶>250IU/L 与 HO 相关。值得注意的是，血清碱性磷酸酶水平与 HO 的成熟度无关。ESR 和 CRP 是炎症标志物，可在 HO 早期升高，但对 HO 无特异性的。CK 升高与更严重的 HO 病程相关，可能与依地膦酸钠治疗耐药性相关。

除了上述的实验室评估外，影像学检查方式包括 X 线、锝–99 骨扫描、超声、CT 扫描和 MRI，都有助于诊断和评估 HO 的严重程度。X 线片显示骨形成 3 周后开始出现

HO。通常，锝–99 骨扫描被认为是评估 HO 最敏感的方法，因为它们能显示早在 2.5 周的变化。然而，最近的研究表明，MRI 可在症状开始 1~2 天显示与 HO 一致的变化。CT 扫描可能被推荐用于手术计划，但不用于初始评估[3,6]。

治疗

当 HO 已经存在，一些研究也观察了双膦酸盐或二膦酸盐在防止增长方面的效果。这些药物被认为可以防止骨样基质矿化[10]。在脊髓损伤中，Stover 的方案通常用于经典的 HO 的治疗，包括用依地膦酸钠 20mg/kg 治疗 2 周，然后用 10mg/kg 治疗 10 周。在一项使用该方案的研究中，X 线片显示 HO 预处理率为 22%~25%；然而，在随访中，治疗组 X 线片观察到的 HO 发生率为 30%，而安慰剂组为 41%[11]。Finerman 等人使用相同的方案治疗有临床体征但没有 X 线片证据的脊髓损伤或 THA 患者。治疗过程结束后，治疗组中有 6% 的患者在 X 线片上出现 HO（2% 具有临床意义），而安慰剂组中有 27%（13% 具有临床意义）。停用依地膦酸钠治疗后，治疗组的发生率有所增加，但病变范围较对照组小[12]。Garland 等人发现，连续 6 个月服用 20mg/kg 也有效[13]。

对于烧伤患者，尽管有大量的案例研究报道，依替膦酸钠可用于治疗或预防 HO，但一项评估依替膦酸钠的研究实际上显示，治疗组 HO 发生率（46.4%）高于对照组（13.8%）。然而，在这项研究中，治疗组的总体表面积更高，平均治疗 39 天，这比在其他诊断中被发现有效的典型治疗时间短[14]。

在一项关于严重颅脑损伤患者 HO 的研究中，共纳入 10 例患者，每天服用依替膦酸盐 20mg/kg，持续 3 个月，然后每天 10mg/kg，

再持续 3 个月。在接受治疗的患者中发现了 20% 的 HO，而在损伤匹配对照组中发现了 70%[15]。

放射治疗可作为脊髓损伤后 HO 的主要治疗手段。在 Sautter-Bihl 等人的一项研究中，在 33 个患有 HO 的患者关节中，50% 的关节在放射治疗后没有出现放射学异常，而 <10% 的关节出现 HO 进展[16]。

手术指征包括功能丧失、坐位或维持姿势困难、与 HO 相关的压伤/溃疡[17]。约 5% 的脊髓损伤合并 HO 的患者需要进行手术切除[18]。

一般认为，为了防止 HO 复发及最大限度地促进神经恢复，应在 HO 成熟后进行手术切除。出于这个原因，一些人建议在手术前进行骨扫描或 X 线检查，以显示成熟骨和正常血清碱性磷酸酶[6,13,18]。因此，手术切除的首选时间可能为创伤性 HO 的 6~9 个月、脊髓损伤的 12 个月和颅脑损伤的 18 个月，尽管平均手术时间通常较长[7,13]。

术后康复的目标是恢复和维持 ROM，髋关节术后至少 48 小时后，每天进行多次被动关节活动，直到肘关节软组织肿胀得到改善[10,18]。

功能预后和结果

对于所有的诊断和关节，平均而言，有报告称在手术干预后 ROM 有改善。在 TBI 中，术后复发可能与痉挛相关，神经功能缺损越严重、昏迷时间越长、HO 越严重的患者，复发的风险可能更高。Meta 分析显示复发率约为 20%。在确诊 HO 后 13、21 或 30 个月进行手术时，复发率没有显著差异[19]。对于接受手术治疗的烧伤患者，据报道复发率为 6.7%[20]。术后药物或放射治疗可能有助于预防复发[17,21]。

在医学上，NSAID 已被发现可以降低脊髓损伤和全髋关节置换术中 HO 的发生率和严重程度[22,23]。人们认为 NSAID 可以抑制间充质细胞向成骨细胞的增殖[24]。在全髋关节置换术的患者中，每天 75mg 吲哚美辛持续 2~6 周可降低 HO 的发生率和严重程度[23]。在脊髓损伤患者中，与治疗组（25%）相比，安慰剂组（65%）的 HO 发生率更高[22]。在 TBI 患者中，每天服用吲哚美辛 75mg 或每天服用依替膦酸盐 20mg/kg，至少持续 3 个月，若有复发征兆，则最多可持续 6 个月，有助于防止病情加重[25]。此外，华法林可能通过抑制维生素 K 依赖性的骨钙素合成来阻止 HO 的形成[26]。

术后采用放射治疗以防止 HO 复发。到目前为止，还没有证据表明放射治疗会增加患癌的风险[23,24]。

基本诊疗程序

HO 的初步评估

实验室检查

实验室检查包括：血清碱性磷酸酶、ESR、CRP、CK、WBC。

影像学检查

X 线片（如果阴性，考虑锝-99 骨扫描、超声或 MRI）。

资源

Craig 医院：https://craighospital.org/resources/heterotopic-ossification.

（张金　译　杜元才　黄桂兰　帅胜斌　审）

参考文献

1. Brooker AF, Bowerman JW, Robinson RA, Riley LH, Jr. Ectopic ossification following total hip replacement. Incidence and a method of classification. *J Bone Joint Surg Am.* 1973;55:1629–1632.

2. Aubut JAL, Mehta S, Cullen N, Teasell RW, ERABI Group, Scire Research Team. A comparison of heterotopic ossification treatment within the traumatic brain and spinal cord injured population: an evidence based systematic review. *NeuroRehabilitation.* 2011;28(2):151–160. doi:10.3233/NRE20110643

3. Sullivan MP, Torres SJ, Mehta S, Ahn J. Heterotopic ossification after central nervous system trauma. *Bone Joint Res.* 2013;2(3):51–57. doi:10.1302/2046-3758.23.2000152

4. Cholok, D, Chung MT, Ranganathan K. Heterotopic ossification and the elucidation of pathologic differentiation. *Bone.* 2018;109:12–21. doi:10.1016/j.bone.2017.09.019

5. Shimono K, Uchibe K, Kuboki T, Iwamoto M. The pathophysiology of heterotopic ossification: current treatment considerations in dentistry. *Jpn Dental Sci Rev.* 2014;50(1):1–8. doi:10.1016/j.jdsr.2013.07.003

6. Ranganathan K, Loder S, Agarwal S, et al. Heterotopic ossification: basic-science principles and clinical correlates. *J Bone Joint Surg Am.* 2015;97:1101–1111.

7. Sun E, Hanyu-Deutmeyer AA. *Heterotopic Ossification, StatPearls.* 2019. Accessed December 16, 2019. http://www.ncbi.nlm.nih.gov/pubmed/30085571

8. Matsumoto ME, Khan M, Jayabalan P, Ziebarth J, Munin MC. Heterotopic ossification in civilians with lower limb amputations. *Arch Phys Med Rehabil.* 2014;95(9):1710–1713. doi:10.1016/j.apmr.2014.03.010

9. Sun E. Heterotopic ossification. *Br J Hosp Med.*1993;49(4):247–251, 254. doi:10.1097/00001433-199510000-00005

10. Subbarao JV, Nemchausky BA, Gratzer M. Resection of heterotopic ossification and didronel therapy-regaining wheelchair independence in the spinal cord injured patient. *J Am Paraplegia Soc.* 1987;10(1):3–7. doi:10.1080/01952307.1987.11719626

11. Stover S, Hahn H, Miller J. Disodium etidronate in the prevention of heterotopic ossification following spinal cord injury (preliminary report). *Spinal Cord.* 1976;14:146–156. https://doi.org/10.1038/sc.1976.25

12. Finerman GAM, Stover SL. Heteretepic ossification following hip replacement or spinal cord injury. Two clinical studies with EHDP. *Metabolic Bone Disease and Related Research.* 1981;3(4–5):337–342. doi: 10.1016/0221-8747(81)90050-3.

13. Garland DE. Clinical observations on fractures and heterotopic ossification in the spinal cord and traumatic brain injured populations. *Clinical Orthopaedics and Related Research.* 1988:86–101. doi: 10.1097/00003086-198808000-00011.

14. Shafer DM, et al. The use of eidronate disodium in the prevention of heterotopic ossification in burn patients. *Burns.* 2008;34(3):355–360. doi: 10.1016/j.burns.2007.04.006.

15. Spielman G, Gennarelli TA, Rogers CR. Disodium etidronate: its role in preventing heterotopic ossification in severe head injury. *Arch Phys Med Reb.* 1983;64(11):539–542.

16. Sautter-Bih ML, Liebermeister E, Nanassy A. Radiotherapy as a local treatment option for heterotopic ossifications in patients with spinal cord injury. *Spinal Cord.* 2000;38(1):33–36. doi: 10.1038/sj.sc.3100847.

17. Meiners T, Abel R, Bohm V, et al. Resection of heterotopic ossification of the hip in spinal cord injured patients. *Spinal Cord.* 1997;35:443–445. https://doi.org/10.1038/

sj.sc.3100415

18. Banovac K, et al. Prevention and Treatment Of Heterotopic Ossification After Spinal Cord Injury. *J Spinal Cord Med.* 2004;27(4):376–382. doi: 10.1080/10790268.2004 .11753775.

19. Chalidis B, Stengel D, Giannoudis PV. Early excision and late excision of heterotopic ossification after traumatic brain injury are equivalent: A systematic review of the literature. *Journal of Neurotrauma.* 2007;24(11):1675–1686. doi: 10.1089/neu.2007.0342.

20. Malca N, Serror K, Mimoun, M, et al. Our 35 years experience on postburn heterotopic ossification: A three-step treatment. *Annales de chirurgie plastique esthetique.* 2018;63:316–322. doi: 10.1016/j.anplas.2017.11.009.

21. McAuliffe JA, Wolfson AH. Early excision of heterotopic ossification about the elbow followed by radiation therapy. *Journal of Bone and Joint Surgery - Series A.* 1997;79(5):749–755. doi: 10.2106/00004623-199705000-00015.

22. Banovac K, et al. Prevention of heterotopic ossification after spinal cord injury with indomethacin. *Spinal Cord.* 2001;39(7):370–374. doi: 10.1038/sj.sc.3101166.

23. Łęgosz P, et al. Heterotopic Ossification: A Challenging Complication of Total Hip Arthroplasty: Risk Factors, Diagnosis, Prophylaxis, and Treatment. *BioMed Res Int.* 2019. doi: 10.1155/2019/3860142.

24. van Kuijk AA, Geurts AC, van Kuppevelt HJ. Neurogenic heterotopic ossification in spinal cord injury. *Spinal Cord.* 2002 Jul;40(7):313–26. doi: 10.1038/sj.sc.3101309. PMID: 12080459.

25. Garland DE. Surgical approaches for resection of heterotopic ossification in traumatic brain-injured adults. *Clinical Orthopaedics and Related Research.* 1991;(263):59–70. doi: 10.1097/00003086-199102000-00006.

26. Buschbacher R, et al. Warfarin in prevention of heterotopic ossification. *American journal of physical medicine & rehabilitation.* 1992;71(2):86–91. doi: 10.1097/00002060 -199204000-00005.

第 **41** 章

脑积水

Clausyl (CJ) Plummer II

核心定义

"Hydrocephalus" 脑积水，源自希腊语，"hydro"，意为水，"cephalus"，意为头[1,2]。它的定义为 CSF 在颅内各种腔内的积聚[1]。可能发生这种积聚的潜在空间包括第三脑室、第四脑室和侧脑室。根据美国神经外科医师协会的说法，脑积水被定义为"脑室内积聚过多 CSF 并可能导致颅内压增高的情况。[3]"

病因和病理生理学

当脑室内梗阻而阻碍 CSF 流动时，就会发生非交通性或梗阻性脑积水[4]。它通常由血液（即脑室间出血）、外部压迫（如肿瘤）或先天性疾病（即狭窄）引起。阻塞可能发生在几个位置，包括 Monro 孔（侧脑室和第三脑室之间）、Sylvius 中脑导水管（第三和第四脑室之间）或第四脑室远端的各种孔[4,5]。脑室内出血、感染（如脑膜炎），以及外伤性脑损伤导致脑膜内层瘢痕形成或蛛网膜绒毛受损，从而抑制 CSF 的重吸收，导致脑室扩大[2,5]。

正常压力脑积水（NPH）涉及脑室中 CSF 的积聚，而颅内压没有增加，可能存在脑室扩大。与 NPH 相关的经典三联征，即 Hakim 三联征，包括步态异常、痴呆样障碍和尿失禁。尽管患者并不总是同时具有这三个症状，但此三联征被认为是 NPH 的特征性表现。在 NPH 中常见的异常步态模式是广泛的拖曳步态。NPH 可进一步分为特发性 NPH 和继发性 NPH，后者是由外伤性脑损伤、蛛网膜下隙出血和（或）脑膜炎引起的[4,6]。

NPH 的病因尚不明确。关于其病因有多种理论，包括 CSF 流动受损、血管异常，较轻的还包括神经退行性变、炎症和遗传因素[4]。CSF 流动受损被认为是与影响脑灌注的慢性收缩期-舒张期变化后发生的 CSF 搏动改变相关的。与 NPH 相关的血管异常包括导致心室扩大的动脉高血压和（或）静脉压力异常（脉络膜静脉压力）[4]。

先天性脑积水被认为在出生时就存在，涉及位于第三和第四脑室之间的 Sylvian 导水管阻塞[2,7]。根据脑积水协会的阐述，先天性脑积水的最常见原因是导水管狭窄[2]。神经管缺陷是先天性脑积水的另一个常见原因[2]。其他可能的原因包括蛛网膜囊肿、Chiari 畸形和 Dandy-Walker 综合征（特征为第四脑室畸形、大颅后窝和小脑蚓部发育不全）[2,8]。

术语"真空性脑积水"用于描述在颅脑损伤或脑卒中后脑组织丢失的情况下的脑室扩大[3]。

诊断方法

病史

脑积水的症状和体征因类型和患者年龄而异。婴幼儿最常见的体征和症状包括囟门隆起、头围增大、易怒、呕吐和头痛。对于年轻人和中年人,更常见的症状包括长期头痛、步态异常、认知障碍和尿急或尿失禁[2]。

老年人通常受 NPH 影响而表现出步态障碍、认知障碍和尿失禁(即 Hakim 三联征)[2,6,9]。典型的步态障碍是对称的、运动迟缓的、大范围的运动伴拖曳、步宽降低,不稳定的小碎步转弯和不良的步态启动[4,6]。步态也可以描述为磁性步态,在摆动阶段,足似乎"有磁性"地附着在地板上,离地间隙小。也有典型的证据表明存在运动失用和改变姿势(例如,从坐到站)困难[4]。认知障碍通常涉及学习困难、回忆障碍、执行功能缺陷和由精神运动问题而导致的处理速度降低[4]。在体格检查(简易精神状态检查或 MoCA)期间评估认知表现,以及随后的神经心理学测试对区分存在的认知缺陷类型非常重要。泌尿不适通常以早期尿急开始,最终进展为急迫性尿失禁[4,6]。

其他常见的体征和症状包括疼痛、头痛、情绪变化、恶心、嗜睡和平衡问题[1,4,6,9]。如果患者已经被诊断出脑积水或已经接受过脑积水分流术,了解脑积水恶化时患者通常会出现哪些症状组合是很重要的。也可以通过询问过去分流失败/失败期间出现的迹象/症状类型来获得此信息。脑积水的临床挑战在于这些发现是非特异性的,并且可能会因为并发症而进一步混淆临床表现。

体格检查

临床检查不仅要识别在脑积水中观察到的典型表现,还要了解临床上易混淆的各种表现。出于这个原因,建议对患者进行全面的神经系统检查,以及上肢和下肢的徒手肌力检查。眼底检查也很重要,因为要排除视盘水肿。如前所述,步态评估非常重要,通过简易精神状态检查或 MoCA 进行认知评估也是如此[6]。对于儿童来说,头部检查(围生长图,有无囟门)是很重要的[8]。

诊断性检查

先天性脑积水通常由产前超声检查评估脑室大小。对于儿童梗阻性脑积水,超声是防止电离辐射暴露和镇静/麻醉需要的首选方式[2,7,8]。如果超声发现异常,则需要通过 MRI 进行分类。对于年龄较大的儿童,首选脑部 MRI,因为它是一种可以评估 CSF 血流和血流动力学的综合评估方法[8]。虽然可以进行头部 CT,但 MRI 的可视化效果更好,也是疑似梗阻的成年患者的首选,还可以减少辐射暴露[2,6,9]。

改良的 Evans 比率是脑室增大的筛查评估方法。它是通过计算同一轴向 CT 或 MRI 图像上额角(侧脑室)的最大宽度与大脑最宽直径的比值来确定的[6]。通常,当比值≥0.3 时,认为存在脑室扩大,但也提出了更准确的年龄界限,特别是对于 65 岁以上的患者[6,9,10]。

腰椎穿刺不是诊断脑积水的必需手段,但它有助于评估潜在的分流位置[4,6,9]。腰椎穿刺术前应进行神经影像学检查以排除脑疝。评估包括在接下来的 30~60 分钟或几天内,用腰椎穿刺引流多达 50mL 的 CSF,并监测步态和主观症状的改善情况。应采用客观步态功能评估,例如,Tinetti 评分或 Timed Up and Go 测试监测改善而不是依赖主观症状报告。尽管其他研究表明,当腰椎穿刺筛查结果模棱两可或呈阴性时,分流术后步态得到改善,但后一种测试对分流器放置后的反应具有很强的阳性预测价值。可以放置一个外部腰椎引流导管并留在原处,以固定的速度(通常为 10mL/h)引流 CSF[2,4,6]。这种方法需要住院大约 72 小时进行监测。在引流管移除之前、期间和之后进行步态评估和认知测试[2,6]。

治疗

脑积水的最终治疗是通过外科手术放置分流器以分流 CSF。先天性脑积水、梗阻性脑积水和 NPH 患者需要分流[2,4]。最常用的导管是脑室–腹腔(VP)分流器,但也可以使用脑室–心房分流器和腰腹手术分流器[2,11]。分流器将 CSF 从脑室(最常见的是右侧脑室)转移到腹部。分流阀的三种主要类型包括狭缝阀、隔膜阀和锥形弹簧球阀[2]。可调整分流器可以调节 CSF 的引流量,由于不需要通过手术进行调整,因此,这种分流术已经

变得越来越普遍[2]。

内镜第三脑室造瘘术是一种外科手术,它在第三脑室底部形成一个开口,以便将 CSF 引流到大脑的下部空腔,从而有效地绕过 Sylvius 导水管(连接第三脑室和第四脑室)[2,3,12]。该手术是传统分流术的替代方法,适用于患有梗阻性脑积水的患者[2,12]。

功能预后和结果

假设确定的治疗是适当的,脑积水患者的预后是有利的[13,14]。有研究表明,分流器放置后,患者的步态、行走和认知的功能得到恢复,但是预测分流后功能改善程度的挑战仍然存在[2,4,6]。

资源

- 脑积水协会:www.hydroassoc.org.
- 美国神经外科医师协会:www.aans.org.
- 美国神经病学学会:www.aan.org.
- 生命 NPH:https://www.lifenph.com.

(杜元才 译　张金 黄桂兰 帅胜斌 审)

参考文献

1. Sheet HF, Diso N. *Hydrocephalus Fact Sheet Hydrocephalus Fact Sheet What Is Hydrocephalus?* National Institute of Neurological Disorders and Stroke;2019:1–6.
2. Hydrocephalus Association. What is hydrocephalus? Accessed April 23, 2021. https://www.hydroassoc.org/hydrocephalus/
3. Adult-onset Hydrocephalus Hydrocephalus Ex-vacuo Normal Pressure Hydrocephalus (NPH) Symptoms of Adult-onset Hydrocephalus. i:1–7. https://www.aans.org/Patients/Neurosurgical-Conditions-and-Treatments/Adult-Onset-Hydrocephalus?formid=124.
4. Graff-Radford NR. Normal pressure hydrocephalus. UpToDate. 2018. https://www-uptodate-com.ckmproxy.vumc.org/contents/normal-pressure-hydrocephalus?search=Graff-Radford%20NR.%20Normal%20pressure%20hydrocephalus.%20UpToDate.%202018.&source=search_result&selectedTitle=3~150&usage_type=default&display_rank=3
5. Xiong G, Elkind J, Kundu S, et al. Traumatic brain injury-induced ependymal ciliary

loss decreases cerebral spinal fluid flow. *J Neurotrauma*. 2014;31(16):1396–1404.

6. Williams MA, Relkin NR. Diagnosis and management of idiopathic normal pressure hydrocephalus. *Neurol Clin Pract*. 2014;4(3):206–215.

7. Flannery AM, Mitchell L. Pediatric hydrocephalus: Systematic literature review and evidence-based guidelines. Part 1: introduction and methodology. *J Neurosurg Pediatr*. 2014;14(November):3–7.

8. Haridas A, Tomita T. Hydrocephalus in children: physiology, pathogenesis, and etiology. UpToDate. 2018. https://www-uptodate-com.ckmproxy.vumc.org/contents/hydrocephalus-in-children-physiology-pathogenesis-and-etiology?search=hydrocephalus&source=search_result&selectedTitle=2~150&usage_type=default&display_rank=2

9. Mori E, Ishikawa M, Kato T, et al. Guidelines for management of idiopathic normal pressure hydrocephalus: second edition. *Neurol Med Chir*. 2012;52(11):775–778.

10. Brix MK, Westman E, Simmons A, et al. The Evans' index revisited: new cut-off levels for use in radiological assessment of ventricular enlargement in the elderly. *Eur J Radiol*. 2017;95:28–32. doi:10.1016/j.ejrad.2017.07.013. Epub 2017 Jul 20. PMID: 28987681.

11. Kemp J, Flannery AM, Tamber MS, Duhaime AC. Pediatric hydrocephalus: systematic literature review and evidence-based guidelines. Part 9: effect of ventricular catheter entry point and position. *J Neurosurg Pediatr*. 2014;14(November):72–76.

12. Limbrick DD, Baird LC, Klimo P, Riva-Cambrin J, Flannery AM. Pediatric hydrocephalus: systematic literature review and evidence-based guidelines. Part 4: cerebrospinal fluid shunt or endoscopic third ventriculostomy for the treatment of hydrocephalus in children. *J Neurosurg Pediatr*. 2014;14(November):30–34.

13. Kowalski RG, Weintraub AH, Rubin BA, Gerber DJ, Olsen AJ. Impact of timing of ventriculoperitoneal shunt placement on outcome in posttraumatic hydrocephalus. *J Neurosurg*. 2019;130(2):406–417.

14. Halperin JJ, Kurlan R, Schwalb JM, Cusimano MD, Gronseth G, Gloss D. Practice guideline: idiopathic normal pressure hydrocephalus: response to shunting and predictors of response. *Neurology*. 2015;85(23):2063–2071.

第**42**章

感染

Aubree M. Fairfull，Aaron E. Bunnell

康复人群因传染病而发病和死亡的风险很高。这是由于神经源性膀胱和神经源性肠道、肺功能受损、误吸、皮肤破损、多重耐药菌定植和外科手术的高发病率。物理治疗师在感染的预防、诊断和治疗中发挥着关键作用。本章计划涵盖康复人群中最常见的感染，包括尿路感染、肺炎、败血症和脑膜炎。

对于所有感染，建议使用特定机构的抗生素图谱和抗生素管理，以最大限度地减少对患者的伤害，减少接触不必要的抗生素，并减少抗生素耐药性的发展。

尿路感染

核心定义

无症状菌尿：患者的尿培养细菌超过100 000CFU/mL，但没有尿路症状或体征；然而，对于那些留置导管的患者，任何可检测到的细菌浓度都被认为是菌尿[1,2]。

尿路感染：明显菌尿（尿培养超过100 000CFU/mL）症状或体征可归因于泌尿道而无其他感染源。

膀胱炎：膀胱或下尿路感染。

急性单纯性膀胱炎：患者的膀胱炎没有相关的导管插入术、免疫功能低下状态、泌尿系统异常或妊娠等情况[3]。

肾盂肾炎：肾脏和上尿路感染。

尿毒症：临床上明显的泌尿道和（或）男性生殖道（包括前列腺）严重感染，具有与全身炎症反应综合征一致的特征[4]。

导管相关尿路感染（CAUTI）涉及以下参数[5]：

1. 符合尿路感染的体征/症状。

2. 没有其他确定的感染源。

3. 留置导尿管连续放置2天以上且在事件发生之日或前一天留置的导尿管。

4. 在患者的尿液样本中可检测到细菌≥100 000CFU/mL，细菌种类≥1种。

病因和病理生理学

尿路感染和各种临床人群中最常见的病原体在下表42.1中进行了描述。

许多康复患者的损伤会导致神经源性膀胱，与普通人群相比，这使他们患复发性尿路感染的风险明显增加。造成这种情况的因素包括长期留置导尿管使用、膀胱淤滞和过度膨胀、膀胱输尿管反流和肾结石[6]。导尿管相关菌尿的主要风险因素是导尿管使用时间，发病率每天增加3%~8%[7]。

表 42.1 常见的尿路感染病原体[2,5]

条件、状况	主要原因	其他原因
单纯性膀胱炎	大肠杆菌	奇异变形杆菌、肺炎克雷伯菌和腐生葡萄球菌
长期导尿的尿路感染	多种微生物	沙雷菌、柠檬酸杆菌、P.绿脓杆菌和凝固酶阴性葡萄球菌
脊髓损伤中的尿路感染	革兰阴性杆菌、肠球菌	

诊断方法

病史

在女性中,新出现的尿频和排尿困难,没有阴道分泌物或刺激,对尿路感染的阳性预测值为 90%。CAUTI 最常见的症状包括发热、僵硬、精神状态改变、不适、腰痛、肋椎角压痛、急性血尿和(或)盆腔不适[5]。拔出导管后,患者可能会出现排尿困难、尿急或尿频,或耻骨上压痛。

在康复人群中,重要的是要考虑到由感觉异常或缺乏感觉而导致神经源性膀胱患者可能会出现有限的尿路感染症状报告。尿路感染的一个迹象可能是患者潜在功能障碍的恶化,例如,虚弱或认知状态。脊髓损伤患者可能会出现如痉挛加剧、自主神经反射异常、膀胱痉挛或不安感等症状和体征[5]。

检查

对于疑似肾盂肾炎、尿路感染症状未缓解或在完成治疗后 2 周复发的患者,以及出现腰痛或谵妄等非典型症状的患者,建议进行尿液培养[3]。

对于留置导尿管的患者,如果出现以下情况怀疑尿路感染,应进行尿液分析和尿培养:导管放置连续 2 天以上,导管在症状发作期间放置或在发作前 1 天移除。

对于假定的 CAUTI,应在开始抗菌治疗之前和更换导管之后采集用于培养的尿样[5]。

对脊髓损伤患者尿路感染的诊断基于以下标准[2]:①表 42.2 中定义的严重菌尿;②脓尿;③体征和症状,如发热、不适、排尿困难、尿失禁、痉挛、自主神经反射异常或嗜睡。

影像学检查

对治疗无效的患者可考虑进行泌尿生殖超声检查,以评估是否有肾盂肾炎、脓肿、结石和尿流阻塞。可以进行 MRI 或 CT 来评估结石或梗阻。静脉肾盂造影或排尿膀胱尿道造影可用于检查尿路结构异常、尿道狭窄或不完全排空。膀胱镜检查可用于检测复发

表 42.2 脊髓损伤中严重菌尿的诊断标准

膀胱管理方法	菌落形成单位
间歇性导尿	10^2+
使用外套式导管以清洁方式收集的标本	10^4+
留置导管	任何检测

性尿路感染患者的结构异常和间质性膀胱炎，尤其是脊髓损伤患者[2]。

治疗

无症状菌尿：无症状患者无须治疗，包括长期留置导管或脊髓损伤者[6]。神经源性膀胱患者通常不需要治疗无症状菌尿，除非存在变形杆菌、克雷伯菌或沙雷菌等可以形成结石的细菌[3]。对于认知障碍或谵妄的老年患者，有菌尿但缺乏泌尿生殖系统症状或全身感染体征的，建议评估其他原因并仔细观察，而不是立即进行抗菌治疗[6]。然而，重要的是要考虑是否可以根据患者的认知状况报告准确的症状。

简单的尿路感染：对简单的尿路感染患者进行抗生素治疗方案见表 42.3。

CAUTI：经验性治疗取决于疾病的严重程度和感染的程度。治疗下尿路感染，窄谱药物如复方新诺明或头孢曲松是合适的经验性治疗。脓毒症患者或怀疑肾盂肾炎时，应开始使用抗假单胞菌的广谱抗生素。

尿培养结果应用于确保经验方案提供适当的覆盖范围，并允许根据抗菌药物敏感性数据调整方案。如果观察到症状迅速缓解，初始抗菌治疗持续时间通常为 7 天；对于延迟反应（适当治疗后发热>72 小时）的患者，无论是否继续留置导管，建议将治疗延长至 10~14 天。如果在 CAUTI 发作时留置导管已放置>2 周，则应移除或更换导管以加快症状消退并降低后续感染的风险[5]。

尿脓毒症：如果怀疑，应进行经验性广谱静脉内抗菌治疗[4]，与 CAUTI 一样，应遵循尿培养结果来指导治疗。

功能预后和结果

神经源性膀胱和频繁复发性尿路感染患者应通过尿动力学检查、超声或膀胱镜检查来确定尿路感染的可改变原因，例如，结石、膀胱碎片、膀胱顺应性差或逼尿肌括约肌协同失调。

肺炎

核心定义

吸入性肺炎：由细菌吸入肺部引起的肺炎。常与吞咽困难、意识改变或使用镇静剂而导致气道防御受损有关。

吸入性肺炎：吸入胃内容物或化学物质而无肺部感染。

医院获得性肺炎：入院时未出现肺炎，入院 48 小时后或更长时间出现。

呼吸机获得性肺炎：医院获得性肺炎（HAP）的一种亚型，在气管插管机械通气 48 小时后发生的院内获得性肺炎。

表 42.3　简单的尿路感染抗生素治疗[6]

抗生素剂	剂量	疗程
甲氧苄啶–磺胺甲噁唑	160/800mg，每天 2 次	3 天
呋喃妥因一水合物/大晶体	100mg，每天 2 次	5 天
*替代品：阿莫西林–克拉维酸盐、头孢地尼、头孢克洛和头孢泊肟–普罗西替		3~7 天

* 无法使用推荐的药剂时的替代选择。

风险因素

呼吸功能障碍可能导致肺不张和继发肺炎。在康复人群中经常出现吞咽困难、精神状态改变和呼吸能力减弱的现象，这使该人群处于误吸的高风险中。导致谵妄或损害呼吸能力的药物也会增加患者出现呼吸功能障碍的风险。

脊髓损伤人群误吸的具体风险因素包括仰卧位、胃反流、咳痰或吞咽唾液的能力下降、降低胃肠道动力或引起恶心/呕吐的药物。气管切开术患者最容易出现吞咽困难[8]。

呼吸机获得性肺炎(VAP)的主要危险因素包括仰卧位、大面积烧伤、心胸外科手术、急性呼吸窘迫综合征(ARDS)、头部外伤、气管切开术、脊柱前路稳定术和持续机械通气[9]。

病因和病理生理学

院内细菌性吸入性肺炎主要是由革兰阴性菌引起，包括铜绿假单胞菌、肺炎链球菌、金黄色葡萄球菌、流感嗜血杆菌和肠杆菌科细菌。HAP 和 VAP 可能由多种需氧和厌氧的革兰阳性球菌和革兰阴性杆菌引起。HAP 和 VAP 中最常见的病原体相似，包括鲍曼不动杆菌、铜绿假单胞菌和肺炎克雷伯菌[10]。

诊断方法

病史、体格检查、实验室和影像学检查

吸入性肺炎的体征和症状包括咳嗽、呼吸困难、胸痛、发热或寒战、急性功能或认知下降及心动过速。值得注意的是，肺炎的临床表现可能会在疑似或确认误吸事件后 24~48 小时出现延迟。在疑似事件发生后的最初 24 小时内，强化口腔护理和肺功

能监测至关重要。应密切监测肺部损害的迹象，包括呼吸频率增加、高碳酸血症、疲劳、心动过速、肺活量<15mL/kg 或负吸气力<20cmH$_2$O。如果存在任何这些变化，则应进行胸部 X 线检查[8]。当高危患者有支气管肺浸润的放射学证据时，必须推断为吸入性肺炎的诊断。

尚无诊断 HAP 或 VAP 的金标准。当个体在胸部 X 线片上出现新的或进行性浸润、白细胞增多和化脓性气管支气管分泌物时，应怀疑 VAP[11]。

由于多重耐菌药感染发生的频率越来越高以及初始治疗无效的风险，所有疑似VAP 的患者都应进行呼吸道分泌物培养[12]。对于诊断 VAP，首选气管内抽吸半定量培养，而不是支气管肺泡灌洗或盲目支气管取样等有创方法。此外，应收集所有疑似 VAP患者的血液培养。

治疗

吸入性肺炎：首选的抗生素包括对革兰阴性菌有活性的抗生素，如第三代头孢菌素、氟喹诺酮类和哌拉西林[13]。目前的指南建议不要常规增加对疑似吸入性肺炎的厌氧菌覆盖，除非有疑似肺脓肿或脓胸。抗生素治疗的持续时间应以临床稳定性的体征为指导，例如，生命体征异常的缓解。

医院获得性肺炎：推荐使用具有抗金黄色葡萄球菌活性的抗生素，例如，哌拉西林–他唑巴坦、头孢吡肟、左氧氟沙星、亚胺培南或美罗培南[13]。有耐甲氧西林金黄色葡萄球菌感染危险因素的患者应加用万古霉素或利奈唑胺。对于感染假单胞菌或其他革兰阴性菌的高风险患者(例如，90 天内使用过静脉抗生素)或死亡风险高的患者，建议添加两种不同类别的具有抗铜绿假单胞菌活性的抗生素[13]。最佳实践是为期 7 天的抗

菌治疗疗程[9]。

呼吸机获得性肺炎：在疑似 VAP 的患者中，建议使用覆盖金黄色葡萄球菌、铜绿假单胞菌和其他革兰阴性杆菌的抗生素进行初始治疗[13]。对有抗生素耐药风险的患者或入院时对金黄色葡萄球菌分离株，对甲氧西林耐药性超过 20% 的患者，应使用万古霉素或利奈唑胺[13]。最佳实践是为期 7 天的抗菌治疗疗程。

功能预后和结果

HAP 患者可出现胸腔积液、呼吸衰竭、肾衰竭和感染性休克等严重并发症。死亡的风险因素包括因 HAP 和感染性休克而需要通气支持[12]。

据报道，与 VAP 相关的全因死亡率在 20%~50%[12]。由铜绿假单胞菌、不动杆菌属和嗜麦芽窄食单胞菌引起的 VAP 死亡率较高。

败血症/导管相关性血流感染/中心静脉相关性血流感染

核心定义

败血症是一种危及生命的疾病，由对感染的反应失调引起，导致器官损伤。

导管相关性血流感染：定义为源于静脉导管的菌血症。

中心静脉相关性血流感染：定义为在中心静脉放置 48 小时内发生的与其他部位感染无关的实验室确认的血流感染。

风险因素

败血症的危险因素包括免疫系统受损/中性粒细胞减少、严重烧伤、营养不良和导管放置前住院时间延长。与导管相关性血流感染（CRBSI）和中心静脉相关性血流感染（CLABSI）相关的情况风险因素包括紧急插入、器械管腔数量、对安全插入实践的不完全遵守及导管接头的过度护理。

病因和病理生理学

任何类型的感染都可能导致败血症，尽管肺部、胃肠道和泌尿生殖系统感染是最常见的原因。CRBSI 通常是由导管污染所致。根据美国传染病学会，有 4 种公认的导管污染途径[14]：

1.随着导管尖端定植，皮肤微生物从插入部位迁移到皮肤导管道。

2.用手或受污染的液体/设备接触直接污染导管或集线器。

3.来自另一个感染点的血行播散。

4.输液污染。

诊断方法

在疑似或确诊感染的情况下，符合以下 2 项或 2 项以上的标准即可诊断为败血症：

- 温度<36℃或>38℃。
- 心率>90 次/分钟。
- 呼吸频率>20 次/分钟或 CO_2 的动脉分压<32mmHg。
- WBC<$4×10^9$/L 或>$12×10^9$/L。

CLABSI 的临床定义符合以下标准[15]：

1.存在感染的临床症状：发热、寒战、精神状态改变、低血压。

2.没有替代的血流感染源。

3.外周静脉血培养阳性，具有以下任何 1 项：

- 导管尖端/节段培养与从血液中生长的生物相匹配。
- 与同时抽取的培养物上的外周血培养物相比，从导管中生长的生物体数量至少高出 3 倍。

■ 导管抽取的血培养物的生长至少在同一生物体从经皮血培养物的生长前 2 小时发生。

CRBSI 会出现类似的感染临床症状(发热、寒战、精神状态改变和低血压)。应从外周和留置导管中获得血培养。为了诊断,这两种培养物都必须呈阳性,并有明确的证据表明导管是感染源。

治疗

首先重要的是通过适当的实验室和影像学检查来确定感染源。推荐使用万古霉素进行经验性治疗。革兰阴性杆菌的经验性报道应基于当地的抗菌药物的敏感性数据和疾病的严重程度。中性粒细胞减少症患者、严重败血症患者或已知有多重耐药菌患者应接受多重耐药革兰阴性杆菌 (如 CRBSI 时的铜绿假单胞菌)的抗生素治疗[16]。应遵循血培养指导治疗。最佳做法是移除和更换任何被怀疑为感染源的导管或中心线。

脑膜炎

脑膜炎是一种涉及围绕大脑和脊髓的软脑膜的 CSF 的感染。

病因和病理生理学

病毒性脑膜炎比细菌性脑膜炎更常见,但通常症状较轻。成人脑膜炎最常见的三种病原体是脑膜炎奈瑟菌、肺炎链球菌和单核细胞增生李斯特菌[17]。脑膜炎可通过呼吸道或咽喉分泌物及侵入性传播。由于与这些手术相关的中枢神经系统有直接污染的风险,接受神经外科手术或头部外伤的患者患脑膜炎的风险增加。与术后颅脑膜炎风险增加相关的因素是脑室内或蛛网膜下隙出血、颅骨骨折伴脑脊液漏、导管冲洗、开颅手术和导管插入时间超过 5 天[12]。

诊断方法

脑膜炎的临床特征包括头痛、发热、恶心、嗜睡、癫痫发作或精神状态恶化。腰椎穿刺和 CSF 分析是确认脑膜炎诊断的最佳诊断工具[17]。CSF 检查结果取决于脑膜炎的病因是细菌还是病毒。CSF 培养对于确认细菌性脑膜炎的诊断至关重要,同时还应获得血培养。可以考虑更先进的颅脑成像,以证实脑膜炎症或评估术后颅脑并发症。

治疗

推荐万古霉素联合抗假单胞菌 β-内酰胺(头孢吡肟、头孢他啶或美罗培南)作为经验性治疗。对 β-内酰胺类抗菌药物有过敏反应且有美罗培南禁忌证的患者,推荐使用氨曲南或环丙沙星来覆盖革兰阴性菌[18]。应遵循 CSF 和血培养以指导和确保充分的抗生素治疗。对于术后颅脑膜炎的患者,应咨询神经外科医生,并按照指示移除任何硬件。

功能预后和结果

即使给予适当的抗生素治疗,大约一半的急性细菌性脑膜炎患者也会出现严重的并发症,最常见的是在第 1 周。这些并发症可能包括脑水肿、脑积水、脑卒中、脑出血、脓毒性血栓形成、癫痫发作、脑炎和脑脓肿。从康复人群的角度来看,急性细菌性脑膜炎最严重的后遗症通常涉及神经系统,包括运动障碍、癫痫、视力丧失、言语障碍和听力丧失。

■ IDSA:https://www.idsociety.org/Practice-Guidelines.

■ https://www.cdc.gov/antibiotic-use/index.html.

（杜元才 译　张金 黄桂兰 帅胜斌 审）

参考文献

1. Stamm WE. Criteria for the diagnosis of urinary tract infection and for the assessment of therapeutic effectiveness. *Infection*. 1992;20(suppl 3):S151–S154.

2. Consortium for Spinal Cord Medicine. Bladder management for adults with spinal cord injury: a clinical practice guideline for health-care providers. *J Spinal Cord Med*. 2006;29(5):527–573.

3. Colgan R, Williams M. Diagnosis and treatment of acute uncomplicated cystitis. University of Maryland School of Medicine, Baltimore, Maryland. *Am Fam Physician*. 2011;84(7):771–776.

4. Kalra OP, Raizada A. Approach to a patient with urosepsis. *J Global Infect Dis*. 2009;1(1):57–63. doi:10.4103/0974-777X.52984

5. Hooton TM, Bradley SF, Cardenas DD, et al. Diagnosis, prevention, and treatment of catheter-associated urinary tract infection in adults: 2009 International Clinical Practice Guidelines from the Infectious Diseases Society of America. *Clin Infect Dis*. 2010;50(5):625–663. doi:10.1086/650482

6. Balsara ZR, Ross SS, Dolber PC, Wiener JS, Tang Y, Seed PC. Enhanced susceptibility to urinary tract infection in the spinal cord-injured host with neurogenic bladder. *Infect Immun*. 2013;81(8):3018–3026. doi:10.1128/IAI.00255-13

7. Nicolle LE, Gupta K, Bradley SF, et al. Clinical practice guideline for the management of asymptomatic bacteriuria: 2019 update by the Infectious Diseases Society of America. *Clin Infect Dis*. 2019;68(10):e83–e110. doi:10.1093/cid/ciy1121

8. Consortium for Spinal Cord Medicine Clinical Practice Guidelines. *Respiratory Management Following Spinal Cord Injury: A Clinical Practice Guideline for Health-Care Professionals*. Paralyzed Veterans of America; 2005:1–22.

9. Rotstein C, Evans G, Born A, et al. Clinical practice guidelines for hospital-acquired pneumonia and ventilator-associated pneumonia in adults. *Can J Infect Dis Med Microbiol*. 2008;19(1):19–53. doi:10.1155/2008/593289

10. Feng DY, Zhou YQ, Zou XL, et al. Differences in microbial etiology between hospital-acquired pneumonia and ventilator-associated pneumonia: a single-center retrospective study in Guang Zhou. *Infect Drug Resist*. 2019;12:993–1000. doi:10.2147/IDR.S204671

11. Koenig SM, Truwit JD. Ventilator-associated pneumonia: diagnosis, treatment, and prevention. *Clin Microbiol Rev*. 2006;19(4):637–657. doi:10.1128/CMR.00051-05

12. Metlay JP, Waterer GW, Long AC, et al. Diagnosis and treatment of adults with community-acquired pneumonia. an official clinical practice guideline of the American Thoracic Society and Infectious Diseases Society of America. *Am J Respir Crit Care Med*. 2019;200(7):e45–e67. doi:10.1164/rccm.201908-1581ST

13. Kalil A, Metersky ML, Klompas M, et al. Management of adults with hospital-acquired and ventilator-associated pneumonia: 2016 clinical practice guidelines by the Infectious Diseases Society of America and the American Thoracic Society. *Clin Infect Dis*. 2016;63(5):e61–e111. doi:10.1093/cid/ciw353

14. O'Grady NP, Alexander M, Burns LA, et al. Guidelines for the prevention of intravascular catheter-related infections. *Clin Infect Dis*. 2011;52(9):e162–e193. doi:10.1093/cid/cir257

15. Mermel LA, Allon M, Bouza E, et al. Clinical practice guidelines for the diagnosis and management of intravascular catheter-related infection: 2009 update by the Infectious Diseases Society of America. *Clin Infect Dis*. 2009;49(1):1–45.

16. Dugar S, Choudhary C, Duggal A. Sepsis and septic shock: guideline-based management. *Cleve Clin J Med*. 2020;87(1):53–64. doi:10.3949/ccjm.87a.18143

17. Griffiths MJ, McGill F, Solomon T. Management of acute meningitis. *Clin Med (Lond)*. 2018;18(2):164–169. doi:10.7861/clinmedicine.18-2-164

18. Tunkel A. 2017 Infectious Diseases Society of America's clinical practice guidelines for healthcare-associated ventriculitis and meningitis. *Clin Infect Dis*. 2017;64(6):34e34–34e65. doi:10.1093/cid/ciw861

第43章

疼痛管理原则

Daniel Ezidiegwu,Soo Yeon Kim

核心定义

国际疼痛研究协会将疼痛定义为"一种与实际或潜在的组织损伤相关或用这种损伤来描述的不愉快的感觉和情感体验"[1]。急性疼痛是对组织损伤产生有害刺激的正常生理反应。然而，正如 Bonica 博士在 1953 年所说，在其慢性阶段，"组织损伤不再具有实际影响，它是通过其精神和身体影响成为一种破坏性力量"[2]。虽然承认慢性疼痛是一种疾病本身是有争议的，但毫无疑问，慢性疼痛已成为全球医疗保健的重大负担。了解疼痛机制对于开发循证治疗方法和优化药物治疗的选择至关重要。

病因和病理生理学

疼痛传导通路

急性疼痛是通过皮肤、肌肉、肌腱和关节内的伤害感受器将有害刺激（机械、热或化学）的能量转换成动作电位而引发的。动作电位通过初级传入纤维传递到脊髓的背角，并在这里通过突触进行二级神经元换元。然后通过二级神经元形成的脊髓丘脑束神经元进一步将信号传输到丘脑，然后由三级神经元投射到大脑的相应区域。当电信号到达大脑，转换为主观感觉和情绪反应并被识别为疼痛时，就会产生感知。虽然详细的机制还不是很清楚，但已知提供有关疼痛位置、性质和程度信息的感觉辨别成分是在感觉皮层中进行处理的，而边缘系统则介导情感–情绪反应。对于疼痛的调节发生在多个不同的水平，但它主要是通过从脑干到背角的下行通路进行调节，而内源性阿片类药物、血清素或去甲肾上腺素控制伤害性上行通路，该途径通常针对慢性疼痛管理。

神经病理性疼痛

神经病理性疼痛与伤害性疼痛不同，伤害性疼痛是由前面描述的非神经组织损伤引起的，并由正常的伤害性通路处理，而神经病理性疼痛是由躯体感觉神经系统疾病引起的（表43.1）。带状疱疹后遗神经痛和卡压性神经症是可能导致神经病理性疼痛的疾病的例子。神经病理性疼痛在自然界中通常是灼痛或针刺般的疼痛，并且通常会自行发生而没有任何可触发的有害刺激。由于外周和中枢敏化作用，神经病理性疼痛趋于慢性化。

表 43.1　疼痛特点由以下疾病过程决定

伤害性疼痛为主	伤害性和神经病理性	神经病理性疼痛为主	
		外周	中枢
骨关节炎	慢性背痛(神经损伤和来自软组织的伤害性输入)	背疼	中风后
内脏痛	癌痛(伴有神经浸润)	带状疱疹后神经痛	多次脑卒中
头痛	复杂性区域疼痛综合征 I 型(无神经损伤)	三叉神经痛	脊髓损伤
缺血性疼痛		艾滋病病毒	
癌痛(无神经损伤)		复杂性区域疼痛综合征 II 型	
背痛(无神经损伤)		幻痛	
受伤/刺激的躯体或内脏结构	伤害性和神经病理性成分	神经结构损伤	

慢性疼痛

慢性疼痛曾经定义为疼痛持续时间超过 3 个月。然而,随着对急性疼痛的慢性化有了更好的理解,急、慢性疼痛之间不仅仅是持续时间的差异。急性疼痛是机体对组织损伤的一种生理保护机制,随着潜在原因的解决,组织损伤有望恢复正常。而慢性疼痛不仅超出正常愈合期[3],而且与最初的病理不一致(表 43.2)。这种过度活跃同时发生在外周和中枢水平。在外周,由于受伤组织释放炎性细胞因子(前列腺素、P 物质)的增加而使伤害感受器敏感性上调,对正常无害的刺激变得敏感。中枢敏化涉及脊髓和脊髓以上的神经元。来自初级传入神经元的神经递质增加会增加突触后受体的反应性,尤其是 N-甲基-D-天冬氨酸受体。在这个阶段,由于激活阈值降低,痛觉通路可能会在没有刺激的情况下自发激活。抑制性非肾上腺素能和阿片类药物调节通路的活性降低可进一步维持受体过度兴奋状态。

表 43.2　急性与慢性疼痛的特征

急性疼痛	慢性疼痛
突然,持续时间短当组织愈合时消退	隐匿
	尽管组织愈合,但疼痛仍然存在
对实际或潜在组织损伤的保护性反应	非保护性反应
严重程度与受伤程度相关	严重程度与受伤程度无关
疼痛通路完好	改变 CNS 和 PNS 的疼痛通路

CNS,中枢神经系统;PNS,周围神经系统。

诊断方法

第一步是确定患者正在经历的疼痛类型,因为每种类型的疼痛都应该有不同的方式进行处理。疼痛史应包括以下几方面[4]:

镇痛:在这里,我们评估引起疼痛的潜在疾病(例如,骨关节炎、神经病变)、类型(伤害性、神经病理性)、疼痛强度和持续时间。初始的疼痛评估表可用于测量强度、功能和情绪。

日常生活活动:这将有助于明确当前的功能状态和治疗目标。

不良事件:了解副作用对于评估治疗障碍至关重要,包括认知障碍、缺少剂量、期望更快的镇痛,有利于缩短治疗时间。

异常行为:评估依赖/成瘾等可疑行为,例如,早期补充药物,需要额外的药物或与其他物质一起使用。还应评估患者是否有情绪障碍。

治疗

疼痛管理计划

通过了解患者的目标和期望、利用满足这些期望的可用资源及治疗时间表,以实现适当的疼痛管理。建立一个明确且可实现的目标很重要,因为它们可能因患者的慢性病和病因(神经病理性与伤害性)而有所不同。一旦设定了目标,就可以评估治疗效果,然后讨论各种治疗方法和有效治疗所需的适当时间。

急性疼痛

治疗应以有效控制急性疼痛为目标,防止进展为慢性疼痛。该策略应包括在控制疼痛的同时调查和治疗潜在问题。镇痛药物是必不可少的,但应辅以其他方式进行治疗。

慢性疼痛

慢性疼痛更难治疗,首先需要理解疼痛可能不会完全消除。目标应该是尽可能地减轻疼痛以改善功能和生活质量。慢性疼痛的潜在机制通常是复杂的,涉及伤害性和神经病理性因素。因此,以多种止痛药物治疗疼痛是必要的。在大多数情况下,需要综合治疗手段,包括药物、注射、PT、行为治疗和职业干预。

药物干预

在镇痛方面必须考虑许多因素,例如,疼痛的类型、对既往药物的反应、并发症(胃肠道出血、心脏病、慢性肾病/终末期肾病)和当前的药物。应考虑适当的给药途径(口服、经黏膜、透皮、静脉内)、剂量和间隔。

伤害性疼痛的治疗

非阿片类镇痛药(表 43.3):NSAID 可抑制环氧合酶,从而抑制前列腺素的合成。NSAID 仅对伤害性疼痛起作用,对神经病理性疼痛无效。有肾脏和心血管风险的患者必须谨慎使用 NSAID。对乙酰氨基酚是另一种广泛使用的非阿片类镇痛剂,但作用机制尚不清楚。它被认为对下行抑制途径起作用并且没有抗炎作用。

阿片类药物(表 43.4):阿片类药物是在中枢和外周伤害性感受通路中发现的阿片受体的天然配体。阿片类药物主要通过 μ 受体起作用,通过抑制突触前兴奋性神经递质的释放引起突触后膜超极化,来减少痛觉信号的传递。阿片类药物对伤害性疼痛和神

表 43.3　成人常用的非阿片类镇痛药

药物	半衰期	每日最大值(PO)	剂量(PO)	细节
对乙酰氨基酚	2 小时	3250mg 加强量:3000mg	650mg,4~6 小时/次 加强量:1g,6 小时/次	2 小时内达到峰值浓度,CYP-450 诱导剂(EtOH)增加代谢产物和肝毒性。肾毒性低于 NSAID
阿司匹林	2~3 小时	3900mg	325~650mg,4 小时/次	不可逆的 COX 抑制剂。会出现 10~14 天的血小板抑制。如果给病毒性疾病的患儿使用会出现雷耶斯综合征
布洛芬	3.5 小时	3200mg	400mg、600mg、800mg 每日 3 次/每日 4 次	在 1~2 小时达到峰值,肝脏排泄。在老年人、低容量患者中,剂量>1600mg/d 会发生肾脏相关副作用。拮抗 ASA 对血小板的抑制并可能限制心脏保护作用。无菌性脑膜炎风险
萘普生	14 小时	1500mg	250mg、375mg、500mg 6~8 小时/次	与阿司匹林相比,疗效更佳,对肠道影响更小。安全的心血管特征。无菌性脑膜炎风险。肾脏排泄
双氯芬酸	1~2 小时	200mg	50mg,每日 3 次 75mg,每日 2 次	滑液积聚情况良好。比其他 NSAID 更高的肝毒性。肾脏排泄,代谢物在肾脏疾病中积累
酮咯酸	4~6 小时	40mg/d	10mg,4~6 小时/次,服用 5 天	起效 30 分钟;高峰 1~2 小时 60mg 会导致急性肾小管坏死
美洛昔康	15~20 小时	15mg	7.5mg,每日 2 次 15mg,每日 1 次	未见对肾功能影响的报道。与胆碱胺、锂、CYP-450,2C9&34A 抑制剂相互作用。经由尿液和粪便排出
萘丁酮	24 小时	2000mg	1000mg,每日 1 次/每日 2 次	
吲哚美辛	2~4.5 小时	200mg	25~50mg,每日 3 次	用于 OA 和痛风。患有胃炎和肾功能不全的患者使用有风险。在肝脏代谢,在肝脏和尿液中排泄
塞来昔布(仅限 COX-2)	6~12 小时	400mg	100~200mg,每日 2 次 400mg 用于急性疼痛	用于 OA、RA,急性疼痛。3 小时达到峰值。无血小板效应。比双氯芬酸或萘普生更少的胃肠道刺激。对磺胺类药物过敏或 ASA/NSAID 过敏者禁用。经肝排出

ASA,阿司匹林;COX,环氧合酶;CYP,细胞色素 P;NSAID,非甾体抗炎药;OA,骨关节炎;PO,口服;RA,类风湿关节炎。

表 43.4　阿片类镇痛药

药物	IV	PO(IV当量剂量)	相对强度	半衰期	起始剂量	备注
吗啡	10mg	30mg	1	2~3.5 小时	30~60mg	硫酸吗啡:4~6 小时起效;代谢物(吗啡-6-葡萄糖苷酸)会在肾功能不全时蓄积。硫酸吗啡缓释片:8~12 小时起效。过敏罕见,通常与药片相关的植物蛋白有关。经肾排出
可待因	100mg	200mg	0.15	3 小时	15~60mg	前药;在肝脏中代谢成吗啡。镇痛作用有限。比吗啡更容易引起中枢神经系统副作用和恶心。会产生溢乳。注意中枢性睡眠呼吸暂停。经肾脏排出
美沙酮	10mg	37.5~75mg	3	13~50 小时	5~10mg	4~8 小时起效,但由于长半衰期会增加药物蓄积的风险。注意中枢性睡眠呼吸暂停。经肾脏和粪便排出
羟考酮	10mg	20mg	1.5	2~4 小时	5~20mg	可引起起腹壶腹部收缩,加重胆囊和胰腺疾病。QT 间期延长和扭转型室性心动过速。
羟吗啡酮	1mg	10mg	3	7.5~9.5 小时	5~10mg	18:10 的吗啡/羟吗啡酮比以及 12:10 的羟考酮/羟吗啡酮比在肝病中禁用。食物可促进吸收,饭前 1 小时或饭后 2 小时服用。乙醇(酒精)会增加血浆水平
氢吗啡酮	1.5mg	7.5mg	3.75	2~3 小时	4~8mg	半合成,体积比吗啡小,肾代谢
氢可酮	不适用	30mg	1.5	–	2.5~10mg	吗啡样 Mu 激动剂
曲马多	不适用	120mg	0.22	9 小时	25~50mg	>100mg,每日 4 次,无用药优势,并会产生更高的毒性。可降低癫痫发作时阈值。对神经病理性疼痛的作用大于伤害性疼痛。推荐缓慢滴定
芬太尼	0.1mg	–	150	3~7 小时	–	延迟时间为 12 小时,36 小时后才能达最大浓度。去除后需要 24 小时才能减少 50%。代谢为去甲基芬太尼,这可能会导致神经毒性副作用,如去甲哌啶。恶病质或低白蛋白血症患者的体循环减少。经肾脏和肝脏代谢排除 仅适用于阿片类药物耐受患者。

注:阿片类药物 PRN 的最大剂量不应超过最小剂量的 4 倍。

经病理性疼痛均有效。由于潜在的滥用可能性，阿片类药物不应被视为一线治疗药物。当阿片类药物用于治疗急性疼痛时，阿片类速释制剂是首选。当考虑使用长效阿片类药物时，应计算短效阿片类药物的总日剂量。60%的总日剂量可以转化为长效制剂，而40%的TDD仍然是短效的，应按适当的给药间隔进行分配。为了防止戒断，患者通常需要将先前每日大约1/4的剂量分4部分给予[5]。

解痉药（表43.5）：适用于急性肌肉骨骼疼痛综合征患者，不推荐用于慢性疼痛。虽然这些药物的作用机制存在很大差异，但在动物模型中，它们已被证明可以抑制脊髓中下行网状结构的神经元间活动，从而阻断多突触神经元。

神经病理性疼痛的治疗

使用具有不同作用机制的两种或多种药物会增加疼痛信号被中断的可能性。

抗惊厥药

加巴喷丁和普瑞巴林是治疗神经病理性疼痛最常用和推荐使用的一线药物。它们选择性地结合Ca^{2+}通道的α巴喷丁和亚基，并通过抑制突触前膜来减少突触前兴奋性神经递质的释放。加巴喷丁的有效剂量范围为900~3600mg，但可能需要数周才能达到有效剂量。普瑞巴林具有较高的生物利用度，可在一天内达到有效剂量。没有已知的药物相互作用，但副作用包括头晕、嗜睡、口干和浮肿[6,8]。

抗抑郁药

抗抑郁药通过增强下行抑制途径来抑制疼痛信号：如去甲肾上腺素能和5-羟色胺能。TCA和SNRI均可抑制血清素和去甲肾上腺素的再摄取。它们的镇痛作用主要是通过抑制去甲肾上腺素再摄取抑制；因此，比选择性SSRI更有效。TCA（阿米替林、去甲替林）通常更便宜，镇静等副作用可能有助于睡眠。它们治疗疼痛的剂量要比治疗抑郁的剂量小得多。例如，阿米替林治疗神经病理性疼痛的有效剂量为25~75mg/d，而抑郁症的推荐剂量为150~300mg/d。TCA具有抗胆碱能和抗组胺作用，并可能导致口干、尿潴留和直立性低血压。心脏毒性归因于抗胆碱能作用，禁止对心脏缺血患者使用该药物。建议40岁以上的患者进行心电图检查。SNRI（度洛西汀、文拉法辛）与抗胆碱能和抗组胺药副作用无关，因此，比TCA耐受性更好。副作用包括恶心、嗜睡、头晕和便秘，这些副作用可能会随着时间的推移而消退[6,9]。

外用利多卡因

利多卡因阻断受损伤害感受器上过度兴奋的Na$^+$通道并稳定初级传入神经元的膜电位，从而减少异位活动。减少的外围输入可能会降低中枢敏化现象。

功能预后和结果

一旦消除疼痛刺激，伤害性疼痛将得以会改善。

肌肉骨骼损伤应通过适当的休息/固定（如果有必要）、PT、牵伸、口服药物或潜在的手术干预来改善。预后和结果将根据每种病因而异（肌肉拉伤、肌肉撕裂、韧带扭伤或撕裂、肌腱炎、肌腱断裂、骨挫伤、骨折和椎间盘突出）。

肌肉痉挛可以通过姿势改变、合适的身体力线、PT、口服药物、干针和扳机点来改善。最终的结果预后将取决于治疗消除肌肉痉挛病因的效果。

在神经病理性疼痛中，即使在最初的刺激消退后，疼痛也会随着时间的推移而持续

表 43.5　解痉药

药物 (PO)	开始	持续时间	剂量	副作用	细节
卡立普多	30 分钟	4~6 小时	250mg 或 350mg，每日 3 次	共济失调、头晕、嗜睡、恶心、呕吐、戒断潜在性	中枢神经系统抑制剂。最长持续时间，2~3 周
美他沙酮	1 小时	4~6 小时	400~800mg，每日 3 次／每日 4 次	头晕、嗜睡、头痛、恶心、呕吐、皮疹	中枢神经系统抑制剂。严重肾或肝功能不全者禁用
美索巴莫	30 分钟	—	750~1000mg，每日 3 次	视力模糊、嗜睡	中枢神经系统抑制剂
环苯扎林 (TCA 样)	1 小时	12~24 小时	5~10mg 口服，每日 3 次	嗜睡、头晕、口干	禁用于心律失常、CHF、甲状腺功能亢进或急性心肌梗死。谨慎使用 SSRI 作为风险血清素综合征。曲马多有导致癫痫发作的风险。不要与 MAOi 一起使用或使用停止后 14 天内使用。老年人可能有幻觉和混乱。应逐渐减少以避免戒断症状
地西泮 (γ 激动剂)	30 分钟	可变的	2~10mg，口服，每日 3 次	镇静、疲劳、低血压、共济失调、呼吸抑制	增强阿片类药物、巴比妥类药物、MAOi 的作用。老年人和肾功能损害患者慎用
巴氯芬 (γ B 激动剂)	3~4 天	可变的	5mg，口服，每日 3 次滴定至 40~80mg/d	嗜睡、口齿不清、低血压、便秘、尿潴留	抗抑郁药（短期记忆丧失）丙咪嗪的叠加作用
替扎尼定 (α2 激动剂)	2 周	可变的	2~8mg，口服，每日 3 次／每日 4 次	嗜睡、口干、头晕、低血压、痉挛／张力增加	中枢神经系统抑制剂。与酒精的叠加作用。注意肾功能损害，如果 GFR<25mL/min，清除率降低 50%。口服避孕药会使清除率降低

CHF，充血性心力衰竭；GFR，肾小球滤过率；MAOi，单胺氧化酶抑制剂；PO，口服。

或加重。慢性神经病理性疼痛应作为其自身的疾病治疗,应重点关注疼痛管理而不是原始病因治疗,采用综合手段来提高功能恢复和生活质量的改善。在一些急性神经病中,例如,特发性臂丛神经病,症状可能会突然出现,尤其是神经源性疾病,但症状会随着受损神经的恢复而消退。在神经恢复期间,保持 ROM 是防止永久性挛缩的重要手段。

资源

■ 周围神经病基金会:https://www.fundationforpn.org/.

■ 美国糖尿病协会:https://www.diabetes.org/.

（杜元才 译　张金 黄桂兰 帅胜斌 审）

参考文献

1. Raja SN, Carr DB, Cohen M, et al. The revised International Association for the Study of Pain definition of pain: concepts, challenges, and compromises. *Pain*. 2020;161(9):1976–1982. doi:10.1097/j.pain.0000000000001939

2. Bonica JJ. *The Management of Pain: With Special Emphasis on the Use of Analgesic Block in Diagnosis, Prognosis, and Therapy*. Lea & Febiger; 1953.

3. Bogduk N, Merskey H. *Part III: Pain Terms, a Current List with Definitions and Notes on Usage*. Classification of Chronic Pain. 2nd ed. IASP Press; 1994.

4. Passik SD, Weinreb HJ. Managing chronic nonmalignant pain: overcoming obstacles to the use of opioids. *Adv Ther*. 2000;17:70–80.

5. McPherson ML. *Demystifying Opioid Conversion Calculations: A Guide for Effective Dosing*. 2nd ed. American Society of Health-System Pharmacists; 2018.

6. Ballantyne JC, Fishman SM, Rathmell JP. *Bonica's Management of Pain*. 4th ed. Lippincott Williams & Wilkins; 2010.

7. Pfizer. *Gabapentin: Drug Label Full Prescribing Information*. 2011. Accessed March 21, 2021. https://www.accessdata.fda.gov/drugsatfda_docs/label/2011/020235s050,020882s035,021129s033lbl.pdf

8. Pfizer. Lyrica: Full Prescribing Information. FDA; 2019. Accessed March 21, 2021. https://www.accessdata.fda.gov/drugsatfda_docs/label/2019/021446s036,022488s014lbl.pdf#page=56

9. Sandoz Inc. Amitriptyline: Full Prescribing Information. 2019. Accessed March 21, 2021. https://www.accessdata.fda.gov/drugsatfda_docs/label/2014/085966s095,085969s084,085968s096,085971s075,085967s076,085970s072lbl.pdf

第 **44** 章

间歇性交感神经多动症

Lesley Abraham，Kayli Gimarc，Cherry Junn

核心定义

间歇性交感神经多动症(PSH)是获得性脑损伤后交感神经联合性、阵发性和短暂性增加的过度反应综合征[1]。其特征是反复发作且快速起病，同时伴有心动过速、发热、高血压、呼吸急促和出汗，以及强直姿势。在文献中，至少有31个不同的术语提及PSH，包括"自主癫痫发作""自主风暴""阵发性高热自主神经失调"和"自主神经失调"。PSH一词是首选，因为它具体且准确地描述了概念定义[1]。

病因和病理生理学

PSH可发生在任何脑损伤后，包括创伤、感染、出血、梗死、脑肿瘤、缺氧缺血性脑病、自身免疫性脑炎或变性。通常，临床表现不会因潜在病因而异[3]。

PSH的确切病理生理学仍不完全清楚。目前认为不同水平的神经轴损伤可能导致PSH的发生。在PSH中，交感神经系统过度激活，而没有副交感神经激活。一般认为，损伤可导致：①兴奋性通路的激活增加；②下行抑制性通路的抑制导致兴奋性反射的释放；③这两种机制的组合。

第一个假设为，获得性脑损伤后的结构性损伤会导致自主调节中枢的破坏，包括下丘脑、延髓腹外侧、中脑和皮质中心[4,5]。

第二个假设包括兴奋性：抑制性模型。脑干和间脑抑制中枢的病变减少了对来自脊髓回路的传入感觉信息的紧张性下行抑制。这种抑制中枢的破坏导致来自外周的正常非伤害性传入感觉信息的放大，并导致交感神经系统反应的过度兴奋[4,6]。将这两个假设的相结合可以解释PSH。

诊断方法

PSH是一种排除性诊断。在排除类似情况后应考虑PSH，例如，全身炎症反应综合征、感染、引起不适的有害刺激(骨折、异位骨化、压疮、便秘)、癫痫发作、颅内高压、脑积水、药物或物质戒断、5-羟色胺综合征或抗精神病药恶性综合征[4]。

病史应评估反复且快速发作的心动过速、高血压、呼吸急促、发热、出汗和强直伴异常姿势。并非所有特征都必须存在，但必须同时观察这几个特征。在收集病史期间还应评估可能的触发因素。诱因可以是疼痛的或无痛的，例如，触摸、被动运动、翻身、明显的胃食管反流和气管内导管抽吸[1]。阵发性特征可以在没有外部刺激情况下的自行发生。PSH 可以在创伤或疾病后的第 1 周内发生,但也可以更晚开始。这些发作通常会自发消退,但可持续长达 30 分钟。PSH 患者可能有更深的结构性病变[7]。

发作期间的体格检查可能会发现意识水平恶化和瞳孔扩大[1,3,6]。应评估皮肤破裂和异位骨化以确定可能的诱因。

PSH 无法根据实验室研究进行诊断,但这些研究有助于评估感染。影像学研究可用于帮助确定疼痛的原因。PSH 会导致能量消耗增加,因此,可能会出现营养缺乏,也应进行评估。

2014 年,其国际专家组制定了 PSH 评估措施,以帮助确定 PSH 的诊断[1]。该评估措施的第一部分是诊断可能性工具,用来评估 PSH 特征的存在。第二部分是临床特征量表,用来测量 PSH 特征的严重程度。一项研究发现,该工具有助于减少对 PSH

的误诊,这可能缩短住院时间并降低住院费用[8]。

治疗

PSH 治疗应从尽量减少可避免的刺激和减少有害刺激开始。应使用药物治疗来终止发作并防止进一步发作(表 44.1)。所有治疗试验都是经验性的,但有临床经验的支持。

一项研究发现,氟哌啶醇等抗精神病药/多巴胺拮抗剂没有用,甚至可能使 PSH 恶化[10]。对于严重的肌张力障碍或强直,鞘内注射巴氯芬和肉毒杆菌毒素治疗可能是有益的。

在亚急性和慢性阶段,持续的被动活动范围和体位变化,以预防压疮、深静脉血栓形成、关节挛缩和异位骨化。随着生命体征稳定,应增加活动能力。应考虑对肌张力障碍进行积极治疗。

表 44.1　治疗阵发性交感神经功能亢进[2,9]的药物

药物	机制	剂量	临床效果	副作用
普萘洛尔	非心选择性 β-受体阻断药	开始:10mg,每日 3 次,肠内途径 最大:320mg/d	预防;心动过速、高血压和发汗有效	心动过缓、低血压、睡眠障碍 禁忌:哮喘、心脏传导阻滞
拉贝洛尔	非心选择性 β-受体阻断药;选择性 α1-肾上腺素能受体拮抗剂	开始:50mg,每日 2 次,肠内途径(可选择静脉注射)	治疗发热效果差预防对心动过速和高血压有效	心动过缓、低血压 禁忌:哮喘、心脏传导阻滞
加巴喷丁	与脑和脊髓电压门控 Ca^{2+} 通道 α2δ 亚基相互作用	开始:100~300mg,每日 3 次,肠内途径 最大:3600~4800mg/d	预防改善大部分症状	镇静

(待续)

表 44.1(续)

药物	机制	剂量	临床效果	副作用
可乐定	中央 α2-肾上腺素能受体激动剂	开始:0.1~0.3mg,肠内途径 最大:2.4mg/d	流产;主要改善心动过速和高血压	心动过缓、低血压,镇静
溴隐亭	多巴胺 D2 受体激动剂	开始:1.25~2.5mg/12h,肠内途径 最大:20~40mg/d	预防;效果往往是温和的和延迟的	意识混乱、躁动、运动障碍、恶心/呕吐、直立性低血压,可以降低癫痫发作阈值
丹曲林	抑制肌浆网的钙释放	开始:0.5~2mg/L,6~12 小时静脉注射或每天 25mg,肠内途径 最大:10mg/kg,静脉注射或 400mg 肠内途径	流产;改善高渗和肌张力障碍	肝毒性(可能很严重)、呼吸抑制、肌肉无力
巴氯芬	GABAB 激动剂	开始:5mg,每 8 小时 1 次,通过肠内途径 最大:80mg/d	预防;改善高渗和肌张力障碍	镇静、肌肉无力
吗啡	阿片受体激动剂	2~8mg 静脉推注	流产;改进了大多数功能	呼吸抑制、镇静、低血压、肠梗阻、呕吐、组胺释放、耐受性形成

GABA,γ-氨基丁酸。

（杜元才 译　张金 黄桂兰 帅胜斌 审）

参考文献

1. Baguley IJ, Perkes IE, Fernandez-Ortega JF, Rabinstein AA, Dolce G, Hendricks HT. Paroxysmal sympathetic hyperactivity after acquired brain injury: consensus on conceptual definition, nomenclature, and diagnostic criteria. *J Neurotrauma*. 2014;31(17):1515–1520.
2. Rabinstein AA. Autonomic hyperactivity. *Contin Lifelong Learn Neurol*. 2020;26(1):138–153.
3. Perkes IE, Menon DK, Nott MT, Baguley IJ. Paroxysmal sympathetic hyperactivity after acquired brain injury: A review of diagnostic criteria. *Brain Inj*. 2011;25:925–932.
4. Lump D, Moyer M. Paroxysmal sympathetic hyperactivity after severe brain injury. *Curr Neurol Neurosci Rep*. 2014;14(11):1–7.
5. Letzkus L, Keim-Malpass J, Kennedy C. Paroxysmal sympathetic hyperactivity: autonomic instability and muscle over-activity following severe brain injury. *Brain Inj*. 2016;30(10):1181–1185.

6. Fernandez-Ortega JF, Prieto-Palomino MA, Garcia-Caballero M, Galeas-Lopez JL, Quesada-Garcia G, Baguley IJ. Paroxysmal sympathetic hyperactivity after traumatic brain injury: clinical and prognostic implications. *J Neurotrauma*. 2012;29(7):1364–1370.

7. Lv LQ, Hou LJ, Yu MK, et al. Prognostic influence and magnetic resonance imaging findings in paroxysmal sympathetic hyperactivity after severe traumatic brain injury. *J Neurotrauma*. 2010;27(11):1945–1950.

8. Samuel S, Lee M, Brown RJ, Choi HA, Baguley IJ. Incidence of paroxysmal sympathetic hyperactivity following traumatic brain injury using assessment tools. *Brain Inj*. 2018;32(9):1115–1121. doi:10.1080/02699052.2018.1482002

9. Ripley D, Driver S, Stork R, Maneyapanda M. Pharmacologic management of the patient with traumatic brain injury. In: Eapen B, Cifu DX, eds. *Rehabilitation After Traumatic Brain Injury*. Elsevier; 2018:154.

10. Baguley IJ, Camerons ID, Green AM, Slewa-Younan S, Marosszeky JE, Gurka JA. Pharmacological management of dysautonomia following traumatic brain injury. *Brain Inj*. 2004;18(5):409–417.

第45章

骨盆疼痛

Melissa Osborn, Sarah Hwang

核心定义

盆底由一组肌肉、筋膜和韧带组成,它们支撑着盆腔内部器官并帮助维持肠道和膀胱的位置。当盆底肌功能正常时,肌肉会以正常的力量自主或不自主地收缩并完全放松[1]。而盆底功能障碍(PFD)是指盆底肌肉不能正常收缩和放松。

过度活跃或高张力的盆底肌肉难以放松,并且在需要放松时可能会自相矛盾地收缩[1]。不活跃或不收缩的盆底肌肉在需要时不能主动收缩[1]。当盆底肌同时存在无力和高张力时,就会发生不收缩也不放松的盆底功能状态[1]。

盆底肌筋膜疼痛被定义为由慢性肌肉劳损引起的局部肌筋膜疼痛和肌肉紧张。它的特点是在盆底肌肉内存在压痛点、绷紧带和触发点[2]。

病因和病理生理学

骨盆疼痛的鉴别诊断范围很广,包括妇科、胃肠道、泌尿系统、肌肉骨骼和神经系统的原因。患有骨盆疼痛的女性经常向多个诊疗科室寻求帮助,并且可能有多种原因导致

其疼痛。如果患者首先到PT科就诊,应考虑将其先转诊至妇科、泌尿妇科、消化内科和泌尿科,以排除其他引起疼痛的原因。PFD患者常见的并发症包括外阴痛、肠易激综合征、子宫内膜异位症、间质性膀胱炎、阴部神经痛、慢性前列腺炎(男性)、焦虑、抑郁、中枢敏化和创伤/性虐待史。

由肌肉骨骼原因导致的骨盆疼痛是常见的,尤其是高张力PFD。盆底肌肉疼痛可能是由盆底肌肉骨骼损伤(肌肉、筋膜和韧带)或骨盆/脊柱/髋关节其他问题所致[3]。研究表明,患有子宫内膜异位症的女性经常发生盆底肌肉痉挛,这可能是一种适应性反应。

盆底肌肉活动不足会导致压力性尿失禁、盆腔器官脱垂和大便失禁。据估计,这些疾病的发病率会影响约25%的女性,并且随着年龄的增长而变得更加普遍[4]。

诊断方法

病史采集

■ **场地**:患者穿戴整齐,私人检查室[5]。
■ HPI:获取标准的疼痛病史,包括疼痛发作的时间、疼痛的部位、疼痛的性质描

述、疼痛的持续时间和频率、疼痛强度(例如,用数字疼痛评分量表描述过去 2~4 周最好的和最坏的感觉的分值,以及目前的分值)和相关症状。需要询问患者骨盆疼痛的问题是否随月经/排卵的变化、性交困难(性交疼痛)和肠道/膀胱症状而出现强度上的变化(表 45.1)。

- **系统回顾**:应该全面揭示造成疼痛的其他系统性原因。
- **既往医疗史**:注意常见的并发症(前面列出)。此外,还要详细了解妇产科病史,包括过去妊娠和分娩的次数 (顺产或剖宫

产)、分娩时产钳的使用,以及分娩或分娩期间的并发症。

- **手术史**:具体询问腹部或盆腔手术史,这可能与盆腔并发症有关,包括粘连或神经损伤。
- **家族史**:包括子宫内膜异位症、慢性疼痛状况或妇科癌症病史。
- **社会史**:询问性交史和创伤或性虐待史,因为这种情况在慢性盆腔疼痛患者中的发病率很高。
- **目标**:了解疼痛如何影响患者的生活和日常功能及患者的个人目标,以指导

表 45.1　病史采集时需要询问的问题

系统	问题	符合盆底功能障碍的特征
膀胱	你有尿频或尿急吗?	高张力:尿频和尿急±漏尿
	你 1 天内多久上一次厕所?	低张力:咳嗽、打喷嚏、大笑时尿失禁
	你有没有注意到漏尿?有多少?	(可能会浸湿尿垫)±尿急
	你会因为这个原因穿护垫或衬垫吗?	
	你通常一天用几个尿垫?	
	你有频繁的尿路感染和阴性细菌感染的病史吗?	
肠	你经常感到便秘吗?	高张力:便秘、用力过猛、排便不完
	你大便时用力过猛吗?	全、排便后疼痛加重
	你排便困难吗?	低张力:大便失禁,需要夹板(例如,
	你是否注意到无法控制的大便排出?	将手指放在阴道内)排便
	你在排便期间或排便后是否有更严重的盆腔或腹部疼痛?	
性功能	你有性交疼痛吗?疼痛是发生在浅入、深入还是两者兼而有之?	高张力:性交困难、刺痛(也应评估其他诊断,包括阴道痉挛、外阴痛、子宫内膜异位症)
	你有过无痛性交吗?	低张力:不适用
	性交后疼痛还会持续吗?多久?	
	插入卫生棉条或内镜检查时你是否感到疼痛?	
心理状态	你是否经常感到沮丧?	高张力:焦虑、抑郁、外伤史
	你是否经常感到焦虑或紧张?	低张力:不适用
	你有创伤或虐待史吗?	

治疗计划。

■ **过渡到体格检查**：描述体格检查并请求允许继续进行。作者认为，这方面的遭遇对于为这些患者群体建立一个安全和支持环境十分重要，因为在这些患者群体中，创伤和虐待的发生率很高。

体格检查

一旦患者同意进行体格检查，医生就会走出房间，让患者脱下内衣（可以穿上胸罩）并换上后背敞开的长袍。一般筛查检查包括基本的肌肉骨骼和神经系统检查，重点是腰椎、骨盆和下肢（主要是臀部），详见下文。根据临床假设，可能会增加更广泛和细致的检查操作以辅助诊断[3,5]。在整个检查过程中，医生应对患者保持温柔的态度，以消除其紧张情绪。

■ **站立**：包括腰椎检查和 ROM 测试。触诊压痛的重要区域包括腰椎至骶骨棘突、腰骶椎旁肌、髂后上棘、背长韧带、臀肌。

■ **坐姿**：基础神经系统检查，包括下肢徒手肌力测试、轻触觉、反射和 SLUMP 测试（如果怀疑神经根病）。

■ **仰卧位**：腹部检查，包括视诊（注意任何瘢痕或疝气）、轻触和深部触诊有无压痛，以及腹直肌分离的评估（如果患者有妊娠史）。髋关节检查包括 ROM、触诊（如果患者主诉肌肉、肌腱或大转子上的局灶性疼痛，请记录）和特殊测试，包括滚木试验、Scour 试验、FABER 试验、FADIR 试验、前后滑动试验、Stinchfield 试验和骶髂（SI）关节运动[5]。

■ **仰卧，膝关节屈曲，髋关节外展/外旋**：让患者知道阴道部分检查即将开始，并在整个阴道检查过程中给出明确的口头提示。进行外部检查，包括视诊（注意皮疹、色素沉着过度或色素减退、脱毛、重度盆腔器官脱垂）。如果患者主诉的症状与外阴部疼痛一致（过敏、灼热、皮肤水平的浅表疼痛），应进行更广泛的神经系统检查，包括棉签测试以评估异常疼痛。接下来，在外部触诊浅表肌肉，包括坐骨海绵体肌、球海绵体肌和会阴浅横机，并注意肌肉张力及患者主诉的疼痛。然后，在戴手套的示指上涂抹润滑剂并轻轻插入阴道，同时用另一只手展开阴唇。再次在内部触诊浅表盆底肌肉，然后深入到提肛肌。将盆底想象成一个钟面，12 点是尿道，6 点钟是直肠，从 3 点到 5 点和 7 点到 9 点触诊肛提肌。注意是否有触发点或弥漫性增加的肌肉张力。此外，请注意这些肌肉的触诊是否引起患者疼痛，或者它是否会引发患者的目前症状。接下来，触诊双侧闭孔内肌（可通过要求患者用同侧大腿进行髋关节外旋抗阻来检查）。通过要求患者像憋尿一样挤压膀胱来评估盆底肌肉力量和协调性。通过让患者做 Valsalva 动作（要求患者像排便一样做向下压的动作）以评估盆底放松的能力。协调能力可以通过让患者快速挤压（快速弹动）来评估。直肠检查可以用来检查男性的盆底，也可进一步评估女性的盆底[5]。

■ PFD 的诊断通过以下检查结果得到证实：

❑ 高张力 PFD：肌肉痉挛和（或）肌肉缩短、触发点、绷紧带、触诊疼痛、肌肉收缩后缺乏放松。

❑ 低张力 PFD：盆底肌肉收缩无力，肌肉收缩协调不足

PFD 是基于病史和体格检查结果的临床诊断。在鉴别骨盆疼痛时考虑其他诊断，例如，子宫内膜异位症和间质性膀胱炎，可能需要影像学检查，例如，盆腔超声和（或）MRI、膀胱镜检查或尿液分析和培养。

量表：骨盆底肌肉的力量可以用 Oxford,

Modified Oxford，国际尿失禁协会的标准来评估[5]。

治疗

盆腔疼痛和 PFD 的多学科治疗至关重要，需要训练有素的物理治疗师进行盆底物理治疗。一如既往，物理治疗方案应针对每例患者进行量身定制。当盆底肌肉处于高张力状态时，治疗的重点是放松、下行训练和肌筋膜放松。当盆底肌肉无力或不收缩时，物理治疗侧重于加强盆底肌肉力量训练。通常，PFD 患者的核心肌群和臀肌也较弱，因此，应加强这些区域的肌肉力量。如果患者出现肠道和膀胱的问题，则应将肠道和膀胱再训练纳入盆底物理治疗。这可能包括培训适当的排便技巧和（或）抑制尿频/尿急的技巧。在转诊之前，应始终向患者解释盆底物理治疗，因为这些治疗师会进行阴道内部肌肉检查，部分治疗可能包括通过阴道途径进行的肌筋膜松解。需要注意的是，对于有性虐待史的患者，这种类型的物理治疗可能会造成再创伤，因此，先从盆腔外部治疗开始并在患者与治疗师建立信任关系后，再进展到盆底内部物理治疗是更加合适的。

药物有助于治疗骨盆肌筋膜疼痛和高张力 PFD。这些可能包括阴道内复合肌肉松弛栓剂（如巴氯芬）或针对慢性疼痛或中枢敏化的口服药物（如抗抑郁药或神经调节剂）。

在治疗骨盆肌筋膜疼痛和高张力 PFD 时，注射也可用作辅助治疗选择。在临床上，这些注射与物理治疗相结合时更有益。当骨盆底肌肉中有可触及的触发点时，可以针对触发点进行注射。肉毒杆菌毒素注射可用于顽固性弥漫性肌肉痉挛。

心理治疗可以作为患者治疗的重要组成部分，尤其是对于有创伤或性虐待史的患者。对于患有性交困难或阴道痉挛或因先前的性创伤或性虐待而无法耐受体格检查或物理治疗的患者，性治疗也可能有所帮助。CBT 可用于对慢性疼痛和中枢敏化的治疗。

功能预后和结果

鉴于慢性骨盆疼痛和 PFD 的复杂性，多手段治疗通常被认为是最有效的，尤其是在慢性病例中[3]。

有证据支持可使用盆底物理疗法治疗高张力和低张力 PFD，包括盆底肌筋膜疼痛、阴道痉挛、外阴痛、压力性尿失禁、间质性膀胱炎和盆腔器官脱垂[6]。详细内容如下所述：

■ **盆底肌筋膜疼痛和阴道痉挛**：单项研究表明，经过一个疗程的盆底物理治疗后，59%~80% 的盆底肌筋膜疼痛患者和 45% 的性交困难和阴道痉挛患者的盆底疼痛得到改善[8]。

■ **压力性尿失禁和混合性尿失禁**：压力性尿失禁患者完成盆底物理治疗后，报告缓解率比安慰剂组或不治疗组高 6~8 倍[9]。根据自我报告，压力性尿失禁和混合性尿失禁患者的短期改善在 56%~70%，而根据 2 次尿垫试验漏尿量小于 2g，短期改善在 44%~80%。41%~85% 的患者在 1 年或更长时间内受益[10]。

■ **间质性膀胱炎**：一项对间质性膀胱炎/膀胱疼痛综合征和盆底压痛患者的前瞻性随机对照试验显示，肌筋膜物理治疗有改善症状的趋势[11]。

■ **盆腔器官脱垂**：Ⅰ~Ⅲ期盆腔器官脱垂患者显示在盆底物理治疗后 1 年症状评分降低[12,13]。

基本诊疗程序

案例：

■ 案例1：一名35岁的妊娠2次分娩2次（G2P2）女性因咳嗽和打喷嚏加重尿失禁就诊。体格检查显示Ⅱ级膀胱膨出、盆底肌无力和协调性受损。

❑ PT处方：开始盆底物理治疗，重点是核心和盆底强化以及盆底神经肌肉训练。可能包含生物反馈/电刺激、膀胱日记和饮食习惯。每周1次，持续8周。

■ 案例2：一名22岁未生育女性因慢性盆腔疼痛就诊，该疼痛从8年前的月经周期开始为周期性盆腔疼痛，持续至今并每日发作。体格检查显示盆腔疼痛是由整个内部盆腔检查引起的，包括触诊浅表和深部盆底肌肉。患者在右侧闭孔内肌有一个可触及的触发点，并且双侧肛提肌有束带感。患者对盆底内部治疗显得非常犹豫。

❑ PT处方：开始盆底物理治疗，重点是盆底下行训练，包括反向凯格尔、肌筋膜放松、拉伸、脱敏和包括深呼吸在内的一般放松技巧。可以结合生物反馈。从外部PT开始，当患者感到舒适时开始合并内部PT。每周1次，持续8~12周。

资源

■ 国际盆腔疼痛学会：www.pelvicpain.org.

（杜元才 译 张金 黄桂兰 帅胜斌 审）

参考文献

1. Messelink B, Benson T, Berghmans B, et al. Standardization of terminology of pelvic floor muscle function and dysfunction: report from the pelvic floor clinical assessment group of the International Continence Society. *Neurourol Urodyn*. 2005;24(4):374–380.
2. Cummings M, Baldry P. Regional myofascial pain: diagnosis and management. *Best Pract Res Clin Rheumatol*. 2007;21:367–387.
3. Prather H, Dugan S, Fitzgerald C, Hunt D. Review of anatomy, evaluation, and treatment of musculoskeletal pelvic floor pain in women. *PM R*. 2009;1(4):346–358.
4. Wu JM, Vaughan CP, Goode PS, et al. Prevalence and trends of symptomatic pelvic floor disorders in U.S. Women. *Obstet Gynecol*. 2014;123(1):141–148.
5. Bennis S, Hwang S. Office evaluation of pelvic pain. *Phys Med Rehabil Clin N Am*. 2017;28(3):461–476.
6. Wallace SL, Miller LD, Mishra K. Pelvic floor physical therapy in the treatment of pelvic floor dysfunction in women. *Curr Opin Obstet Gynecol*. 2019;31(6):485–493.
7. Tu FF, As-Sanie S, Steege JF. Musculoskeletal causes of chronic pelvic pain: a systematic review of existing therapies: part 1. *Obstet Gynecol Surv*. 2005;60:474–483.
8. Bedaiwy MA, Patterson B, Mahajan S. Prevalence of myofascial chronic pelvic pain and the effectiveness of pelvic floor physical therapy. *J Reprod Med*. 2013;58:504–510.
9. Dumoulin C, Cacciari LP, Hay-Smith EJC. Pelvic floor muscle training versus no treatment, or inactive control treatments, for urinary incontinence in women. *Cochrane Database Syst Rev*. 2018;10:CD005654.
10. Bo K, Hilde G. Does it work in the long term? A systematic review on pelvic floor muscle training for female stress urinary incontinence. *Neurourol Urodyn*. 2013;32(3):215–223.

11. FitzGerald MP, Payne CK, Lukacz ES, et al. Randomized multicenter clinical trial of myofascial physical therapy in women with interstitial cystitis/painful bladder syndrome and pelvic floor tenderness. *J Urol.* 2012;187(6):2113–2118.

12. Hagen S, Stark D, Glazener C, et al. Individualised pelvic floor muscle training in women with pelvic organ prolapse (POPPY): a multicenter randomised controlled trial. *Lancet.* 2014;383:796–806.

13. Dumoulin C, Hunter KF, Moore K, et al. Conservative management for female urinary incontinence and pelvic organ prolapse review 2013: summary of the 5th International Consultation on Incontinence. *Neurourol Urgdyn.* 2016;35:15–20.

第 **46** 章

创伤后应激障碍

Lakeya S. Mcgill, Rachel V. Aaron

核心定义

在创伤后应激障碍(PTSD)和急性应激障碍(ASD)的背景下,创伤事件被定义为威胁生命、严重受伤或性暴力的事件[1]。每个人都可能会亲身经历创伤性事件,或从朋友或亲戚处听说过此类事件。PTSD 或 ASD 的正式诊断需要出现四类令人痛苦的或功能损害的症状。每个类别中的具体症状是不同的,症状特征也因人而异;因此,PTSD 和 ASD 的表现是不同的。ASD 指的是这些症状发生在创伤性事件后的第一个月内,而 PTSD 指的是持续一个月以上的症状。在目前的综述中,重点关注成人和 6 岁以上儿童的 PTSD 和 ASD 症状特征;6 岁及以下儿童的具体症状特征略有不同, 可在 DSM-5 中查阅。

第一类症状,干扰,表现为重新体验创伤事件的各个方面[1]。这一类别的具体症状包括意外创伤的相关记忆、噩梦、重现或提及创伤事件时强烈的心理或生理反应。第二类症状,回避,表现为刻意避免创伤事件的内部或外部提醒。例如,一个人可能会主动避免对创伤的痛苦记忆或避开让其想起该事件的地方或物体。第三类症状,认知和情绪的负面改变,包括创伤事件后发生或出现恶化的改变。具体表现包括自我或他人对创伤事件的原因或后果的过度指责,以及对自己、他人或世界的夸大或扭曲的消极信念。第四类症状,过度警觉和反应表现在创伤后开始或出现恶化的反应症状。具体症状包括睡眠障碍、注意力不集中、鲁莽行为、易怒或攻击性行为。

病因和病理生理学

PTSD 和 ASD 的主要病因是经历创伤性事件。流行病学研究表明,发生创伤事件是很常见的,大约 90% 的美国成年人一生中至少经历过一次创伤事件[2]。出现所有四类症状,都会导致严重的痛苦或功能障碍,但符合正式的 PTSD 诊断标准的情况不太常见,在美国 12 个月的发病率为 5%。创伤事件发生后几天和几周内出现一些 PTSD 和 ASD 症状是正常的且在意料之中,早期评估对于确定这些症状是否有损害是很有帮助的,从而明确是否需要正式干预。

其他因素与创伤事件后 PTSD 和 ASD 的风险增加有关。ASD 患者与非 ASD 患者相比,最终更可能达到 PTSD 的诊断标准[1]。

在整个生命周期中,女性 PTSD 和 ASD 的发病率高于男性。PTSD 和 ASD 的发病率因文化群体而异。与非拉丁裔白人相比,非洲裔美国人、美洲印第安人和拉丁裔人的 PTSD 发生率较高,亚裔美国人的 PTSD 发生率较低。在康复人群中,还有一些因素会增加患 PTSD 的风险,包括轻度脑外伤或接受重症监护病房治疗[3]。那些在创伤事件后经历过失业和经济压力等生活压力的人更可能患上 PTSD[1]。

除了危险因素外,还有一些保护性因素可以减少 PTSD 和 ASD 的发生。那些充满希望、乐观和自我效能感高的人,其发生 PTSD 概率往往较低[4]。那些擅长应用适应性策略来管理压力的人,例如,采用积极的、以解决方案为重点的方法来管理压力源的人,也很少患上 PTSD 和 ASD[1]。创伤事件的前后有足够的社会支持与较低的 PTSD 和 ASD 发病率相关。总之,PTSD 和 ASD 的病因复杂,涉及相互作用的生物心理社会因素;仍需要更进一步研究,以更全面地了解患 PTSD 或 ASD 风险的高低,以及为什么会这样。

诊断方法

PTSD 的正式诊断需要心理健康专业人员进行深入的临床访谈和评估,以了解创伤暴露的性质,并充分描述其症状特征,以及这些症状对其生活的影响。在康复过程中,医务人员可以通过鉴别可能出现 PTSD 或 ASD 症状的患者来推动这一过程。对 PTSD 和 ASD 症状进行常规筛查是鉴别高危人群的最佳方法,也是在患者极有可能遭受创伤的场所(如退伍军人事务部、创伤医院)的最佳做法。在缺乏常规筛查实践的情况下,医务人员应确保对任何已知创伤暴露(近期或远期)的患者或任何表现出与 PTSD 或 ASD 症状一致症状的患者使用标准化工具进行 PTSD 或 ASD 筛查。

在某些情况下,创伤暴露会很容易识别,例如,患者的康复与创伤直接相关,如斗殴、车祸或急救医疗干预。但值得注意的是,即使是远距离接触与医疗护理无关的创伤性事件,也可能导致 PTSD 症状,干扰其康复。此外,创伤性事件的经历具有高度的主观性并且十分微妙,在缺乏深入的临床访谈(如心理健康专业人员进行的访谈)的情况下,可能不太明显。PTSD 和 ASD 症状在整个康复过程中会以多种方式表现出来;例如,患者在描述促成其当前康复的事件时可能会感到痛苦,或完全避免提供具体细节,抱怨在创伤性事件发生后开始的睡眠受损或噩梦,描述情绪的负面变化或对负面事件的发生表达强烈的自责情绪。

标准化的筛查工具可评估医疗环境中的 PTSD 和 ASD。基于 DSM-5 的 PTSD 初级筛查问卷(PC-PTSD-5)[5]是一项广泛使用的测量方法,旨在识别医疗环境中可能患有 PTSD 的个体。受访者表示最近或以往接触创伤事件,并回答其是否正在经历之前描述的四种主要的症状。这一指标是阳性则表明需要与心理健康提供者进行全面评估。有关更多 PTSD 和 ASD 筛查和评估工具的列表,可查找国家儿童创伤应激网、美国精神病学协会、美国心理协会或美国退伍军人事务部国家 PTSD 中心的网站。

治疗

PTSD 和 ASD 的首选治疗方法是基于循证的心理干预[6]。这些干预措施由心理健康专业人员提供,针对 PTSD 相关症状进行一对一的治疗。一般为 8~12 个疗程,约 50 分钟。为 PTSD 和 ASD 提供心理干预的心理健康专业人员包括心理学家、精神病医生、咨询师和临床社会工作者。理想情况下,医务人员会将患者转介给经验丰富的心理健康专业人员。然而,在许多情况下并不都是这样;例如,在农村地区,可能较难找到专业机构。在没有 PTSD 或康复专家的情况下,建议转诊给一些心理健康机构。

一些心理干预措施已被证实能有效改善 PTSD 症状。PTSD 干预的关键方法包括暴露和认知重建[7,8]。以暴露为基础的干预措施的目标是避免对创伤事件的内部和外部提醒,这些提醒维持和加剧了恐惧[7]。例如,最近因车祸导致骨折的患者可能会对乘坐汽车感到恐惧,从而不敢坐车。但不乘坐汽车可能会影响他参与各项有价值的活动。在一个安全而有条理的环境中,心理健康专业人员会鼓励患者暴露于引起焦虑的情境之中,比如开车。暴露会减少恐惧和焦虑,并最终减少 PTSD 症状。暴露疗法的具体例子包括长时间暴露疗法、眼动脱敏和再加工心理疗法[9]。

基于 CBT 是以与 ASD 或 PTSD 相关的情绪和认知改变为目标。在心理健康提供者的支持下,患者学会识别与创伤相关的不良想法和信念,并帮助他们重新构建认知结构,使其更具帮助性和现实性[8]。例如,家庭暴力受害者可能会对所遭受的虐待感到内疚和自责。他们可能会反复思考自己如何阻止虐待,并寻找证据证明他们值得责备。随着时间的推移,这些认知助长了一些不恰当的认知,例如,认为自己不可爱、不值得或天生有缺陷的信念。心理健康专业人员使用系统的 CBT 方法,帮助患者识别、检查并改变这些消极的扭曲的信念,使之更加现实;例如,重建后的想法是"我无法控制其他人的

行为。虽然一些人认为我不可爱,但我知道那不是真的。我是一个好朋友,好父母,对我来说最重要的人都爱我。"以这种方式重建负面想法有助于减少 PTSD 和 ASD 症状。治疗 PTSD 的循证 CBT 的具体包括成人认知加工治疗和儿童心理创伤认知疗法[9,10]。

一些药物治疗已被证明能有效减轻成人 PTSD 症状,与心理治疗配合使用效果更好[6]。抗抑郁药在治疗 PTSD 症状方面有较强说服力,尤其是帕罗西汀和舍曲林;曲唑酮也被证明可以减少噩梦,改善睡眠质量。一些初步证据表明,哌唑嗪可以减少与 PTSD 相关的噩梦[11]。PTSD 通常与心理和医学并发症同时发生,如滥用精神活性物质和颅脑损伤,这需要特殊的药物管理。更复杂的病例可能需要转诊到精神病学科或神经精神病学科。

新的证据强调了新型 PTSD 预防措施的初步疗效;然而,需要更多的研究来探讨其他有效的预防方案。一些研究表明,在创伤事件发生后的前三个月内进行一次眼动脱敏和再加工疗法或在线心理教育,可能会降低 PTSD 和 ASD 症状的发生率[6]。针对 PTSD 和 ASD 的远程健康干预在症状管理上有作用,但作用有限[12]。可以使用 PTSD Coach 和 CRAFT-PTSD 这两个在线移动应用程序。

功能预后和结果

创伤事件后的预后因人而异。创伤事件发生后,大多数人很少或不会出现 PTSD 症状。有些人会出现亚临床症状,在创伤后数月内自行消失[13]。少部分会发展成 PTSD,在这一群体中,一些人会在接触创伤事件后立即出现症状,另一些人会在接下来的几个月内出现症状[3]。在没有干预的情况下,PTSD

的症状可能会持续。PTSD 通常与其他精神障碍同时存在[1]。最常见的并发症包括重度抑郁障碍、焦虑障碍和滥用精神活性物质。有证据表明,PTSD 与机体其他并发症有关,包括生活质量较差、慢性疼痛、心肺疾病、胃肠道疾病和常见的健康问题[14]。

PTSD 和 ASD 是令人痛苦的、有损害性的疾病,可能发生在康复人群中。无论这些症状是否与近期或远期创伤性事件有关,它们都可能干扰康复的全面参与,并导致长期健康问题。心理干预是治疗 PTSD 和 ASD 的最佳方法。幸运的是,心理健康专业人员提供的许多循证方法在减少 PTSD 和 ASD 症状方面是有效的。在整个康复过程中,医务工作者可以通过定期筛查 PTSD 和 ASD 来确定需要心理干预的患者。有几种效果较好的简要评估工具能及时识别患有 PTSD 和 ASD 症状的患者,然后转诊给心理健康专业人员进行有针对性的循证治疗,使患者可以最大限度地参与康复治疗,提高个人的幸福感和整体生活质量。

资源

有关 PTSD 和 ASD 的更多信息,请咨询以下组织:

- 美国心理协会:https://www.apa.org/.
- 美国精神病学协会:https://www.psychiatry.org/.
- 国际创伤应激研究学会(ISTSS):https://istss.org/home.
- 美国儿童创伤应激网络:https://www.nctsn.org/.

以下组织提供了关于在哪里可以找到 PTSD 和 ASD 治疗的信息,包括帮助寻找心理健康专家。

- 《今日心理学》:https://www.psychologytoday.com/us.
- 药物滥用和精神健康服务管理局–行为健康治疗服务定位器。

(韩艳玲　译　尹传瑞　黄桂兰　帅胜斌　审)

参考文献

1. American Psychiatric Association. *Diagnostic and Statistical Manual of Mental Disorders*. 5th ed. APA; 2013.
2. Kilpatrick DG, Resnick HS, Milanak ME, Miller MW, Keyes KM, Friedman MJ. National estimates of the exposure to traumatic event and PTSD prevalence using DSM-IV and DSM-5 criteria. *J Trauma Stress*. 2013;26:537–547.
3. Bryant RA, Nickerson A, Creamer M, et al. Trajectory of post-traumatic stress following traumatic injury: 6-year follow. *Br J Psychiatry*. 2016;206:417–423.
4. Gallagher MW, Long LJ, Phillips CA. Hope, optimism, self-efficacy, and posttraumatic stress disorder: a meta-analytic review of the protective effects of positive expectancies. *J Clin Psychol*. 2020;76(3):329–355. doi:10.1002/jclp.22882
5. Prins A, Bovin MJ, Smolenski DJ, et al. The Primary Care PTSD Screen for DSM-5 (PC-PTSD-5): development and evaluation within a Veteran primary care sample. *J Gen Intern Med*. 2016;31:1206–1211.
6. International Society for Traumatic Stress Studies. ISTSS PTSD prevention and treatment guidelines: methodology and recommendations. 2018. http://www.istss.org/getattachment/Treating-Trauma/New-ISTSS-Prevention-and-Treatment-Guidelines/ISTSS_PreventionTreatmentGuidelines_FNL-March-19-2019.pdf.aspx

7. Foa EB, Hembree E, Rothbaum B. *Prolonged Exposure Therapy for PTSD: Emotional Processing of Traumatic Experience, Therapist Guide*. Oxford University Press; 2007.

8. Resnick PA, Monson CM, Chard KM. *Cognitive Processing Therapy: Veteran/Military Version: Therapist and Patient Materials Manual*. Department of Veterans Affairs; 2014.

9. Lancaster CL, Teeters JB, Gros DF, Back SE. Posttraumatic stress disorder: overview of evidence-based assessment and treatment. *J Clin Med*. 2016;5:105–117.

10. Smith P, Dalgleish T, Meiser-Stedman R. Practitioner review: posttraumatic stress disorder and its treatment in children and adolescents. *J Child Psychol Psychiatry*. 2019;60:500–515.

11. Bernardy NC, Friedman MJ. Pharmacological management of posttraumatic stress disorder. *Curr Opin Psychol*. 2017;14:116–121.

12. Wickersham A, Petrides PM, Williamson V, Leightley D. Efficacy of mobile application interventions for the treatment of post-traumatic stress disorder: a systematic review. *Digit Health*. 2019;5:2055207619842986.

13. Galatzer-Levy IR, Huang SH, Bonanno GA. Trajectories of resilience and dysfunction following potential trauma: a review and statistical evaluation. *Clin Psychol Rev*. 2018;63:41–55.

14. Pacella ML, Hruska B, Delahanty DL. The physical health consequences of PTSD and PTSD symptoms: a meta-analytic review. *J Anxiety Disord*. 2013;27:33–46.

第 47 章

风湿病

Irvin J. Huang, Jenna L.Thomason, Alison M. Bays

轴性脊柱炎(强直性脊柱炎)

核心定义

脊柱关节炎包括一组以骶髂关节、脊柱或周围关节炎症为特征的疾病。脊柱关节炎包括轴性脊柱炎,也称为强直性脊柱炎(AS)、银屑病性关节炎、炎症性肠病关节炎和反应性关节炎。患者可能会有轴向化或外周化占主导位置。根据 X 线检查是否有骶髂关节损伤,轴性脊柱炎可进一步分为强直性脊柱炎和非放射性脊柱炎。AS 在男性中更为普遍,通常在较年轻的人群中(<45 岁)被诊断[1]。

病因和病理生理学

肌腱末端(肌腱和骨之间的结缔组织)是炎症的靶点。在有遗传倾向的个体中,炎症与免疫细胞、微生物群和末端机械应力的相互作用有关[1]。鉴于本病不是具有自身抗原的自身免疫性疾病,因此,无法进行自身抗体检测。

诊断方法

AS 的标志性特征是炎症性背痛,随着体力活动而改善,随着休息而恶化。患者一般主诉早晨腰背僵硬时间延长,通常持续一小时以上。患者还可能具有与其他脊柱炎相同的特征,包括周围性关节炎、指关节炎、肌腱炎、银屑病、炎性肠病和炎性眼病。可利用特殊检查技术评估活动度,包括腰椎侧屈、腰椎前屈(改良 Schober 试验)、枕臂试验和胸廓扩张度检查。实验室研究是有限的,但包括炎症标志物(CRP 和 ESR)和 HLA-B27 检测。一半的 AS 患者的炎症标志物升高。虽然 HLA-B27 在诊断上有帮助,但阴性结果并不能排除该疾病的发生,尤其是在非白种人患者中。影像学研究应被作为检查的一部分。评估骶髂关节首选常规 X 线检查(骨盆前后位片或骶髂关节片),因为与先进的影像学检查相比,它具有辐射少,成本低,测试简单的优势。脊椎 X 线片也能显示韧带赘生物。如果已有病史和(或)体格检查,但检测结果是阴性的或不确定的,则可以考虑进行高级成像技术。具有 T1 加权和短时反转恢复序列和半冠状面视图的骨盆 MRI 是当前的金标准成像模式,它可以评估骶髂关节炎症的急性和慢性程度及结构损伤的程度[2]。如果患者不能耐受 MRI 检查或有禁忌证,尽管 CT 不能显示活跃的炎症变化,但它仍可显示软骨下骨硬化和侵蚀的情况。

治疗

早期开始运动和物理治疗是保持运动能力和功能的关键。NSAID仍是一线治疗药物。与大多数风湿病不同,全身性类固醇几乎没有益处,因此不推荐使用。尽管使用了足够的NSAID,但仍有症状或有禁忌证的周围性关节炎患者可使用柳氮磺胺吡啶治疗。同时,TNF和IL-17抑制剂可用于治疗难治性疾病[3]。

功能预后和结果

功能预后和结果可能因个体的遗传易感性、疾病进展和诊断时间而异。AS可能导致严重残疾。严重的脊柱强直导致运动范围严重受限,骨折风险增加。

基本诊疗程序

骶髂关节和其他症状区域的X线检查、CRP和ESR检查。也可考虑HLA-B27测试。

银屑病性关节炎

核心定义

银屑病性关节炎是一种与银屑病相关的慢性炎症性关节病。最近的研究发现,银屑病患者中患有银屑病性关节炎的占比高达30%[4]。银屑病性关节炎的主要表现包括周围性关节炎、肌腱炎、指关节炎、脊柱炎、指甲凹陷和甲松离。

病因和病理生理学

银屑病性关节炎被认为是一种高度可遗传的多基因疾病,与Ⅰ类主要组织相容性复合体(MHC)等位基因相关,其中T细胞在发病机制中起重要作用。风险因素包括肥胖症、严重银屑病,以及头皮、生殖器和硬组织间区域的银屑病。肌腱末端是炎症的靶点,也是肌肉骨骼疾病的起始部位。

诊断方法

银屑病性关节炎有五种临床亚型:少关节型(≤4个关节)、多关节型(≥5个关节)、远端指间关节型(影响远端指间关节)、残毁性关节炎(变形和破坏性)和脊柱炎型(涉及脊柱和骶髂关节)[4]。银屑病性关节炎的临床特征包括炎性关节炎、肌腱炎、指间关节炎和指甲营养不良。肌腱炎通常累及足底筋膜和跟腱,但膝部、肘部、肩部和骨盆周围的肌腱也可能受到影响。指间关节炎可以是急性(肿胀、红斑和疼痛)或慢性(肿胀而无红斑或疼痛)第三和第四足趾最常见[4]。指甲营养不良包括甲松离、凹陷或过度角质化。多关节型有时可与类风湿性关节炎混淆,但类风湿因子应为阴性。残毁性关节炎是最易变形的,可导致骨骼和软骨的破坏,周围关节X线片常显示骨质丢失,伴有偏心性侵蚀和关节间隙变小,可以观察到骨膜炎、强直和边缘骨刺形成,"笔帽样"畸形是残毁性关节炎的典型表现。脊柱炎型患者可出现单侧骶髂关节炎、椎旁骨化和垂直韧带赘生物形成[4]。综上所述,银屑病性关节炎的诊断基于临床和影像学特征。MRI可能显示滑膜炎和骨髓水肿。肌肉骨骼超声可用于评估滑膜炎、肌腱炎、边缘骨刺形成和侵蚀。银屑病性关节炎没有特异的血清学或抗体检测。

治疗

NSAID是外周和中轴症状的一线治疗药物。非药物治疗,如物理治疗和减肥应尽早开始,尤其是对于中轴骨受累的患者。局部注射糖皮质激素可用于治疗单关节关节炎。虽然全身性糖皮质激素对关节症状有效，但停药会加剧银屑病，因此，应谨慎使用。对于更严重的疾病，可以考虑使用常规的改善病情的抗风湿药物、抗 TNF 药物、抗 IL-17 药物和抗 IL-12/23 药物[5]。

功能预后和结果

根据银屑病性关节炎的亚型，功能预后和结果可能会有很大的变化。残毁性关节炎可导致手功能显著降低，中轴骨受累可导致活动受限和骨折风险增加。

基本诊疗程序

手、足、骶髂关节和其他症状区域的 X 射线成像。CRP 和 ESR 有时会升高。对于诊断更具挑战性的病例，可以考虑使用肌肉骨骼超声检查来评估附着点炎症。

系统性红斑狼疮

核心定义

系统性红斑狼疮(SLE)是一种慢性、多系统的自身免疫性疾病，几乎可以影响身体的任何器官，女性的发病率更高，其中绝大多数是育龄女性[6]。非白种人种族(非裔美国人、亚裔或西班牙裔)的发病率是白种人的 3~4 倍[7]。

病因和病理生理学

虽然病因尚不清楚，但它被认为是多因素的，包括免疫、遗传、激素和环境因素[6]。许多临床表现是由抗体形成介导的，从而产生免疫复合物，这些免疫复合物可沉积在各种器官中，如肾脏，导致补体激活和随后的组织损伤。

诊断方法

诊断这种复杂多变的疾病需要完整的病史和体格检查。主要临床特征包括全身症状、关节炎、口腔或鼻腔溃疡、皮疹、心脏表现、雷诺现象、肾脏受累、血液学异常和神经精神表现[7]。免疫荧光法检测抗核抗体(ANA)被视为标志性实验室检测，如果临床怀疑 SLE 可能性大，可以进行此种检查。血清效价≥1:80 提示有临床意义，仅靠抗核抗体阳性试验不能确诊 SLE。患者可能具有 SLE 特异性抗体，包括抗 dsDNA 抗体和抗 Sm 抗体。疾病活动期，患者可能有低补体血症，C3 和(或)C4 水平较低。SLE 有时伴有抗磷脂抗体(抗心磷脂抗体、抗 β 时伴 P1 抗体、狼疮抗凝物)。考虑到疾病的多系统性，除了上述抗体测试外，还应该分析患者 CBC 的差异(细胞减少)、综合代谢组(肾功能不全或肝酶升高)、尿蛋白与肌酐比率(蛋白尿或血尿)[7]。

治疗

羟基氯喹是 SLE 的主要治疗方法，对降低死亡率有明显的优势。当出现 SLE 威胁生命或器官的表现时，可使用大剂量类固醇(1mg/kg 体重)治疗，同时根据器官受累情况使用包括环磷酰胺、霉酚酸酯、硫唑嘌呤或钙调磷酸酶抑制剂在内的类固醇保留疗法[6]。贝利尤单抗是目前唯一被批准用于 SLE 的生物药物，对肌肉骨骼和黏膜皮肤表现有帮助。

功能预后和结果

病情缓解后，功能预后良好。

基本诊疗程序

ANA 检查、CBC、CMP、尿分析(含蛋白/肌酐比率)、C3、C4、ESR 和 CRP。

系统性硬化病(硬皮病)

核心定义

系统性硬化病是一种慢性多系统疾病,其特征是皮肤、脉管系统和内脏器官的进行性纤维化。硬皮病一词描述皮肤增厚和硬化,这是该病的特征。系统性硬化病可分为局限性皮肤系统性硬化症[以前称为钙质沉着、雷诺现象、食管运动障碍、指端硬化、毛细血管扩张(CREST)]和弥漫性皮肤系统性硬化症。

病因和病理生理学

虽然病因尚不清楚,但其发病机制被认为集中于早期免疫事件和血管变化,能诱导成纤维细胞生长和胶原蛋白合成,导致产生活化的纤维原性成纤维细胞[8]。这导致皮肤和器官发生纤维化并伴有血管病变。

诊断方法

雷诺现象和皮肤增厚是本病的标志性表现。皮肤增厚会影响手、前臂、足和面部。毛细血管镜检查甲襞毛细血管显示异常特征,如毛细血管环扩张、毛细血管脱落和出血。实验室检查包括 ANA 检查,CBC、尿常规和 CK。抗 Scl-70(抗拓扑异构酶Ⅰ)抗体通常与弥漫性皮肤系统性硬化症相关,后者有较高的间质性肺病风险[8]。抗蛋白抗体通常与局限性皮肤系统性硬化症相关。抗 RNA 聚合酶Ⅲ抗体通常在弥漫性皮肤系统性硬化症患者中发现,并与皮肤快速增厚和硬皮病肾危象的发展相关。硬皮病肾危象的先兆是新发的高血压和肾功能不全,如果治疗延迟,可迅速导致肾衰竭。血管紧张素转换酶(ACE)抑制剂是有效的治疗方法,可降低死亡率[9]。

治疗

本疾病尚无标准的治疗方法。治疗主要集中在对雷诺现象和反流的症状控制上。在某些情况下,患者可能会接受免疫抑制治疗,如间质性肺病和快速进展的皮肤受累。应鼓励患有雷诺现象的患者保持躯干和肢体温度适宜。

功能预后和结果

广泛皮肤受累,以及内脏受累(心脏、肺、肾)的患者死亡率较高。广泛的皮肤受累可导致挛缩,从而导致严重的活动障碍。

基本诊疗程序

ANA 检查、CBC、CMP。

类风湿关节炎

核心定义

类风湿关节炎(RA)是一种炎症性关节炎,其特征是关节滑膜衬里发炎,如果不进行治疗,会导致关节受到侵蚀和破坏。它通常影响掌指关节、近指间关节、手腕、膝关节和跖趾关节,但也可能影响其他关节。患者经常抱怨晨僵时间延长(通常超过 1 小时)和肿胀,活动和使用 NSAID 后症状改善。而由机械原因导致关节疼痛在一天结束时和长期使用后会更严重,通常没有明显的肿胀和晨僵。

病因和病理生理学

滑膜是炎症的靶点,炎症由 CD4+T 细胞和巨噬细胞诱导[10]。当存在促炎细胞因子时,滑膜扩张。如果未经治疗,由于滑膜侵蚀,软骨和骨骼会受到损害。RA 通常在 45~65 岁发病,但任何年龄的患者都可能受到影响。RA 在女性中更常见,比例为(2~3):1。美洲土著人口的发病率较高(5%~6%)[10]。尽管有很强的遗传成分,但双胞胎研究仅显示了 12%~15% 的一致性[10]。在 HLA-DR 区域有一个共享的表位,与 RA 的发展显著相关。

诊断方法

特征是周围关节对称性肿胀,通常为掌指关节、近指间关节、腕和跖趾关节,但较大的关节也可能受到影响。患者抱怨如前所述的关节炎症状,NSAID 略有改善。检查包括类风湿因子和抗环瓜氨酸肽(抗 CCP)抗体检测。炎症标志物(ESR 和 CRP)通常升高。应拍双侧手和足的 X 线片,以寻找早期疾病中可能不存在的边缘关节侵蚀。关节周围骨量减少是 RA 最早的影像学表现。超声可用于评估亚临床滑膜炎。

治疗

早期启动改善病情的抗风湿药物治疗至关重要[11]。三联疗法包括甲氨蝶呤、柳氮磺胺吡啶和羟基氯喹。如果患者对抗风湿药物的反应不足,治疗会迅速升级为生物药物,通常从抗 TNF 治疗开始。患者会对每天 10~15mg 的泼尼松有反应,泼尼松可以作为桥梁使用,直到改善病情的抗风湿药物治疗生效。

功能预后和结果

如果早期发现疾病,并且坚持药物治疗,功能预后和结果可能会非常好。而如果诊断较晚或未进行药物治疗者,可能会出现严重残疾。

基本诊疗程序

对双侧手足进行 X 线成像,以检查边缘关节侵蚀、RF,进行抗-CCP、ESR 和 CRP 检查。

皮肌炎和多发性肌炎

核心定义

皮肌炎(DM)和多发性肌炎(PM)是导致肌肉炎症和近端肌无力的特发性炎症性肌病。DM 还与许多皮肤表现相关。虽然 DM 和 PM 的临床表现相似,但肌肉活检的组织学不同。

病因和病理生理学

DM 和 PM 均为自身免疫性炎症,确切的发病机制尚不清楚。任何年龄段女性的发病都比男性更多见[12]。青少年 DM 和 PM 都很罕见,前者比后者更常见。

诊断方法

患者表现为亚急性近端对称性无力,影响三角肌、屈髋肌和颈部屈肌,也可能出现吞咽困难、关节痛/关节炎、雷诺现象和间质性肺病,如果出现肌肉疼痛,一般是轻微的。

在 DM 患者中,皮肤症状通常先于或伴随身体虚弱。一部分患者患有无肌病性皮肌炎[13]。皮肤表现包括 Gottron 丘疹、向阳性疹、颈后披肩区皮疹、颈胸部 V 字区皮疹、手枪套征、粗糙的角质层、毛细血管扩张、面部红斑、皮肤钙质沉着症[13]。DM 皮疹呈紫罗兰色外观,手部受累多见。

CK 水平经常升高,可能高达正常上限的 50 倍(无肌病性皮肌炎除外)[13]。血清和尿液肌红蛋白、天冬氨酸氨基转移酶(AST)、丙氨酸氨基转移酶(ALT)、醛缩酶、乳酸脱氢酶(LDH)水平升高通常也是由肌肉炎症引起的。ANA 常呈阳性有时也可见到肌炎特异性抗体。

EMG 和 MRI 可能在这两种情况下显示类似的结果,但活检的组织病理学结果不同。肌电图显示一种肌病模式,包括插入性活动、自发颤动、肌病性低振幅和短时动作电位及复杂的重复放电[14]。受累肌肉的 MRI 可能显示水肿、纤维化、钙化和(或)肌肉萎缩;这些发现是非特异性的,但 MRI 对大面积的检查是有帮助的。在这两种情况下,肌肉活检显示肌纤维坏死、变性、再生和炎性细胞浸润[14]。在 PM 中炎症发生在血管周围,在肌内膜内的多个病灶中观察到,主要由 CD8+ 细胞毒性 T 淋巴细胞组成侵袭表达 MHC–I 类抗原的健康纤维。在 DM 患者中,肌肉活检显示毛细血管和肌纤维受损,尤其是血管周围的肌纤维,炎症浸润主要由 CD4+细胞组成[14]。DM 患者皮肤活检表现为界面皮炎。

治疗

患者使用大剂量类固醇治疗(1mg/kg 体重)并缓慢减量。同时开始使用硫唑嘌呤或甲氨蝶呤等类固醇保留剂,以促进类固醇减量。麦考酚酸盐也可以使用,尽管数据比较有限。对于难治性疾病,可添加利妥昔单克隆抗体或丙球蛋白。

功能预后和结果

抗黑色素瘤分化相关基因 5 阳性的 DM 患者因快速进展性间质性肺病(ILD)死亡率很高,除此之外,免疫抑制治疗对大部分患者有效。值得注意的是,DM 和 PM 均与恶性肿瘤相关,DM 的风险更大(尤其是在具有转录中间因子 1–γ 或核基质蛋白–2 抗体(NXP–2)的患者中)[14]。

基本诊疗程序

ANA 检查、肌炎抗体、CK、血清和尿液肌红蛋白、醛缩酶、天冬氨酸氨基转移酶、丙氨酸氨基转移酶、乳酸脱氢酶。参考 MRI、EMG、NCS、肌肉活检以帮助诊断。

(韩艳玲 译　尹传瑞 黄桂兰 帅胜斌 审)

参考文献

1. Taurog JD, Chhabra A, Colbert RA. Ankylosing spondylitis and axial spondyloarthritis. *N Engl J Med*. 2016;374:2563–2574.
2. Maksymowych WP. The role of imaging in the diagnosis and management of axial spondyloarthritis. *Nat Rev Rheumatol*. 2019;15:657–672.
3. Ward MM, Deodhar A, Gensler LS, et al. 2019 Update of the American College of Rheumatology/Spondylitis Association of America/Spondyloarthritis Research and Treatment Network Recommendations for the treatment of ankylosing spondylitis and nonradiographic axial spondyloarthritis. *Arthritis Rheumatol*. 2019;71:1599–1613.
4. Ritchlin CT, Colbert RA, Gladman DD. Psoriatic arthritis. *N Engl J Med*. 2017;376:957–970.
5. Singh JA, Guyatt G, Ogdie A, et al. Special Article: 2018 American College of Rheumatology/National Psoriasis Foundation Guideline for the treatment of psoriatic arthritis. *Arthritis Rheumatol*. 2019;71:5–32.
6. Tsokos GC. Systemic lupus erythematosus. *N Engl J Med*. 2011;365:2110–2121.

7. Aringer M, Costenbader K, Daikh D, et al. 2019 European League Against Rheumatism/ American College of Rheumatology classification criteria for systemic lupus erythematosus. *Ann Rheum Dis.* 2019;78:1151–1159.

8. Gabrielli A, Avvedimento EV, Krieg T. Scleroderma. *N Engl J Med.* 2009;360:1989–2003.

9. Pellar RE, Pope JE. Evidence-based management of systemic sclerosis: Navigating recommendations and guidelines. *Semin Arthritis Rheum.* 2017;46:767–774.

10. Smolen J, Aletaha D, Barton A, et al. Rheumatoid arthritis. *Nat Rev Dis Primers.* 2018;4:18001.

11. Singh JA, Saag KG, Bridges SL Jr, et al. 2015 American College of Rheumatology guideline for the treatment of rheumatoid arthritis. *Arthritis Rheumatol.* 2016;68:1–26.

12. Dalakas MC, Hohlfeld R. Polymyositis and dermatomyositis. *Lancet.* 2003;362:971–982.

13. Dalakas MC. Inflammatory muscle diseases. *N Engl J Med.* 2015;372:1734–1747.

14. Selva-O'Callaghan A, Pinal-Fernadez I, Trallero-Araguas, et al. Classification and management of adult inflammatory myopathies. *Lancet Neuro.* 2018;17:816–828.

第48章

癫痫发作

Lesley C. Kaye, Shahin Hakimian

核心定义

癫痫发作被定义为"由于脑神经元异常过度、同步化放电活动而引起的短暂的一过性临床体征和(或)症状",或者更简单地说,是大脑中神经元过度活动的临床表现。癫痫发作的发病率接近10%[1]。癫痫患者可被激发或自发发作,癫痫发作可能在许多情况下发生,这些将在后面讨论。

癫痫的定义是2次间隔超过24小时的无诱因癫痫发作,或根据MRI、脑电图或癫痫综合征,一次发作后极有可能再次发作[2]。癫痫影响了约1%的人口,在没有癫痫危险因素的患者中,首次无诱因发作后有30%~40%的复发概率,且前6个月的风险最高[1]。患有脑结构性损伤的患者(如脑卒中、肿瘤或创伤)或脑电图异常的患者具有更高的二次癫痫发作风险,因此,可能会在单一临床事件后被诊断为癫痫[2,3]。在康复科,近期患有脑外伤、脑卒中或脑部手术的患者癫痫发作的风险较高。

癫痫持续状态是指持续5分钟以上的惊厥性癫痫发作(或持续10分钟以上的非惊厥性癫痫发作)这是一种神经系统的急症。

病因和病理生理学

癫痫发作的分类和表现

癫痫发作有不同的表现,取决于大脑的哪些部分受到影响和异常大脑活动的模式。癫痫发作可以开始于局灶性(归类为"局灶性癫痫发作",也可以更广泛地开始于整个大脑(归类为"全身性癫痫发作")。对癫痫发作的描述、神经系统检查、既往影像学检查、脑电图的表现都有助于判断癫痫发作的分类。

局灶性癫痫发作的症状在很大程度上取决于它在大脑中的开始位置,可能对应于一个结构异常的区域。局灶性癫痫发作也可能没有"部分性运动体征"(即局部抽搐)或其他更复杂的动作(称为"自动症")。非运动的体征和症状包括行为停滞、情绪变化、认知变化、特殊的感觉(如记忆错觉、特殊的味觉、恶心等)或自主神经表现(例如,流涎)。局灶性癫痫通常会扩散到大脑且部分导致意识障碍。由于意识受损对患者的安全有影响,这些局灶性癫痫发作有一个独特的名称,称为"意识受损的局灶性发作",以前称为复杂部分性癫痫发作)。局灶性癫痫发作可从发病区域扩散到双侧半球,导致双侧全身性强直阵挛性发作,也称为继发性全身性发作。有些癫痫发作非常迅速,很难确定是如何开始的。癫痫患者可能表现出一种或多种不同的癫痫发作类型。

全身性癫痫发作也很常见。有些发生在特定的癫痫综合征中,是能够被激发的(例如,药物中毒或戒断反应)。典型的全身性发作类型包括强直-阵挛、阵挛、强直、肌阵挛、失张力和失神发作[4]。

癫痫综合征

复发性局灶性癫痫发作的患者被归类为"局灶性癫痫发作"。局灶性癫痫综合征的病因有获得性疾病(如外伤)、遗传因素(如结节性硬化症或局灶性皮质发育不良)、未知的病因(以前称为隐源性)。特发性全身性癫痫综合征很常见,发生在神经系统完整的人群中。这些综合征包括儿童失神性癫痫、青少年肌阵挛性癫痫、青少年失神性癫痫、单纯伴有强直-阵挛性发作的癫痫。癫痫综合征的第三种主要类别是"癫痫性脑病"或"有症状的广泛性发作性癫痫"通常发生在婴儿期或儿童早期,并伴有发育迟缓和难治性癫痫。这一类别包括 Lennox-Gastaut 综合征等许多类型。

诊断方法

持续性癫痫发作

癫痫发作时最重要的是要确保患者的安全,清除尖锐物体,尽可能将患者放到床上或地面,建议在患者头部放置枕头或软的物体,确保口腔无异物。如果是惊厥发作需要评估气道和呼吸功能,将患者置于侧卧位增强呼吸,避免误吸。有条件的话给予氧气治疗。限制患者肢体活动是不可取的。癫痫发作期间应观察并记录持续时间和行为。如果惊厥持续超过 5 分钟或其他癫痫发作类型持续超过 10 分钟,则需要针对癫痫持续状态进行治疗。

建议在癫痫发作后立即评估气道、呼吸功能、脉搏和氧饱和指数。惊厥发作后短暂的呼吸暂停或惊觉后缺氧是常见的,但长时间的缺氧可导致癫痫猝死。用刺激躯干部位的方法来促进呼吸,必要时可以给予氧气治疗。患者可能会发生心律失常,因此,临床医生应保持警惕。

癫痫发作后

患者可能会激动、困惑,甚至会有攻击性。如果患者突然呆住了几分钟,可能是持续的轻微的局灶性癫痫发作。癫痫发作后的短暂性局灶性运动无力,称为"性局灶性麻痹",神经功能障碍相比之前会加重。癫痫发作后障碍应在数分钟至数小时内恢复,并提示在虚弱的对侧有癫痫发作的脑区,持久不愈的功能障碍需要进行评估。

癫痫发作后的肌肉骨骼损伤包括棘突骨折、硬膜下血肿、颈部损伤和肩部脱位。新发肩部脱位几乎是癫痫发作的特征性症状,应该注意的是舌撕裂伤,牙齿脱落或面部和角膜破损都可能发生。当遇到复发性癫痫发作时即使是在急症室,也要中止治疗进行急性医学评估。

癫痫发作病史采集

癫痫发作往往表现形式多样,了解当时发生了什么,并判断是否是癫痫发作可能很困难。需要询问的重要问题包括发作的持续时间和顺序,癫痫发作的体征和症状,包括患者可能回忆起的任何感觉,这些都是诊断的重要线索。需要记录的重要特征包括发作期间患者是否有反应或有意识,以及对任何运动的描述,如强直-阵挛运动的时间和反应。发作时单侧颤抖、强迫转头或偏眼等表现提示了癫痫发作可能开始于一侧大脑半球。颞叶癫痫发作时,经常可以看到患者有自动症表现,如抓挠、坐立不安或者咂唇。出现大小便失禁和咬舌通常是诊断惊厥发作的重要线索。刻板的事件更有可能是癫痫发作,所以询问病史时应注意反复发生的事件是否相似。既往有中枢神经系统感染病史、癫痫发作、脑外伤、脑卒中、发育迟缓或癫痫家族史等危险因素也提供了诊断线索。

评估

全面的神经学检查可以为癫痫发作的诊断和定位提供线索。脑电图有助于确定潜在的癫痫发作位置,有助于检测任何正在进行的亚临床癫痫发作,判断发生癫痫的风险。如果诊断不确定复发事件或怀疑癫痫持续状态,则需要更长时间的脑电图评估。

对于既往无神经损伤或神经缺陷的患者,需要进行有或无对比的脑部 MRI 检查(至少头颅 CT 检查),以排除首次癫痫发作是由新的病变导致的。

许多第一次癫痫发作都是有诱因的,一个重要的步骤是查看患者最近使用的药物情况变化或近期出现的健康问题(表 48.1)。实验室检查包括 CBC、CMP、尿液药物筛查和尿液分析可能明确诱发因素。长时间的惊厥可导致 CK 升高和横纹肌溶解,因此,应注意肾功能[5]。如果出现中枢神经系统感染,应进行腰椎穿刺和快速开始感染治疗。

鉴别诊断

任何类似惊厥的表现、短暂的精神状态改变、阵发性行为发作或发作性异常运动都可能被误认为是癫痫发作,通过询问病史和评估会发现明显的区别。癫痫发作通常是刻板的(如果是复发的话),表现为持续 30 秒至 2 分钟的节律性不自主抽搐,之后是数分钟的恢复阶段。

晕厥与癫痫发作相比,晕厥或近似晕厥常在站立后立刻出现,可能还会伴有心悸、头晕或皮肤苍白的表现。肌肉张力的早期丧失更为明显。在肌张力丧失过后,患者可能会出现短暂僵硬和短暂的不规则全身抽搐运动(有时称为"惊厥性晕厥"),需与癫痫全身强直阵挛发作鉴别。晕厥的恢复通常很快。心电图和立位生命体征的评估可能是有帮助的,但最好根据既往病史进行区分。

表 48.1 引起急性症状性癫痫发作的最常见原因[6]

电解质异常	低血糖、严重高血糖、低钙血症、低钠血症、高钠血症、低镁血症、低磷血症
药物治疗(医源性)	安非他酮、氯氮平、头孢菌素、喹诺酮类抗生素(特别是环丙沙星)、巴氯芬、曲马多、茶碱、戒断抗癫痫药物、其他抗精神病药物或抗抑郁药
精神活性药物	戒断:苯二氮䓬类药物、酒精或巴比妥类药物
	过量:可卡因、乙基安非他明、其他兴奋剂和致幻剂
全身弥漫性脑病	脓毒血症/感染、惊厥、缺氧性脑损伤、可逆性后部脑病综合征
脑损伤	创伤、肿瘤、脑卒中、出血、脓肿、血管畸形、先天性畸形、静脉血栓形成
炎性	脑炎、脑膜炎、自身免疫性脑炎

心因性非癫痫性发作,俗称"假性癫痫发作",通常与癫痫发作类似。其表现包括髋关节推挤运动、闭眼(特别是发作的惊厥阶段)、波动或无节律性运动的长时间发作、发作时或发作后哭泣,但可快速恢复到正常水平。

短暂性脑缺血发作与癫痫发作的区别可能在于,它们会导致短暂的神经功能丧失,而不是神经功能的增强(例如,单侧肌张力的丧失)。短暂性脑缺血发作通常持续数分钟(超过 5 分钟),起病缓慢。震颤或其他运动障碍一般比较连续或由行动而激起,而且往往是双侧的。

多灶性肌阵挛可由代谢紊乱或缺氧后脑损伤引起。阵挛可以发生在任何肢体,不是模式化的或有节奏的,而且通常是由刺激引起的。重要的是患者的精神状态在这些运动过程中通常不会改变,尽管患者可能会因为其他原因而感到困惑。

精神错乱可能与非惊厥性癫痫发作难以区分,但两者的时间和进展不同。异态睡眠引起异常运动,如周期性肢体运动障碍,快速眼动行为障碍,甚至震颤性抽搐,这些都可能会被患者或家属误认为是癫痫发作。两者关键的区别在于癫痫发作中特定的运动往往是模式化的,而异态睡眠在运动体征有更多的可变性,但往往与特定的睡眠阶段有关。

急性癫痫发作的治疗

对持续时间小于 5 分钟的自限性癫痫发作一般不需要紧急治疗。长时间的癫痫发作或癫痫持续状态则需要及时的治疗。癫痫持续状态的治疗方案的时间表见图 48.1。

对于新的癫痫发作,一个重要的步骤是尽可能地消除诱发因素(如新的药物或电解质异常)。对于由可逆性原因激起的发作,不需要长期治疗。对于癫痫发作的高风险患者有必要长期使用抗癫痫药物,如那些有潜在中枢神经系统病因或潜在癫痫患者。对于首次癫痫发作且没有明确潜在风险、脑电图和MRI 正常的患者,治疗通常推迟到第二次癫痫发作,但应该跟患者说明风险和益处[8]。

癫痫患者的突破性癫痫发作

癫痫患者有发生突破性癫痫发作的风险[9]。常见的诱发因素包括睡眠不足、全身感染、急性疾病、药物/乙醇、抗生素等新药的使用,以及由药物相互作用或漏服药物而导致的抗癫痫药物水平的变化。在已知癫痫的情况下,不一定需要脑电图和头部影像学检测。根据基线癫痫发作频率、是否存在明显的刺激因素、药物水平决定药物是否进行调整。即使有最佳的治疗方法,也有 30% 的癫痫患者对药物治疗无效,并容易发生散发的无诱因的突破性癫痫发作[10]。

对于癫痫患者,应制定急性期治疗计划。癫痫治疗计划应向护理人员提供有关急性癫痫发作的说明、怎样使用急救药物,以及何时寻求紧急帮助的指示。直肠地西泮凝胶用于长时间惊厥发作,口服劳拉西泮、鼻用咪达唑仑也是治疗癫痫发作很好的选择(表 48.2)。

抗癫痫药物

癫痫患者应服用抗癫痫药物以减少癫痫发作或复发的风险。随着市场上抗癫痫药物数量的增加,选择哪种药物可能令人头疼的。最初的药物选择通常更多地基于耐受性(因并发症而异)、药物相互作用的考虑和患者药物的可获得性(与可负担性有关),而不是有效性。与此相反,对于慢性癫痫患者,药物调整并不简单,一个简单的不适当的调

第 1 步：稳定
- 呼吸道、呼吸、循环（ABC）
- 癫痫发作计时
- 指尖血糖监测

如果全身性强直阵挛发作大于 5 分钟
或其他发作大于 10 分钟

第 2 步：苯二氮䓬类
- 下列之一：
  劳拉西泮 0.1mg/kg 至 4mg 静脉或肌内注射
  地西泮 0.15~0.2mg/kg，静脉注射上限至 10mg
  直肠地西泮 0.2~0.5mg/kg 上限至 20mg*
- 如果癫痫持续，可以重复服药 1 次
- 开放静脉注射通道
（* 安定和咪达唑仑也可用鼻腔制剂）

如果在步骤 2 之后癫痫仍在继续

第 3 步：抗癫痫药物静脉推注
以下选项之一：
- 苯妥英钠或 FOS–苯妥英钠单剂 20mg/kg（苯妥英钠的输液速度不超过 50mg/min）
- 丙戊酸单次剂量 40mg/kg，最大 3000mg
- 左乙拉西坦单次剂量 60mg/kg，最大 4500mg

如果在步骤 3 之后癫痫仍在继续

第 4 步：重新评估，转到 ICU 病房，可以重复步骤 3，使用不同的药物或使用咪达唑仑、异丙酚或戊巴比妥的麻醉剂量诱导昏迷

图 48.1 癫痫持续状态流程图[7]。

整方法可能会导致癫痫发作和伤害。常见的抗癫痫药物列于表 48.3 中。

给患者的说明

应对患者和护理人员进行有关癫痫发作、癫痫症状、安全预防、用药和急救方法的教育。癫痫患者应该向神经科医生进行随访。特殊人群（如患有癫痫的女性和老年人）可能需要复杂的管理，包括考虑计划生育和抗癫痫药物的致畸作用。应指导家属和患者进行基本的癫痫急救。

驾车：由于初期复发的风险很高，因此，患者在癫痫发作后一段时间内不应驾车。

其他癫痫预防措施：应提醒患者不要

表 48.2　急性持续性发作或短暂发作抢救药品

用药	注释	指示剂量
劳拉西泮口服或静脉注射	口服-癫痫短暂发作 静脉注射-癫痫持续状态/持续癫痫发作	2mg 片剂口服/静脉注射/肌内注射或每个 G 管冲洗,注射 2 次
直肠安定	癫痫短暂发作(或长时间癫痫发作)	上限至 10mg 直肠凝胶,1 天 1 次
咪达唑仑经鼻用药	癫痫短暂发作(或持续发作)	鼻腔注射 5mg,1 天 1 次
经鼻注射安定	癫痫短暂发作(或长期癫痫发作)	鼻腔给药 10~20mg(0.2mg/kg),4 小时可重复给药 1 次。上限至每 5 天 1 组或每个月 5 组

抢救药物用于急性治疗癫痫发作群或持续超过 5 分钟的长时间惊厥发作,也可用于其他持续超过 10 分钟的癫痫发作类型。

表 48.3　常用的抗癫痫药[11]

药品/主要品牌/配方	药物相互作用	注意事项/不良反应
卡马西平片、缓释片剂、咀嚼片、悬浮液	药物相互作用风险高 CYP3A4 酶和底物有许多相互作用,包括华法林、其他口服抗凝剂和大环内酯类药物	注意:治疗时有发生 Steven Johnson 综合征/TEN(中毒性表皮坏死松解症)的风险(亚洲人种需进行 HLA-B*1502 基因检测)。有再生障碍性贫血/粒细胞缺乏症的风险 禁忌证:全身性癫痫发作(可能会加重原发性全身性癫痫的发作) 可能的副作用:共济失调、复视、镇静、低钠血症[抗利尿激素分泌失调综合征(SIADH)] 监测:CMP 和 CBC
氯硝西泮片、口腔崩解片	影响其他肝脏酶诱导药物	注意:嗜睡和成瘾风险高。会抑制呼吸,特别是与阿片类药物联合使用时 禁忌证:患闭角型青光眼或肝病 可能的不良反应:嗜睡、认知功能受损、运动功能受损 注:主要用于肌阵挛性发作

(待续)

表 48.3(续)

药品/主要品牌/配方	药物相互作用	注意事项/不良反应
拉考沙胺静脉滴注、片剂、口服液	请谨慎与其他延长 PR 间期的药物联合使用	注意:PR 间期延长,有发生房性心律失常的风险。此外,在原发性全身性癫痫中要谨慎使用 可能的副作用:共济失调、复视、嗜睡。通常耐受性很好 注:截至2020年,Vimpat 是唯一品牌
拉莫三嗪(Lamictal)片、口腔崩解片、分散片或咀嚼片	丙戊酸会抑制新陈代谢 避孕药等肝酶诱导药物的药效降低	注意:SJS/TEN 的风险,罕见 HLH 和无菌性脑膜炎。可能影响心脏传导(QRS 延长或心脏传导阻滞) 可能的不良反应:失眠(或嗜睡)、共济失调/头晕(通常在大剂量时)。可能会加重肌阵挛 注意:由于 SJS 的风险,必须缓慢滴注如果服用双丙戊酸钠风险更高
左乙拉西坦静脉注射、片剂、口服混悬剂、咀嚼片或口腔崩解片	无	注意:抑郁症 可能的副作用:有躁动、抑郁的风险,很少有精神病症状,可能会引起嗜睡 注:低全身毒性治疗谱广
奥卡西平片、缓释片、口服混悬剂	酶诱导:对 CYP3A4、UGT 有轻微诱导作用 酶抑制:细胞色素 P4502C19	类似于卡马西平(见前面的描述)。除了低钠血症的风险较高外,大多数不良反应都比卡马西平温和 禁忌证:全身性癫痫 监测:血钠
苯巴比妥静脉滴注,片剂,灵丹妙药	高交互风险。几种肝酶的强诱导剂,有很高的药物相互作用风险	注意:SJS/TEN 的风险、伴嗜酸粒细胞增多和系统症状的药疹(DRESS)、呼吸抑制(同时服用乙醇或镇静剂会加重)、骨质疏松 禁忌证:肝功能障碍 可能的副作用:镇静、易怒、认知受损、药物依赖、恶心、头痛 注:停药风险高(包括癫痫),需缓慢停药
苯妥英(苯妥英钠)静脉注射、片剂、咀嚼片、胶囊和磷苯妥英静脉注射	高交互风险。酶诱导剂;可以降低其他药物的水平,具有非线性药代动力学	注意:静脉输液有低血压、慢性心律失常和血栓性静脉炎的风险 可能的副作用:眼球震颤、共济失调、牙龈增生、骨质疏松症、镇静 禁忌证:全身性癫痫发作

(待续)

表 48.3(续)

药品/主要品牌/配方	药物相互作用	注意事项/不良反应
普瑞巴林胶囊	没有显著交互作用	可能的副作用:体重增加、外周性水肿、镇静、头晕 禁忌证:全身性癫痫发作 注:相关药物加巴喷丁药理学相似但对癫痫的疗效有限
托吡酯片剂、缓释片、喷剂	大剂量使用时有酶诱导剂作用(可能会降低激素避孕药的效果)	注意:肾结石、青光眼、血氨升高的风险 可能的副作用:情绪低落、感觉异常、食欲下降、认知/语言障碍
丙戊酸/双丙戊酸钠静脉注射、肠溶片缓释片、胶囊、喷剂	能阻断一些肝脏代谢性药物(特别是 UGT/CYP2C2)	注意:肝毒性、高氨血症、胰腺炎(可致命)、高致畸风险 可能的副作用:脱发、体重增加、震颤 禁忌证:育龄女性、肝脏疾病 监测:血细胞计数(尤其是血小板)和肝功能,可能需要监测氨(预计会有轻微升高)
唑尼沙胺(Zonergan)胶囊	酶诱导的抗癫痫药物会缩短其半衰期	注意:肾结石、罕见磺胺过敏、罕见血氨升高 可能的副作用:减少出汗、体重减轻、烦躁/易怒、血氨升高 禁忌与其他碳酸酐酶抑制剂联合使用

HLH,噬血细胞淋巴组织细胞增多症。

在浴缸中洗澡,不要进行游泳、操作重型机械、明火做饭、爬梯子或者其他会影响自己或他人安全的活动。

资源

■《AES 临床资源和实践指南》:https://www.aesnet.org.

■ 癫痫基金会–患者资源和信息:https://www.epilepsy.com.

■ 癫痫基金会–卫生专业资源:https://www.epilepsy.com/learn/information-professionals.

■ 国际抗癫痫联合会(ILAE)癫痫诊断手册:https://www.epilepsydiagnosis.org.

（韩艳玲 译　尹传瑞 黄桂兰 帅胜斌 审）

参考文献

1. Pohlmann-Eden B, Beghi E, Camfield C, Camfield P. The first seizure and its management in adults and children. *BMJ*. 2006;332(7537):339–342. doi:10.1136/bmj.332.7537.339
2. Fisher RS, Acevedo C, Arzimanoglou A, et al. ILAE official report: a practical clinical definition of epilepsy. *Epilepsia*. 2014;55(4):475–482. doi:10.1111/epi.12550
3. Berg AT. Risk of recurrence after a first unprovoked seizure. *Epilepsia*. 2008;49:13–18.
4. Fisher RS, Cross JH, French JA, et al. Operational classification of seizure types by the International League Against Epilepsy: Position Paper of the ILAE Commission for Classification and Terminology. *Epilepsia*. 2017;58:522–530. doi:10.1111/epi.13670
5. Nass RD, Sassen R, Elger CE, Surges R. The role of postictal laboratory blood analyses in the diagnosis and prognosis of seizures. *Seizure*. 2017;47:51–65.
6. Beleza P. Acute symptomatic seizures. *Neurologist*. 2012;18(3):109–119.
7. Glauser T, Shinnar S, Gloss D, et al. Evidence-based guideline: treatment of convulsive status epilepticus in children and adults: report of the Guideline Committee of the American Epilepsy Society. *Epilepsy Curr*. 2016;16(1):48–61. doi:10.5698/1535-7597-16.1.48
8. Krumholz A, Wiebe S, Gronseth GS, et al. Evidence-based guideline: Management of an unprovoked first seizure in adults: report of the Guideline Development Subcommittee of the American Academy of Neurology and the American Epilepsy Society. *Neurology*. 2015;84(16):1705–1713. doi:10.1212/WNL.0000000000001487
9. Claassen J, Mayer SA, Kowalski RG, Emerson RG, Hirsch LJ. Detection of electrographic seizures with continuous EEG monitoring in critically ill patients. *Neurology*. 2004;62(10):1743–1748. doi:10.1212/01.WNL.0000125184.88797.62
10. Kwan P, Brodie MJ. Early identification of refractory epilepsy. *N Engl J Med*. 2000;342:314–319.
11. Vossler DG et al. Summary of Antiepileptic Drugs Available in the United States of America: Working Toward a World Without Epilepsy. *Epilepsy Curr*. 2018;4(s1):1–26. doi: 10.5698/1535-7597.18.4s1.1

第 **49** 章

睡眠

Craig Ditommaso, Nathan Darji, Tony Nguyen, Abana Azariah

核心定义

睡眠障碍:医学上认为睡眠障碍会影响睡眠质量、时间和(或)睡眠量,从而影响日间社会功能,甚至产生痛苦情绪。

病因和病理生理学

颅脑损伤

许多康复患者都有睡眠障碍。可以说,最复杂的睡眠障碍可能发生在颅脑损伤之后。这一人群中睡眠问题的复杂性可能意味着颅脑损伤引起睡眠的内在变化和颅脑损伤后睡眠障碍数量的增加。关于颅脑损伤后睡眠障碍的流行病学情况请见表 49.1。客观地说,颅脑损伤患者已经表现出了以下几点:

■ 更多的呼吸暂停期[1]。

■ 更长的睡眠潜伏期[1]。

■ 更多、持续时间更长的夜间醒来[1]。

■ 异常的非快速眼动睡眠和快速眼动睡眠[1]。

■ 可能与睡眠有关的整体内分泌变化[2]。

颅脑损伤人群中睡眠障碍的病理生理学原因可能是多因素的,涉及神经化学、结构和代谢的变化。这可能是脑外伤后睡眠障碍发生率高的原因。脑外伤后常见的睡眠障碍包括以下几类:

■ 阻塞性睡眠呼吸暂停(OSA)[3,4]。

■ 中枢性睡眠呼吸暂停[3]。

■ 创伤后睡眠增多[3,4]。

■ 周期性肢体运动障碍[3,4]。

■ 发作性睡病[3,4]。

表 49.1 康复人群中睡眠障碍的流行病学情况

诊断	发病率	注意事项
颅脑损伤	25%~50%	发病率与 GCS 损伤严重程度无关
脊髓损伤	83%的颈髓损伤	损伤等级是很重要的
脑卒中	73%出现 OSA,7%出现中枢性睡眠呼吸暂停	前 3 个月可能会有所改善

GCS,格拉斯哥昏迷量表;OSA,阻塞性睡眠呼吸暂停。

■ 昼夜节律性睡眠障碍[3]。

脊髓损伤

脊髓损伤患者的典型睡眠呼吸障碍(SDB)是原发性睡眠障碍。流行病学表明，9%~68%的脊髓损伤人群患有SDB，在颈椎脊髓损伤人群中，发病率可能高达83%[5,6]，明显高于一般人群。脊髓损伤人群中，SDB的病理生理学是多因素的，除了可能的神经系统改变外，还可能涉及肋间和腹部肌肉组织的内在改变。值得注意的是，SDB的发生风险与腹围的变化相关，但与颈围无关[6]。

脑卒中

像OSA这样的SDB不仅在脊髓损伤中很常见，在中风后也很常见。据估计，脑卒中或短暂性脑缺血发作后OSA的发病率>70%[7]。流行病学数据表明，脑卒中患者发生OSA的风险增加，在脑卒中后的前3个月内发生率为50%~70%。SDB高发病率的一个原因是两者具有相同的危险因素，如肥胖和心血管疾病。其他解释包括脑卒中后体位和上呼吸道肌肉的改变，以及脑卒中前患者可能已经患有OSA[7]。

其他人群

本章不可能涵盖所有可能的睡眠障碍和患者群体。在临床中，对于大多数与睡眠障碍有关的康复医生来说，有一些障碍会呈现出来。帕金森病在康复中心非常常见，这些患者的常见症状为快速眼动睡眠行为障碍[8]。这可能是由于中脑背侧神经束的病理改变或纹状体内多巴胺的改变[9]。癫痫发作患者可能出现睡眠障碍，可能与频繁的夜间癫痫发作有关。阿尔茨海默病患者通常患有昼夜节律性睡眠障碍，而且睡眠障碍通常会随着疾病的进展而恶化[9]。

诊断方法

病史

诊断睡眠障碍的第一步是获得详细的病史，包括以下内容：

■ 受伤前和目前的睡眠–觉醒模式。
■ 睡眠障碍的发生频率。
■ 睡眠障碍的持续时间。
■ 睡眠障碍的严重程度。
■ 夜间睡眠困难的情况。
■ 白天嗜睡的情况[10]。

其他的考虑事项包括：

■ 评估潜在的影响因素(例如，疼痛、痉挛)。
■ 睡眠障碍相关的主要症状，如打鼾、呼吸暂停、噩梦和肢体运动。
■ 讨论可能会干扰睡眠的物质，如咖啡因、酒精或娱乐性药物。
■ 检查环境因素。
■ 探讨精神疾病(例如，焦虑和抑郁)。
■ 检查处方药和非处方药[10]。

另外，要注意患者是否在睡觉前使用了发光设备。研究表明，使用这些设备会延长入睡前时间，减少快速眼动睡眠，扰乱生物钟，并减少褪黑激素的产生[11]。

客观评价

了解病史后应该进行有明确目标的检查。想要获取更多信息请参阅Sampathkumar等[10]和图49.1。

可以参考以下几份评估睡眠障碍的调查问卷，包括：

■ 主观睡眠问题集中
　□ 匹兹堡睡眠质量指数。
　□ 清晨型–夜晚型量表。

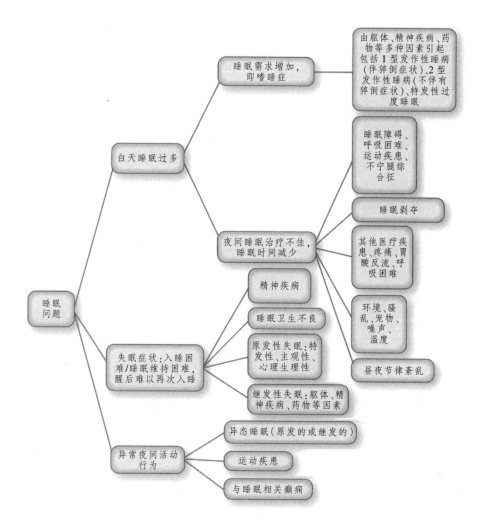

图 49.1　睡眠–觉醒障碍概念框架。[Source：Reproduced with permission from Sampathkumar H，DiTommaso C，Holcomb E，Tallavajhula S.Assessment of sleep after traumatic brain injury. NeuroRehabilitation. 2018；4（3）：267–276.]

- 针对病情的措施
  - 失眠严重指数。
  - 瑞士嗜睡量表。
- 症状相关措施
  - Epworth 嗜睡量表。
  - 乏力严重程度量表。

特定检查

多导睡眠监测：它是睡眠障碍的金标准测试。它会监测各种生理参数，包括脑电图、肌电图、眼电图、心电图、呼吸努力程度、呼吸流量、血氧饱和度、视频监测，以及睡眠时潮气末二氧化碳监测等。多导睡眠监测适用于睡眠相关呼吸障碍、异态睡眠、不宁腿综合征、周期性肢体运动障碍、昼夜节律紊乱和夜间癫痫发作等诊断。它通常在门诊的睡眠实验室进行，有时也可在家中进行。

多次睡眠潜伏期实验：它是多导睡眠监测的拓展测试，在白天进行，用于量化白天的嗜睡程度。先进行多导睡眠监测，为了排除夜间睡眠中断导致日间嗜睡。它还可以用来区分白天过度疲劳和白天疲劳过度嗜睡。虽然一些临床中心提供这种评估,但它通常只用于研究。

活动记录仪:是一种基于加速度计的测试,它根据运动模式来估计睡眠时间。因为它是便携式的且可用于诊断和治疗监测,所以它是一种长期监测患者的有效测试。这项技术在智能手机和智能手表上越来越普及,但它缺乏检测某些睡眠障碍的能力,如阻塞性和中枢性睡眠呼吸暂停。

脑成像:脑成像是有用的,因为颅脑损伤后的睡眠障碍与影像学相关。中脑、脑桥、延髓背外侧和小脑损伤可能与中枢性睡眠呼吸暂停有关。然而,它并不是常规的诊断工具。

治疗

对于睡眠障碍患者,有许多治疗可供选择,包括非药物治疗和药物治疗。在进行药物干预之前,建议患者保持良好的睡眠卫生,评估睡眠障碍,如 OSA,环境变化,并排除其他睡眠障碍的原因。

非药物干预

调节睡眠心理卫生:尽可能实施睡眠卫生措施。应向患者提供睡眠卫生方面的咨询,以改善不良的睡眠-觉醒时间。包括以下内容:

- 保持卧室的黑暗。
- 限制噪声。
- 设置睡眠计划。
- 限制晚间电视和其他电子产品的使用。
- 适当的锻炼。

持续气道正压通气(CPAP):这是 OSA

的标准治疗方案。很少有研究探索 OSA 在康复人群中的治疗,特别是脊髓损伤人群。此外,研究表明脊髓损伤人群对该治疗的依从性较差。替代治疗方法包括口腔矫治器和减肥。悬雍垂腭咽成形术是有效的,但也伴有并发症,如腭咽闭合不全。此外,镇静药物,如苯二氮䓬类和阿片类药物,应尽可能减少使用,以防止进一步的呼吸暂停发作[5]。

在中枢性睡眠呼吸暂停中,持续气道正压通气和双水平正压通气是首选的治疗方法,但在一项研究中发现只对 50% 的脊髓横断性患者有效[12]。另一种选择是经静脉膈神经刺激,无水茶碱和乙酰唑胺的使用结果不一致。同样,避免镇静药物在这个诊断中是很重要的。

认知行为疗法:CBT 被普遍认为是治疗失眠症患者的标准方法。它包括利用放松、睡眠限制和刺激控制的技术来识别和减少关于睡眠的负面联想。

药物干预

如果需要药物干预,应具有针对性,根据患者具体的睡眠障碍表现进行选择,同时需要考虑药物副作用及可能的并发症。

褪黑素:例如,颅脑损伤后患者睡眠-觉醒模式异常可能是由昼夜节律紊乱导致的。如果是这样的话,褪黑素和(或)明亮光治疗是合适的治疗选择,而无须使用催眠药物[13]。一项随机对照研究表明,与安慰剂相比,服用褪黑激素的颅脑损伤患者睡眠质量得到了改善、焦虑状态得到了缓解,但睡眠潜伏期并没有差异[14]。

曲唑酮:曲唑酮是一种杂环类非典型抗抑郁药,可用于并发抑郁症的昼夜节律睡眠障碍患者。虽然它被广泛地用于颅脑损伤后失眠患者,但关于颅脑损伤患者使用曲唑酮

的临床试验很少。然而,患有失眠和抑郁的患者使用曲唑酮可以改善睡眠时间[15],抑郁症是康复患者常见的并发症。曲唑酮必须谨慎使用,因为有跌倒增加和 QT 间期延长的风险[16]。

苯二氮䓬类药物:苯二氮䓬类药物对短期睡眠有效,但由于以下不良影响,其使用应受到限制:

- 依赖性。
- 日间精神不振。
- 认知损害。
- 跌倒风险增加(尤其是老年患者)。

此外,如前所述,这些药物可能会加重睡眠障碍,如中枢性和 OSA。

Z 类药物:酒石酸唑吡坦等药物是苯二氮䓬类药物的更好替代品。尽管这些药物并非完全没有副作用(镇静和感觉障碍),但由于它们对 1 型 GABA 受体有更具体的作用,它们的优点更显著。虽然与苯二氮䓬类药物相比,Z 类药物的副作用较轻,但有药物滥用史或精神障碍史的患者应谨慎治疗,因为患者可能会对 Z 类药物同样产生依赖性。

莫达非尼:对于日间嗜睡症患者,像莫达非尼这样的兴奋剂可能是有益的,尽管对颅脑损伤患者的疗效显示不同的结果[17]。其他的兴奋剂,如金刚烷胺和哌甲酯,也可以用于改善白天的清醒状态和警觉性。

功能预后和结果

长期疗效可能更多地取决于基础病情的严重程度和社会经济因素,而不是特定的睡眠问题。

颅脑损伤

一些研究表明,无论是哪种患者,颅脑损伤后产生的睡眠问题可能会在受伤后的几年里持续存在[18]。

然而,在急性期康复中,颅脑损伤和睡眠障碍患者有以下症状:

- 反应时间较慢[3]。
- 心理测验中警觉性较差[3]。
- 行为障碍增加[19]。
- 记忆力减退。

与其他未被诊断为睡眠障碍的颅脑损伤患者相比,虽然几乎没有证据表明改善睡眠会带来更好的表现,但我们有理由希望更好的睡眠有助于保证良好的精神状态。

脊髓损伤

在这一人群中,睡眠障碍及其严重程度的主要预测因素是腹围。而且,一般来说,患者的年龄与睡眠功能障碍的相关性比患病时间更大。然而,因为老年人群中的睡眠问题更少,这种相关性似乎在 65 岁后发生了变化。

脑卒中

SDB 是复发性缺血性卒中的先兆,但不意味着死亡[20]。幸运的是,SDB 似乎在脑卒中后的前 3 个月有所改善,中枢性睡眠呼吸暂停明显减少[21]。长期预后是多因素的,这取决于脑卒中的位置和体重的变化。

基本诊疗程序

- 睡眠卫生
  - 每天上午开灯和拉开窗帘。
  - 每天下午关灯和关电视。
  - 下午 2 点后不摄入咖啡因。
- 护士晚上要做好睡眠记录。

　　□ 记录清醒和睡眠的时间。

　　□ 注意夜间的任何主诉或问题。

　　□ 记录睡眠中的表现，如打鼾，呼吸
暂停和任何运动。

　　■ 如果患者不能在夜间 10 点前入睡，
请通知医生。

资源

美国睡眠医学学会：https://aasm.org.

（韩艳玲 译　尹传瑞 黄桂兰 帅胜斌 审）

参考文献

1. Mollayeva T, Kendzerska T, Colantonio A. Self-report instruments for assessing sleep dysfunction in an adult traumatic brain injury population: a systematic review. *Sleep Med*. 2013;14:e212–e213.

2. Baumann CR, Werth E, Stocker R, Ludwig S, Bassetti CL. Sleep-wake disturbances 6 months after traumatic brain injury: a prospective study. *Brain*. 2007;130(7):1873–1883.

3. Castriotta RJ, Wilde MC, Lai JM, Atanasov S, Masel BE, Kuna ST. Prevalence and consequences of sleep disorders in traumatic brain injury. *J Clin Sleep Med*. 2007;3(4):349.

4. Mathias JL, Alvaro PK. Prevalence of sleep disturbances, disorders, and problems following traumatic brain injury: a meta-analysis. *Sleep Med*. 2012;13:898–905.

5. Giannoccaro MP, Moghadam KK, Pizza F, et al. Sleep disorders in patients with spinal cord injury. *Sleep Med Rev*. 2013;17(6):399–409.

6. Berlowitz DJ, Brown DJ, Campbell DA, Pierce RJ. A longitudinal evaluation of sleep and breathing in the first year after cervical spinal cord injury. *Arch Phys Med Rehabil*. 2005;86:1193–1199.

7. Johnson KG; Johnson DC. Frequency of sleep apnea in stroke and TIA patients: a meta-analysis. *J Clin Sleep Med*. 2010;6(2):131–137.

8. Anderson K. Sleep disturbance and neurological disease. *Clin Med*. 2011;11:271–274.

9. Desseilles M, Dang-Vu TD, Shabus M, et al. Neuroimaging insights into the pathophysiology of sleep disorders. *Sleep*. 2008;31:777–794.

10. Sampathkumar H, DiTommaso C, Holcomb E, Tallavajhula S. Assessment of sleep after traumatic brain injury. *NeuroRehabilitation*. 2018;4(3):267–276.

11. Chang AM, Aeschbach D, Duffy JF, Czeisler CA. Evening use of light-emitting eReaders negatively affects sleep, circadian timing, and next-morning alertness. *Proc Natl Acad Sci U S A*. 2015;112(4):1232–1237.

12. Hermann DM, Siccoli M, Bassetti CL. Sleep-wake disorders and stroke. *Schweiz Arch Neurol Psychiatr*. 2003;154:369–373.

13. Ayalon L, Borodkin K, Dishon L, Kanety H, Dagan Y. Circadian rhythm sleep disorders following mild traumatic brain injury. *Neurology*. 2007;68(14):1136–1140.

14. Grima NA, Rajaratnam SMW, Mansfield D, Sletten TL, Spitz G, Ponsford JL. Efficacy of melatonin for sleep disturbance following traumatic brain injury: a randomized controlled trial. *BMC Med*. 2018;16(8):1–10.

15. Saletu-Zyhlarz GM, Abu-Bakr MH, Anderer P, et al. Insomnia in depression: differences in objective and subjective sleep and awakening quality to normal controls and acute effects of trazodone. *Prog Neuropsychopharmacol Biol Psychiatry*. 2002;26(2):249–260.

16. Mazur A, Strasberg B, Kusniec J, Sclarovsky S. QT prolongation and polymorphous ventricular tachycardia associated with trazodone-amiodarone combination. *Int J Cardiol*. 1995;52:27–29.

17. Kaiser PR, Valko PO, Werth E, et al. Modafinil ameliorates excessive daytime sleepiness after traumatic brain injury. *Neurology*. 2010;75:1780–1785.

18. McMahon PJ, Hricik A, Yue JK, et al. Symptomatology and functional outcome in mild traumatic brain injury: results from the prospective TRACK-TBI study. *J Neurotrauma*. 2014;31:26–33.

19. Cohen M, Oksenberg A, Snir D, Stern MJ, Groswasser Z. Temporally related changes of sleep complaints in traumatic brain injured patients. *J Neurol Neurosurg Psychiatry*. 1992;55:313–315.

20. Brown DL, Shafie-Khorassani F, Kim S, et al. Sleep-disordered breathing is associated with recurrent ischemic stroke. *Stroke*. 2019;50:571–576.

21. Parra O, Arboix A, Bechich S, et al. Time course of sleep-related breathing disorders in first-ever stroke or transient ischemic attack. *Am J Respir Crit Care Med*. 2000;161:375–380.

第50章

痉挛和挛缩

Madeline A. Dicks，Monica Verduzco–Gutierrez

核心定义

痉挛是一种常见的疾病，它会影响患有神经系统疾病的个体，如脑卒中、脑瘫、多发性硬化、脑外伤和脊髓损伤。痉挛通常被描述为肌肉过度活动。痉挛定义为：由拉伸反射的过度兴奋性所致的、以速度依赖的牵张反射增强，伴腱反射亢进为特征的运动障碍[1]。这意味着肢体在其活动范围内的被动运动越快，肌肉张力的增加就越大。痉挛被认为是 UMN 综合征的一个组成部分，其特征是在控制自主骨骼肌运动的 UMN 损伤后发生的感觉、运动紊乱[2]。

痉挛的临床特征

痉挛通常表现为张力增加、痉挛、阵挛、痉挛性肌张力障碍和(或)关节僵直。它主要影响上肢和下肢的抗重力肌群[3]。上肢痉挛常见于肩部内收肌、屈肘肌、屈腕肌、手指屈肌、前臂旋前肌和拇指内收肌。下肢痉挛常见于髋关节内收肌、伸膝肌、足底屈肌，以及踝关节跖屈肌。

痉挛的影响差别很大，可能是微妙的神经症状也可能产生严重疼痛、挛缩、生活质量下降。痉挛可以直接影响患者的独立性和

ADL 能力，包括自我照料，如洗澡、如厕和梳头。因此，这加重了患者家属的负担，同时医疗资源被大大占用，故有效的痉挛管理对于提高患者的生活满意度和社会参与度至关重要。

病因和病理生理学

痉挛通常与病变(或损伤)有关，导致抑制性下行通路的破坏，包括皮质或内囊水平的皮质网状通路，以及脊髓水平的网状脊髓束和前庭脊髓束[2]。为了理解异常肌张力和痉挛的生理学，了解正常拉伸反射的机制是非常必要的。拉伸反射是一种单突触反射，它会自动调节骨骼肌的长度[4]。当肌肉被动拉长时，肌梭被激发，触发 I a 纤维放电并向 α 运动神经元发送输入脉冲，而 α 运动神经元又向肌肉发送传出脉冲，导致肌肉收缩。同时 I a 传入纤维也与 I a 抑制性中间神经元形成突触，产生拮抗肌的松弛[5]。这被称为交互抑制。

Thiemann 等人证明了痉挛是由拉伸反射过度兴奋造成的[6]。正常受试者在休息时的表面肌电图显示，均速的被动肌肉拉伸不会产生任何反射性收缩。相比之下，被动拉伸患者时痉挛程度与拉伸速度呈正

相关。当肌肉被缓慢拉伸时,拉伸反射很小,检查者感知到的抵抗感很小。当快速被动拉伸时,拉伸反射增加,感知到的抵抗感很大。

痉挛患者的过度拉伸反射可能是由椎管内感觉输入处理异常所致[4]。已经提出了几种机制:①肌梭的敏感性增加,从而增加了脊髓运动神经元的传入输入;②异常肌梭的感觉输入处理导致运动神经元反射激活增强;③对软组织和运动神经元的内在变化。这些反射通路的偏差和内在的解剖变化可导致反射阈值的降低,从而导致痉挛。

诊断方法

在评估痉挛情况时,进行全面的病史采集和体格检查是必不可少的。痉挛是一种临床诊断,尚无任何特定的实验室检查证实。评估应包括对痉挛的病因进行严格分析,包括任何可逆的原因(如尿路感染、粪便嵌塞或皮肤压力性损伤),以及它如何影响运动功能、自理能力和执行日常生活能力。当监测慢性痉挛时,评估者应该将评估结果与以前的评估结果进行比较,如果有症状加剧的证据,医生必须进一步评估原发病是否有加剧或确定是否有新的损伤。

临床测量量表有助于量化痉挛的严重程度和监测治疗效果。在临床实践中最常用的量表是改良 Ashworth 量表[7]和 Penn 分级法。改良 Ashworth 量表反应肌肉对被动拉伸时的阻力,Penn 分级法反应肌肉痉挛的频率[8](表 50.1)。Tardieu 量表是另一种经常用于专门测量痉挛的临床方法,它是基于比较肌肉对预定速度下被动拉伸时肌肉反应的关节角度[9](表 50.2)。

治疗

任何治疗痉挛或挛缩的方法都应该是多学科的,包括 PT 和作业治疗、药物治疗,并考虑到可能的手术干预。治疗处方应以实际需求为导向,根据患者的具体情况而制订。不建议仅根据痉挛的存在与否进行治疗,因为有时候增加的肌张力可以部分替代肌肉的自主收缩,并对患者有利(脑卒中后髋关节和膝关节伸肌痉挛可以帮助患者维持站立位行走)。因此,在决定是否干预痉挛的时候应该充分考虑并发症的风险。

当痉挛开始干扰自理能力和功能目标或导致皮肤破裂和疼痛时,应尽早开始治疗。患者、家属和医务人员之间确立共同的康复目标是治疗的基石,有利于合理规划管理策略和治疗措施[10]。

以下是治疗痉挛的常见干预措施。

表 50.1　改良 Ashworth 量表[2]

0	肌张力没有增加
1	肌张力轻微增加,表现为在屈曲或伸展、外展或内收运动时在关节活动末端出现的最小阻力或出现突然卡住和释放
1+	肌张力轻度增加,表现为卡住,随后在整个运动范围的剩余部分(小于一半)出现最小阻力
2	通过关节活动的大部分,肌张力显著增加,但受累部分能较容易移动
3	肌肉张力严重增加,被动运动困难
4	受累部位屈伸(外展或内收)时僵硬

表50.2　Tardieu量表

0	在整个被动活动中没有阻力
1	在整个被动活动中出现轻微的阻力
2	在特定角度出现明显卡住,被动运动受阻,然后释放
3	在特定角度出现不持续的阵挛(持续给予压力时小于10秒),然后释放
4	在特定角度出现持续阵挛(持续给予压力时大于10秒)

肌肉作用的角度是相对于所有关节的最小拉伸的位置(对应于零度角)来测量的,除了髋关节,它是相对于静止的解剖位置。

治疗性干预

成功的痉挛治疗方案的基础是由经验丰富的PT和作业治疗师指导下进行的肌力训练、主/被动ROM训练和牵伸治疗,且这些治疗是可以过渡到家庭环境中，患者和(或)护理人员可以继续独立完成的训练计划[10]。牵伸训练和ROM训练可以预防挛缩,并可以暂时保持较低的肌张力。它也是肉毒杆菌毒素注射和口服抗痉挛药物等化学神经溶解术的有用的辅助治疗手段。站立训练已被证明能增加被动关节活动范围,改善痉挛,促进患者心理健康[11]。水疗已被证明对治疗痉挛也有益,并且与单纯被动运动治疗相比,可减少所需的口服抗痉挛药物剂量[12]。

物理因子治疗

研究表明,在保守治疗痉挛时被动拉伸的效果可以在冷或热的情况下得到增强[13]。研究表明,包括超声、功能性电刺激和生物反馈在内的几种物理治疗方法能促进牵伸治疗疗效。超声波产生的能量被组织吸收并转化为热量从而使肌肉放松。然而一项试验表明,超声波联合牵伸踝关节跖屈肌治疗对改善痉挛并没有影响[13]。FES已被证明对缓解痉挛、改善活动范围、促进神经系统疾病患者的牵伸治疗也有益[14]。此外,

当FES刺激腓总神经时,会发生足背屈和外翻,当刺激时序与步态周期中肌肉收缩匹配时,步行功能可得到改善。生物反馈技术通过提供适当的视觉反馈或听觉反馈,也可减少痉挛[15]。

体位摆放/矫形器

伴或不伴化学去神经技术的石膏固定技术已被用于恢复关节的生物力学。一些研究报道了石膏固定技术联合肉毒毒素注射对儿童和创伤性脑损伤患者具有显著疗效[10]。治疗师应意识到石膏固定技术可能带来的并发症,包括压力性损伤和循环障碍。贴扎技术、矫形器和双壳类石膏是支持关节的额外策略。

药物治疗

口服抗痉挛药物可用于治疗全身性痉挛,包括中枢作用药物、α-2激动剂、抗惊厥药和外周作用药物(表50.3)[16]。

中枢作用药物

1.巴氯芬:一种常见的一线药物,GABA-B受体激动剂。副作用包括全身肌肉松弛、镇静和嗜睡。由于有肝毒性的风险,应监测肝功能。

2.替扎尼定:咪唑啉α-2受体激动剂,

表 50.3　口服抗痉挛药物

药物治疗	作用机制	起始剂量	常见的副作用	相对禁忌证
巴氯芬	GABA-B 受体激动剂	5~10mg TID 最大剂量 80mg/d	镇静 嗜睡 罕见的肝毒性 戒断症状	认知障碍 癫痫发作
替扎尼定	α-2 激动肌	2mg TID, 最大剂量 32mg/d	镇静 低血压 肝毒性	认知障碍
苯二氮䓬类	GABA-A 受体激动剂	2mg TID	镇静 呼吸系统症状	有苯二氮䓬类 药物或其他 药物滥用史
加巴喷丁	抑制电压门控钙离子 通道的亚基	300mg/d 最大剂量 2400mg/d	嗜睡 震颤 眼球震颤	肾损伤
丹特罗林	抑制肌肉中肌浆网上 的钙离子的释放	25mg/d	肌无力 肝毒性 偶尔镇静	肝病

GABA, γ-氨基丁酸; TID, 每日 3 次。

可增加运动神经元的突触前抑制, 从而减少兴奋性氨基酸的释放并降低肌张力[17]。这种药物是常见二线药物, 经常与其他口服药物联用增强疗效, 最常见的不良事件是嗜睡、口干和低血压。由于有肝毒性的风险, 应监测肝功能。

抗惊厥药

1. 苯二氮䓬类药物: GABA-A 受体激动剂, 突触后起作用的抗惊厥药物。最常用的苯二氮䓬类药物是地西泮和氯硝西泮。副作用包括呼吸抑制和显著的镇静作用, 因此, 建议只在夜间使用。

2. 加巴喷丁: 抗惊厥药物, 可抑制电压门控钙离子通道的 α-2-δ 亚基, 从而抑制钙电流。这种药物很少作为治疗痉挛的单一疗法使用。副作用包括嗜睡、震颤和眼球震颤。

外周作用药物

丹曲林: 抑制肌肉肌浆网钙释放的外周作用药物。副作用包括全身肌肉无力。由于有肝毒性和肝衰竭的风险, 应监测肝功能。

这些药物在治疗不同病因的痉挛时有不同的结果, 包括脊髓损伤、颅脑损伤和脑卒中。中枢作用药物会引起显著的镇静作用, 这限制了可耐受性的剂量[16]。这种镇静副作用会影响康复效果, 并进一步损害已有认知障碍患者的认知能力(例如, 脑卒中、颅脑损伤), 而且最大耐受剂量可能不足以控制痉挛。此外, 与治疗脑损伤相比, 地西泮更适合治疗脊髓损伤引起的痉挛。地西泮对屈肌反射有更大的影响, 这在脊髓损伤中很常见。

注射药物

使用注射药物,如肉毒杆菌毒素和苯酚治疗是减少局灶性痉挛的有效方法,同时还能减少口服抗痉挛药物的全身副作用。如前所述,在所有的注射治疗中,PT 和作业治疗应作为辅助治疗手段,以提高药物的吸收和改善患者的预后。

肉毒杆菌毒素是治疗局灶性痉挛的一种选择,它通过抑制乙酰胆碱的释放来阻断神经肌肉的传递[18]。有 7 种血清学上不同的毒素,但目前市场上使用最多的是 A 型和 B 型。肉毒杆菌毒素注射的效果在 2~3 周时达到峰值,局部痉挛缓解持续 3~4 个月。肉毒杆菌毒素在治疗剂量下通常耐受性良好;但是它确实带有 FDA 规定的黑框警告。警告罕见但可能危及生命的并发症,如果毒素扩散到注射部位以外部位可能会出现全身虚弱、视力改变、构音障碍、发音障碍、发音困难、吞咽困难和呼吸系统损害等并发症。因此,建议医生对肌肉解剖有全面的了解,并在注射前通过肌电、电刺激或超声适当引导定位目标肌肉。

利用浓度从 3%~7% 的苯酚和 50%~100% 的酒精进行化学神经溶解术来破坏引起痉挛的神经[16]。由于治疗后可能发生的部分神经再生和修复,其结果可以持续数天到数年不等。不良事件包括痛觉异常和肌肉纤维化。

手术干预

鞘内注射巴氯芬疗法是一种常见的干预措施,其作用机制与口服巴氯芬相同,但它是通过鞘内导管直接进入 CSF[8,19]。这种给药方法允许直接在脊柱水平使用更高浓度的药物,同时避免了口服巴氯芬可能引起的全身并发症。考虑进行这种干预的个体必须在永久性泵植入前首先进行鞘内注射巴氯芬疗法试验,以确认药物在脊柱水平的疗效,并评估药物的安全性。主要的缺点(虽然相对不常见)是设备故障导致药物过量引起呼吸抑制和昏迷,或停药时出现发热、横纹肌溶解和弥散性血管内凝血等症状[16]。

如果以上治疗方案不能充分缓解痉挛,可以考虑其他神经外科技术,如选择性脊神经后根切断术和脊髓切开术,通过去除周围神经来中断神经信号传导,从而减少痉挛和疼痛[16]。此外,特别是在挛缩的情况下可以进行神经骨科手术,如肌腱松解术或延长术、肌腱切断术和关节融合,以纠正肢体畸形,改善功能水平,减少疼痛和痉挛[20]。

功能预后和结果

痉挛和由此产生的挛缩可导致严重的功能障碍。由痉挛引起的不良姿势会使移动、轮椅使用和姿势调整困难,所有这些都会导致压力性损伤。痉挛会干扰日常个人卫生如洗手、腋窝和生殖器区域的清洁等。它还会影响膀胱和肠道功能,以及并干扰性关系。

痉挛控制不佳或牵伸不足可能引起永久性的活动范围丧失或挛缩,从而导致毁灭性的后果。这些问题包括皮肤问题(例如,皮肤过度潮湿、皮肤刺激和破溃、细菌过度生长、感染)和关节异常(如关节囊粘连,关节半脱位)。治疗应以预防这些并发症为目的。

痉挛对一些患者来说又很有价值。例如,痉挛可以帮助坐位稳定、转移、站立和行走。因为痉挛可以作为一种策略来弥补肌无力,所以对于每例患者的个体化治疗是至关重要的。考虑到以上所述,医生应该能够制订一个适当的治疗方案,以最大限度地实现功能目标和结果。

基本诊疗程序

治疗方案样例

评估和治疗的重点是(选择所有适用的方法)：神经肌肉再学习、牵伸、矫形器、运动模式、石膏固定技术、体位摆放、站立训练、功能性电刺激治疗、肌力训练、强制性运动治疗、减重步行训练、步态训练、水中治疗和 ADL 训练。

目标：恢复身体力学对线，改善运动控制能力，提高力量，提高功能表现，促进活动和社区参与。

资源

为医务人员提供的资源

■ 痉挛美国神经外科医师协会：https://www.aans.org/Patients/Neurosurgical-Conditions-and-Treatments/Spasticity.

免费在线工具，以获得关于痉挛的教育并查看当前试验的招募情况。

■ 美国脑卒中协会的痉挛资源：https://www.stroke.org/en/professionals/stroke-resource-library/spasticity-resources.

提供了关于脑卒中后痉挛的最新循证信息。

为患者提供的资源

■ 生活与痉挛：https://lifewithspasticity.com/.

定义和解释患者的痉挛和治疗方案。

■ 痉挛美国国家多发性硬化协会：https://www.nationalmssociety.org/Symptoms-Diagnosis/MS-Symptoms/Spasticity.

讲解痉挛对多发性硬化患者的影响。

（韩艳玲 译　尹传瑞 黄桂兰 帅胜斌 审）

参考文献

1. Lance JW. The control of muscle tone, reflexes, and movement: Robert Wartenberg Lecture. *Neurology*. 1980;30:1303-1313.
2. Pandyan A, Gregoric M, Barnes M, et al. Spasticity: clinical perceptions, neurological realities and meaningful measurement. *Disabil Rehabil*. 2005;27:2-6.
3. Nair KPS, Marsden J. The management of spasticity in adults. *BMJ*. 2014;349:1-10.
4. Trompetto C, Marinelli L, Mori L, et al. Pathophysiology of spasticity: implications for neurorehabilitation. *Biomed Res Int*. 2014;2014:354906.
5. Crone C, Petersen NT, Nielsen JE, Hansen NL, Nielsen JB. Reciprocal inhibition and corticospinal transmission in the arm and leg in patients with autosomal dominant pure spastic paraparesis (ADPSP). *Brain*. 2004;127:2693-2702.
6. Thilmann AF, Fellows SJ, Garms E. The mechanism of spastic muscle hypertonus. Variation in reflex gain over the time course of spasticity. *Brain*. 1991;1:233-244.
7. Bohannon RW, Smith MB. Interrater reliability of a modified Ashworth scale of muscle spasticity. *Phys Ther*. 1987;67:206-207.
8. Penn RD, Savoy SM, Corcos D, et al. Intrathecal baclofen for severe spinal spasticity. *N Engl J Med*. 1989;320:1517-1521.
9. Gracies JM, Burke K, Clegg NJ, et al. Reliability of the Tardieu scale for assessing spasticity in children with cerebral palsy. *Arch Phys Med Rehabil*. 2010;91:421-428.

10. Logan LR. Rehabilitation techniques to maximize spasticity management. *Topic Stroke Rehabil*. 2011;18:203–211.

11. Kunkel C, Scremin E, Eisenberg B, et al. Effect of 'standing' on spasticity, contracture, and osteoporosis in paralyzed males. *Arch Phys Med Rehabil*. 1993;74:73–78.

12. Kesiktas N, Paker N, Erdogan N, Gulsen G, Bicki D, Yilmaz H. The use of hydrotherapy for the management of spasticity. *Neurorehabil Neural Repair*. 2004;18:268–273.

13. Sahin N, Ugurlu H, Karahan AY. Efficacy of therapeutic ultrasound in the treatment of spasticity: a randomized controlled study. *NeuroRehabilitation*. 2011;29:61–66.

14. Yan T, Hui-Chan C, Li L. Functional electrical stimulation improve motor recovery of the lower extremity and walking ability of subjects with first acute stroke. *Stroke*. 2004;36:80–85.

15. Zadnia A, Kobravi HR, Sheikh M, Hosseini HA. Generating the visual biofeedback signals applicable to reduction of wrist spasticity: a pilot study on stroke patients. *Basic Clin Neurosci*. 2018;9:15–26.

16. Chang E, Ghosh N, Yanni D, Lee S, Alexandru D, Mozaffar T. A review of spasticity treatments: pharmacological and interventional approaches. *Crit Rev Phys Rehabil Med*. 2013;25:11–22.

17. Nance PW, Bugaresti J, Shellenberger K, et al. Efficacy and safety of tizanidine in the treatment of spasticity in patients with spinal cord injury. North American Tizanidine Study Group. *Neurology*. 1994;44:S44–S45.

18. Ozcakir S, Sivrioglu K. Botulinum toxin in poststroke spasticity. *Clin Med Res*. 2007;5:132–138.

19. Sadiq SA, Wang GC. Long-term intrathecal baclofen therapy in ambulatory stroke patients with spasticity. *J Neurol*. 2006;253:563–569.

20. Namdari S, Park MJ, Baldwin K, Hosalkar HS, Keenan MA. Effect of age, sex, and timing on correction of spastic equinovarus following cerebrovascular accident. *Foot Ankle Int*. 2009;30(10):923–927.

第 51 章

言语障碍

Amanda K. Gallagher，Shauna K. Berube，Martin B. Brodsky

沟通障碍

沟通障碍是神经系统损伤后的常见后遗症。SLP 治疗师接受过系统的培训，可对导致沟通障碍的疾病进行特定的评估和康复治疗。沟通障碍通常被划分为三个方面：语言、言语和发声。每一个系统都是独立的，需要特定的评估和治疗手段。

语言技能包括找词、语法和理解看到的信息(阅读理解)或听到的信息(听理解)。言语技能包括说话时词的清晰发音，协调的呼吸，一定的流利度和保持适当的音量。发声技能包括我们的声音在传递信息和情绪时的音质，音高和音调。

不管是哪个交流系统受到影响，由此产生的缺陷都可能是毁灭性的。沟通对于维持个人的安全感和生活质量来说不可或缺，因为沟通障碍会使患者无法清楚地表达愿望和需求，也会影响患者建立并维持与家人和朋友的关系及维持就业的能力。

运动性言语障碍

运动性言语障碍(MSD)，具体来说是构音障碍和失用症，是由脑部感觉运动损伤引起的一系列神经源性言语障碍，它们是由言语相关肌肉的力量、运动范围、协调和(或)运动规划的障碍而造成的。这些肌肉包括唇、舌、软腭、喉肌和呼吸肌。MSD 通常发生于脑卒中、创伤性骨折、多发性硬化、帕金森病、肌萎缩侧索硬化症，以及其他各种神经系统疾病，包括脑肿瘤和退化性疾病。SLP 专门从事 MSD 的诊断和治疗。

构音障碍

核心定义

构音障碍是指由于中枢或外周神经系统损伤，影响了口唇、舌、声带、喉部或呼吸系统的感觉运动功能所致的一系列言语障碍。发生构音障碍的原因是言语系统的运动速度、力量、运动范围和(或)协调性发生了变化，从而影响到了五个语音系统中的至少一个：呼吸(即对声音的支持)、发声(声音)、共鸣(如鼻音)、衔接及语调(即语言输出的节奏)。这些系统受损会影响语言的清晰度或可理解性，最常报告的构音障碍的症状是"常说话含糊不清"。

有七种主要的构音障碍分型(表 51.1)。构音障碍的分型取决于患者的损伤部位和损伤程度。

表 51.1　构音障碍的分型

分型	损伤部位	神经运动学基础	常见特征
弛缓型构音障碍	LMN 元损伤	额部、面部、下颌肌肉力量缺失	面部下垂、萎缩、肌束震颤、连带运动(例如,微笑导致眼皮抽动)、气嗓音
痉挛型构音障碍	双侧 UNM 损伤	肌肉痉挛	语速缓慢、费力音、面部表情不稳定(微笑/面部扭曲)、病理口腔反射(例如,吸吮、鼻翼、下颌抽搐反射)
失调型构音障碍	小脑控制环路损伤	运动不协调	不规则错音、难以调节/控制说话的音量
运动过弱型构音障碍	基底节损伤	运动范围受限、僵硬	静止性震颤、说话音量降低、语量减少、言语启动能力差、语速快、颤音、面具脸
运动过强型构音障碍	基底节控制环路损伤	异常的不随意运动	不协调的呼吸音、声音过大、突然强制吸气/呼气、多种运动性抽搐。说话时面部狰狞
单侧 UMN 损害型构音障碍	单侧 UMN 损伤	肌肉无力	单侧无力(涉及下面部、下颌和或舌部)、语速减慢、音量减低
混合型构音障碍	多病灶型损伤	多种运动障碍的混合	混合型构音障碍包括两种或多种类型的构音障碍

Adapted from Duffy 1; https://www.asha.org/Practice-Portal/Clinical-Topics/Dysarthria-in-Adults/.

诊断方法

对构音障碍的评估应包括脑神经检查、客观的力量测试[1]、口腔轮替运动速率测试、仪器和临床测试以及主观评估方法,其中口腔轮替运动速率测试包括连续轮替运动速率(/pa-pa-pa/、/ta-ta-ta/、/ka-ka-ka/)和交互轮替运动速率(pa-ta-ka);仪器和临床测量通常对呼吸能力/协调能力进行评估;主观评估方法主要通过患者朗读和自发言语进行评估。虽然最常用的标准化测量方法是 Frenchay 构音障碍评估和综合性清晰度评估-构音障碍清晰度评估,但在更多情况下评估往往是非标准的[2]。无论是否采用标准化评估,都应对患者表现出的障碍进行全面评估。

治疗

构音障碍的治疗方案可包括:面部、口腔、喉部肌肉的等张和等速运动,朗读音节和单词,以及训练代偿策略(如降低语速、增加音量、提高音调,或将单词分解成单音节以提高准确性[3])。治疗手段可包括:对面部肌肉进行神经肌肉电刺激,对面部、舌、软腭和喉咙进行温热刺激,按摩和肌筋膜放松。励-协夫曼言语治疗方案(Lee Silverman LOUD™ program)是为治疗帕金森病引起的运动过弱型构音障碍而设计的[4],也被发现对那些在颅脑损伤和脑卒中后协调呼吸有困难的患者有效[5]。尽管有关构音障碍具体治疗方法的优质文献有限,但现有证据表明,最佳做法是在 SLP 的帮助下进行康复训练,并采取代偿策略,以提高言语的可理解性[6,7]。

失用症

核心定义

失用发生在左侧运动区和运动前区[8],导致口腔、面部和喉部肌肉的运动序列/编程困难。失用症的两种亚型包括口腔失用症(对面部、舌部、软腭或喉部肌肉进行自主运动/编程的困难)和语言失用症(交流时始动发音和构词规划/编程困难)。语言失用,又称言语失用(AOS),其特点是语速缓慢、不恰当的音节间停顿、声音失真、替换、试探性的发音(即摸索),并且患者言语随着话语长度和复杂性的增加而愈发困难[9]。尽管 AOS 通常与失语症同时发生,但它并不是一种语言障碍。

诊断方法

如果患者被怀疑患有 AOS,应该咨询 SLP 进行评估,评估应包括脑神经检查、交替和连续运动速率测试,以及音节、单词和句子的复述和朗读测试。有标准化的评定方法,如成人失用症成套测验-2 和标准化语言评估中的嵌入式评定方法(如西方失语症成套测验)。AOS 与构音障碍的鉴别诊断包括:完好的口腔肌肉力量、不一致的发音错误模式、难以维持语韵(语速/节奏/音调)和口腔肌肉的摸索行为。

AOS 的症状有轻重之分。轻度的症状可能包括声音不连贯或在谈话中偶尔出现单词的替换,严重 AOS 的患者可能表现为失音症(没有声音)。AOS 患者在交流时经常有挫败感,因为他们常能意识到自己的发音错误。当患者更集中注意力、更努力地发出某一音节时,可能会使说话变得更加困难,这使得纠正错误更具挑战性。但通常情况下,自动言语任务,如数数、唱歌或无意识下产生的小对话,如"你好",仍能保持正常,出现这种情况是因为自动言语不需要高水平的认知或运动规划。在没有同时存在失语症的情况下,书面交流是 AOS 患者的一个很好的选择。

治疗

治疗 AOS 的目标是在言语复杂性的不同层面上进行运动规划和控制。这可能包括重复口腔的粗大动作,训练单独的音节和单词[10,11],以及训练代偿策略,如调整说话的节奏[11]。生物反馈技术也可以帮助治疗 AOS[12]。

功能预后和结果

近期文献表明,成人获得性 AOS 患者经过康复治疗后预后较好[13]。

失语症

核心定义

失语症是一种获得性疾病,会影响一个人表达和(或)理解语言的能力。失语症是由于大脑的语言中枢受到了神经性损伤,如脑卒中、颅脑损伤、脑瘤或神经退行性疾病(如原发性进行性失语症)。失语症可能影响四种语言方式中的任何一种:①言语表达;②书面表达;③听理解;④阅读理解。命名障碍,即找词困难,既是失语症的一个标志性特征,也是失语症的一种类型(如命名性失语)。

言语表达的一些特征进一步体现为错语、新语或迂回词。错语是指音位(即声音)的替代(如"bog"替代"dog")或语义(即意思)的替代(如"勺子"替代"餐刀",新词是指无意义的词,而迂回词是指含糊其词或围绕一个词产生的累赘复述。失语症的类型是根据流畅性、命名、复述和理解力来划分的(表51.2)。

诊断方法

对怀疑患有失语症的患者应该转介给SLP做进一步的评估和治疗。SLP将完成一项全面的、标准化的语言评估,最常用的是西方失语症成套测验修订版和波士顿诊断性失语症检查。这些评估都是围绕语言的四种形式展开的。

表 51.2　失语症的分类[14,15]

分类	损伤部位	语言表达的特点	语言理解的特点
命名性失语	没有特定部位的损伤	与动词相比,命名在名词上表现更差 书写基本完好	通常听理解和阅读理解完好
Broca 失语	Broca 区:额下回后部	自发语言不流畅;复述障碍;动词的命名比名词更困难;往往不讲究语法;书写障碍	理解复杂的语法有困难(例如,比喻性的语言、冗长的短语和句子);阅读障碍
Wernicke 失语	Wernicke 区:颞上回后部	自发语言流利但缺乏意义,并且可能由新语或行话组成;复述障碍;书写障碍	对词、句、对话均有听理解和阅读理解障碍且通常无法察觉自身的错误
经皮质感觉性失语	损伤在 Wernicke 区与大脑后动脉交界区周围	自发语言流利但缺乏意义;复述完好;书写障碍	听理解和阅读理解障碍
经皮质运动性失语	损伤在 Broca 区的前部或者上部与闭塞的大脑前动脉交界区	自发语言不流畅;复述流畅且符合语法;书写可能完好	通常听理解完好,但理解复杂的语法结构时仍有障碍;阅读理解可能完好
经皮质混合性失语	损伤在 Broca 区和 Wernicke 区周围	出现模仿言语以及无意义的话;复述完好;书写障碍	阅读理解和听理解严重障碍
传导性失语	缘上回	通常自发语言流利且有意义,但可能包括语音错语;复述障碍;书写可能完好	单词和简单句的听理解完好;阅读理解可能完好
完全性失语	Broca 区和 Wernicke 区均有损伤	言语和书面表达能力严重障碍;经常重复单个单词	严重的理解障碍

SLP 可以用专业化评估来对这些测试结果作补充,如波士顿命名测验用于评估命名或进行非正式评估,以收集更多额外的关于口头表达、书面表达、阅读理解和听理解能力的信息。

治疗

康复治疗:失语症患者由 SLP 进行行为治疗。SLP 使用一些基于循证的行为干预措施,通过神经可塑性的原则来加强语言技能,具体而言是通过重新训练大脑中未受影响的部分来代偿损伤的部分。大多数失语症研究都是针对脑卒中后失语症(PSA)进行的,即使造成障碍的病因并不相同,但是相关治疗技术在不同的患者群体中都有使用。治疗可能是基于损伤或代偿性的。有证据表明,对亚急性和慢性失语症进行频繁和集中的治疗会产生积极的效果[16]。无创脑刺激技术(包括经颅直流电刺激和经颅磁刺激)与言语治疗相配合,可通过增加 PSA 和PPA 的皮质兴奋性来提高治疗效果,并有可能对颅脑损伤人群有益[16-19]。

药物治疗:一些研究表明,药物治疗可以作为 PSA 行为治疗的辅助手段,尽管这些临床试验的设计不佳且参与者有限[16,20]。最近的一项研究表明,美金刚与言语治疗相结合,可能对语言表现有积极的影响,但还需进一步的研究[21]。

功能预后和结果

预后取决于失语症的病因和基础疾病。在脑卒中患者中,失语症的严重程度与损伤的位置和体积有关[22],而脑肿瘤患者失语症的出现和严重程度与其年龄和病变等级有关[23]。鉴于颅脑损伤的特殊性,其预后取决于损伤的位置和严重程度。有严重创伤的患者往往需要长期康复,而轻度颅脑损伤患者可能只需要短期康复或不需要康复[24]。对于神经退行性疾病,尽管 SLP 干预可能是有益的,但预后很差[17]。

注意事项

前面提到的针对治疗 MSD 和失语症患者的康复技术能改善患者的沟通能力。但对于那些独立沟通能力仍然困难的患者来说,有各种高技术和低技术的辅助性和替代性的交流方式可供选择。为患者确定和实施最有效的沟通方式的最佳选择是将其转介给SLP。

(尹传瑞 译　韩艳玲 刘苗苗 帅胜斌 审)

参考文献

1. Duffy JR. *Motor Speech Disorders: Substrates, Differential Diagnosis, and Management.* Mosby Elsevier; 2005.
2. Gurevich N, Scamihorn SL. Speech-language pathologists' use of intelligibility measures in adults with dysarthria. *Am J Speech Lang Pathol.* 2017;26(3):873–892.
3. Spencer KA, Brown KA. Dysarthria following stroke. *Semin Speech Lang.* 2018;39(1):15–24.
4. Ramig L, Halpern A, Spielman J, Fox C, Freeman K. Speech treatment in Parkinson's disease: Randomized controlled trial (RCT). *Mov Disord.* 2018;33(11):1777–1791.
5. Wenke RJ, Theodoros D, Cornwell P. The short- and long-term effectiveness of the LSVT for dysarthria following TBI and stroke. *Brain Inj.* 2008;22(4):339–352.
6. Finch E, Rumbach AF, Park S. Speech pathology management of non-progressive

dysarthria: a systematic review of the literature. *Disabil Rehabil.* 2020;42(3):296–306.

7. Mitchell C, Bowen A, Tyson S, Butterfint Z, Conroy P. Interventions for dysarthria due to stroke and other adult-acquired, non-progressive brain injury. *Cochrane Database Syst Rev.* 2017;1(1):CD002088.

8. Graff-Radford J, Jones DT, Strand EA, Rabinstein AA, Duffy JR, Josephs KA. The neuroanatomy of pure apraxia of speech in stroke. *Brain Lang.* 2014;129:43–46.

9. Duffy JR. *Motor Speech Disorders.* 3rd ed. Elsevier; 2013.

10. Wambaugh JL, Nessler C, Wright S, et al. Effects of blocked and random practice schedule on outcomes of sound production treatment for acquired apraxia of speech: results of a group investigation. *J Speech Lang Hear Res.* 2017;60(6S):1739–1751.

11. Wambaugh JL, Kalinyak-Fliszar MM, West JE, Doyle PJ. Effects of treatment for sound errors in apraxia of speech and aphasia. *J Speech Lang Hear Res.* 1998;41(4):725–743.

12. Mauszycki SC, Wambaugh JL. Acquired apraxia of speech: Comparison of electropalatography treatment and sound production treatment. *Am J Speech Lang Pathol.* 2020;29(1S):511–529.

13. Ballard KJ, Wambaugh JL, Duffy JR, et al. Treatment for acquired apraxia of speech: a systematic review of intervention research between 2004 and 2012. *Am J Speech Lang Pathol.* 2015;24(2):316–337.

14. Hillis AE. Aphasia: progress in the last quarter of a century. *Neurology.* 2007;69(2): 200–213.

15. Yourganov G, Smith KG, Fridriksson J, Rorden C. Predicting aphasia type from brain damage measured with structural MRI. *Cortex.* 2015;73:203–215.

16. Berube S, Hillis AE. Advances and innovations in aphasia treatment trials. *Stroke.* 2019;50(10):2977–2984.

17. Tippett DC, Hillis AE, Tsapkini K. Treatment of primary progressive aphasia. *Curr Treat Options Neurol.* 2015;17(8):362.

18. Demirtas-Tatlidede A, Vahabzadeh-Hagh AM, Bernabeu M, Tormos JM, Pascual-Leone A. Noninvasive brain stimulation in traumatic brain injury. *J Head Trauma Rehabil.* 2012;27(4):274–292.

19. Elsner B, Kugler J, Pohl M, Mehrholz J. Transcranial direct current stimulation (tDCS) for improving aphasia in adults with aphasia after stroke. *Cochrane Database Syst Rev.* 2019;5(5):CD009760.

20. Greener J, Enderby P, Whurr R. Pharmacological treatment for aphasia following stroke. *Cochrane Database Syst Rev.* 2001(4):CD000424.

21. Barbancho MA, Berthier ML, Navas-Sánchez P, et al. Bilateral brain reorganization with memantine and constraint-induced aphasia therapy in chronic post-stroke aphasia: an ERP study. *Brain Lang.* 2015;145–146:1–10.

22. Watila MM, Balarabe SA. Factors predicting post-stroke aphasia recovery. *J Neurol Sci.* 2015;352(1–2):12–18.

23. Recht LD, McCarthy K, O'Donnell BF, Cohen R, Drachman DA. Tumor-associated aphasia in left hemisphere primary brain tumors: the importance of age and tumor grade. *Neurology.* 1989;39(1):48–50.

24. Greenwald BD, Rigg JL. Neurorehabilitation in traumatic brain injury: does it make a difference? *Mt Sinai J Med.* 2009;76(2):182–189.

第 **52** 章

精神活性物质的使用

Katherine Streeter Wright，Michelle Accardi-Ravid

核心定义

《精神疾病诊断与统计手册》第 5 版
(DSM-5)将物质使用障碍(SUD)的基本特
征描述为"一系列认知、行为和生理方面的
症状,表明个人在有重大物质相关问题的情
况下仍然继续使用该物质[1]。"

DSM 的内容在 2013 年第 5 版进行了
更新,取消了"滥用"和"依赖"的类别,而现
在的诊断根据存在症状的数量明确症状的
类型和严重程度。轻度物质使用,有 2~3 个
症状:中度有 4~5 个症状:而重度有 6 个或
更多的症状。现在在诊断中也加入了病程说
明,包括以下内容:括早期缓解""持续缓解"
"接受维持治疗"和"在受控环境中"。

所述物质包括 10 类独立的精神活性物
质:①乙醇(酒精);②咖啡因;③大麻;④苯环己
哌啶(或作用类似的芳基环己胺);⑤其他致幻
剂;⑥吸入剂;⑦阿片类;⑧镇静剂、催眠剂或
抗焦虑剂;⑨兴奋剂(安非他明类物质、可卡因
和其他兴奋剂);⑩烟草及其他(或未知)物质。

病因和病理生理学

SUD 的发展是多因素的,通常涉及一些

遗传易感性的互相作用或组合(如家族史、
较低的自我控制水平/较高的冲动性)、大脑
奖励系统的激活、特性差异、认知因素、社会
和环境暗示和强化,以及持续使用药物而发
生的大脑变化[1]。鉴于导致成瘾的起始和维
持的因素是多方面的,大多数具有最佳证据
的治疗方法也是相对复杂的,并以生物-心
理-社会模型为指导[2],如有意识地改变行为
的跨理论模型(TTM)[3]。

据美国药物使用和健康调查(NSDUH)
估计,有 5880 万人(占总人口的 23.8%)目
前(即过去一个月)吸烟,有 1930 万 18 岁及
以上的人(占人口的 7.8%)有 SUD 的问题,
其中有 38.3%或 740 万人与违禁药品作
斗争,74.5%或 1440 万人与酒精做斗争,
12.9%或 250 万人同时与违禁药品和酒精做
斗争。此外,有 3.7%或 1030 万人与滥用阿
片类药物做斗争[4]。

烟草、酒精和毒品的使用在美国可预防
的死亡原因中占最大比例[5],因此,对于所有
医疗机构,包括康复机构来说,SUD 的循证
治疗是至关重要的。SUD 可能持续贯穿发病
的整个过程,使得康复治疗过程变得复杂。

在康复患者群体中,已经发现药物使用
率高于一般群体。例如,受伤前酒精使用障
碍在颅脑损伤患者中的比例为 16%~66%[6],

脊髓损伤患者受伤前的酒精使用障碍在35%~49%[7]。

颅脑损伤患者的酒精中毒率为36%~51%[6]。在另一个研究中,有23.7%的患者对大麻呈阳性反应,13.2%对可卡因呈阳性反应,8.8%对安非他命呈阳性反应[8]。在新的脊髓损伤发生时,酒精中毒率在37%左右。

SUD的严重程度和预后受使用精神活性物质类型、数量,以及使用的时间及频率的影响。伴发的精神健康状况会导致SUD的形成和(或)持续,并使康复工作变得复杂。当SUD同时存在时,疼痛管理也会变得更加复杂,降低疼痛阈值并改变对药物的耐受性。当患者面临身体或认知方面的缺陷或残疾时,伴发的SUD会对其医疗和康复结果产生巨大的影响,反之亦然。这就强调了采用生物-心理-社会学方法进行评估和治疗的重要性[10]。

诊断方法

筛查

筛查精神活性物质的使用有几个重要的目的:①在药物使用导致更严重的疾病或其他健康问题之前,及早发现目前存在风险的使用情况;②将精神活性物质的使用与当前的健康问题和未来的健康风险联系起来;③确定患者的精神活性物质的使用如何干扰其他的治疗;④确定患者是否愿意调整精神活性物质的使用和治疗方案。

临床访谈应首先询问患者使用的具体精神活性物质及其可替代选择的物质,并在访谈时使用开放式问题和澄清式问题。对于患者确认的物质,访谈者应深入评估给药途径、首次使用的年龄、是否/何时开始定期使用、使用的数量和频率、任何戒断期和时长、

依赖的证据(例如,戒断症状、住院),以及SUD对患者生活的影响,例如,对工作、业余爱好和人际关系的影响。在康复环境中,评估SUD的影响也可能意味着讨论物质使用对医疗条件、获得或坚持治疗,以及自我护理方式的影响。初筛有助于确定是否使用某种物质以及是否达到了潜在的危险程度。如果患者对这些问题的回答都是肯定的,说明需要进行进一步的二次筛查(表52.1)。

二次筛查包括使用规范的措施来确定一个人行为的风险程度。二次筛查是非常重要的,因为临床医生发现,如果不进行二次筛查,就很难发现SUD[11]。

评估

评估的一个关键部分是"分期",以便临床医生确定患者变化的相关准备情况,并找到适当的干预措施(表52.2)。匹配患者变化阶段的理论是有意改变TTM一部分的行为[3]。改变阶段是通过询问患者对行为改变的准备程度来评估的。

治疗

简短干预

筛查-简短干预-转诊综合干预(SBIRT)是为医疗环境中的临床医生制订的干预模式,用于鉴别那些有烟瘾、酒瘾或其他SUD的患者或正在滥用处方药的患者,可以作为初始治疗的指南,并协助医疗机构做出有关升级治疗需求和资源的决定。SBIRT口袋卡可以成为临床医生的便携式工具,可以作为有效的筛查问题的参考,并用来确定不同的风险水平,以便临床医生采取适当的干预措施(见在线资源)。

表 52.1　重要的初筛和二次筛查工具

物质	初筛	二次筛查	补充说明
烟草	你是否吸过烟或使用过其他烟草制品 在过去 30 天内，你是否吸过一口烟或使用过其他烟草制品[12]	如果是肯定回答：平均每天抽几支烟 如果是肯定回答：你以这样的频率吸多久了(年)[12]	任何关于烟草或其他尼古丁使用的肯定回答都需要二次筛查和(或)干预 评估也是 "5A" 方法(询问、建议、评估、协助、安排)的一部分，这是一种通过使用动机访谈来加强的分步评估和简要干预的方法[13]
酒精	NIAAA 单问题筛查：过去 3 个月里的任何一个场合中，你是否饮用了超过 5 杯含酒精的饮料[14]	AUDIT[15] CAGE 调查问卷[16]	重要的是要知道什么是构成了 "标准杯"，口袋卡通常会有所说明，以帮助医疗机构和患者量化饮酒量 AUDIT 包含 10 个项目，需要 2~5 分钟完成？一个较短的版本是 AUDIT-C，有 3 个项目，需要 1 分钟，但没有测量结果
违禁药品	NIDA 快速筛查：在过去一年中，你有多少次使用违禁药品或出于非医学原因使用处方药[17]	世界卫生组织 ASSIST[18] DAST-10[19]	ASSIST 是一个包含 8 个项目的筛查工具，包括烟草？酒精？出于非医疗原因使用的处方药以及违禁药品 DAST-10 是一个在 12 个月内对酒精以外的物质进行 10 项筛查的工具

ASSIST,酒精、吸烟和物质参与筛选试验；AUDIT,酒精使用障碍鉴定试验；DAST-10,药物滥用筛选试验；NIAAA,国家酒精滥用和酒精中毒研究所；NIDA,国家药物滥用研究所。

行为治疗

　　虽然不是一种规范的治疗方法，但动机访谈是一种旨在提高患者改变行为的内在动机，并解决矛盾心理的沟通方式。通常与行为改变的阶段变化模型相匹配(表 52.2)。动机访谈技术可用于增强其他行为治疗。

　　减害计划是一系列以促进安全和减少持续使用药物的危害(如用药过量、传播疾病)为原则的干预措施。例如,针头和注射器交换或使用计划、纳洛酮分发、见义勇为法、监督注射器具或毒品/药物检查。

　　CBT 或认知行为应对技能训练,帮助患者学会改变与药物使用有关的思维和行为。策略包括监测思维或行为的前因后果,认知重建,加强应对技能,以及社会支持。

　　预防再犯需要向患者传授一些认知和

表 52.2　有意行为改变的跨理论模型的阶段

变化阶段	描述	相关任务
无意图期	未来一个月并无采取行为改变的打算	建立对行为改变的兴趣和关注
意图期	意识到并考虑到行为改变	风险回报分析和决策
准备期	打算在下个月采取行动	承诺并制订有效且可接受的计划
行动期	已经开始行为改变	计划的执行和必要的修正
维持期	积极参与行为的改变至少 3~6 个月	将改变巩固为一种生活方式

行为策略以防止或处理高风险情况,识别预警信号,强调积极的生活方式的改变,预防复发,并将复发作为自我认识的机会。

自助或 12 步促进疗法的目的是让患者参与 12 步模式,并注重接受、服从和积极参与。知名的 12 步团体包括匿名戒酒者协会、匿名戒麻醉品者协会、匿名戒可卡因者协会、匿名戒大麻者协会、自我管理和康复训练,以及女性戒酒协会。

药物治疗

前面列出的治疗方法是 SUD 最常见的循证的行为治疗方法。SUD 的药物治疗可以作为单独的治疗,也可以与行为治疗结合使用,后者有更多的成功病例(表 52.3)。还有许多其他的治疗方法使用了前面提到的一些原则,并且为夫妻或家庭定制或涉及社区治疗。

表 52.3　烟草、酒精和阿片类药物使用障碍的药物治疗

障碍	强证据	弱证据	证据不充足
烟草使用障碍	NRT(贴片、口香糖、吸入器、喷雾剂。口香糖、喷雾剂、片剂、润喉糖),联合 NRT、安非他命、伐尼克兰	司巴丁、去甲替林、可乐定	美卡拉明搭配 NRT
酒精使用障碍	阿坎酸、双硫仑纳曲酮(口服或缓释)、托吡酯	加巴喷丁	巴氯芬、丙戊酸、丁螺环酮、西酞普兰、氟西汀、喹硫平
阿片类药物使用障碍	丁丙诺啡/纳洛酮、美沙酮(在 OTP 中)、缓释注射用纳曲酮(释对阿片受体拮抗剂治疗禁忌、不可接受、不可用或中止,并且已经建立了足够长时间的戒断的患者)	丁丙诺啡(妊娠女性不使用纳洛酮)	纳曲酮、双氢可待因

NRT,尼古丁替代疗法;OTP,阿片类药物治疗计划。

功能预后和结果

无论是受伤前、受伤时的昏迷还是受伤后造成的 SUD,都会对短期或长期的恢复和功能产生负面影响。其影响往往与剂量有关,包括物质数量和滥用的持续时间(例如,年)(表 52.4)。然而,这一领域还需要更多

表 52.4　不同医学康复人群的预后

预后	颅脑损伤	脊髓损伤	截肢
对身体健康的影响	伤前饮酒: ● 死亡风险增加 ● 更严重的脑部病变 ● 复发性脑外伤的风险较高 损伤初期酒精中毒: ● 昏迷时间较长 ● 较长时间的躁动 ● 脑血流量少 ● 大脑萎缩[11]	伤前饮酒: ● 前 3 年压疮风险增加 损伤初期酒精中毒: ● 更严重的脊髓损伤 ● 颈髓损伤发生率高 伤后饮酒: ● 因压疮住院的可能性更大 ● 受伤需要医疗治疗的风险增加[11]	截肢前后的酒精滥用: ● 与可能导致肢体缺失医学疾病有关或康复变得复杂(如糖尿病、肥胖症、高血压、心血管疾病) ● 足部溃疡的危险因素 吸烟: ● 截肢的危险因素 ● 难以愈合 ● 翻修手术风险较高[20]
对心理健康的影响	伤前酒精使用障碍: ● 出现情绪和行为问题的风险更高[11]	伤前酒精使用障碍: ● 抑郁和自杀率高[11]	● SUD 与较少参与爱好或治疗有关,这反过来又与较差的心理健康有关[10]
SUD 预后	● 可能会继续大量饮酒 ● 酒精使用障碍是颅脑损伤 30 年后第二常见的精神病学诊断[11]	● 饮酒量可能高于普通人群[11]	
疼痛管理	对所有人群的考虑: ● 较低的疼痛阈值 ● 止痛药的耐受性差异 ● 较高的慢性疼痛评级[10]		
社会和其他功能层面	伤前饮酒: ● 较少参与社区活动 ● 较少可能回到生产性活动中去 ● 较差的职业结局[11]	伤前饮酒: ● 减少康复治疗的时间 伤后饮酒: ● 可能影响养生(例如,判断力、协调、记忆)[11]	截肢前后的酒精滥用: ● 不接受或未能使用假肢的危险因素 ● 降低截肢前活动水平的可能性 吸烟: ● 带假肢的步行距离缩短[20]

SCI,脊髓损伤;SUD,物质使用障碍。

的研究,特别是关于酒精以外的其他物质的影响。

认知缺陷将影响患者在 SUD 康复中的计划和自我导向的能力。因此,对于患有脑卒中、颅脑损伤/动脉粥样血栓形成性脑梗死或其他长期存在的血管问题的患者来说,治疗 SUD 可能更具挑战性,这些问题可能会随着时间的推移导致认知能力的改变。

资源

主要相关组织

- 美国国家药物滥用研究所
  - https://www.drugabuse.gov.
  - NIDA website publications:https://www.drugabuse.gov/publications.

药物治疗的 Cochrane 评论链接

- 烟草使用障碍的治疗
  - https://www.cochranelibrary.com/cdsr/doi/10.1002/14651858.CD009329.pub2/full.
- 酒精使用障碍的治疗
  - https://www.cochranelibrary.com/cdsr/doi/10.1002/14651858.CD004332.pub2/full?highlightAbstract=alcohol%7Cdisord%7Cdisorder%7Cuse.
- 阿片类药物使用障碍治疗
  - https://www.cochranelibrary.com/cdsr/doi/10.1002/14651858.CD002209.pub2/full?highlightAbstract=disord%7Cdisorder%7Cinterventions%7Cuse%7Cfour%7Copioid%7Cpharmacolog%7Cfor%7Cintervent%7Cpharmacological.

筛查工具

SBIRT 口袋卡和筛查评估

- SBIRT 口袋卡是由马里兰大学住院医师培训项目创建的,作为 SAMHSA SBIRT 资助项目的一部分,它是实践 SBIRT 的最佳使用方法。这张口袋卡提供了初筛和二次筛查措施,包括烟草、酒精、非法药物和处方药的滥用:https://www.sbirt.umaryland.edu/media/SOM/Microsites/SBIRT/docs/MD3-Pocket-Card.pdf.
- 俄勒冈州 SBIRT 的参考表、口袋卡和患者讲义:http://www.sbirtoregon.org/clinic-tools.
- 波士顿大学的 SBIRT 筛查工具:http://www.bu.edu/bniart/sbirt-in-health-care/sbirt-educational-materials/sbirt-screening-tools.

SBIRT:观看筛查和干预治疗的视频

http://www.sbirt.umaryland.edu/Medical-Residency-Training-Program/MD3-Training-Videos.

筛查评估

- 烟草筛查工具
  - https://mdquit.org/sites/default/files/pdf_files/Tobacco%20Screening%20Measure.pdf.
- AUDIT,DAST,ASSIST
  - http://www.sbirtoregon.org/screening-forms.

患者教育资源

- 这里有许多免费或低成本的资源,可

以帮助戒掉香烟或其他烟草产品。首先制
订一个计划，然后尝试一些其他工具（网址：
https://smokefree.gov）。

（尹传瑞 译　韩艳玲 刘苗苗 帅胜斌 审）

参考文献

1. American Psychiatric Association. *Diagnostic and Statistical Manual of Mental Disorders (DSM-5®)*. American Psychiatric Publishing; 2013.

2. Engel G. The need for a new medical model: a challenge for biomedicine. *Science*. 1977;196(4286):129–136.

3. Prochaska JO, DiClemente CC, Norcross JC. In search of how people change: applications to addictive behaviors. *Am Psychol*. 1992;47(9):1102–1114. doi:10.1037/0003-066X.47.9.1102

4. McCance-Katz EF. The National Survey on Drug Use and Health: 2018 [PowerPoint slides]. 2018. Accessed April 20, 2020. https://www.samhsa.gov/data/release/2018-national-survey-drug-use-and-health-nsduh-releases

5. Mokdad AH, Marks JS, Stroup DF, Gerberding JL. Actual causes of death in the United States, 2000. *JAMA*. 2004;291(10):1238–1245. doi:10.1001/jama.291.10.1238

6. Corrigan, John D, Rust, Elizabeth, Lamb-Hart, Gary L. The nature and extent of substance abuse problems in persons with traumatic brain injury. *J Head Trauma Rehabil*. 1995;10(3):29–46. doi:10.1097/00001199-199510030-00004

7. Bombardier CH, Rimmele C. Motivational interviewing to prevent alcohol abuse after traumatic brain injury: a case series. *Rehabi Psychol*. 1999;44(1):52–67. doi:10.1037/0090-5550.44.1.52

8. Bombardier CH, Rimmele CT, Zintel H. The magnitude and correlates of alcohol and drug use before traumatic brain injury. *Arch Phys Med Rehabil*. 2002;83(12):1765–1773. doi:10.1053/apmr.2002.36085

9. Levy DT, Miller TR, Mallonee S, et al. Blood alcohol content (BAC)-negative victims in alcohol-involved injury incidents. *Addiction*. 2002;97:909–914. doi:10.1046/j.1360-0443.2002.00133.x

10. Skidmore WC, Budd MA. Alcohol and substance use disorders in medical rehabilitation. In: Budd MA, Hough S, Wegener ST, Stiers W, eds. *Practical Psychology in Medical Rehabilitation*. Springer International Publishing; 2017:253–262. doi:10.1007/978-3-319-34034-0_28

11. Bombardier C, Turner A. Alcohol and other drug use in traumatic disability. In: Frank RG, Rosenthal M, Caplan B, eds. *Handbook of Rehabilitation Psychology*. 2nd ed. American Psychological Association; 2010:241–258. doi:10.1037/15972-014

12. Maryland M.D.s Making a Difference (MD3). Tobacco screening measure. MDQuit.org. Updated October 27, 2011. Accessed November 27, 2020. https://mdquit.org/sites/default/files/pdf_files/Tobacco%20Screening%20Measure.pdf

13. Fiore MC, Baker TB. Clinical practice. Treating smokers in the health care setting. *N Engl J Med*. 365(13):1222–1231. doi:10.1056/NEJMcp1101512

14. Taj N, Devera-Sales A, Vinson DC. Screening for problem drinking: does a single question work? *J Fam Pract*. 1998;46(4):328–335.

15. Saunders JB, Aasland OG, Babor TF, Fuente JR, Grant M. Development of the Alcohol Use Disorders Identification Test (AUDIT): WHO collaborative project on early detection of persons with harmful alcohol consumption-II. *Addiction*. 1993;88:791–

804. doi:10.1111/j.1360-0443.1993.tb02093.x

16. Ewing JA. Detecting alcoholism, the CAGE questionnaire. *J Am Med Assoc.* 1984;252(14):1905–1907. doi:10.1001/jama.1984.03350140051025

17. Smith PC, Schmidt SM, Allensworth-Davies D, Saitz R. A single-question screening test for drug use in primary care. *Arch Intern Med.* 2010;170(13):1155–1160. doi:10.1001/archinternmed.2010.140

18. World Health Organization ASSIST Working Group. The alcohol, smoking, and substances involvement screening test (ASSIST): development, reliability and feasibility. *Addiction.* 2002;97(9):1183–1194. doi:10.1046/j.1360-0443.2002.00185.x

19. Skinner HA. The drug abuse screening test. *Addict Behav.* 1982;7(4):363–371. doi:10.1016/0306-4603(82)90005-3

20. Turner AP, Williams RM, Ehde DM. Amputation. In: Budd MA, Hough S, Wegener ST, Stiers W, eds. *Practical Psychology in Medical Rehabilitation.* Springer International Publishing; 2017:163–171.

第 **53** 章

脊髓空洞症

Audrey S. Leung，Kate E. Delaney

核心定义

脊髓空洞定义为脊髓内形成管状空腔以及胶质(非神经细胞)增生。脊髓积水是指内衬室管膜细胞的中央管的局灶性扩张[1]。这类情况也被称为脊髓积水空洞症。通常，两者都是慢性、进行性发展的疾病，最常发生在 C2~T9 节段，但也可向上延伸至脑干(称为"延髓空洞症")或向下发展至脊髓圆锥。

病因和病理生理学

虽然对脊髓空洞的分类尚未形成共识，但通常被广泛分为先天性脊髓空洞和继发性脊髓空洞。先天性脊髓空洞是出生时出现的，由原发性神经细胞异常或其他引起正常 CSF 循环障碍的先天性畸形造成的。后者通常与 Chiari 畸形和脊髓栓系综合征有关。在 Chiari 畸形综合征中，人们认为小脑扁桃体向下疝出导致 CSF 从颅内向脊柱区的正常流动受阻，使液体积聚在中央管或脊髓实质[2]。在脊髓栓系综合征中，机械作用和(或)脊髓远端代谢和缺血的变化可能是形成脊髓空洞的原因[3]。

继发性脊髓空洞症是由任意导致正常 CSF 动力学紊乱的损害或疾病引起的。继发性脊髓空洞症的病因多种多样，包括脑积水、感染后(即脑蛛网膜炎)、炎症后(即横贯性脊髓炎、结节病、多发性硬化)、创伤后、脊髓肿瘤(即室管膜瘤、血管网状细胞瘤)、髓外肿瘤和椎管狭窄。

需特别强调的是,创伤后脊髓空洞症是创伤性脊髓损伤后神经功能恶化的重要原因。据估计，在所有创伤性脊髓损伤患者中，有一半以上患有创伤后脊髓空洞症[5,6]。然而,创伤后脊髓空洞症出现临床症状的情况要少得多，从<1%到7%不等。创伤后脊髓空洞症可在初始脊髓损伤后的任何时间出现，但最常见的是脊髓损伤后 5~15 年[7]。早期空洞形成的危险因素是完全性脊髓损伤[美国脊髓损伤协会损伤量表评分(ASIA)A 级]和发生脊髓损伤时年龄偏大(>30 岁)[7]。

在某些情况下，我们无法确定根本的病因，但是人们认为这种情况可能代表脊髓中央管维持了胎儿时期形态，有时这也被称为"持续性中央管扩张"。要明确持续性中央管扩张的诊断,应排除其他易发生脊髓空洞的因素,且病灶位于脊髓腹侧 1/3 和背侧 2/3 的交界处,形状为丝状,位置不偏离中心。持续性中央管扩张被认为是一种正常的解剖变异,通常不需要治疗[4],这些是典型的小而无症状的病变,到目前为止,有两个个案研究表明这些病变并不会发展得更大[8,9]。

诊断方法

评估

脊髓空洞症可能是无症状的,但是,患者的典型症状是由脊髓丘脑束纤维损伤引起的单侧上肢与上胸段的节段性感觉障碍,如单侧的痛觉、温度觉障碍。患者还经常表现为背部和四肢肌肉无力或肌肉张力增加。在继发性脊髓空洞症中,自主膀胱和肠道功能障碍在晚期脊髓功能障碍之前并不常见。相比之下,继发于神经管缺陷的先天性脊髓空洞症患者通常表现不同[4],其常见症状为下肢神经功能缺损伴肠道、膀胱功能障碍(可能难以与脊髓栓系综合征区分)。应当注意的是,当儿童患有脊髓空洞症时,进行性脊柱侧弯可能是唯一表现。总的来说,脊髓空洞的临床表现通常是缓慢、进行性的。

对于疑似脊髓空洞症的患者,应详细了解病史和功能改变,以及相关的家族史和社会史。了解病史时,应重点关注患者的神经发育状况、医疗条件、神经障碍,以及既往损伤和手术的详细情况。病变引起的相关症状包括:新发或加重的疼痛(通常单侧出现)、上肢或下肢渐进性虚弱和僵硬、头痛、视力改变、颅神经麻痹、新的或加重的自主神经反射障碍、感觉丧失或异常(尤其是手)、肠/膀胱控制丧失、性功能问题、肌肉萎缩、肌张力变化、共济失调和渐进性脊柱侧弯。脊髓空洞延伸至脑干会影响隔膜的呼吸控制,因此,当患者表现出呼吸功能下降和吞咽困难时,应紧急进行神经外科评估。条件允许的话,应回顾以前的神经影像学研究和电诊断研究。

在大多数方面,脊髓空洞症的体格检查与在其他神经系统疾病中进行的类似,应包括颅神经、运动和感觉功能、反射、平衡和步态的检查。ISNCSCI 检查可能会有帮助,这种详细的检查不仅有助于连续监测任何运动或感觉的变化,还有助于记录胸段神经系统的变化,因为胸段没有其他关键肌群可用于测试,如果进行手术干预,也有助于评估改善情况。肌肉骨骼系统的检查结果可能包括脊柱侧弯和神经性关节病。

鉴别诊断

在确定脊髓空洞症的诊断之前,必须先排查其他引起患者神经系统改变的原因。脊髓病因,如神经根病、脊髓病、内固定失败或脊髓栓系综合征,可导致进行性的神经系统症状。神经退行性疾病,如多发性硬化和运动神经元疾病,以及周围神经损伤,也应根据患者的病史和表现症状进行鉴别诊断。

神经影像学

脊柱 MRI 是评估脊髓空洞症的金标准,也可用于评估其他可能的脊髓病变。如果患者有放置分流管的病史,应进行大脑 MRI 检查以排除脑积水或分流管阻塞。如果有 MR 成像的禁忌证,可以考虑脊髓造影延迟 CT 扫描,这有助于识别脊髓内的空泡和脊髓栓系[10]。

治疗

如果影像学发现空洞,但没有相应症状,则不需要干预。然而,无症状脊髓空洞的自然病程尚不明确。对于那些症状轻微或不希望进行手术干预的人,应重新评估功能需求,包括设备、药物、PT 或 OT,以及所需的护理人员支持。系统的体格检查有助于评估任何进展情况和新的功能需求。

手术的目的是改变 CSF 的流向。考虑手术治疗通常是因为出现了运动功能恶化，而不只是因为感觉异常或疼痛[11]。如果认为流向改变是椎管狭窄引起的，可以行椎板切除术分流以使 CSF 重新流向蛛网膜下隙或胸膜、腹膜腔。如果脊髓粘连是脊髓栓系造成的结果，并且可能促成了囊腔的形成，则可能需要进行松解手术[11]。

对于创伤后脊髓空洞症，若空洞合流且没有脊髓栓系，则可采用蛛网膜下隙分流术。假如两者都存在，可以先进行脊髓松解术，如果单靠这种方法不能改善囊肿的大小，则可追加进行分流术（60% 的病例可能会出现这种情况）。在一项回顾性研究中，患者出现首发症状（最常见为疼痛）后平均 6.5 年会进行手术[12]。

对于与 Chiari Ⅰ型畸形（CIM）相关的脊髓空洞症，手术选择包括后颅窝骨减压术（PFBD）通常包括 C1 椎板切除术或 PFBD 加硬脑膜成形术（PFBDD）。脊髓空洞合并 CIM 增加了 PFBD 病例二次手术的风险，并可导致术后住院时间延长。脊髓空洞症可能需要数月至数年的时间才能改善或消除。在最近的一项研究中，对之前手术减压治疗失败的脊髓空洞症合并 CIM 患者进行了第四脑室分流。总的来说，在随访期间（平均 8 年），93% 的患者的症状得到了明显的改善或解决，14% 的患者在脊髓空洞复发后首先需要重新分流[13]。

脊髓空洞症也可能与后天 Chiari 畸形（ACM）有关，例如，由后颅窝肿瘤引起的。在这些病例中，脊髓空洞可通过切除占位性病变而消除，而单纯的分流术是无效的[14]。

以上手术的并发症包括神经系统恶化、脑脊液漏、头痛、感染、血肿和分流管功能障碍[4]。

功能预后和结果

对于那些没有出现需要手术干预的症状的患者来说，创伤后脊髓空洞症的自然发展过程是缓慢的。基于一系列个案研究，可能有高达 50% 的患者在长达十年的时间里症状没有进展。有少量关于自愈案例的报道[15]。

手术干预最有可能改善运动功能，而非感觉异常或疼痛。总的来说，手术干预取决于潜在的病因，尚未发现任何一种手术技术更具优势[11]。

脊髓空洞症患者在接受分流术和（或）栓系松解术后，均有 93%~95% 的病例出现囊肿消退，尽管这与功能或疼痛的改善并不一定相关[12]。总体而言，单纯分流治疗创伤后脊髓空洞的失败率为 50%，且复发率较高[12]。没有 Chiari 畸形的脊髓空洞症也是如此[16]。

对于与 CIM 相关的脊髓空洞症，PFBD 在手术时并发症较少，而 PFBDD 总体上更成功，但风险更大，包括更高的 CSF 渗漏风险和死亡率。PFBDD 有 85% 的临床改善率，可能是由于增加了后颅窝和 CSF 间隙，相比之下，PFBD 有大于 80% 的临床改善率。而在复发率上，PFBDD 仅为 2%~4%，而 PFBD 为 2%~12%[13]。

基本诊疗程序

影像学检查：无明确病因的脊髓空洞症需 MRI 造影检查。如果没有，可以考虑 CT 脊髓造影。创伤后脊髓空洞症可以用 MRI 进行无对比评估。

资源　　　　　　　　　　　　　联盟项目：http://asap.org.

- 美国脊髓空洞症和小脑扁桃体下疝　　（尹传瑞 译　韩艳玲 刘苗苗 帅胜斌 审）

参考文献

1. Milhorat TH. Classification of syringomyelia. *Neurosurg Focus.* 2000;8(3):E1. doi:10.3171/foc.2000.8.3.1. PMID: 16676921.

2. Williams B. On the pathogenesis of syringomyelia: a review. *J R Soc Med.* 1980;73(11), pp. 798–806. doi:10.1177/014107688007301109

3. Sade B, Beni-Adani L, Ben-Sira L, et al. Progression of terminal syrinx in occult spina bifida after untethering. *Childs Nerv Syst.* 2003;19:106–108. doi:10.1007/s00381-002-0672-2

4. Vandertop WP. Syringomyelia. *Neuropediatrics.* 2014;45(1):3–9. doi:10.1055/s-0033-1361921

5. Backe HA, Betz RR, Mesgarzadeh M, Beck T, Clancy M. Post-traumatic spinal cord cysts evaluated by magnetic resonance imaging. *Paraplegia.* 1991;29(9):607–612. doi:10.1038/sc.1991.89

6. Silberstein M, Hennessy O. Cystic cord lesions and neurological deterioration in spinal cord injury: operative considerations based on magnetic resonance imaging. *Paraplegia.* 1992;30(9):661–668. doi:10.1038/sc.1992.130

7. Krebs J, Koch HG, Hartmann K, Frotzler A. The characteristics of posttraumatic syringomyelia. *Spinal Cord.* 2016;54(6):463–466. doi:10.1038/sc.2015.218. Epub 2015 Dec 1. PMID: 26620880.

8. Jinkins JR, Sener RN. Idiopathic localized hydromyelia: dilatation of the central canal of the spinal cord of probable congenital origin. *J Comput Assist Tomogr.* 1999;23(3):351–353. doi:10.1097/00004728-199905000-00004. PMID: 10348436.

9. Holly LT, Batzdorf U. Slitlike syrinx cavities: a persistent central canal. *J Neurosurg.* 2002;97(2 suppl):161–165. doi:10.3171/spi.2002.97.2.0161. PMID: 12296672.

10. Gamache FW, Ducker TB. Syringomyelia: a neurological and surgical spectrum. *J Spinal Disord.* 1990;3(4):293–298. doi:10.1097/00002517-199012000-00003

11. Bonfield CM, Levi AD, Arnold PM, Okonkwo DO. Surgical management of post-traumatic syringomyelia. *Spine.* 2010;35(21 suppl):245–258. doi:10.1097/BRS.0b013e3181f32e9c

12. Lee TT, Alameda GJ, Camilo E, Green BA. Surgical treatment of post-traumatic myelopathy associated with syringomyelia. *Spine.* 2001;26(24 suppl):119–127. doi:10.1097/00007632-200112151-00020

13. Massimi L, Frassanito P, Bianchi F, Tamburrini G, Caldarelli M. Bony decompression vs duraplasty for Chiari I malformation: does the eternal dilemma matter? *Childs Nerv Syst.* 201935(10):1827–1838. doi:10.1007/s00381-019-04218-9

14. Wang J, Alotaibi NM, Samuel N, Ibrahim GM, Fallah A, Cusimano MD. Acquired chiari malformation and syringomyelia secondary to space-occupying lesions: a systematic review. *World Neurosurg.* 2017;98:800–808.e2. doi:10.1016/j.wneu.2016.11.080

15. Brodbelt AR, Stoodley MA. Post-traumatic syringomyelia: a review. *J Clin Neurosci.* 2003;10:401–408. doi:10.1016/S0967-5868(02)00326-0

16. Lee J-H, Chung C-K, Kim HJ. Decompression of the spinal subarachnoid space as a solution for syringomyelia without Chiari malformation. *Spinal Cord.* 2002;40:501–506. doi:10.1038/sj.sc.3101322

第 54 章

静脉血栓栓塞

Dorianne Feldman，Cheng-Chuan Chiang

核心定义

静脉血栓栓塞(VTE)是发生在上肢或下肢的深静脉血栓(DVT)和肺栓塞(PE)的统称。静脉血栓栓塞是仅次于急性冠状动脉综合征和脑卒中的第三大常见心血管疾病[1]。

病因和病理生理学

血栓形成的病理生理学机制可以用Virchow 三要素来解释，即血液循环、血管结构和血液成分的变化导致凝血发生。这些因素中的任何一个都会增加血栓形成的风险。

静脉血栓栓塞的危险因素包括大手术、癌症、制动、创伤、妊娠、激素治疗、肥胖、高龄、静脉曲张、家族史、中心静脉导管和心脏起搏器植入术。其他病因，如肝素诱导的血小板减少症、肾病综合征、免疫性血小板减少性紫癜、甲状腺功能亢进、同型半胱氨酸尿症、炎性肠病和慢性肾病、类风湿关节炎和狼疮、镰状细胞病和阻塞性睡眠呼吸暂停也与 VTE 相关[2]。

诊断方法

病史

诊断 VTE 可能具有挑战性，因为 DVT的表现与蜂窝织炎、血肿、外周水肿和浅表血栓性静脉炎类似，而 PE 很难与其他心肺疾病区分[3]。重点是要进行全面地检查病史并注意症状和上文列出的危险因素。

体格检查

全面检查肢体的围度、颜色、温度和任何的静脉异常。如果怀疑 PE，则心肺检查尤为重要。

DVT 的体征包括以下几点：

- 发热，红斑，触痛，可触及条索状物。
- 在胫骨粗隆下 10cm 处测量肢体围度，双下肢围度差大于 3cm。
- Homan 征，即下肢伸直并抬高至约 10° 时，被动背屈踝关节引起小腿疼痛。

实验室检查

D-二聚体具有较高的敏感性和低特异性的阴性预测值，但特异性较低。检测结果呈阴性可排除 PE,呈阳性则不能确定诊断[3,4]。

影像学检查

超声检查具有较高的敏感性和特异性,推荐作为 DVT 诊断的首选[3]。

磁共振静脉成像的高敏感性和特异性尽管尚未得到验证,但它仍被用作超声无法明确诊断时的一种替代选择[3]。

CT 肺动脉造影具有较高的特异性、敏感性和阴性预测值,运用造影剂以使血管成像清晰。尽管 CT 肺动脉造影会有辐射暴露,但它仍是诊断 PE 的首选影像学检查。由于造影剂具有肾毒性,在患者伴发严重的肾脏疾病时应避免使用 CT 肺动脉造影[3]。

对磁共振成像的诊断能力尚无定论[5]。

对于肾损伤和造影剂过敏患者,V/Q 显像可作为 CT 肺动脉造影的替代检查。它是对上呼吸道和肺实质之间的肺血管和肺通气的核医学扫描[3,6]。

治疗

上肢深静脉血栓形成

上肢 DVT 通常与中心静脉导管、起搏器、植入式心脏除颤器或血管手术有关。对于导管相关血栓,在抗凝治疗开始后 1 周内不应拔除导管,以消除 PE 风险。抗凝治疗的持续时间至少为 3 个月或与导管存在的时间一致。如有抗凝禁忌证,应立即拔除导管。如果血栓与起搏器或植入式除颤器有关,抗凝也可以在不移除设备的情况下进行[7]。

下肢

远端深静脉血栓形成

远端 DVT 形成是指膝关节以下的血栓,与近端 DVT 相比,其发生 PE 的风险相对较低。值得关注的是近端深部血管血栓的延伸,造成近端 DVT、PE 和血栓后综合征。建议进行 3 个月的抗凝治疗。如果抗凝不可行,则在 1 周内重复静脉双功能超声扫描以评估血栓扩散。若同时存在 D-二聚体升高、明显的血栓形成(依据为长度为 7mm 直径、血栓在 1 条以上的静脉中、凝结在近端深静脉附近)、已知的 DVT 病史、活动性癌症或住院,PE 的风险将升高[4]。

近端深静脉血栓形成

近端 DVT 形成是指膝关节水平以上的血栓,发生 PE 的风险非常高。与远端 DVT 类似,抗凝治疗是首选,且最短治疗时间同为 3 个月。如果担心肢体存活率或年轻患者存在髂股 DVT 且无明显出血风险,可以考虑进行溶栓治疗[4]。

肺栓塞

除非有禁忌证,否则抗凝治疗是首选治疗。抗凝治疗的药物选择和时间线建议与治疗近端和远端 DVT 相同[4]。

药物干预

如果血栓负荷严重、血流动力不稳定或有截肢风险,可考虑采用全身性或导管引导的溶栓治疗与机械取栓术[6]。血栓稳定后溶栓治疗效果较差。

至少口服抗凝药 3 个月是主要的治疗方法。抗凝的药物选择主要包括普通肝素(UFH)、低分子肝素(LMWH)、磺达肝素、维生素 K 拮抗剂(VKA,如香豆定)和直接口服抗凝药物(DOAC,如利伐沙班、阿哌沙班、达比加群酯)。

皮下注射用 UFH 和 LMWH 半衰期较短,推荐住院患者使用。UFH 具有较短的半衰期（1 小时）及完全可逆性，因此，对于需要手术、出血风险高、有严重肾脏疾病、病态肥胖或体重过轻的患者是首选。在这些患者之外，LMWH（半衰期 3~5 小时）更常用，因为 UFH 使血小板减少症的风险增加了 8~10 倍。与 UFH 和 LMWH 相比，磺达肝素的半衰期更长（17~21 小时），因此，很少使用。然而，磺达肝素具有极低的血小板减少症风险，所以当患者因 UFH 或 LMWH 而发生血小板减少症时，磺达肝素是一种替代选择。

当过渡到口服药物时，优先选择 DOAC 而非 VKA，因为它不必进行监测。然而，由于其较长的半衰期（7~15 小时）和逆转剂的创新性，逆转 DOAC 更具挑战性。中度至重度肝病或肌酐清除率低于 30mL/min 者也禁用。

在考虑使用 VKA 的情况下，一旦 UFH/LMWH 达到治疗水平就开始给药。两者重叠使用 5 天且 VKA 治疗可将 INR 数值维持在 2~3 并持续 24 小时后，可停止使用 UFH/LMWH。

禁忌证

抗凝的相对禁忌证包括消化道出血、血小板减少、贫血、痴呆、高龄、颅内出血、恶性血液病等。绝对禁忌证为活动性出血和大出血[6]。

监测

必须用 VKA 监测 PT 和 INR 水平，并在住院患者中进行每日检查。一旦 INR 达到合理范围，推荐每周监测 1 次，以后每月监测 1 次。必要时，使用活化部分凝血活酶时间监测 UFH。要着重注意的是，活化部分凝血活酶时间常因肝病、凝血因子缺乏和抗磷脂抗体而延长。对于 LMWH、磺达肝素或肝素注射，抗 Xa 因子可以用于监测治疗

水平[6,8]。

抗凝药物过量及逆转

硫酸鱼精蛋白可以完全逆转 UFH，但只能部分逆转 LMWH。它会产生严重的心血管和肺部并发症的副作用[8]。

对于 VKA 的逆转，有静脉注射/口服维生素 K 和维生素 K 依赖的凝血因子，包括新鲜冷冻血浆、重组人凝血因子Ⅶa（rFⅦa）以及三因子或四因子凝血酶原复合物。四因子 PCC 含凝血酶原和因子Ⅶ、Ⅸ、Ⅴ，而三因子 PCC 不含凝血因子Ⅶ。临床上更倾向于使用 PCC 而非 FFP，因为 FFP 需要大量输液，容易造成容量过载。然而，PCC 的使用可能与血栓性并发症和弥散性血管内凝血相关。rFⅦa 不能恢复正常的止血功能，所以它没有得到 FDA 的批准[8,9]。

DOAC 没有特定的逆转剂，但通常会考虑使用 PCC 进行逆转。有前景的新型逆转药物，如依达赛珠单抗已获 FDA 批准用于逆转达比加群酯，但昂丹司琼尚未获 FDA 批准用于阿哌沙班或利伐沙班逆转。

对于出血没有严重危及生命的患者，应慎重使用逆转剂。如果没有大出血或颅内出血，首选的处理方法是停止抗凝治疗并提供支持性治疗，因为使用逆转剂存在严重风险[8]。

注意事项

腔静脉过滤器

对于远端 DVT、浅表静脉血栓、VTE 持续时间大于 1 个月或上肢 DVT 患者，不建议使用上腔静脉滤器。如果因出血风险而禁止抗凝，且血栓形成不超过 4 周，可以考虑放置过滤器，并计划在 6 个月内或在可以抗

凝的情况下清除血栓。使用时,应考虑与上腔静脉滤器有关的血栓形成、胸部血管损伤或其他并发症的风险[4]。

超声监测

超声监测的使用仍有争议。考虑到成本和结果的重要性,临床上可能适用于高危人群和脊髓损伤患者接受康复时的血栓监测[10,11]。

康复治疗

脊髓损伤

脊髓损伤患者的大部分 VTE 发生在损伤的前 2 周。治疗该群体时,LMWH 比 UFH 更有优势也更常被使用。同时,气压治疗和弹力袜也被使用以增加下肢静脉回流。建议在该群体中结合药物和机械预防方法。VTE 预防的最短持续时间为 8 周,对于具有危险因素的患者,如完全性脊髓损伤、高龄、VTE 史、癌症和肥胖,预防时间可长达 12 周。尽管尚未对脊髓损伤患者进行临床试验,但考虑其易于使用,可以考虑向 DOAC 过渡[12,13]。

癌症

VTE 是导致癌症患者死亡的第二大常见原因。癌症作为一个独立危险因素,其出现意味着 VTE 预防失败,也预示着 VTE 复发的风险增加。LMWH 因其易于使用和较低的出血风险而成为癌症相关血栓的首选治疗方法。DOAC 有较高的出血风险,但在未接受全身治疗的患者中可以考虑使用,治疗时间最少为 3 个月。是否停止治疗取决于个人风险收益比、耐受性、药物可用性、患者偏好和肿瘤活性。建议在癌症手术后 24 小时内进行 VTE 初级预防 7~10 天, 直至 5周, 但考虑到癌症与出血风险增加的关联性,VTE 预防治疗对化疗中患者的益处尚不明确[12,14-16]。

神经外科、脑卒中、颅脑损伤

脑卒中、颅脑损伤和神经外科患者需要谨慎考虑,因其发生脑出血和 VTE 的风险增加。严重的脑损伤被认为是 DVT 的独立危险因素。神经损害越严重,DVT 形成的风险越高[12]。

建议结合药物和机械预防。目前将 LMWH 或 UFH 作为首选药物仍存在争议。一些研究表明,在颅脑损伤患者中使用 UFH 的脑出血风险较低。头部 CT 影像稳定的情况下,安全的开始颅脑损伤抗凝治疗的最早时间是术后 24 小时[5]。颅内或脊柱手术后,预防性抗凝可在术后 24 小时内进行,72 小时后过渡到治疗性抗凝[6]。值得注意的是,小剂量抗血小板药物对 VTE 预防没有益处。住院后,继续 VTE 预防没有特定指征。

骨科

对于大型骨科手术(如全髋关节置换术、全膝关节置换术、髋部骨折手术),建议术后进行 VTE 预防。DVT 最常发生在手术肢体,但也可发生在对侧肢体。LMWH 是首选药物,可在术后 24 小时开始给药,建议持续 35 天。对于需要固定或膝关节镜检查的"孤立性"下肢损伤,不建议采取预防措施[6,17]。

烧伤

对于热损伤患者,由于烧伤相关的高凝状态、长期卧床、多次手术和潜在的重症感染,导致 VTE 风险升高。其他危险因素包括病态肥胖、大面积或下肢烧伤、股静脉导管、长期不活动和下肢创伤。那些烧伤面积为 40%~59%的患者 VTE 风险最高。药物或机械预防应在安全的情况下开始,并持续到患者有足够的活动能力为止[12,18]。

截肢

下肢严重截肢(髋关节离断、经股骨、膝关节离断和经胫骨)患者 VTE 的风险较高。DVT 可发生在残肢和对侧肢体。在近端截肢者中,膝关节以上截肢者的风险最大。其他因素包括高龄、较低的功能独立性评分、住院时间延长和慢性血管疾病,这些都增加了 DVT 的风险。目前还没有关于住院患者康复出院后继续预防 VTE 的指南[12,19]。

并发症

血栓后综合征是静脉瓣膜受损导致静脉回流受阻,进而引起静脉高压和水肿的结果。症状包括痉挛、站立时钝痛、瘙痒和皮肤变化,如色素沉着。蜂窝织炎和静脉溃疡也可能发生。这种情况可以在 DVT 诊断后 2 年内出现,也可以在近端和复发性 DVT 患者中更早出现。DVT 急性期早期行走和 DVT 后穿弹力袜 2 年可降低血栓后综合征发生风险[12]。

复发

约 30%的患者在初次 VTE 后 10 年内复发[12],具体危险因素为高龄、较高的体重指数、男性、活动性癌症、不活动、高凝性疾病、特发性 VTE、残余静脉血栓形成[4]。

基本诊疗程序

表 54.1 根据风险水平提供了 VTE 预防的建议。

表 54.1　静脉血栓栓塞的预防[20]

(通用、骨科指南[17])

风险水平	预防方案
低	SCD,持续加压装置
中	选择一种药物±加压装置
	■ SCD——可选
	■ 普通肝素 5000 单位,每日 3 次,皮下注射
	■ 伊诺肝素
	☐ 每日 40mg,皮下注射(CrCl>30mL/min)
	☐ 每日 30mg,皮下注射(CrCl 10~29mL/min)
	☐ 每日 2 次,40mg,皮下注射(BMI>40kg/m², CrCl>30mL/min)
高	选择一种药物和加压装置
	■ SCD——需要
	■ 普通肝素 5000 单位,每日 3 次,皮下注射

(待续)

表 54.1(续)

风险水平	预防方案
	■ 伊诺肝素/肝素 (首选) 　□ 每日 40mg, 皮下注射 (Wt<150kg, CrCl>30mL/min) 　□ 每日 30mg, 皮下注射 (Wt<150kg, CrCl>30mL/min) 　□ 每日 30mg, 皮下注射 (Wt<150kg, CrCl>30mL/min)
全膝关节置换术/重大创伤	选择以下药物之一 ■ 阿司匹林 325mg, 每日 2 次, 口服 ■ 依诺肝素 　□ 每日 2 次 , 30mg, 皮下注射 (CrCl>30mL/min) 　□ 每日 30mg, 皮下注射 (CrCl<30mL/min)
全膝关节置换术	选择下列药物之一 ■ 阿司匹林 325mg, 每日 2 次, 口服 ■ 依诺肝素 　□ 每日 40mg, 皮下注射 (CrCl>30mL/min) 　□ 每日 30mg, 皮下注射 (CrCl<30mL/min)

CrCl, 肌酐清除率。

（尹传瑞 译　韩艳玲 刘苗苗 帅胜斌 审）

参考文献

1. Reitsma PH, Versteeg HH, Middeldorp S. Mechanistic view of risk factors for venous thromboembolism. *Arterioscler Thromb Vasc Biol*. 2012;32(3):563–568. doi:10.1161/ATVBAHA.111.242818

2. Heit JA, Spencer FA, White RH. The epidemiology of venous thromboembolism. *J Thromb Thrombolysis*. 2016;41(1):3–14. doi:10.1007/s11239-015-1311-6

3. Tritschler T, Kraaijpoel N, Le Gal G, Wells PS. Venous thromboembolism: advances in diagnosis and treatment. *JAMA*. 2018;320(15):1583–1594.

4. Ortel TL, Neumann I, Ageno W, et al. American society of hematology 2020 guidelines for management of venous thromboembolism: treatment of deep vein thrombosis and pulmonary embolism. *Blood Adv*. 2020;4(19):4693–4738. doi:10.1182/bloodadvances.2020001830

5. Scudday T, Brasel K, Webb T, et al. Safety and efficacy of prophylactic anticoagulation in patients with traumatic brain injury. *J Am Coll Surg*. 2011;213(1):148–153. doi:10.1016/j.jamcollsurg.2011.02.027

6. Streiff MB, Agnelli G, Connors JM, et al. Guidance for the treatment of deep vein thrombosis and pulmonary embolism. *J Thromb Thrombolysis*. 2016;41(1):32–67.

7. Kearon C, Akl EA, Ornelas J, et al. Antithrombotic therapy for VTE disease: CHEST guideline and expert panel report. *Chest*. 2016;149:315–352.

8. Bauer KA. Reversal of antithrombotic agents. *Am J Hematol*. 2012;87(suppl 1):119–126. doi:10.1002/ajh.23165

9. Eichinger S. Reversing Vitamin K antagonists: making the old new again. *Hematology*. 2016;2016(1):605–611. doi:10.1182/asheducation-2016.1.605

10. Allen CJ, Murray CR, Meizoso JP, et al. Surveillance and early management of deep vein thrombosis decreases rate of pulmonary embolism in high-risk trauma patients. *J Am Coll Surg*. 2016;222(1):65–72.

11. Hon B, Botticello A, Kirshblum S. Duplex ultrasound surveillance for deep vein thrombosis after acute traumatic spinal cord injury at rehabilitation admission. *J Spinal Cord Med*. 2020;43(3):298–305.

12. Kelly BM, Yoder BM, Tang CT, Wakefield TW. Venous thromboembolic events in the rehabilitation setting. *PM R*. 2010;2(7):647–663.

13. Providers HC. Prevention of venous thromboembolism in individuals with spinal cord injury: clinical practice guidelines for health care providers, 3rd ed. *Top Spinal Cord Inj Rehabil*. 2016;22(3):209–240. doi:10.1310/sci2203-209

14. Mai V, Tanguay VF, Guay CA, et al. DOAC compared to LMWH in the treatment of cancer related-venous thromboembolism: a systematic review and meta-analysis. *J Thromb Thrombolysis*. 2020;50(3):661–667.

15. Rossel A, Robert-Ebadi H, Marti C. Preventing venous thromboembolism in ambulatory patients with cancer: a narrative review. *Cancers*. 2020;12(3):612.

16. Farge D, Bounameaux H, Brenner B, et al. International clinical practice guidelines including guidance for direct oral anticoagulants in the treatment and prophylaxis of venous thromboembolism in patients with cancer. *Lancet Oncol*. 2016;17(10):e452–e466. doi:10.1016/S1470-2045(16)30369-2

17. Falck-Ytter Y, Francis CW, Johanson NA, et al. Prevention of VTE in orthopedic surgery patients. Antithrombotic therapy and prevention of thrombosis, 9th ed: American College of Chest Physicians evidence-based clinical practice guidelines. *Chest*. 2012;141(2 suppl):e278S–e325S. doi:10.1378/chest.11-2404

18. Pannucci CJ, Osborne NH, Wahl WL. Venous thromboembolism in thermally injured patients: analysis of the national burn repository. *J Burn Care Res*. 2011;32(1):6–12. doi:10.1097/BCR.0b013e318204b2ff

19. Herlihy DRB, Thomas M, Tran QH, Puttaswamy V. Primary prophylaxis for venous thromboembolism in people undergoing major amputation of the lower extremity. *Cochrane Database Syst Rev*. 2020;7(7):CD010525. doi:10.1002/14651858.CD010525. pub3

20. Schünemann HJ, Cushman M, Burnett AE, et al. American Society of Hematology 2018 guidelines for management of venous thromboembolism: prophylaxis for hospitalized and nonhospitalized medical patients. *Blood Adv*. 2018;2(22):3198–3225. doi:10.1182/bloodadvances.2018022954

第 55 章

呼吸机的使用

Dominique Vinh

核心定义

无论通气策略多么复杂,我们都要认识到机械通气只是一种支持性的干预手段,必须要明确导致呼吸障碍的根本原因。

呼吸衰竭

呼吸衰竭是指 $PaO_2<60mmHg$,常伴 $PaCO_2>50mmHg$ 的气体交换障碍。根据潜在的主要和诱发因素(例如,中枢神经系统、周围神经系统、呼吸肌、胸壁、气道和肺泡的因素),可以将呼吸衰竭视为一种综合征。高死亡率与急性呼吸窘迫综合征(ARDS)和慢性阻塞性肺疾病的恶化有关。急性呼吸衰竭可迅速发展,出现严重的动脉血气和酸碱异常,而慢性呼吸衰竭在本质上更为隐蔽,允许发生生理代偿。呼吸衰竭有两种类型:低氧血症型呼吸衰竭(1 型)和高碳酸血症型呼吸衰竭(2 型)。

1 型呼吸衰竭:缺氧

低氧血症型呼吸衰竭(1 型)是指在肺泡–毛细血管膜水平的氧交换失败,其中 $PaO_2<60mmHg$,$PaCO_2$ 正常或偏低。通气/灌注不匹配是低氧血症最常见的病理生理学

机制,其他病因包括分流增加、弥散障碍和肺泡通气不足[2]。缺氧常见的病因包括心源性或非心源性肺水肿和重度肺炎。除了评估根本原因外,治疗低氧血症的方法是谨慎地提高吸入氧浓度(FiO_2),以恢复塌陷的肺泡。

2 型呼吸衰竭:高碳酸血症

另一方面,高碳酸血症型呼吸衰竭(2 型)是指存在不能呼出二氧化碳的通气问题,其中 $PaCO_2>50mmHg$,常伴低氧血症。常见的原因包括中枢神经系统受损、神经肌肉接头传递障碍、胸腔机械性损伤和呼吸肌疲劳[2]。解决了基础疾病后,纠正高碳酸血症的策略是通过增加每分通气量来改善通气。

急性呼吸窘迫综合征

ARDS 是一种危及生命的生理性炎症反应,造成缺氧性肺损伤伴肺血管通透性增加,且需要机械通气支持。2011 年基于共识的 ARDS 柏林标准对于 ARDS 的诊断依赖于 4 个方面:起病时间、低氧血症程度、肺水肿来源、X 线片。根据低氧血症的程度将ARDS 分为轻度、中度或重度。与早期的标准相比,柏林标准能够更好地预测 ARDS 不同阶段的死亡率[3]。目前推荐的治疗方法包

括低潮气量机械通气、俯卧位通气和体外膜肺氧合，可作为特定情况下的过渡性干预措施[4]。

无创通气

无创通气通过无创接口（例如，鼻罩、面罩或鼻导管）为呼吸衰竭患者提供正压通气支持。无创正压通气主要适用于病情稳定、存在少量气道分泌物、敏感且积极配合治疗的患者。

无创正压通气以持续气道正压的形式提供：保持恒定的压力或双相气道正压，使患者在预定的呼气相压力和吸气相压力进行呼吸。无创正压通气禁用于反应迟钝、血流动力学不稳定、误吸风险高或胃排空障碍的患者。

有创机械通气

有创机械通气通过改善呼吸和气体交换的功，为那些不能在维持气道进行充分氧合或通气的患者提供呼吸支持，并保护肺部免受医源性损伤。机械通气使患者有时间从基础疾病中恢复，所以首先要做的是积极评估和治疗基础疾病。

在一些突发情况（如心脏或呼吸停止、昏迷、溺水、创伤、头部或脊髓损伤）和紧急情况（如呼吸衰竭）下，需要立即进行有创机械通气[5]。为意识水平下降、高碳酸血症型呼吸衰竭、低氧血症型呼吸衰竭和循环衰竭的患者提供气道保护是有创机械通气最常见的适应证[6]。一般公认的机械通气指征包括：呼吸频率>30 次/分钟、动脉血氧饱和度<90%、吸 FIO_2>0.60、pH 值>7.25、$PaCO_2$ 急剧上升并>50mmHg[7]。为了尽量减少潜在并发症，一旦开始机械通气，应谨慎考虑，以尽可能缩短使用时间，并在临床适当时尽快撤机[6]。

生理学

通气分为正压通气和负压通气两个主要类别。负压通气依赖于胸外压的降低，这会使胸部扩张，将空气吸入肺部（如铁肺）。现代机械通气主要使用正压通气，是指在吸气时通过正压输送使肺部扩张。肺内压和肺的顺应性是影响机械通气效果的重要因素，是潮气量、肺泡内压、所施加的正压和肺容量之间复杂的互相作用。此外，基础疾病也会影响肺的顺应性。损害肺实质的疾病（如肺气肿）会增加肺的顺应性，而使肺硬化的疾病（如 ARDS、肺炎、肺水肿、肺纤维化）会降低肺的顺应性。因为压力与体积的增加不成比例（压力增加时仅有少量体积增加），硬化的肺容易发生气压伤。在吸气时，肺中的气道阻力决定峰值压力。在完全吸气结束时，平台压反映了肺泡内压和肺的顺应性，高于 $30cmH_2O$ 会导致气压伤，因此，必须对平台压进行监测[8]。

机械通气的基本模式

几乎所有现代呼吸机都提供正压。呼吸机的设置以预期的治疗终点作为指导。虽然有许多不同的模式，但最常用的机械通气初始模式包括定容的辅助控制通气和定压的辅助控制通气。选择通气模式的总体方法涉及如何管理患者的自主呼吸：其范围从为患者的呼吸做功提供全面支持到允许患者自行确定呼吸的大小。随着对机械通气中的阶段变量：触发变数、限制变量、转换变量和呼气末正压（PEEP）的重点关注，传统的压力或容量控制模式往往被复杂的通气方案所掩盖。呼吸衰竭患者比气道保护患者需要更多机械通气的支持。定容或定压的辅助控制通气模式使呼吸肌得到最大程度的休息,并降低呼吸功。

容量控制模式

在容量控制模式下,在设定的呼吸机速率下有预定的潮气量,以确保每分钟通气量最小。一旦达到设定的潮气量,吸气就会停止。尽管容量保持不变,但由于气道阻力、肺顺应性和胸壁顺应性的不同,压力会在不同呼吸和患者之间产生变化。这意味着肺部顺应性差会使压力升高,有造成气压伤的风险。定容呼吸可以由呼吸机或患者启动。

压力控制模式

在压力控制模式下,进入肺部的空气流量由设定的压力限制和呼吸机速率决定。一旦设定的吸气时间结束,吸气就结束。在这种情况下,压力保持不变,但潮气量会因顺应性、气道阻力或管道阻力而发生变化。因此,无法保证具体的每分通气量。这意味着在某些情况下,如哮喘,其顺应性改变造成潮气量的波动,进而影响二氧化碳的清除。定压呼吸也可以由呼吸机或患者启动。

辅助控制通气

辅助控制通常是为了管理每分通气量和呼吸功而选择的初始模式。在定容通气中,每一次呼吸都会有一个预定的潮气量、FiO_2 和 PEEP。如果患者试图进行自主呼吸,呼吸机仍会提供一次完整的呼吸。这种方法可能会导致过度通气,特别是当患者因疼痛或焦虑而出现呼吸急促时,有可能出现呼吸性碱中毒。在辅助控制模式下,呼吸机为每次呼吸提供支持(辅助),并控制固定的呼吸频率,使之不受自主呼吸频率的影响。

容量模式

定容辅助控制通气

定容辅助控制通气,也称为持续指令通气,是大多数情况下首选的通气模式。容量控制确保患者每分钟吸入一定量的空气,需要对潮气量、呼吸频率、氧浓度和呼气末正压的大小进行设置。潮气量代表以去脂体重为基础的每次呼吸所需的空气量。呼吸速率或频率表示每分钟呼吸的次数。呼吸与呼吸之间的时间触发间隔是通过呼吸频率除以60 来计算的。FiO_2 表示吸入氧气的浓度。FiO_2 的设置范围为 35%(FiO_2 0.35)~100%(FiO_2 1.0)。FIO_2 的设置是为了使 SpO_2 保持在 92%~96%。

同步间歇指令通气

在同步间歇指令通气中,呼吸机预设了与患者自主呼吸同步的呼吸频率,并非所有的自主呼吸都可以得到支持,这样就能最大限度地降低过度通气或碱中毒的风险。SIMV 增加了呼吸功并减少了心输出量。增加自主呼吸的压力支持可以提高呼吸功。

压力模式

定压辅助控制通气

定压辅助控制通气是有神经肌肉疾病但肺部正常的患者的首选模式。其不允许自主呼吸,且峰值压力较低,所以发生气压伤的风险较小。其缺点是每分通气量可能不同[9]。

压力支持通气

压力支持通气依赖于患者触发的呼吸,

因此,其仅用于加强自主呼吸。压力支持通气没有后备频率且这种模式不用于意识减退的患者。由于潮气量是用来反应患者努力吸气程度和肺顺应性的参数,压力支持通气经常被用于呼吸机撤机过程。压力支持通气增加了患者努力吸气的程度,但对潮气量或呼吸频率没有影响。因此,变化的潮气量可能会使呼吸功加剧。

呼气末正压

PEEP 使气道和肺泡保持开放以改善通气,它并不是一种特定的通气模式。压力支持可以用来加强患者的自主呼吸,压力支持越大,患者越可以在协助下进行更好的自主呼吸。生理上的 PEEP 为 $5cmH_2O$,压力支持的设置范围为 $5\sim20cmH_2O$,典型值为 $8\sim10cmH_2O$,主要是为了纠正 ET 管的阻力。

治疗

撤机

必须每天都做好撤机的准备[10],尽早撤机可降低发病率和死亡率,同时也能优化资源利用;反之,延长机械通气的时间会提高死亡率[11]。在撤机前,必须先治疗基础疾病,减少对正压通气的需求,保持心血管的储备,清除阻塞物,并保护气道。一旦做好准备,就可以缓慢撤机,或在暂时撤机情况下进行短时间的自主呼吸[12]。

目前的建议是每天进行一次自主呼吸试验(SBT),即患者经气管导管通过 T 型管(T-piece)进行自主呼吸,或在最小的呼吸机支持下进行自主呼吸[13]。在进行 SBT 之前,应保持每日程序化镇静期,直到患者对所有镇静剂敏感并同时满足拔管要求。

在 SBT 期间,通过 T-piece 或压力支持将呼吸机支持减少到最低程度。对于简单的撤机,压力支持通气似乎更有优势,撤机时间更短。在 SBT 的 30~120 分钟需要密切监测,寻找呼吸窘迫的迹象。撤机失败的症状和体征包括呼吸急促(心率>140bpm)、呼吸窘迫(呼吸频率>35 次/分钟并使用辅助呼吸肌)、血流动力学变化(收缩压>180mmHg 或<90mmHg,发汗明显)、氧合血红蛋白解离(血氧饱和度<90%,PaO_2<50mmHg,pH 值<7.32)以及精神状态的改变(嗜睡、焦虑不安)[13]。如果发现这些迹象,应将呼吸机调整回之前的设置。

注意事项

在重症监护室进行早期康复可以减少与 ICU 后综合征相关的并发症。危重患者有患慢性神经肌肉无力、危重症多发性神经病、焦虑、抑郁和 PTSD 的风险。早期康复可能会增强肌肉力量、提高身体功能和生活质量、减少医疗费用和缩短住院时间。基于 ICU 的康复干预需要一个多学科的团队,尽管患者仍使用机械通气,只要病情稳定,康复就能立即进行[14]。

延长机械通气定义为预计至少持续 21 天,每天至少进行 6 小时的机械通气[15]。在使用慢性通气设备的过程中,康复医生的作用是使患者在慢性失能的病情下最大限度地提高个人的功能。康复医生对某些神经系统疾病(如 SCI 或神经肌肉疾病)的医疗和功能管理提供专业的意见。此外,还包括处理原发性或继发性肌肉骨骼问题(如痉挛或肩袖损伤),持续努力地诊断、治疗和预防可能进一步阻碍患者恢复的复发性损伤也很重要。

呼吸治疗师可以进行人工辅助咳嗽、气管内吸痰、操作咳嗽辅助机、胸部机械叩击和振动以及体位引流。呼吸肌训练将改善深呼吸和咳嗽，间歇性正压呼吸将最大限度地提高潮气量，而肺内冲击通气将最大限度地降低黏液堵塞的风险[16]。在这些呼吸干预过程中，必须监测可能发生的低氧血症、反射性低血压、血管神经刺激、气管黏膜损伤、气胸、纵隔气肿和气压伤。头低足高的体位可能是有益的，特别对于脊髓损伤四肢瘫患者，因为重力会使腹腔内容物移向横膈膜，从而增加肺活量和功能性呼气量。在仰卧位时使用束腹带也可以达到同样的效果。

不论是部分使用还是完全脱离呼吸机，肺康复都有利于最大限度地提高患者的肺功能容量。对于使用慢性机械通气的患者，肺康复通过自我指导的护理来促进其独立性和自主性。一个成功的机械通气患者的康复需要康复医生、呼吸科医生、呼吸治疗师、物理治疗师、作业治疗师、语言病理学家、注册营养师和社会工作者等跨学科团队之间良好的沟通和合作[17]。

机械通气风险

机械通气可能会出现血流动力学损害。

正压通气可能导致静脉回流受损和继发性心输出量减少，并伴有心动过速、低血压和灌注减少。在罕见情况下，肺泡会在高压下破裂，气压伤在临床上会表现为气胸、纵隔气肿和气腹。如果出现张力性气胸，可能会导致心脏受损。预防措施包括避免大潮气量、谨慎地使用 PEEP 并降低气道高压。同时，ARDS 患者可能会出现肺容积伤，大容量通气会因高压导致肺泡损伤。这可以通过控制更小的潮气量来预防。最后，呼吸机相关性肺炎的发生提高了患者的发病率和死亡率。预防误吸、避免气道创伤、积极的口腔护理、尽量减少镇静剂的使用以及定期评估拔管准备情况将有助于减少呼吸机相关性肺炎的出现。

综合性的跨学科肺康复计划能带来更好的生存率、生活质量和功能结局。这些计划的成功依赖于专业的呼吸科和康复科的领导、专门管理机械通气患者的跨学科工作人员、呼吸治疗师、综合康复团队、心理学家和营养师的支持。

（尹传瑞 译　韩艳玲 刘苗苗 帅胜斌 审）

参考文献

1. Galeiras Vázquez R, Rascado Sedes P, Mourelo Fariña M, Montoto Marqués A, Ferreiro Velasco ME. Respiratory management in the patient with spinal cord injury. *Biomed Res Int*. 2013;2013:168757.
2. Roussos C, Koutsoukou A. Respiratory failure. *Eur Respir J Suppl*. 2003;47:3s–14s. doi:10.1183/09031936.03.00038503
3. ARDS Definition Task Force, Ranieri VM, Rubenfeld GD, et al. Acute respiratory distress syndrome: the Berlin Definition. *JAMA*. 2012;307(23):2526–2533. doi:10.1001/jama.2012.5669
4. Rawal G, Yadav S, Kumar R. Acute respiratory distress syndrome: an update and review. *J Transl Int Med*. 2018;6(2):74–77. doi:10.1515/jtim-2016-0012
5. Moll V. *Airway Establishment and Control*. Merk Manual; 2020.
6. Pham T, Brochard LJ, Slutsky AS. Mechanical ventilation: state of the art. *Mayo Clin Proc*. 2017;92(9):1382–1400. doi:10.1016/j.mayocp.2017.05.004

7. Patel B. *Overview of Mechanical Ventilation*. Merk Manual; 2020.

8. Mora Carpio AL, Mora JI. *Ventilator Management*. StatPearls [Internet]. StatPearls Publishing; 2020.

9. Yang SC, Yang SP. Effects of inspiratory flow waveforms on lung mechanics, gas exchange, and respiratory metabolism in COPD patients during mechanical ventilation. *Chest*. 2002;122(6):2096–2104. doi:10.1378/chest.122.6.2096

10. Girard TD, Kress JP, Fuchs BD, et al. Efficacy and safety of a paired sedation and ventilator weaning protocol for mechanically ventilated patients in intensive care (Awakening and Breathing Controlled trial): a randomised controlled trial. *Lancet*. 2008;371:126.

11. Epstein SK, Ciubotaru RL, Wong JB. Effect of failed extubation on the outcome of mechanical ventilation. *Chest*. 1997;112:186.

12. Tobin MJ, Jubran A. Weaning from mechanical ventilation. In: Jubran A, Tobin MJ, eds. *Principles and Practice of Mechanical Ventilation*. McGraw Hill; 2006.

13. Epstein, SK, Walkey, A. Initial weaning strategy in mechanically ventilated adults. Up to Date. May 2021. https://www.uptodate.com/contents/initial-weaning-strategy-in -mechanically-ventilated-adults

14. Parker A, Sricharoenchai T, Needham DM. Early rehabilitation in the intensive care unit: preventing physical and mental health impairments. *Curr Phys Med Rehabil Rep*. 2013;1(4):307–314. doi:10.1007/s40141-013-0027-9

15. White AC. Long-term mechanical ventilation: management strategies. *Respir Care*. 2012;57(6):889–899. doi:10.4187/respcare.01850

16. Cabahug P, Edmiston T, Noles A. *Pulmonary Rehabilitation After Ventilatory Failure*. PM&R Knowledge NOW; Published December 2, 2013. Updated September 21, 2018.

17. Jackson NC. Pulmonary rehabilitation for mechanically ventilated patients. *Crit Care Nurs Clin North Am*. 1991;3(4):591–600.

18. Martin UJ, Hincapie L, Nimchuk M, Gaughan J, Criner GJ. Impact of whole-body rehabilitation in patients receiving chronic mechanical ventilation. *Crit Care Med*. 2005;33(10):2259–2265. doi:10.1097/01.ccm.0000181730.02238.9b

第**56**章

伤口护理

Holly Vance

核心定义

压力性损伤

旧称压疮或褥疮,当皮肤和软组织的局部区域长期受压时就会发生压力性损伤[1-3]。压力性损伤,通常发生在骨突出的区域或医疗设备下方,也可以是剪切力和(或)压力的组合[1-3]。其被认为是一种"自下而上"的皮肤损伤,损伤从肌肉或骨骼开始,向皮肤发展[1-4]。

潮湿相关性皮肤损伤

这种类型的皮肤损伤是由于皮肤反复或长时间暴露于水分(包括水、尿液、粪便、黏液、唾液、汗液、肠道分泌物和伤口渗出物)[5,6]。由于其从皮肤表面开始而被认为是"自上而下"的皮肤损伤[7,8]。

创伤性伤口

创伤性伤口包括烧伤、皮肤撕裂、医用黏胶相关性皮肤损伤和手术相关的伤口。

下肢溃疡

下肢溃疡通常与动脉或静脉疾病和神经病变有关[9-12]。感觉和血管缺陷使患者容易发生皮肤破裂和感染[9,12-14]。

病因和病理生理学

压力性损伤

压力性损伤的发展受多种因素的影响,包括但不限于患者的整体健康状况、营养、软组织状况和环境[1-3]。存在多个压力性损伤阶段,如表56.1所述[2]。

潮湿相关性皮肤损伤

失禁相关性皮炎(IAD)。最常见的潮湿相关性皮肤损伤(MASD),其被定义为"因长期接触尿液或液体粪便而引起的刺激性皮炎"[15-17]。尿液中的尿素分解时会产生氨,皮肤长期接触尿液会使皮肤由酸性变为碱性,从而损害皮肤的酸性环境/保护屏障[5,16,17]。暴露于液态粪便的皮肤患IAD的风险较高,因为当过多的水分使皮肤变为碱性时,液态粪便中存在的酶被激活,导致蛋白溶解性损伤和可能的皮肤组织损失[5,16,17]。有IAD风险的皮肤包括暴露于液体粪便或尿液的所有可能区域[16]。常常与压力性损伤混淆,IAD表现更为扩散,而压力性损伤更多是局部的[4,16-18]。

表 56.1 压力性损伤阶段

阶段	描述
1 阶段	皮肤完整,有红斑,不变白[2]。对于肤色较深的患者可能难以评估[2]
2 阶段	部分皮层的组织损伤,深度不可测量,创面为红色或粉红色[2]。也可表现为充满浆液的水泡[2]
3 阶段	全层组织损伤,可见脂肪和肉芽组织[2]。也可能出现边缘内卷[2]
4 阶段	全层组织损伤,肌肉、肌腱、筋膜、韧带、软骨或骨骼外露或可直接触摸[2]
不明确阶段	全层组织损伤被焦痂或腐肉掩盖,无法确认组织缺失和损伤的真正深度,一旦焦痂和腐肉被清除,就会显示出第3或第4阶段的压力损伤[2]
深层组织	看上去是褐红色、紫色或深红色的组织损伤,不变白[2]。可能演变为显示真正的深度和损伤(进展到第2、3、4阶段,或不明确阶段),或可能在没有组织损失的情况下消退[2]
黏膜	黏膜压力损伤是在黏膜上,在损伤的位置有医疗设备压力史[2]。由于组织的解剖结构,这些溃疡不能用1、2、3、4和不明确阶段系统来分类[2]

肌间皮炎(ITD):也被称为褶烂;ITD存在于皮肤褶皱处,与皮肤褶皱内的水分和摩擦有关[5,6,19]。ITD是皮肤褶皱内的水分导致皮肤过度水合,以及皮肤褶皱之间相互摩擦引起的。其表现呈线性,可能与IAD同时存在。高危区域包括位于腹部皱褶内、乳房下、腋窝、臀间沟或腹股沟区域的皮肤[5,6]。

伤口周围 MASD:由于皮肤暴露于伤口渗出物而造成的皮肤损伤[5,6]。其病理生理学被认为是由于浸渍、炎症和摩擦的综合作用[5,6]。过多的伤口渗出物从伤口或切口排出,导致皮肤过度水合或浸渍。皮肤就会因摩擦以及病原体和刺激物的渗透而面临更高的风险[5,6]。

创伤性伤口

烧伤:烧伤的机制包括热能、化学、电击和辐射(表 56.2)[20-22]。烧伤的严重程度通常用手掌法、九分法或 Lund-Browder 图表来测量,以确定身体烧伤的总面积(图 56.1)[20,21,23]。

皮肤撕裂:由于剪切、摩擦和(或)外伤而发生皮肤层分离[5,6]。高危人群包括老年人或幼儿、重症或慢性病患者及药物(如类固醇)相关的皮肤脆弱的患者[5,6]。

医用黏胶相关性皮肤损伤:在去除黏合剂 30 分钟或更长时间后,红肿或其他皮肤异常(包括但不限于水泡、脓包、糜烂或撕裂)持续存在时发生[5,6,19]。常见的损伤机制包括:刺激性接触性皮炎、过敏性接触性皮炎、浸渍、机械性创伤、张力性水泡和毛囊炎[5,6,19]。

手术切口:手术切口可以通过一期缝合(胶水、订书针或缝合线)、延期缝合(用包装物敞开一段时间以监测感染情况,然后再缝合)或二期缝合(有伤口护理管理)[24]。可以使用皮瓣(使用身体某个部位的皮肤和软组织来闭合创面)或移植物(使用患者、捐赠者或动物的组织或皮肤)[24]。

下肢溃疡

静脉性:溃疡的发生是由于静脉高压或静脉系统功能异常(包括水肿、皮肤变化和溃疡)[11]、瓣膜功能障碍和非卧床静脉高压导致溃疡和组织变化[11]。这些是最常见的下肢伤口类型。静脉伤口的特点包括湿润的红色创面基床和锯齿状的边缘[11]。

表 56.2　烧伤机制和病理生理学

机制	病理生理学
热能	直接或间接传热的结果(如炉子、沸水或蒸汽),通过动能转化为电磁能再转化为动能(如日光浴床),或通过气流携带的热量(如闪光爆炸)进行热传递的结果[20-22]。组织的受热温度和暴露的时间决定了严重程度[20,21]
化学	组织暴露于有毒物质的结果[20-22]。物质的浓度和数量、暴露的时间以及物质的皮肤毒性决定了烧伤的严重程度[20,21]。这些物质可能是碱性的(如工业清洁剂)、酸性的(如家用浴室清洁剂)或发泡剂(如神经毒气)[20,22]
电击	包括高压(>1000V)(如交流电)或低压(<1000V)(如雷击、电弧伤——电流在身体附近流动,但身体从未与电流接触)烧伤[20-22]。严重程度由电流的类型、流动方向、组织对电流的电阻和暴露时间决定[20,21]。电流从患者的入口伤口流向地面或从阻力最小的路径流动[20,21]。这些类型的烧伤往往与骨筋膜室综合征、神经系统症状和延迟愈合的并发症有关[20-22]
辐射(罕见)	过度电离辐射暴露的结果[20,21]。当辐射能量转移到身体时,会刺激形成针对快速生长细胞的反应性化学物质和毒素[20,21]

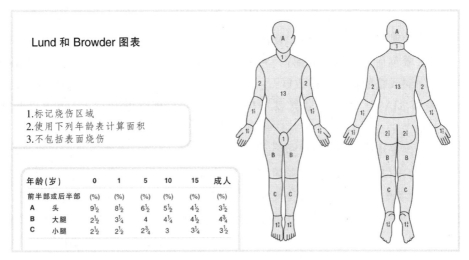

图 56.1　用于计算身体总体表面积(TBSA)的 Lund 和 Browder 图表。(Source:Reprintedbypermission-fromhttps://www.theplasticsfella.com/staging/7660/wp−content/uploads/2020/05/Burns−TBSA−Calculator.png.)

周围皮肤可能因水肿或含铁血黄素而出现脂肪性皮肤硬化、静脉曲张和(或)萎缩性白斑[11]。

动脉性:这些溃疡发生在动脉供血不足和进行性动脉闭塞的情况下[10]。当受损的动脉和血管无法满足伤口愈合所需的氧合需求时,溃疡可能会自发或继发于创伤[10]。通常具有"穿孔"的外观表现,边缘清晰,伤口床可能是红色的、淡粉色的或有缺血性损伤的迹象,如焦痂或腐肉[10]。患有动脉疾病的下肢通常显得苍白,皮肤薄而有光泽,摸起来凉爽或冰冷,无毛,脉搏减弱或消失,伴有依赖性红润/高度苍白[10]。

神经性:神经性足溃疡的发生由感觉性(即感觉下降和受伤意识)、自主性(皮肤干燥导致)和机械性(即结构畸形)因素导致[9,14]。这些类型的溃疡通常见于糖尿病患者[9,14]。茧的形成(即角化过度的斑块)在高压区很常见,并可能与皮下溃疡的形成有关[9,14]。皮肤裂纹和裂缝是常见的干燥症[14,25]。有多种量表可用于对糖尿病足溃疡进行分类,包括 Wagner 溃疡分类系统和得克萨斯大学系统[9]。大多数分类系统在其分期中评估位置、深度、皮肤坏死变化、感染、缺血和神经病变[9]。

诊断方法

压力性损伤

压力性损伤的诊断依赖于对皮肤的视觉检查,以评估颜色发白情况、解剖结构、压痕和疼痛[3]。应评估压力性损伤的风险[3],评估工具包括 BradenScale©、WaterlooScore© 或 Norton Scale©,可用于确定患者的压力性损伤风险,并制订针对患者的预防干预措施[3]。

潮湿相关性皮肤损伤

诊断的依据是皮肤的整体表现、患者与水分的接触史,以及导致皮肤损伤的水分类型[6,19]。例如,尿失禁患者受尿液或粪便影响的区域出现弥漫性的皮肤破损,可诊断为 IAD[6,7]。伤口周围(伤口周围皮肤)或有引流的切口周围的皮肤破损,可诊断为伤口周围

MASD[6]。当皮肤褶皱内出现线性皮肤破损时,可诊断为 ITD[6,19]。

创伤性伤口

烧伤

烧伤是根据烧伤的类型来诊断的[20,21]。它们也按皮肤损伤的深度分类,并按体表总面积损伤的百分比(患者的手约占 TBSA 的 1%,图 56.2)进行量化[20,21,23,26]。原将其按阶段分类,但近期开始分为浅层、浅层部分厚度、深层部分厚度和全层厚度[20,21]。根据美国烧伤协会的标准,成人的轻度烧伤包括 15% 的 TBSA,中度烧伤包括 15%~25% 的 TBSA,而重度烧伤包括 >25% 的 TBSA[20,21]。同时也需考虑到烧伤的位置和深度,以决定是否为轻微、中度或大面积烧伤[20,21,23]。

皮肤撕裂

皮肤撕裂可分为部分撕裂或全部撕裂,使用国际皮肤撕脱伤专家咨询组分类方案可分为 1 型、2 型或 3 型[5,6]。1 型无皮瓣缺失,撕脱皮瓣重新摆放位置可以完全覆盖伤口床[5,6]。2 型部分皮瓣缺失,无法完全覆盖伤口床[5,6]。3 型皮瓣完全缺失,皮肤完全缺失,伤口床完全暴露[5,6]。

医用黏胶相关性皮肤损伤

诊断基于患者的健康史、皮肤损伤的表现及患者与医用黏合剂产品的接触史[5,6]。只有在去除内侧黏合剂 30 分钟后才能明确诊断,因为暂时性充血通常会被误诊为医用黏胶相关性皮肤损伤[5,6]。

手术切口

治疗和管理的依据是切口是否能够通

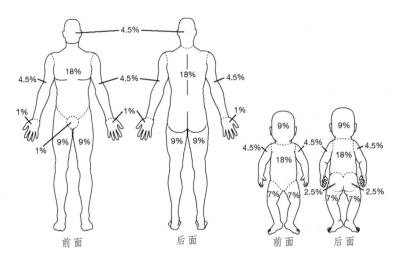

前面　　　　　　后面　　　　　前面　　后面

图 56.2 九分法计算方法。(Source: Reprinted from Veenema TG, ed. Disaster Nursing and Emergency Preparedness: For Chem-ical, Biological, and Radiological Terrorism and Other Hazards. 4th ed. Springer Publishing Company; 2019:432.)

过缝合线、缝合钉或胶水的一次强化缝合，或通过局部伤口处理的二次强化愈合[24]。

下肢溃疡

动脉性

评估动脉疾病的无创诊断包括踝臂指数或趾臂指数，用于评估下肢的氧灌注[10,13]。在糖尿病患者中推荐使用足趾肱骨指数，因为踝关节区域的血管钙化导致不可压缩的风险增加[10,13]。正常的踝臂指数为 0.9~1.3；>1.3 是异常高，因此，推荐使用踝臂指数。踝臂指数 ≤0.9 表明有下肢动脉疾病，0.6~0.8 表明边界灌注，≤0.5 表明严重缺血。其他诊断工具包括运动压力测试、波形研究、分段肢体压力、$TcPO_2$ 测量和血管造影[10,13]。

神经性/糖尿病性

Semmes-Weinstein 试验或 10g 单丝检查是评估保护性感觉丧失的有效工具[9,12]。用 128Hz 的音叉进行振动感觉测试可以评估振动感觉丧失，这是保护性感觉丧失的

前兆[9,12,14]。下肢神经病变中常见的身体感觉受损会增加跌倒风险，可以用大足趾的位置感觉测试进行评估[9]。评估患者的穿鞋情况有助于评估有溃疡风险的高压点和解剖区域[9,14]。

静脉性

在体格检查中，含铁血黄素染色、水肿、脂肪皮肤硬化、静脉曲张和踝关节肿胀通常提示静脉功能不足[11,12]。建议进行下肢无创血管检查，如踝臂指数，以排除其他外周动脉疾病，若合并外周动脉疾病则禁用加压治疗[11,12]。双光子超声波可用于扫描静脉回流或阻塞，具有很高的敏感性，可协助诊断静脉功能不全[11,12]。

治疗

伤口护理的一般原则

伤口愈合的四个阶段包括凝血期、炎症期、修复期、成熟期[27]。可能影响伤口愈合的

因素包括组织灌注和氧合、营养状况、感染、糖尿病、药物、衰老、免疫抑制和压力[27]。

选择敷料时需要考虑的因素包括病因、位置、伤口床的外观、引流量和类型、伤口周围皮肤的外观、是否有感染、更换敷料的频率、患者的目标和喜好、护理人员的能力、产品的可用性、成本和报销情况[28,29]。如果伤口不太可能愈合，预防感染、控制气味和渗出物、尽量减少伤口床的恶化、减少换药频率是较合适的目标[28]。对于接受姑息治疗的患者来说，伤口护理的目标可能有所不同，应该以舒适为重点，因此，建议采用减少疼痛和尽量减少伤口恶化的敷料方案[28,30,31]。其他考虑因素包括营养和糖尿病管理、压力再分配、水肿控制、环境控制和疼痛控制[28]。

在制订伤口治疗计划时，重要的是要考虑谁将执行护理（患者、家属或工作人员）、更换敷料的频率及患者使用推荐敷料的情况。如果是住院患者，应在出院前教会患者和（或）家属如何进行敷料更换。对于不能独立进行伤口护理或没有护理人员的患者，家庭健康护理可能是一个选择。有些患者可能需要由护理人员或在专门的伤口护理诊所进行换药和伤口管理。大多数家庭保健机构和诊所无法每天观察患者，因此，当患者或护理人员不能协助进行伤口护理时，包含多日敷料产品的治疗计划非常重要。

敷料的更换应包括伤口清洁（肥皂水、生理盐水或市售伤口清洁剂）和应用皮肤屏障，以保护伤口周围皮肤免受潮湿和刺激。表 56.3 中总结了常见的敷料。

注意事项

压力性损伤

治疗的重点应该是如何防止伤口受压，以促进伤口愈合[3]。对于活动能力和感觉受损的患者（如脊髓损伤），限制坐姿，管理肠道和膀胱以防止伤口污染是最重要的[3]。在某些情况下，有必要转诊进行手术清创及瓣膜闭合。如果压力损伤与医疗设备有关，考虑调整或停用该设备[3]。需要进行压力再分配的干预措施，如翻身计划，以促进愈合[3]。

潮湿相关性皮肤损伤

如果患者出现尿失禁，外用防潮产品很重要，如含有氧化锌和聚二甲基硅氧烷的隔离霜[6,7,17]。皮肤屏障喷雾剂或湿巾可用于保护伤口周围皮肤免受引流[6,17]。在选择敷料时，应考虑引流量，因为适当的敷料可以吸收引流液，防止伤口周围水分过多[6,17]。

烧伤

焦痂切开术和筋膜切开术可能需要紧急手术干预，清创、伤口护理和植皮可能需要持续多次的手术干预[20,21,23,26,32]。为了满足持续的医疗和社会心理需求，需要进行营养支持、物理治疗、作业治疗、语言治疗、康复医学和康复心理学等持续治疗[21,23,32]。

当大量的体表面积被烧伤时，由于炎症介质被释放，损伤部位和全身毛细血管通透性增加，患者有休克的风险[20,21,32]。对于 TBSA >20% 的烧伤患者，在最初 24 小时内最为严重[20,21,32]。大量液体、电解质和蛋白质涌入间质空间，导致血管内容量不足和局部或全身水肿[20,21,32]。随后是心输出量、代谢率、耗氧量和血压下降，以及持续 3~7 天的液体失衡和细胞休克[20,21]。这种类型的烧伤患者面临漫长的恢复期，除了烧伤本身外，还需要治疗休克和液体失衡[20,21]。

转诊到烧伤专科中心的标准包括：部

表 56.3　常见的伤口护理敷料

敷料	特点和常见用途
纱布	这些敷料有中等吸收能力[29]。可以频繁地进行更换,同时提供多种尺寸(细网和大网)[29]、多种形状(卷筒式和包装带等)[29]。也可以浸渍各种抗菌剂[29]
接触层	一般放置在暴露的肌肉、肌腱、骨骼或其他器官上,以保持伤口床湿润,减少换药时的疼痛。其具有最小的吸收性[29],并浸有硅树脂、矿脂和其他多种类型的软膏,以帮助维持伤口床湿润[29]。根据软膏的品牌和类型,这些敷料可能每 1~7 天更换一次,并应覆盖辅助敷料,如纱布或成形的泡沫敷料[29]。接触层有多种版本,常见的种类包括 Molnlycke 的 Mepitel、Hollister 的 RestoreTRIACT、Acelity 的 Adaptic 和 Smith&Nephew 的 Cuticerin
凝胶	适用于有少量至中等程度渗出的局部和全层伤口[29],可以与伤口填充物结合使用,包括海藻酸钠和氢纤维[29]。至少每周更换一次[29]。常见的种类包括 ConvaTec 的 Duoderm、Medline 的 Exuderm 和 Smith&Nephew 的 Replicare
泡沫敷料	这些敷料有各种形状和大小,有或没有胶边[29]。可用于中度至大量的渗出性伤口,也可与其他敷料(如海藻酸钠)结合使用[29]。泡沫敷料通常可以使用数天[29]。有多种泡沫敷料可供选择。例如,Molnlycke 的 Mepilex、Smith&Nephew 的 Allevyn、Medline 的 Optifoam 和 ConvaTec 的 Aquacel
海藻酸钙和氢纤维敷料	适用于中度至大量的渗出性伤口[29]。这些高吸收性的敷料可作为伤口床的填充物,并协助对窦道进行轻微填塞[29]。有些种类具有抗菌性,有些可能有助于自溶清创[29]。需要用二次敷料覆盖,至少每周更换一次,或在需要时更频繁地更换[29]。由于存在滞留在伤口床中的风险,不应在窦道区域使用多片敷料。常见的种类包括 ConvaTec 的 Kaltostat、DermaSciences 的 Medihoney alginate、Smith&Nephew 的 Algisite 以及 Medline 的 Maxorb alginate。hydrofibers 包括 ConvaTec 的 AquacelAg、ConvaTec 的 Aquacel 和 ConvaTec 的 Versiva®XC™
蜂蜜	含有蜂蜜的产品有助于保持伤口环境湿润,促进自溶清创[29]。凝胶可以每天重复使用,水胶体和海藻酸盐敷料适用于多日使用。前 2~3 次使用蜂蜜会增加伤口床内的渗出物,需要更频繁地更换敷料。常见的种类包括 DermaSciences 的 Medihoney、ManukaMed 的 Manukapli 和 Medline 的 TheraHoney
水凝胶	凝胶为伤口床提供水分并保持湿润的环境[29]。适用于有少量或无渗出物的全层和局部伤口[29]。可每天使用,以保持伤口床湿润[29]。常见的种类包括 ConvaTec 的 DuoDerm-Hydroactive、Medline 的 Skintegrity 以及 Bard 的 Vigilon
透明薄膜	非吸收性防渗敷料,通常用于固定静脉注射部位。这些闭塞性敷料可能会增加潮湿相关性皮肤损伤风险,因为过多的水分可能会截留在敷料下。透明薄膜不适用于皮肤撕裂,因为它们在撕掉时可能会加重皮肤损伤。常见的种类包括 Smith&Nephew 的 3MTegaderm 和 Opsite
皮肤屏障产品	液体屏障,局部干燥时形成透气的透明涂层,旨在保护完整或受损的皮肤。在使用药膏或敷料之前,应让皮肤屏障干燥。常见的种类包括 3MCavilonNoStingBarrierFilm、Smith&NephewSkin-Prep、Safe n Simple SkinBarrierSheet 和 ConvaTecAllKare 保护屏障湿巾

分皮层烧伤,其 TBSA>10%;面部、手部、生殖器、足部、关节或会阴部的烧伤;全层烧伤;电或化学烧伤;吸入性损伤;与创伤同时发生的烧伤,如合并骨折;烧伤患者有可能延迟烧伤愈合或增加死亡风险;儿童等[20,23]。

皮肤撕裂

治疗的注意事项取决于皮肤撕裂的类型[5,6]。如果皮瓣是完整的,可以放回或部分放回伤口床,可以在其上放置非黏性敷料[5,6]。为了保护皮瓣,应在敷料上画一个箭头,以指示去除敷料的方向[5,6]。如果可能,应使用管状网固定敷料,以防止在脆弱的皮肤上使用医用黏合剂[5,6]。如果需要使用黏合剂,应在放置敷料前使用皮肤屏障[5,6]。

医用黏胶相关性皮肤损伤

在使用黏合剂之前,应用皮肤屏障有助于防止因黏合剂移除而造成的进一步皮肤损伤[5,6]。

手术切口

敷料通常由外科医生决定。然而,伤口周围的皮肤保护(使用皮肤屏障)、预防感染(抗菌剂注入敷料)、预防开裂(切口负压伤口治疗)和预防医用黏胶相关性皮肤损伤(使用去黏合剂产品)都很重要[5,6]。

静脉溃疡

静脉溃疡的主要治疗方法是压迫疗法。然而,对于感染、存在未受控制的心力衰竭和同时存在外周血管疾病的患者来说,这是禁止使用的[11,12]。神经病变的患者应谨慎使用,因为与神经病变相关的保护性感觉丧失会损害患者辨别压力是否过紧的能力[11,12]。如果患者不适合或无法进行压力疗法,则应

抬高四肢[11,12]。应该鼓励患者每天 2 次,在睡觉时躺下并将双下肢抬高到心脏水平线以上 1~2 小时[11,12]。如果患者不能平躺,应该鼓励他们避免长时间站立或以依赖性姿势坐着[11,12]。由于下肢肌肉泵有助于启动静脉回流,所以鼓励患者走动[11,12]。在选择敷料时,应考虑使用高吸收性敷料,因为静脉伤口通常有大量的渗出物[11,12]。

动脉溃疡

有严重动脉疾病患者的治疗应侧重于预防感染和阻止伤口进展[10,13]。动脉疾病引起的干燥、稳定的焦痂应保持干燥,直到患者可以通过手术进行血管重建,或焦痂不再干燥或稳定[10,13]。聚维酮碘经常被用于保持伤口干燥,防止感染[10]。

神经性溃疡

糖尿病的管理对伤口护理很重要,因为血糖升高会阻碍伤口愈合[9,14]。糖尿病患者伤口感染和恶化的风险很高,因此,应评估局部和全身抗菌剂的需求[9,14]。用合适的鞋类或矫形器使伤口减负,可最大限度地减少对该区域的压力和剪切力,并有助于防止伤口恶化[14]。卸载和减压装置包括以下几种:拐杖、毡垫、移除石膏的助行器和全接触石膏[9]。由于这些伤口可能有很深的伤床,所以要考虑进行影像学检查,如 X 线片或 MRI,以评估是否有骨髓炎,特别是当伤口深度触及骨头时[9,14]。通常发现,去除伤口的过度角化边缘可以帮助伤口愈合[9]。

基本诊疗程序

伤口护理包括:
1.清洁说明。
2.伤口周围皮肤保护剂。

3.要使用的敷料。

4.更换敷料的频率。

资源

国家压力溃疡咨询小组：https://www.npiap.org。

伤口造口和失禁护理学会：https://www.wocn.org。

伤口护理促进协会：https://aawconline.memberclicks.net。

伤口愈合协会：https://woundheal.org。

美国烧伤协会：http://ameriburn.org。

其他医生/医疗资源

1.国际糖尿病足工作组，《糖尿病足预防和治疗指南(2019)》。

2.欧洲压疮顾问小组，美国压力性损伤咨询委员会，泛太平洋地区压力性损伤联盟，《压疮的预防和治疗：临床实践指南》。

3.伤口造口和失禁护理学会，《下肢动脉疾病患者创伤管理指南》，WOCN临床实践指南系列1，2014。

4.伤口造口和失禁护理学会，《压疮(损伤)的预防和管理指南》，WOCN临床实践指南系列2，2016。

5.伤口造口和失禁护理学会，《低发病率神经病患者创伤管理指南》，WOCN临床实践指南系列3，2012。

6.伤口造口和失禁护理学会，《低血压静脉疾病患者创伤管理指南》，WOCN临床实践指南系列4，2011。

（陈勇 译 张丽 刘苗苗 帅胜斌 审）

参考文献

1. Stechmiller JK, Cowan LJ, Oomens CWJ. Bottom-up (pressure shear) injuries. In: Doughty DB, ed. *Wound, Ostomy and Continence Nurses Society Core Curriculum: Wound Management.* Wolters Kluwer; 2016:313–332.

2. Edsberg L, Black J, Goldberg M, McNichol L, Moore L, Sieggreen M. Revised national pressure ulcer advisory panel pressure injury staging system. *J Wound Ostomy Continence Nurs.* 2016;43(6):585–597.

3. European Pressure Ulcer Advisory Panel, National Pressure Injury Advisory Panel, Pan Pacific Pressure Injury Alliance. *Prevention and Treatment of Pressure Ulcers/Injuries: Clinical Practice Guideline. The International Guideline.* Edited by Haesler E. EPUAP/NPIAP/PPPIA; 2019.

4. Beeckman D, Van Lancker A, Van Hecke A, Verhaeghe S. A systematic review and meta-analysis of incontinence-associated dermatitis, incontinence, and moisture as risk factors for pressure ulcer development. *Res Nurs Health.* 2014;37(3):204–218.

5. Thayer DM, Rozenboom B, Baranoski S. "Top-down" injuries: prevention and management of moisture-associated skin damage (MASD), medical adhesive-related skin injury (MARSI), and skin tears. In: Doughty DB, ed. *Wound, Ostomy and Continence Nurses Society Core Curriculum: Wound Management.* Wolters Kluwer; 2016:281–312.

6. Zulkowski K. Understanding moisture-associated skin damage, medical adhesive-related skin injuries, and skin tears. *Adv Skin Wound Care.* 2017;30(8):372–381.

7. Beeckman D. A decade of research on Incontinence-Associated Dermatitis (IAD):

evidence, knowledge gaps and next steps. *J Tissue Viability*. 2017;26(1):47–56.

8. Doughty DB, McNichol LL. General concepts related to skin and soft tissue injury caused by Mechanical Actors. In: Doughty DB, ed. *Wound, Ostomy and Continence Nurses Society Core Curriculum: Wound Management*. Wolters Kluwer; 2016:273–280.

9. Driver VR, LeBretton JM, Allen L, Park NJ. Neuropathic wounds: the diabetic wound. In: Bryant R, Nix D, eds. *Acute & Chronic Wounds: Current Management Concepts*. 5th ed. Elsevier; 2016:239–262.

10. Doughty DB. Arterial ulcers. In: Bryant R, Nix D, eds. *Acute & Chronic Wounds: Current Management Concepts*. 5th ed. Elsevier; 2016:186–203.

11. Carmel JE, Bryant RA. Venous ulcers. In: Bryant R, Nix D, eds. *Acute & Chronic Wounds: Current Management Concepts*. 5th ed. Elsevier; 2016:204–226.

12. Kelechi T, Brunette G, Bonham P, et al. 2019 guideline for management of wounds in patients with lower-extremity venous disease (LEVD). *J Wound Ostomy Continence Nurs*. 2020;47(2):97–110.

13. Bonham P, Flemister B, Droste L, et al. 2014 guideline for management of wounds in patients with lower-extremity arterial disease (LEAD). *J Wound Ostomy Continence Nurs*. 2016;43(1):23–31.

14. Crawford P, Fields-Varnado M. Guideline for the management of wounds in patients with lower-extremity neuropathic disease. *J Wound Ostomy Continence Nurs*. 2013;40(1):34–45.

15. Gray M, Bliss D, Doughty D, et al. Incontinence-associated dermatitis: a consensus. *J Wound Ostomy Continence Nurs*. 2007;34:45–54.

16. Beeckman D. A decade of research on Incontinence-Associated Dermatitis (IAD): Evidence, knowledge gaps and next steps. *J Tissue Viability*. 2017;26(1):47–56.

17. McNichol L, Ayello E, Phearman L, Pezzella P, Culver E. Incontinence-associated dermatitis. *Adv Skin Wound Care*. 2018;31(11):502–513.

18. Gray M. *Disrupting the Vicious Cycle: Understanding and Preventing the Negative Effects of Moisture Before Incontinence Associated Dermatitis and Pressure Injury Occur*. Wound, Ostomy, Continence Nursing Society Continuing Education; 2020.

19. Bryant RA. Types of skin damage and differential diagnosis. In: Bryant R, Nix D, eds. *Acute & Chronic Wounds: Current Management Concepts*. 5th ed. Elsevier; 2016:82–108.

20. Mier Y. Thermal wounds: burn and frostbite injuries. In: Doughty DB, ed. *Wound, Ostomy and Continence Nurses Society Core Curriculum: Wound Management*. Wolters Kluwer; 2016:611–634.

21. Evans J. Burns. In: Bryant R, Nix D, eds. *Acute & Chronic Wounds: Current Management Concepts*. 5th ed. Elsevier; 2016:475–489.

22. Hettiaratchy S, Dziewulski P. ABC of burns: pathophysiology and types of burns [published correction appears in *BMJ*. 2004 Jul 17;329(7458):148]. *BMJ*. 2004;328(7453):1427–1429. doi:10.1136/bmj.328.7453.1427

23. Grunwald TB, Garner WL. Acute burns. *Plast Reconstr Surg*. 2008 May;121(5):311e–319e. doi: 10.1097/PRS.0b013e318172ae1f

24. Brindle CT, Creehan S. Management of surgical wounds. In: Doughty DB, ed. *Wound, Ostomy and Continence Nurses Society Core Curriculum: Wound Management*. Wolters Kluwer; 2016:649–689.

25. Howes-Trammel S, Bryant RA. Foot and nail care. In: Bryant R, Nix D, eds. *Acute & Chronic Wounds: Current Management Concepts*. 5th ed. Elsevier; 2016:263–282.

26. Zuo KJ, Medina A, Tredget EE. Important Developments in Burn Care. *Plast Reconstr Surg*. 2017 Jan;139(1):120e–138e. doi: 10.1097/PRS.0000000000002908

27. Beitz JM. Wound healing. In: Doughty DB, ed. *Wound, Ostomy and Continence Nurses Society Core Curriculum: Wound Management.* Wolters Kluwer; 2016:24–37.

28. Krapfl LA, Peirce BF. General principles of wound management. In: Doughty DB, ed. *Wound, Ostomy and Continence Nurses Society Core Curriculum: Wound Management.* Wolters Kluwer; 2016:69–79.

29. Bryant R, Nix D. Principles of wound healing and topical management. In: Bryant R, Nix D, eds. *Acute & Chronic Wounds Current Management Concepts.* 5th ed. Elsevier; 2016:306–324.

30. Bryant RA. Managing wounds in palliative care. In: Bryant R, Nix D, eds. *Acute & Chronic Wounds: Current Management Concepts.* 5th ed. Elsevier; 2016:531–539.

31. Emmons ER, Dale BA. Palliative wound care. In: Doughty DB, ed. *Wound, Ostomy and Continence Nurses Society Core Curriculum: Wound Management.* Wolters Kluwer; 2016:690–703.

32. Rowan M, Cancio L, Elster E, et al. Burn wound healing and treatment: review and advancements. *Crit Care.* 2015;19(1):243.

33. Schmitt S, Andries MK, Ashmore PM, Brunette G, Judge K, Bonham PA. WOCN society position paper. *J Wound Ostomy Continence Nurs.* 2017;44(5):458–468. doi:10.1097/won.0000000000000361

第**4**部分

诊断、模式、设备和技术

第**57**章

脑电图

Derek Yu, Jeffrey Tsai

核心定义

脑电图(EEG)通过放置在皮质上的电极记录大脑信号,可以反映皮质的上千神经元产生的膜电位总和。其提供了一个实时和高时间分辨率的脑电活动窗口。自1924年以来[1],脑电图技术就开始应用于人类。现代数字脑电图技术允许对数据进行灵活的重新格式化和分析。脑电图是一个重要的工具,可以帮助诊断和评估一些疾病。脑电图检查结果的敏感性和特异性因不同的情况而异。

适应证

对癫痫发作进行分类和定性:当怀疑癫痫发作时,脑电图可提供有关癫痫发作的风险和相关大脑区域的信息。脑电图对癫痫发作的诊断只有中等程度的敏感性,但特异性很高。

评估间歇性或持续性脑病:脑电图是衡量脑病的敏感指标,但对潜在病因的诊断没有特异性。此外,脑电图对于排除癫痫发作导致的脑病有特别作用。脑电图还可以评估脑病的程度,以及确定大脑受影响的区域。

诊断非癫痫性疾病:阵发性事件,包括功能障碍和其他类似癫痫的疾病,可能难以在临床上进行确诊。在脑电图上捕捉到的发作是诊断的黄金标准。

相对禁忌证

脑电图要求患者能够耐受电极的放置并保持静止。另一方面,服用镇静药可能会影响EEG的信号采集。另外,某些电极可能与CT或MRI不兼容,因此,需要在进行研究之前或之后进行成像。皮质上的大面积损伤或异物可能会妨碍电极的放置。

脑电图的类型

常规门诊脑电图("清醒/睡眠"研究)

有几种不同类型的脑电图,每种都有特定的应用。通常用于对疑似癫痫发作的初步评估。除了皮质电极外,还要进行心电图导联和视频记录。技术人员试图捕捉睡眠,以增加检测到癫痫发作或癫痫样异常的可能性[2];因此,如果患者在前一天晚上睡眠不足可能是有帮助的。通常情况下,研究将持续30~60分钟。

动态脑电图

通常作为门诊检查工具使用,较长的记录时间或患者的习惯环境有利于捕获感兴趣的事件。其他优点包括检测癫痫样活动更加敏感,并可量化这种活动的负荷[3]。在这项研究中,患者在到脑电图实验室进行电极测试。然后患者将记录仪带回家,在一段时间内(通常是 24 小时)进行正常的生活,然后回到实验室拆除电极并下载数据。在测试期间,患者被要求对感兴趣的事件进行记录。本研究的潜在局限性包括:①缺乏同步视频;②患者必须足够可靠以保持准确记录;③由于记录发生在受控的实验室环境之外,人为因素可能会掩盖研究结果。

住院患者常规脑电图

根据患者的精神状态,通常分为"清醒/嗜睡"或"睡眠/昏迷"研究。

与常规门诊脑电图相似,但需对住院患者进行检查。技术人员将在患者的病房里用一台便携式脑电图机进行检查。

视频脑电图监测

也可对住院患者进行长期监测。这可以在专门的癫痫监测室或医院的其他地点进行(不同医院的情况不同)。癫痫监测室将配备受过专门训练的工作人员,来监测癫痫发作的临床症状并迅速对癫痫发作做出反应。这是阻止抗癫痫药物诱发癫痫发作的唯一安全方式。在重症监护室的远程监测中已得到更广泛的应用,因为研究表明,往往未被识别的亚临床癫痫发作影响了大部分患者[4]。

脑电图检测流程

检测流程中最重要的一点是明确需要的脑电图类型。另外,详细的指示有助于技术人员和脑电图阅读者寻找感兴趣的事件,并对研究的紧迫性进行分类。在一些医院,视频–脑电图监测可能需要在脑电图准备撤除时设置单独的中止指令。在不同的状态下(清醒、昏睡、睡眠)捕获的脑电图和较长的持续时间增加了研究的敏感性。

脑电图的解读

根据标准化的电极放置系统,将电极放置在皮质上(图 57.1)。数据显示两个电极之间的电位差,每对电极形成一个通道。将多通道数据组织成蒙太奇图像进行解释。

脑电图基于几个特征进行解读,如波形的频率、电压和形态,这些特征因患者的临床状态而异。注意半球不对称性或特定区域的差异。年龄因素在儿童脑电图中是很重要的,但脑电图通常不会因为成人的年龄而发生明显变化。虽然对脑电图的解读可能因解释者的经验不同而不同,但在识别癫痫样放电方面,专家间的共识是一致的[5]。

刺激技术

如果可能,通常在研究期间要执行两个激活程序:

过度换气:要求患者缓慢地深呼吸数分钟。如果患者不能配合,或有某些疾病(如呼吸系统或脑血管疾病),可以不进行过度换气。

间歇性光刺激:患者被暴露在不同频率的频闪灯下。

这些程序旨在诱发某些全身性癫痫发作,如儿童失神癫痫或青少年肌阵挛癫痫[6]。

正常脑电图

正常的脑电图通常会表现出一定的清

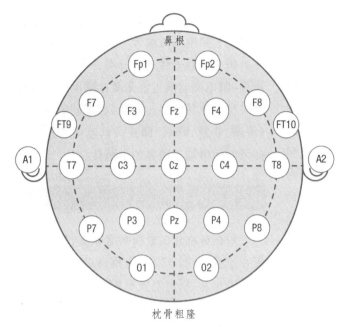

鼻根

枕骨粗隆

图 57.1 国际 10~20 系统皮质电极放置示意图。电极名称的字母表示放置电极的大脑区域（Fp-额极、F-额叶、FT-额颞、C-中央、T-颞叶、P-顶叶、O-枕叶）。编号为奇数的电极位于左边，编号为偶数的电极位于右边。数字较大的电极离中线较远。字母"z"表示中线电极。

醒或睡眠节律（图 57.2）。当健康的受试者处于放松、清醒的状态且闭着眼睛时，通常会出现后方主导的 α 节律。后头部优势节律具有以下特征：①成人的活动频率为 8.5~12Hz；②突出于枕部；③对称性；④睁眼时衰减。

昏睡状态的标志是出现较低频率的活动、肌肉伪影和眨眼次数的减少。睡眠的特

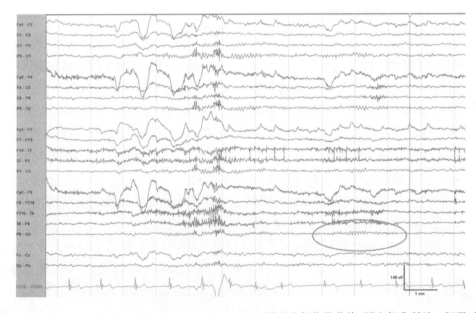

图 57.2 脑电图显示正常清醒节律。出现了一个 10~11Hz 的后头部优势节律（圈出部分所示），闭眼时双侧对称。

征是出现如睡眠期枕区一过性正相尖波（POSTS）、顶尖波、K-综合波和睡眠纺锤波等模式。

脑电图正常并不能排除癫痫的诊断，因为单次脑电图的敏感度并不高，患者常规脑电图诊断癫痫的比例只有 50% 左右[7]。

常见异常结果

非癫痫样异常在病因方面是非特异性的，并不增加癫痫发作的风险。

脑电图上的局灶性减慢表示局部脑功能障碍，在病因学上没有特异性，可能是由许多潜在的原因造成的（缺血性脑卒中、出血、肿瘤、创伤、其他局灶性病变）。局灶减缓可以是持续性的（如脑卒中后）或短暂性的（短暂性脑缺血发作或癫痫发作后）（图 57.3）。

广泛性减慢是脑病的一个标志，但在病因学上是非特异性的（图 57.4）。常见的病因包括但不限于毒性代谢、感染、神经退行性或镇静性药物。

三相波通常与肝、肾功能损害引起的脑病有关，但也可见于其他原因引起的全身性脑功能障碍。

爆发性抑制是一种仅见于深度昏迷患者的模式，存在严重的整体脑功能障碍。爆发抑制可能是心肺骤停或使用镇静药物引起的缺氧缺血性脑病所致。

癫痫样模式是癫痫发作（发作）或与癫痫发作风险增加相关（发作间期）。

癫痫样放电（尖峰或锐波）是与癫痫发作风险增加相关的特殊发现（图 57.5），可以是局灶性的或全面性的，分别对应局灶性或全面性发作的风险增加。

侧向周期性放电（或周期性侧向癫痫样放电）与癫痫发作的高风险相关，通常由局域结构性病变引起。

癫痫发作可能是局灶性的或全面性的，可能是临床性的或亚临床/电图性的（只见于脑电图而无明显临床表现）。从脑电图上看，它们可能有不同的形式，包括尖峰、锐波

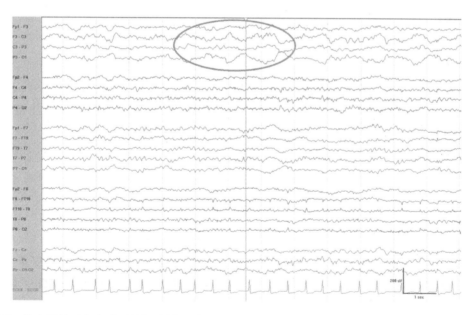

图 57.3　脑电图显示左半球局灶性减缓。左侧有连续的 0.5~2Hz 的活动（圈出部分所示），而右侧几乎不存在。

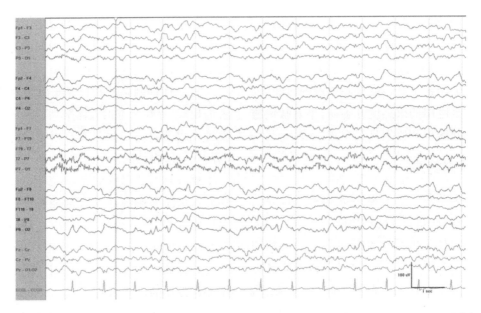

图 57.4   脑电图显示广泛的速度减缓。除了较快的活动外,所有的电极上都有 1~3Hz 的活动。后头部优势节律明显缺失。

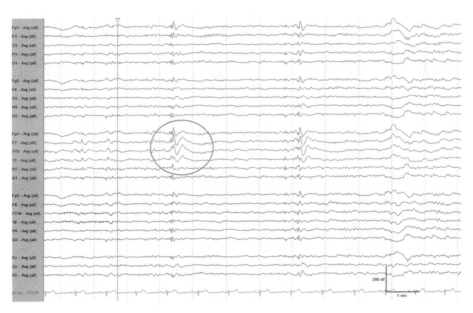

图 57.5   癫痫样放电见于左侧额颞区的最大振幅(圈出部分所示)。

和节律性活动(图 57.6)。

局灶性癫痫发作局限于一个小区域,皮质可能无法显示脑电信号。既往同时进行颅内和皮质脑电图的研究表明,在皮质上看到变化之前,可能需要累及 10~20cm² 的大脑区域[8]。

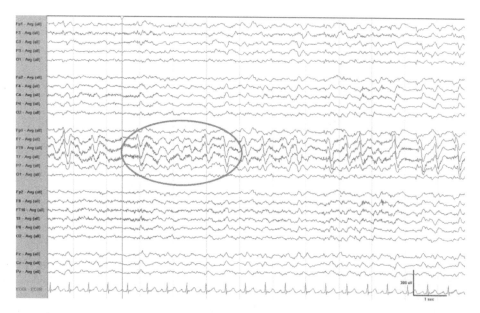

图 57.6 左侧颞叶癫痫发作。左侧颞叶电极上有尖锋、锐波和不断变化的节律性活动(圈出部分所示)。

（陈勇 译 张丽 计樱莹 帅胜斌 审）

参考文献

1. Haas LF. Hans Berger (1873–1941), Richard Caton (1842–1926), and electroencephalography. *J Neurol Neurosurg Psychiatry*. 2003;74:9.
2. Carpay JA, de Weerd AW, Schimsheimer RJ, et al. The diagnostic yield of a second EEG after partial sleep deprivation: a prospective study in children with newly diagnosed seizures. *Epilepsia*. 1997;38(5):595–599.
3. Liporace J, Tatum IV W, Morris GL, et al. Clinical utility of sleep-deprived versus computer-assisted ambulatory 16-channel EEG in epilepsy patients: a multi-center study. *Epilepsy Res*. 1998;32(3):357–362.
4. Herman ST, Abend NS, Bleck TP, et al. Consensus statement on continuous EEG in critically ill adults and children, part I: indications. *J Clin Neurophysiol*. 2015;32(2): 87–95.
5. Jing J, Herlopian A, Karakis I, et al. Interrater reliability of experts in identifying interictal epileptiform discharges in electroencephalograms. *JAMA Neurol*. 2020;77(1):49–57.
6. Udaya S, Cook M, D'Souza W. The electroencephalogram of idiopathic generalized epilepsy. *Epilepsia*. 2012;53(2):234–248.
7. Baldin E, Hauser WA, Buchhalter JR, et al. Yield of epileptiform electroencephalogram abnormalities in incident unprovoked seizures: a population-based study. *Epilepsia*. 2014;55(9):1389–1398.
8. Tao JX, Ray A, Hawes-Ebersole S, et al. Intracranial EEG substrates of scalp EEG interictal spikes. *Epilepsia*. 2005;46(5):669–676.

第 58 章

肌电图和神经传导测定

Ileana Howard,Kevin Hakimi,Marlís González-Fernández

核心定义

美国电生理诊断医学协会(现称为美国神经肌肉和电生理诊断医学协会)于 2001 年发布了一份全面的电生理诊断术语表[1]。以下是核心术语。

神经传导测定(NCS):记录和分析电刺激作用下周围神经系统电波形的变化。它们包括复合感觉神经动作电位(SNAP)、复合肌肉动作电位(CMAP)或混合神经动作电位。

神经传导速度(NCV):动作电位沿神经纤维或神经干传播的速度。除非另有规定,通常指最大传播速度。

CMAP:通过刺激支配肌肉的神经,记录该肌肉上产生的肌纤维动作电位的总和。通常描述为负相的基线–峰值的振幅、持续时间和潜伏期。通常以毫伏(mV)为单位记录。

复合 SNAP:在感觉神经传入纤维上记录的复合神经动作电位。应描述 SNAP 的峰间振幅、潜伏期、持续时间和波形。通常以微伏(μV)为单位记录。

振幅:两点(y 轴)之间的最大电压差,通常为基线到峰值的最大差值或峰到峰的最大差值。

潜伏期:刺激和反应之间的时间。可以测量到反应的开始或峰值。

持续时间:从反应开始(偏离基线)到最终返回基线的时间。

肌电图:记录肌肉电脉冲的诊断技术。

增益:也称为"灵敏度",这是将肌电图显示上的 y 轴可视化,通常记录单位是微伏/格。该比例对于确定波形的振幅很重要。

扫描:指的是肌电图上的 x 轴,记录单位是毫秒/格。该比例对于理解波形的持续时间和频率至关重要。

插入活动:通过电诊断针的移动,观察到肌肉中的电活动。其可能是正常的、增加/延长的或减少的。

运动单位动作电位(MUAP):由单个末端神经分支及其所支配的所有肌纤维产生的波形。正常 MUAP 是半规则的,具有三个或更少的相位。

位相:MUAP 中高于或低于基线部分的数目。也可以按如下方式计算:

(与基线的交点数目)+1

频率:一段时间内波形的重复次数,通常以赫兹(Hz)或每秒的单位记录。

$$频率=\frac{计算机显示屏上显示的时间波形×[1000s]}{[(扫描)×(计算机显示屏上的方框数)]}$$

募集：在自主肌肉收缩期间激活的各种 MUAP 的定量或定性反映。募集可报告为正常、减少或增加(早期)。募集比例是这一现象的定量表达,表示如下:

$$募集比例=\frac{最快 MUAP 的出发频率}{屏幕上不同的 MUAP}$$

纤颤：由单个肌纤维自发收缩引起的波形。

正锐波：由单个肌纤维产生的双相动作电位,通常为异常发现。

复杂性重复放电：一系列自发的、规则的、重复的、突然开始和结束的复杂电位序列。通常见于慢性神经性/肌病性疾病,被认为由旁触传播。

强直性放电：由频率和振幅时增时减的肌纤维产生的重复性放电。

肌颤搐放电：MUAP 的重复自发放电。

神经传导研究

NCS 用于评估周围神经的健康和完整性。刺激可以是顺向的——与生理传导方向相同;或逆向——与生理传导方向相反。最常见的运动神经传导是顺向的,在近端进行刺激,在目标肌肉神经支配的最远端做记录。感觉神经传导通常是逆向的,刺激感觉神经的近端,并在远端记录(与向脊髓的生理传递相反)。如果刺激和记录部位的位置摆放标准,可获得正常值。

根据刺激类型(例如,超最大、次最大)、刺激方向(顺向或逆向)及所测试的位置,可以获得不同的 CMAP 波。M 波或运动反应是通过对周围神经进行超最大的顺向刺激,并在肌肉远端记录而获得。F 波是通过对运动神经元进行超最大逆向刺激获得的一种迟发反应。H 波被认为是由脊髓反射引起的,通常通过次最大刺激从小腿肌肉获得,以评估 S1 神经根病。瞬目反射（Rl 和 R2波)是一种脑干反射,通常通过刺激三叉神经眶上支至眼轮匝肌获得。CMAP(M 波)和 SNAP 的示例如图 58.1 所示。

基础神经传导测定的标准位置

正中神经运动支至拇短展肌(图 58.2)

记录电极:拇短展肌。

参考电极:第一掌指关节。

接地电极:手背。

温度探头:手背。

刺激点:1—距记录电极 8cm;2—肱二头肌内侧缘肘部上方。

正中神经感觉支至食指(图 58.3)

记录电极:环形电极放置在第二个手指根部的远端和指间关节的近端。

参考电极:环形电极放置在记录电极的远端4cm 处。

接地电极:手背。

温度探头:手背。

刺激点:记录电极的近端14cm 处的正中神经上。

尺神经运动支至小指展肌(图 58.4)

记录电极:小指展肌。

参考电极:第五掌指关节。

接地电极:手背。

温度探头:手背。

刺激点:1—距记录点 8cm;2—尺神经

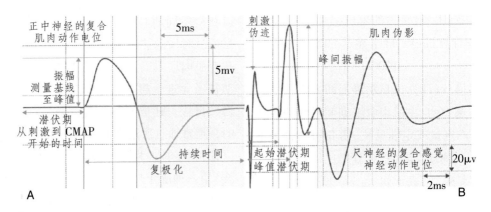

图 58.1　正中神经的 CMAP(A) 和 SNAP(B) 示例。

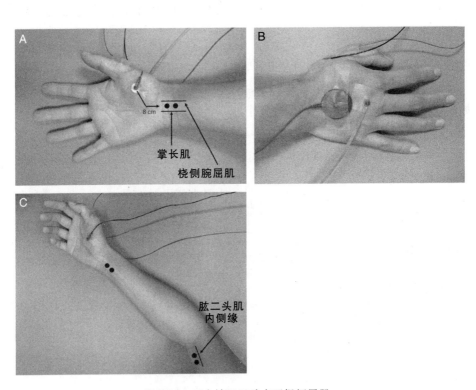

图 58.2　正中神经运动支至拇短展肌。

沟下方;3—尺神经沟上方。

尺神经运动支 2 通道至小指展肌和第一骨间背侧肌(图 58.5)

记录电极 1:小指展肌。
参考电极:第五掌指关节。

记录电极 2:第一骨间背侧肌。
参考电极:拇指指间关节。
接地电极:手背。
温度探头:手背。
刺激点:1—距记录点 1~8cm;2—尺神经沟下方;3—尺神经沟上方。

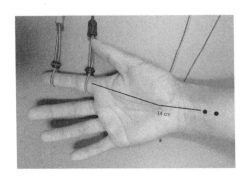

图 58.3　正中神经感觉支至食指。

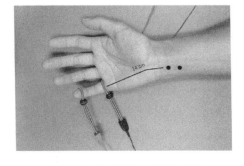

图 58.6　尺神经感觉支至第五指。

尺神经感觉支至第五指(图 58.6)

记录电极：环形电极位于第五指根部远端。

参考电极：环形电极距离记录电极远端4cm。

接地电极：手背。

温度探头：手背。

刺激点：记录电极近端 14cm 的尺神经上。

腓神经运动支至趾短伸肌(图 58.7)

记录电极：趾短伸肌。

参考电极：第五跖趾关节。

刺激部位：1—距记录电极 8cm；2—腓骨头后方和下方；3—腘窝。

接地电极：足背。

温度探头：足背。

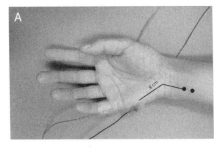

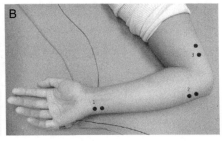

图 58.4　尺神经运动支至小指展肌。

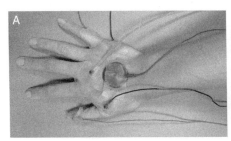

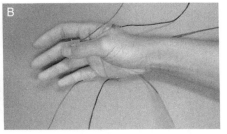

图 58.5　尺神经运动支 2 通道至小指展肌和第一骨间背侧肌。

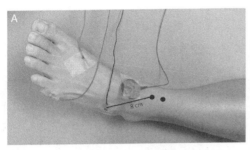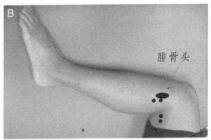

腓骨头

图 58.7　腓神经运动支至趾短伸肌。

胫神经运动支至蹞外展肌（图 58.8）

记录电极：蹞外展肌（内侧足）。

参考电极：第一跖趾关节。

接地电极：足背或刺激和记录部位之间。

温度探头：足背。

刺激点：1—距离记录电极 8cm；2—腘窝（未显示）。

腓神经感觉支（图 58.9）

外踝后方放置 3cm 的条形电极，远端放置参考电极。

刺激点：距记录点中线 14cm 或小腿后侧中线稍外侧。

接地电极：刺激点和条形电极之间。

温度探头：足背。

H 反射（S1 神经根病）（图 58.10）

记录电极：跟骨后部和腘皱襞之间的中点。

参考电极：后跟骨上方。

接地电极：刺激部位和记录电极之间。

温度探头：足背。

次最大刺激：阴极近端在腘皱襞。

神经传导测定参考值

见表 58.1 至表 58.4。

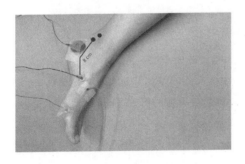

图 58.8　胫神经运动支至蹞外展肌。

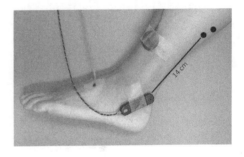

图 58.9　腓神经感觉支。

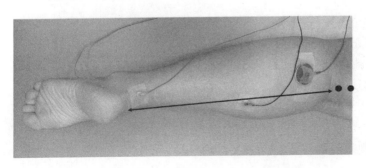

图 58.10　H 反射。

表 58.1 运动神经参考值

神经（测试的肌肉）	年龄	远端潜伏期（MS）*/性别	年龄	振幅（mV）**	位置	年龄/身高	传导速度（M/S）**
正中神经（APB）8cm	所有	4.5	所有	4.1		所有	49
	19~49 岁	4.6/男	19~39 岁	5.9		19~39 岁	49（男）
		4.4/女	40~59 岁	4.2			53（女）
	50~79 岁	4.7/女	60~79 岁	3.8		40~79 岁	47（女）
		4.4/女					51（女）
尺神经（ADM）8cm	所有	3.7	所有	7.9	肘关节下方	所有	52
					穿过肘关节	所有	43
					肘关节上方	所有	50
腓神经（EDB）8cm	所有	6.5	所有	1.3	踝关节至腓骨头	所有	38
			19~39 岁	2.6		19~39 岁，<170.18cm	43
						19~39 岁，>170.18cm	37
			40~79 岁	1.1		40~79 岁，<170.18cm	39
						40~79 岁，>170.18cm	36
					穿过腓骨头		42
胫神经（AH）8cm	所有	6.1	所有	4.4		所有	39
			19~29 岁	5.8		19~49 岁，<160.02cm	44
						19~49 岁，160.02cm~170.18cm	42
			30~59 岁	5.3		19~49 岁，≥170.18cm	37
						50~79 岁，<160.02cm	40
			60~79 岁	1.1		50~79 岁，160.02cm~170.18cm	37
						50~79 岁，≥170.18cm	34

* 上限：观察到的差异分布的第 97 个百分位数。** 下限：观察到的差异分布的第 3 个百分位数。ADM：小指展肌；AH：拇展肌；APB：拇短展肌；EDB：趾短伸肌。

(Source: Shan Chen, et al. AANEM Practice Topic: Electrodiagnostic reference values for upper and lower limb nerve conduction studies in adult populations. Muscle Nerve. 2016;54:371–377.)

表 58.2 可接受的振幅/传导速度下降

神经	位置	AMP 下降	CV 下降
尺运动神经	穿过肘关节		15m/s 或 23%
腓运动神经	踝关节至腓骨头下方	32%	--
	穿过腓骨头	25%	6m/s 或 12%
胫运动神经	足踝至膝盖	10.3mV 或 71%	--

AMP:振幅;CV:传导速度。

表 58.3 感觉神经参考值

神经	年龄	起始潜伏期(MS)	峰值延迟期(MS)	BMI	振幅(μV)* 开始至峰值	振幅(μV)* 峰值到峰值
桡神经浅支 (10cm)	所有	2.2	2.8	所有	7	11
正中神经(第 二指,腕 14cm,手掌 7cm)	所有	3.3(腕) 1.6(手掌)	4.0(腕) 2.3(手掌)	所有	11(腕) 6(手掌)	13(腕) 8(手掌)
	19~49 岁			<24	17	19
		--	--	≥24	11	13
	50~79 岁	--	--	<24	9	15
		--	--	≥24	7	8
尺神经(第五 指,14cm)	所有	3.1	4.0	所有	10	9
	19~49 岁	--	--	<24	14	13
				≥24	11	8
	50~79 岁	--	--	<24	10	13
				≥24	11	8
MABC(10cm)	--	--	2.6	--	4	3
LABC(10cm)	--	--	2.5	--	5	6
腓神经(14cm)	--	3.6	4.5	--	4	4

* 起始–峰值和峰值–峰值振幅的下限显示为平均值–2SD,显示了年龄和 BMI 对腕部正中和尺感觉神经振幅的影响,具有统计学意义($P<0.01$)。

BMI:体重指数,MABC:前臂内侧皮神经;LABC:前臂外侧皮神经。

针电极肌电图

针电极肌电图是一种关键的诊断技术,用于评估主要由周围神经系统或肌肉疾病引起的肌纤维的生理变化。针用作电极,记录肌肉在静止时的电活动(自发活动),也记录肌肉收缩时的 MUAP。肌电图仪器能够分析和解释这些电位,并了解有关神经和肌肉功能的重要信息。

肌肉和神经都有稳定的静息跨膜电位,因为膜外有带正电荷的离子,而膜内有带负

表 58.4 正中神经和尺神经潜伏期的差异

正中—尺（腕）	感觉（14cm）		运动（8cm）* 年龄	
	开始	峰值		
潜伏期的变化（ms）*	0.5	0.4	所有	1.5
			19~49 岁	1.4
			50~79 岁	1.7

* 正常上限是观测到的差异分布的第 97 个百分位数。这些值仅适用于正中神经大于尺神经值时，如果尺神经感觉大于正中神经，则查找正常值。尺神经运动潜伏期不应大于正中神经。如果是，可能存在腕部的尺骨病变。

电极放置：接地电极总是放置在刺激电极和记录电极之间。在手背和足背测量温度，上肢温度应>32℃，下肢应>31℃。

致谢：本文件是由 Timothy Dillingham 博士领导的 AANEM 规范性数据工作组基于 Ralph Buschbacher 博士提供的数据和其他出版物的协作成果。还要感谢 Ileana Howard 和 Gautam Malhotra 博士以及 AANEM 的工作人员 Shirlyn A. Adkins、JD 和 Whitney Lutteke 在创建图表时提供的帮助。

电荷的离子，所以电位是稳定的。当肌纤维去极化时，离子沿着膜的内外重新分布，从而产生可以在细胞外记录的肌纤维动作电位。在进行肌电图测试期间，针电极被放置在尽可能靠近收缩运动单位的位置；由此产生的电位被称为 MUAP。MUAP 是针电极记录表面单个肌纤维动作电位的总和及平均值。一般来说，在没有病理过程的情况下，当肌肉处于静止状态且针电极不动时，针电极不应记录到任何电活动。

在去极化肌肉纤维的区域中必须有两个电极（记录电极和参考电极），其电势以两个位置的差值来测量。接地电极用作记录电极和参考电极的公共参照点。在临床实践中，针有两种主要类型（单极和同心），并根据每种针的记录特点，产生略有外观不同的 MUAP。当使用单极针时，它用作记录电极，并将参考电极放置在针插入部位附近的皮肤上。同心针的设计中内置了记录电极和参考电极。由于这种设计，同心针记录的 MUAP 与单极针记录的 MUAP 相比，幅度更小，持续时间略短，相位更多[4]。

在研究过程中，肌电图仪器必须能够识别和分析各种肌电波形参数，以便准确诊断疾病。能够区分正常和异常的自发活动，准确分析 MUAP，并认识到不同的肌肉募集模式是针极肌电图检查的关键部分。

纤维颤动和正尖波是异常自发活动的例子，在诊断肌肉或神经疾病时，识别这些异常自发活动是很重要的。其他类型的自发活动包括复杂的重复放电、肌强直和肌痉挛。在 MUAP 分析过程中，通常需要评估 MUAP 的五个组成部分：上升时间、相位/匝数、持续时间、幅度和稳定性。根据这些 MUAP 参数，肌肉通常可以被分类为正常、神经病变或肌病。一般来说，波幅大、持续时间长、多相的 MUAP 与神经病变过程有关，而波幅小、持续时间短、多相的 MUAP 与肌病过程有关。最后，必须解决肌纤维的募集问题，并将其分为四大类：正常、早期（增加）、减少或集中[5]。

适应证和应用指南

肌电图是一种诊断工具，作为体格检查的延伸，为确认或排除临床诊断提供支持数据。电诊断研究的结果不应被视为最终结果（正常或异常），而应重视关于周围神经和肌肉系统健康的额外的信息（框 58.1）。

绝对和相对禁忌证

在患者同意的情况下，肌电图检查几乎没有绝对禁忌证；但还是要考虑影响检查风险和潜在益处的患者特征来减少伤害。电诊断研究的严重并发症极为罕见，包括血肿、气胸和蜂窝织炎[2]。

在接受肌电检查时，医生应该询问患者有关抗凝剂的使用情况，最新的 INR 可能有助于对服用华法林的患者的风险进行分级。虽然目前没有明确的抗凝水平指南能最大限度地减少出血和血肿的风险，但在对深部、不可压缩的肌肉或易发生室间隔综合征的身体部位（如小腿后室）进行研究时，必须合理谨慎对待。在进行电诊断研究之前，如果发现患者有超治疗性抗凝治疗，可能需要进一步的风险/益处分析。

据报道，气胸是一种与胸部周围肌肉如菱形肌、前锯肌、膈肌、胸椎旁肌和斜方肌的针检相关的并发症。在这个身体区域进行电诊断时，使用超声可能会提高安全性。

一次性针电极的出现，肌电图检查后出现皮肤感染的风险可能会更低；然而，对于

框 58.1　总结：电诊断测试的用途

- 确认可疑的临床诊断
- 排除鉴别诊断
- 询问周围神经系统的完整性
- "定位病变"或明确病理部位
- 描述病理疾病过程（例如，脱髓鞘、轴索）
- 确定疾病进展的程度
- 确定健康或未受影响的神经和（或）肌肉
- 协助预测康复预后
- 协助预测硬膜外类固醇注射或手术的结果

存在可能导致愈合不良的严重内科合并症的患者，如糖尿病和外周血管疾病，应谨慎对待。此外，不应直接在疑似或实际皮肤感染的区域进行针头检查。

针刺伤很常见且很可能被忽略。因此，医生检查时必须普遍采取预防措施，避免血源性病原体的传播，并应鼓励遭受针刺伤的临床医生及时就医，进行风险分级，以确定暴露后预防的必要性。

肌电图的研究设计

为了全面评估周围神经系统和肌肉疾病，大多数电诊断研究都需要 NCS 和针电极肌电图仪的结合。所有的电诊断评估都应该从完整的病史和体格检查开始。临床医生可以根据病史和体格检查、影像学报告、转诊提供者提供的进一步信息及既往的电诊断研究来进行适当的鉴别诊断。然后，电诊断研究的目的是帮助尽可能缩小差异。针电极肌电图特别有助于定位周围神经系统的过程，检测周围神经系统的轴突损伤，以及识别肌肉疾病过程。同样重要的是，电诊断研究是动态的，在开始时设计的研究通常会随着在电诊断测试期间获得的信息而进行修改。

示例演示：疑似神经根病

疑似神经根病的患者通常会被转诊到电诊断实验室。患者通常表现为下腰痛以及放射性疼痛、感觉不适和无力。虽然 NCS 在这些表现中有助于通过潜在的规则鉴别全身性周围神经病变或局灶性神经卡压，但针电极 EMG 仍然是电诊断检查中能确认运动神经根病最有用的检查。评估神经根病的一般方法是从不同的肌节和周围神经中抽取多块肌肉，大多数情况下，

评估应包括弱小的肌肉和脊椎旁肌。一般来说,肢体神经根病的完整评估应包括至少五块肌肉和相应的椎旁肌。当针电极肌电图显示来自同一肌节但不同周围神经的多个肌肉出现异常时,则提示出现神经根病。例如,如果出现胫骨前肌、阔筋膜张肌和腰椎中下部棘旁肌的异常,这将提示存在 L5 运动神经根病。值得注意的是,针电极肌电图不能检测到以感觉为主的神经根性疾病[3]。

示例演示:无痛性肌肉无力

当患者出现肌肉无力而没有明显的疼痛或感觉主诉时,必须考虑前角细胞疾病、纯运动神经疾病、神经肌肉连接障碍或肌病。同样,医生还应关注患者的病史、体格检查结果、家族史和延髓或呼吸道症状。对于所有这些疾病过程,感觉 NCS 检查应该是正常的。仔细的运动 NCS 检查,应能识别运动神经病或神经肌肉连接障碍,NCS 检查包括

基于病史和体格检查进行适当的近端检查或重复刺激。设计得当的针电极肌电研究对于正确的诊断至关重要。在设计针电极肌电图以检测肌病过程时,必须确保对上肢和下肢进行足够的采样,包括近端和远端肌肉。由于其近端位置,在评估肌病时应做胸椎椎旁检查。在检测肌病时,另一个考虑因素是使用定量针头分析。用半定量的方法可能会漏掉肌病的细微发现。评估运动神经元病的针电极肌电图研究设计需要评估身体四个区域(头、颈、胸和腰)的肌肉。运动神经元病的电诊断分类有多种标准,它们都涉及前文所述的异常自发活动、急性和慢性神经病理性MUAP 变化及身体不同区域的异常募集。

肌电评估中需要考虑的肌肉:神经支配和神经根

见表 58.5。

表 58.5　肌肉和神经支配

部位		肌肉	神经	神经根水平
上肢	肩部/上躯干	三角肌	腋神经	C5、C6
		小圆肌	腋神经	C5、C6
		大圆肌	肩胛下神经	C5、C6
		冈上肌	肩胛上神经	C5、C6
		冈下肌	肩胛上神经	C5、C6
		背阔肌	胸背神经	C6、C7、C8
		胸小肌	胸内外侧神经	C6、C7、C8
		胸大肌	胸内外侧神经	C5、C6、C7、C8、T1
		肩胛提肌	肩胛背神经	C5(部分 C3、C4)
		菱形肌	肩胛背神经	C5
		前锯肌	胸长神经	C5、C6、C7
	上臂	肱二头肌	肌皮神经	C5、C6

(待续)

表 58.5(续)

部位		肌肉	神经	神经根水平
		肱肌	肌皮神经	C5、C6
		喙肱肌	肌皮神经	C6、C7
		肱三头肌	桡神经	C7、C8、T1
	前臂	旋前圆肌	正中神经	C6、C7
		掌长肌	正中神经	C7、C8、T1
		拇长屈肌	正中神经	C7、C8、T1
		桡侧腕屈肌	正中神经	C6、C7、C8
		指浅屈肌	正中神经	C7、C8、T1
		旋前方肌	正中神经(骨间掌侧)	C7、C8、T1
	指深屈肌	第二和第三指	正中神经(骨间掌侧)	C7、C8
		第四和第五指	尺神经	C8、T1
		尺侧腕屈肌	尺神经	C8、T1
		旋后肌	桡神经(骨间背侧)	C5、C6
		拇长伸肌	桡神经(骨间背侧)	C7、C8
		拇短伸肌	桡神经(骨间背侧)	C7、C8
		示指固有伸肌	桡神经(骨间背侧)	C7、C8
		指总伸肌	桡神经(骨间背侧)	C7、C8
		尺侧腕伸肌	桡神经(骨间背侧)	C6、C7、C8
		拇长展肌	桡神经(骨间背侧)	C7、C8
		桡侧腕伸肌	桡神经	C6、C7
		肱桡肌	桡神经	C5、C6
		肘肌	桡神经	C7、C8
	手	拇指外展肌	正中神经	C8、T1
		小指展肌	尺神经	C8、T1
		拇内收肌	尺神经	C8、T1
		骨间肌	尺神经	C8、T1
	蚓状肌	第一和第二指	正中神经	C8、T1
		第三和第四指	尺神经	C8、T1
		拇对掌肌	正中神经	C8、T1
下肢	骨盆和髋部	臀大肌	臀上神经	L5、S1、S2
		臀中肌	臀下神经	L4、L5、S1
		臀小肌	臀下神经	L4、L5、S1
		阔筋膜张肌	臀下神经	L4、L5、S1
		梨状肌	梨状肌神经	S1、S2
	大腿	短收肌	闭孔神经	L2、L3、L4

(待续)

表 58.5(续)

部位	肌肉	神经	神经根水平
	大收肌	闭孔神经	L2、L3、L4、L5
	长内收肌	闭孔神经	L2、L3、L4
	股薄肌	闭孔神经	L2、L3、L4
	股二头肌短头	坐骨神经(腓肠部)	L5、S1、S2
	股二头肌长头	坐骨神经(胫骨部)	L5、S1
	半腱肌	坐骨神经(胫骨部)	L5、S1、S2
	半膜肌	坐骨神经(胫骨部)	L5、S1、S2
	耻骨肌	股神经	L2、L3、L4
	髂腰肌	股神经	L2、L3、L4
	股直肌	股神经	L2、L3、L4
	缝匠肌	股神经	L2、L3、L4
	股外侧肌	股神经	L2、L3、L4
	股内侧肌	股神经	L2、L3、L4
小腿	胫骨前肌	腓神经	L4、L5
	趾长伸肌	腓神经	L4、L5、S1
	拇长伸肌	腓神经	L5、S1
	第三腓骨肌	腓神经	L5、S1
	腓骨长肌	腓神经	L5、S1、S2
	腓骨短肌	腓神经	L5、S1、S2
	腓肠肌	胫神经	S1、S2
	比目鱼肌	胫神经	L5、S1、S2
	趾长屈肌	胫神经	L5、S1、S2
	拇趾长屈肌	胫神经	L5、S1、S2
	胫骨后肌	胫神经	L5、S1
足	趾短伸肌	腓神经	L5、S1
	拇趾外展肌	胫骨(足底内侧)	S1、S2

Adapted from Perotto AO. Anatomical Guide for the Electromyographer. 3rd ed. Springfield, IL: Thomas Publishers; 1994. Preston DC, Shapiro BE. Electromyography and Neuromuscular Disorders. 2nd ed. Philadelphia, PA: Elsevier; 2005.

致谢

感谢阿曼达·怀斯(医学博士)和李晓梦 (医学博士,药学博士)他们在本章中提供的帮助。

(陈勇 译　张丽 计樱莹 帅胜斌 审)

参考文献

1. Phillips LH, Litchy WJ, Auger RG, et al. AAEM glossary of terms in electrodiagnostic medicine. *Muscle Nerve*. 2001;24:S1–S49.
2. American Association of Electrodiagnostic Medicine. Guidelines in electrodiagnostic medicine. Risks in electrodiagnostic medicine. *Muscle Nerve Suppl*. 1999;8:S53–S69.
3. Dillingham TR. Evaluating the patient with suspected radiculopathy. *PM R*. 2013;5(5 suppl):S41–S49.
4. Gitter AJ, Stolov WC. AAEM minimonograph #16: instrumentation and measurement in electrodiagnostic medicine--part I. *Muscle Nerve*. 1995;18(8):799–811.
5. Daube JR, Rubin DI. Needle electromyography. *Muscle Nerve*. 2009;39(2):244–270.

第 **59** 章

人体工程学

Debra Cherry, Duane Robinson

核心定义

人体工程学是对工作的身体和认知需求的研究,以确保工作场所的安全和生产[1]。最新的人体工程学定义如下[2]:

"人体工程学是指与人类及其工作相关的科学,体现了影响人类能量有效利用的解剖学、生理学和机械学原理。安全的升降技术、正确的姿势、适当的座椅位置和辅具只是工作场所人体工程学众多示例中的一小部分。"

科学背景

与肌肉骨骼疾病相关的身体应激源包括不恰当的姿势、重复的动作、持续或高强度的力量及振动(表59.1)。

适应证

计算机工作站、手动工具的使用、起重/推/拉(如仓库工作)和手动搬运人群尤其适合进行人体工程学评估。许多雇主和保险公司都会提供人体工程学评估,为员工提

表 59.1 肌肉骨骼疾病的人体工程学风险因素

肌肉骨骼疾病	风险因素
颈部	姿势、重复有力的动作、有力的动作[3];键盘的位置靠近身体、工作任务变化小、自我感觉中等/高肌肉张力[4]
肩部	姿势、重复和力量[3,5]
肘部	高强度的力量、姿势、重复的力量[3,6]
手和腕部肌腱炎	重复、力量和姿势,以及这些因素的组合[3,7]
CTS	重复、力量、振动以及这些因素的组合[3,8]
HAVS	振动[3]
下背部 MSDS	繁重的体力劳动、举重、有力的动作、不恰当的姿势、全身振动[3,9]

CTS:腕管综合征;HAVS:手臂振动综合征;MSDS:肌肉骨骼疾病。

供环境改造建议,以尽量减少工作中的身体压力。

预防肌肉骨骼疾病

颈部

工作人员应将颈部保持在中立位置,避免颈部长时间处于伸展或弯曲状态。如果可能,将工件放置在颈部不需要弯曲、伸展或旋转的水平面上。对于办公室工作人员来说可能只需要将电脑显示器放置在有利于颈部中立的高度。对于技工,如焊工,工件应以类似的方式放置,以保持良好的颈部姿势。涉及将双手举过肩膀的工作可能会导致颈部疼痛,可以通过使用工程控制或管理、减少工作持续时间来避免。

示例:53岁女性,身高160cm,在使用家用电脑完成职业再培训时出现无法忍受的颈部疼痛。她的医生为居家工作台的人体工程学评估开具处方,这是一项由工人赔偿保险公司提供的福利,并将处方传真给指定的职业康复顾问。工程学家发现,对于这位女士来说,高度为73.66cm的标准办公桌太高,使她无法保持中立的姿势,而且她的椅子是不可调节的,迫使她在打字时伸长脖子并耸肩。通过一把可调节的椅子和一个键盘托盘,她能够将工作台组件放置在最佳位置(图59.1),并减轻颈部紧张。

肩部

通过设计防止肩部持续抬高、外展、屈曲或外旋的工作,可以减少肩部损伤。应通过工程控制来消除或尽量减少肩部以上的工作。由于涉及长臂杠杆,手臂在极端外展或弯曲的情况下承受的小负荷会增加肩部的应力,因此,在保持这些姿势时可能会导致损伤。

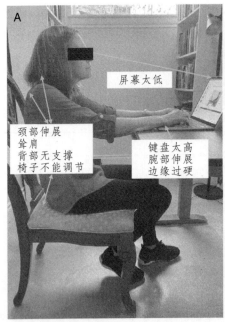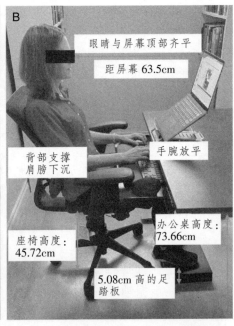

图59.1 对于坐在标准高度办公桌前身高160cm的女性来说,工作台组件的不恰当位置(A)及工作台组件的最佳位置(B)。

示例：55 岁女性超声医生，身高170cm，由于长时间进行便携式床边腹部超声检查，而出现慢性肩痛，尤其是对肥胖患者，她需要用探头施加压力的同时保持手臂外展。雇主提供了一份人体工程学评估，建议其调整床位高度，将患者放置在超声医生的手臂下方，并转动监护仪，而不是旋转超声医生的手臂。这些调整可缓解但不能消除肩部症状。其他调整包括减少每次轮班的超声检查次数，并将较难的超声检查分发给其他技术人员。

肘部

减少肘关节损伤需要限制高强度的抓握、挤压和手腕反复用力或手指屈曲。加强前臂肌肉组织的锻炼有助于预防。手动工具和过程的设计可以避免对前臂肌肉施加高压，尤其是在涉及碰撞或投掷的情况下。应避免肘关节长时间屈曲，以预防肘管综合征，也应避免对尺骨沟施压[10]。

示例：40 岁卡车司机，存在肘部疼痛，与肱骨外上髁炎症状相符。他负责在卡车上装载和捆扎货物，每天 5~6 次，使用 10 多个皮带，并用带杠杆臂的棘轮来拧紧皮带。他的雇主拒绝了推荐的人体工程学评估。虽然无法进行现场评估，但可引导患者至"保证卡车运输安全"网站。

手腕部肌腱炎

应减少长时间的用力抓握和重复的腕部运动，建议进行促进手腕中立位置的人体工程学修改。牙科医生特别容易因长期重复运动、不恰当和固定的姿势、持续抓握器械手柄及长期使用振动器械而导致手腕疼痛[11]。

腕管综合征

为预防腕管综合征，工人应避免重复、持续和有力地抓握。重复的手腕和手指运动、手腕长时间处于屈曲或伸展状态，或直接压迫腕管区域也应避免。建议使用增加握力或捏力的工具，以及能够支撑手中工具重量的倾斜支架或摆放支架[12]。

手臂振动综合征

预防方法建议包括：避免使用手柄位移较大或加速度较高的电动工具，减少每天使用手动工具的总时间（美国政府工业卫生学会阈值），以及在手柄上使用减振工具架、防振手套或胶带。还应避免在寒冷天气中使用电动工具[1]。

下背部肌肉骨骼疾病

正确的举重姿势是预防的关键，通常应使负荷尽可能地靠近背部，为良好的平衡提供广泛的支撑基础，允许举重者向前看并避开障碍物，采用中立的脊柱姿势，避免躯干旋转、屈曲和伸展。国家职业安全与健康研究所（NIOSH）的起重方程式可用于计算安全起重参数。该方程式考虑了有效负载控制需求、手的位置、要提升的物体离工人身体的距离、负荷重量和提升频率。可从 NIOSH 网站下载用于智能手机执行此计算的应用程序；该应用程序计算出的提升指数理想情况下应低于 1.0，以实现安全提升[13]。理想条件下的最大起吊重量约为 25kg 或 55lbs。美国职业安全与健康管理局有一个起吊计算器，可计算出可变条件下安全起吊的重量（以磅为单位）[14]。

NIOSH 还发布了关于推拉的建议。当

需要推拉时,前方区域应水平提供牵引力,并保持畅通。如果要穿越的表面不平整,则应提供制动。建议推动负荷,而不是拉动负荷。如果移动重物,地板和鞋底之间的摩擦系数应≥0.8。如果在施加合理的力时,负荷没有开始移动,建议增加人力或机械帮助。手推车把手应放置在臀部高度左右。两个垂直把手,或两组不同高度的把手,允许不同身高的工人在最佳位置推拉负荷[1]。

基本诊疗程序

医生可以通过开处方来推荐人体工程学评估。提供者可以是工人赔偿的索赔经理或职业康复顾问。重要的是,应在处方上注明工人的索赔编号,并在可能需要授权时通知雇主。一些大公司无论工人的薪酬状况如何都应要求在内部进行人体工程学评估。经患者许可,可向风险管理员、环境服务部门或人力资源部门发送处方或人体工程学评估请求。在某些情况下,工人希望医生不要联系他们的雇主,此时,必须尊重工人的意愿。

如果无法进行现场人体工程学评估,则可以规定物理治疗,包括模拟工作任务和人体工程学培训。工作调节通常包括每天 2 小时,为期 4 周的工作模拟任务练习。工作强化计划依赖于(每天 8 小时、持续 4 周)的跨学科服务,包括锻炼、工作模拟任务、目标设定和职业咨询等其他服务。

资源

1.辅助技术可能拥有员工薪酬体系之外的资源。在华盛顿,详见职业康复部门:https://www.dshs.wa.gov/dvr.

2.“人体工程学和肌肉骨骼疾病”NIOSH 指南:https://www.cdc.gov/niosh/topics/ergonomics/default.html.

3.美国就业便利设施网络:https://askjan.org.

4. Liberty 互助物资处理台:https://libertymmhtables.libertymutual.com.

5. NIOSH 妊娠期间工作时的举重限制:https://blogs.cdc.gov/niosh-science-blog/files/2013/05/ClinicalGuidelinesImg-NewLogoFinal.jpg.

6.扭伤和拉伤的解决方案:https://lni.wa.gov/safety-health/preventing-injuries-illnesses/sprains-strains/solutions-for-sprains-strains.

(陈勇 译 张丽 计樱莹 帅胜斌 审)

参考文献

1. Rempel D, Janowitz I. Ergonomics and the prevention of occupational injuries. In: LaDou J, Harrison R, eds. *Current Occupational & Environmental Medicine*. 5th ed. McGraw-Hill Education/Medical; 2014:197-221.
2. Gecht-Silver M, Duncombe A. Overview of joint protection. In: UpToDate, Issac Z, ed., *UpToDate*, Waltham, MA. Accessed November 21, 2020.
3. DHHS publication no. (NIOSH) 97-117. Elements of ergonomics programs. U.S. Department of Health and Human Services, Public Health Service, Centers for Disease Control and Prevention, National Institute for Occupational Safety and Health; 2017.
4. Jun D, Zoe M, Johnston V, O'Leary S. Physical risk factors for developing non-specific

neck pain in office workers: a systematic review and meta-analysis. *Int Arch Occup Environ Health.* 2017;90(5):373–410. PMID: 28224291.

5. van Rijn RM, Huisstede BM, Koes BW, Burdorf A. Associations between work-related factors and specific disorders of the shoulder: a systematic review of the literature. *Scand J Work Environ Health.* 2010;36(3):189–201. PMID: 20094690.

6. Shiri R, Viikari-Juntura E. Lateral and medial epicondylitis: role of occupational factors. *Best Pract Res Clin Rheumatol.* 2011;25(1):43–57. PMID: 21663849.

7. Harris C, Eisen EA, Goldberg R, Krause N, Rempel D. 1st place, PREMUS best paper competition: workplace and individual factors in wrist tendinosis among blue-collar workers--the San Francisco study. *Scand J Work Environ Health.* 2011;37(2):85–98. PMID: 21298225; PMCID: PMC4263251.

8. Franzblau A, Armstrong TJ, Werner RA, Ulin SS. A cross-sectional assessment of the ACGIH TLV for hand activity level. *J Occup Rehabil.* 2005;15(1):57–67. PMID: 15794497.

9. Swain CTV, Pan F, Owen PJ, Schmidt H, Belavy DL. No consensus on causality of spine postures or physical exposure and low back pain: a systematic review of systematic reviews. *J Biomech.* 2020;102:109312. PMID: 31451200.

10. Healthwise Staff. *Elbow Bursitis and Tendon Injury: Preventing Pain.* Clinical Review Board: Blahd, W; Husney, A; Romito, K; and Koval, K. Accessed November 21, 2020. https://www.healthlinkbc.ca/health-topics/tn8385

11. Occupational Health Clinics for Ontario Workers. *Ergonomics and Dental Work.* Reviewed by Dr. Lance Rucker, University of British Columbia, Faculty of Dentistry. Accessed November 21, 2020. https://www.ohcow.on.ca/edit/files/workbooks/ERGONOMICS%20AND%20DENTAL%20WORK.pdf

12. Occupational Health Clinics for Ontario Workers. *Carpal Tunnel Syndrome: Prevention Through Intervention.* Accessed November 21, 2020. https://www.ohcow.on.ca/edit/files/carpal_tunnel_syndrome.pdf

13. *NIOSH Lifting Equation App: NLE Calculator.* Accessed November 21, 2020. https://www.cdc.gov/niosh/topics/ergonomics/nlecalc.html

14. *Oregon OSHA Lifting Calculator App.* Accessed November 21, 2020. https://osha.oregon.gov/OSHAPubs/apps/liftcalc/lift-calculator.html

第 **60** 章

运动处方

Mark E. Sederberg，Cindy Lin

核心定义

身体活动：任何由骨骼肌产生的需要消耗能量的身体动作。

锻炼：有组织、有计划的身体活动，目的是提升个人健康水平、改善身体表现或增强体质，或休闲娱乐。

有氧锻炼：主要利用有氧能量来调节心血管功能的运动。通常是持续重复的运动，如跑步、步行、手摇自行车、骑自行车、游泳或划船等。

高强度间歇训练（HIIT）：是一类包含高强度用力（>80%的最大心率）和低强度恢复（40%~50%的最大心率）重复进行的运动。它是一种"间歇冲刺训练法"，近乎全力的冲刺需要持续 30~60 秒，然后是 4~5 分钟的低强度恢复，重复 3~5 次。另一种常用的训练方法是 1:1 法，涉及等时间的高强度和低强度活动（即高强度循环 2 分钟，然后低强度循环 2 分钟）。HIIT 一般不应用于基线检查时需要久坐且未获得医疗许可的患者。研究表明，与经典的有氧训练相比，HIIT 可提供类似或更好的健康益处，而且锻炼时间更短[1]。

平衡（神经运动）训练：静态或动态训练旨在提高个人在站立或坐位时的稳定性和身体控制能力。此类型的训练有助于预防老年人或运动损伤患者跌倒[2]，训练方式可以是太极、瑜伽、普拉提或持续的单下肢站立平衡。更高水平的动态多平面或特定运动的平衡训练也可以作为运动表现训练或康复的一部分，以预防受伤[2]。

肌肉强化训练：旨在通过对抗外力的收缩训练，以增加目标肌肉或肌肉群的控制力、力量和耐力。这种力可以是自由重量、重力或水流阻力等。强化训练通常包括等张收缩，即随着肌肉长度的变化，肌肉张力保持不变。等张收缩的类型包括：向心、主动肌缩短的向心等张收缩和离心、主动肌延长的离心等张收缩两种。强化也包括等长收缩（肌肉收缩时肌纤维长度没有变化）或等速收缩（无论肌肉力量的大小，肌肉缩短的速度是恒定的）。

临床相关科学背景

运动对许多急性和慢性疾病的预防和治疗都是有效的，表 60.1 列出了一些特定的慢性疾病。然而，美国只有 50%的成年人达到了指南推荐的每周有氧运动，只有 20%的人同时符合有氧运动和肌肉强化训练[9]。据

表 60.1　锻炼在预防和治疗特定慢性疾病的益处[3]

疾病	锻炼益处
痴呆	降低血管性痴呆和阿尔茨海默病发病风险(风险降低 28%)[4]
帕金森病	提高步行速度和效率、改善步态功能、改善平衡功能和改善 ADL 能力[3]
多发性硬化	提高活动能力、缓解疲劳、改善生活质量、改善肌肉力量和改善 ADL 能力[3]
肥胖	运动在减肥中的作用是有争议的。运动与减少脂肪量和腹部肥胖有关。抵消节食过程中肌肉质量的损失。可能有助于防止体重增加[3]
2 型糖尿病	使发病风险降低 46%[5]。血糖控制效果明显,降低糖尿病相关并发症的风险[3]
高血压	预防高血压。在高血压个体中,收缩压和舒张压分别降低 7.4mmHg 和 5.8mmHg[3]
冠状动脉疾病	降低死亡率和住院率。降低胆固醇和甘油三酯水平[3]
心力衰竭	提高生活质量、改善纽约心功能分级及减少心脏相关的住院治疗[3]
慢性阻塞性肺气肿	提高生活质量、减少呼吸困难,增加运动能力及减少住院[3]
骨关节炎	减少疼痛(短期和长期)及提高膝关节和髋关节骨关节炎的功能水平。提高平衡功能和步态速度[3]
骨质疏松症	降低患病风险[6]。如果已经发生骨质疏松,则增加骨密度。提高平衡功能和力量,以及降低跌倒/骨折的风险[3]
慢性腰痛	减轻疼痛。提升工作能力[3]
癌症	预防乳腺癌、结肠癌、前列腺癌、子宫内膜癌的发生。降低乳腺癌和结肠癌的复发率或死亡率。提高癌症患者的生活质量[3]
哮喘	减少哮喘发作的频率、降低严重程度[3]
抑郁	降低发病率[7]、降低抑郁症状的严重程度、防止复发[8]
焦虑	减轻焦虑症状[3]

估计,美国 10%的过早死亡是由于身体活动不足造成的[10]。美国卫生和公众服务部与美国运动医学院(ACSM)在 2018 年共同发布的身体活动指南指出,虽然不同的年龄和不同健康状况的患者具有不同的能力和运动需求,但基本上每个人都能从运动中获益[11]。具体人群的运动指南见表 60.2。

与运动同等重要的是,人们如何度过非运动的清醒时间,这些时间远远超过运动时间。这些时间主要被久坐占据,如长时间坐在办公桌前或车辆上,消耗的能量很低。每天坐着的时间与脑血管病死亡率和全因死亡率之间几乎存在剂量依赖性关系,其中与每天坐着>6 小时和未达到 ACSM 运动指南

的人关联性最强[12]。建议采取一些干预措施,如使用坐站两用式办公桌,或每小时至少走动 5 分钟,以中断久坐时间[13]。

适应证和应用指南

运动处方成分

首字母缩略词 FITT[频率(F)、强度(I)、时间(T)、类型(T)]用于描述运动处方的四个组成部分,类似于为药物处方提供具体细节。可参考 ACSM 指南,以帮助处方的编写[13]。每日步数目标可作为运动处方的另一个组成部分。目前的研究建议成年人每天步行

表 60.2　2018 年美国卫生和公共服务部与美国运动医学院躯体活动指南摘要[11]

分组	特别说明	有氧运动	肌肉强化训练
3~5 岁	应该全天进行躯体活动,避免不活动		
6~17 岁	每天应进行≥60 分钟的中等到剧烈强度的躯体活动,每周至少进行 3 天的骨骼强化活动	每天应进行≥60 分钟的有氧运动,其中高强度活动至少每周 3 天	作为每天≥60 分钟的躯体活动的一部分,儿童和青少年应该进行每周≥3 天的肌肉强化训练
成年人	一天中多动少坐。每周进行 300 分钟中等强度的躯体活动,可以获得额外的健康益处	每周至少进行 150~300 分钟中等强度或每周 75~150 分钟高强度的有氧运动,或两者的等效组合	中等或以上强度的肌肉强化训练,每周≥2 天,需涉及所有主要肌肉群
老年人	包括多种躯体活动,如平衡训练、有氧运动和肌肉强化训练	与成年人一样。但是,如果他们无法达到成年人的运动要求,那么应该在自身能力和条件允许的情况下进行活动	同成年人
慢性疾病患者或残疾的成年人	患有慢性病的成年人应在医疗保健服务者的监护下进行	与成年人一样。如果无法达到,他们应该根据自己的能力进行定期的躯体活动,并应避免不进行活动	同成年人
妊娠和产后	习惯性参与高强度有氧运动或在妊娠前积极运动的女性可以在妊娠期间和产后继续妊娠前的活动。但需避免对抗或碰撞运动,以及有高跌倒风险的运动	女性在妊娠期间和产后每周应进行≥150 分钟 (2 小时 30 分钟)的中等强度有氧运动	避免在妊娠的前三个月进行涉及仰卧的运动,因为这种姿势会限制血液流向子宫和胎儿

7000~10 000 步[14]。对于那些久坐不动的人,每天增加 2000~2400 的步数似乎可以降低患心血管疾病的风险[15,16]。

频率

对于有氧运动,处方中应写明每周的运动次数。对于那些有时间限制的人,也有证据表明,短时间多次的身体活动,即一天中进行数次每次 10 分钟的运动,与一次等量的持续运动益处相当[17]。所有 18~65 岁的健康成年人应每周 5 天参加至少 30 分钟的中等强度有氧运动,或每周 3 天参加至少 20 分钟的高强度有氧运动。

主要肌肉群应每周进行 2~3 次的肌肉强化训练。建议每组肌肉的训练间隔休息 48 小时,以便充分恢复。

强度

有多种方法可以描述有氧运动的强度，其中对患者来说，易于操作的两种方法是心率法和主观疲劳告知评估（RPE）法。

心率：心率是衡量运动强度的客观指标，可通过手动或活动跟踪器进行测量。强度通常以最大心率的百分比来衡量，最大心率约为（220 次−年龄）/分钟。低强度运动为 40%~50% 的最大心率，中等强度运动为 50%~75% 的最大心率，剧烈运动为 70%~85% 的最大心率。注意，对于服用 β−受体阻滞剂的患者，心率可能不是一个准确的指标。

RPE：这是一种主观测量方法，来衡量自我感觉用力劳累程度。ACSM 指南使用会话式 RPE 量表将有氧运动定义为"中等强度"或"剧烈强度"。这是一个不需要设备、只需要最少的训练并给患者一种能够控制自己运动强度感觉的有效方法。治疗师应确保患者理解运动处方强度的含义。"中等强度"表示运动时呼吸比正常情况下困难，可以说话，但不能唱歌。"剧烈强度"表示运动时很难进行对话[13]。

肌肉强化训练的强度测量以磅或千克为单位，或者采用更个性化的测量方法，即最大单次重复百分比（1-RM）。1-RM 是指能够以可控的方式，保持正确的姿势，完成在整个运动范围的活动时的最大重量。1-RM 应该与执行的重复次数成反比。

时间

运动时间是指完成一项活动或运动的时间长度，对于有氧运动，通常以分钟来表示。特别是对于没有运动经验的人，运动实践的进步可能有助于提高其积极性，避免受伤。通常的建议是每 1~2 周增加 5~10 分钟的持续时间，直到达到目标运动时间[13]。

对于肌肉强化训练，是通过重复次数和组数来表示的。一次是指一次训练动作（如一次二头肌屈曲），一组是指一组不间断的重复动作。最佳重复次数、组数和组间休息时间取决于肌肉强化目标。初始训练通常包括 2~4 组，每组重复 8~12 次，组间休息 2~3 分钟。然而，对于未经训练的人，即使只完成一组也能获益[13]，这可能是在重量为 60%~80% 的 1-RM 下进行的。另外，将重复次数增加到 15~30 次，不超过 2 组或 50% 的 1-RM，训练的是肌肉耐力而不是力量[13]。

类型

规定的运动类型应该是个人有能力、方法和动机进行的运动，包括步行、手摇自行车、骑自行车、划船、水中有氧运动、徒步旅行、家庭锻炼视频、网球或瑜伽。在选择运动时，要考虑患者的任何医疗状况并参考 ACSM 运动指南。

对于肌肉强化训练，阻力可有多种来源，如体重、弹力带、举重器械或自由重量器械。

示例

适用于 65 岁伴有 2 型糖尿病和右膝骨关节炎的久坐男性

频率：每周 5 天有氧训练；每周 2 天肌肉训练。

强度：中等强度有氧训练；60% 的 1-RM，RPE 中等强度肌肉训练（运动时"能说话但不能唱歌"）。

类型：骑自行车和（或）在温水池中进行水中有氧训练；针对主要肌肉群的自由负重训练，包括臀肌、股四头肌和腘绳肌。

时间：有氧训练每次 30 分钟，如果没有规律的运动习惯，可以从 10 分钟开始。肌肉训练时，每个肌群进行 2~4 组训练，每组重复 8~12 次。

附加资源

对于刚开始锻炼的人，由合格的运动健康专业人员进行教育和监督可以提高其依从性，并可能增加安全性和信心[13]。这些人员可以包括物理和作业治疗师、认证的私人教练或运动教练。可找你所在地区的社区资源，如社区中心和其他可能有帮助且适合的团体锻炼场所。

资源

1. Piercy KL, Troiano RP, Ballard RM, et al. *The physical activity guidelines for Americans*. JAMA. 2018;320(19):2020–2028.

2.美国运动医学学院，《ACSM 运动测试与运动处方指南（第 10 版）》，2014。

（张丽 译　陈勇 计樱莹 帅胜斌 审）

参考文献

1. Gillen JB, Gibala MJ. Is high-intensity interval training a time-efficient exercise strategy to improve health and fitness? *Appl Physiol Nutr Metab*. 2014;39(3):409–412. doi:10.1139/apnm-2013-0187

2. Garber CE, Blissmer B, Deschenes MR, et al. Quantity and quality of exercise for developing and maintaining cardiorespiratory, musculoskeletal, and neuromotor fitness in apparently healthy adults: guidance for prescribing exercise. *Med Sci Sports Exerc*. 2011;43(7):1334–1359. doi:10.1249/MSS.0b013e318213fefb

3. Pedersen BK, Saltin B. Exercise as medicine: evidence for prescribing exercise as therapy in 26 different chronic diseases. *Scand J Med Sci Sport*. 2015;25:1–72. doi:10.1111/sms.12581

4. Williams JW, Plassman BL, Burke J, Holsinger T, Benjamin S. Preventing Alzheimer's disease and cognitive decline. *Ann Intern Med*. 2011;154(3):211. doi:10.7326/0003-4819-154-3-201102010-00014

5. Walker KZ, O'Dea K, Gomez M, Girgis S, Colagiuri R. Diet and exercise in the prevention of diabetes. *J Hum Nutr Diet*. 2010;23(4):344–352. doi:10.1111/j.1365-277X.2010.01061.x

6. Gutin B, Kasper MJ. Can vigorous exercise play a role in osteoporosis prevention? A review. *Osteoporos Int*. 1992;2(2):55–69. doi:10.1007/BF01623838

7. Mammen G, Faulkner G. Physical activity and the prevention of depression: a systematic review of prospective studies. *Am J Prev Med*. 2013;45(5):649–657. doi:10.1016/j.amepre.2013.08.001

8. Babyak M, Blumenthal JA, Herman S, et al. Exercise treatment for major depression: maintenance of therapeutic benefit at 10 months. *Psychosom Med*. 2000;62:633–638. doi:10.1097/00006842-200009000-00006

9. Centers for Disease Control and Prevention. Adult participation in aerobic and muscle strengthening physical activities - United States. *MMWR Morb Mortal Wkly Rep*. 2013;62:326–330.

10. Carlson SA, Adams EK, Yang Z, Fulton JE. Percentage of deaths associated with inadequate physical activity in the United States. *Prev Chronic Dis*. 2018;15. doi:10.5888/pcd18.170354

11. Piercy KL, Troiano RP, Ballard RM, et al. The physical activity guidelines for Americans. *JAMA*. 2018;320(19):2020–2028. doi:10.1001/jama.2018.14854

12. Stamatakis E, Gale J, Bauman A, Ekelund U, Hamer M, Ding D. Sitting time, physical activity, and risk of mortality in adults. *J Am Coll Cardiol*. 2019;73(16):2062–2072. doi:10.1016/j.jacc.2019.02.031

13. American College of Sports Medicine. *ACSM Guidelines for Exercise Testing and Prescription 10th Edition*. 2014. doi:10.1007/s13398-014-0173-7.2

14. Tudor-Locke C, Hatano Y, Pangrazi RP, Kang M. Revisiting "how many steps are enough?" *Med Sci Sports Exerc*. 2008;40(7 suppl 1):S537–S543. doi:10.1249/MSS.0b013e31817c7133

15. Lee IM, Shiroma EJ, Kamada M, Bassett DR, Matthews CE, Buring JE. Association of step volume and intensity with all-cause mortality in older women. *JAMA Intern Med*. 2019;179:1105–1112. doi:10.1001/jamainternmed.2019.0899

16. Kraus WE, Janz KF, Powell KE, et al. Daily step counts for measuring physical activity exposure and its relation to health. *Med Sci Sports Exerc*. 2019;51(6):1206–1212. doi:10.1249/MSS.0000000000001932

17. Murphy MH, Lahart I, Carlin A, Murtagh E. The effects of continuous compared to accumulated exercise on health: a meta-analytic review. *Sport Med*. 2019;49(10):1585–1607. doi:10.1007/s40279-019-01145-2

第61章

神经心理学评估

Nickolas A. Dasher, Kristina E. Patrick

核心定义

神经心理学评估是一种研究大脑对认知、运动、行为和情绪功能影响的客观方法。其采用多种调查方法(例如,访谈、记录审查、测试),但主要是基于经过验证的测试来衡量一个人的认知功能,这些测试与基于规范标准的预期情况进行比较,规范标准对年龄进行了校正,适当情况下,同时对教育程度、性别和其他人口统计学因素进行校正。在更广泛的医疗和社会心理历史背景下解释患者神经心理学特征的结果模式,以帮助诊断、干预计划和社区融入(例如,重返工作或学校)。

神经认知筛查

在门诊和住院的临床实践中,使用简短的认知筛查测试已经变得越来越普遍。一些常用的测量描述如下。

简易精神状态检查(MMSE):MMSE包括定向、记忆、注意、命名、语言理解和视觉空间能力等项目,测试对象为18~85岁的个体。评分范围为0~30分,评分>23分被认为在正常范围内[1]。MMSE的显著局限性是检测轻度认知障碍(MCI)的敏感性较差,且缺乏评估执行功能的项目。

蒙特利尔认知评估量表(MoCA):MoCA是为解决MMSE的局限性而开发的,包括类似的领域及用于评估更高级别的执行和语言能力的项目[2]。评分范围为0~30分,评分>25分被认为在正常范围内。在更广泛的患者群体中,与MMSE相比,MoCA检测出MCI和执行功能缺陷方面灵敏度更高[3-5]。

认知和语言量表(CALS):CALS[6]是一个由20个项目组成的定量量表,评分范围为20~100分,用于量化儿科、创伤性或获得性脑损伤后的住院康复患者的认知和语言变化。它是连续记录的,可用于急性损伤后的患者,以记录恢复情况。

美国国立卫生研究院(NIH)工具箱:NIH工具箱是一个多维度的、简短的、免版税的计算机化测量方法,用于评估认知、情感、运动和感觉功能,已在大量的美国人口样本中进行了规范和验证[7]。虽然NIH工具箱到目前为止主要用于研究,但其正越来越多地用于临床护理。

虽然认知筛查可以提供关于患者能力的有用信息,但在做出神经认知诊断和建议时,它们不能替代全面的神经心理学评估。

根据各项人口统计因素,其表现可能有很大差异。对于少数民族或受教育程度较低的患者,筛查可能会有较高的假阳性率[8]。相反,有限的得分差异也可能会增加出现天花板效应的风险,对于受过高等教育、有较强语言能力的人,这种风险尤其会增加[8]。因此,在筛查中得分在正常范围内的人,不应该假定其认知是完好无损的。除了报告分数外,建议评估者同时描述观察到的困难领域,并更应在记录中强调患者的主观报告。

神经心理学评估适应证

虽然认知筛查测试可用于识别潜在的认知障碍患者,但考虑到与综合神经心理学检查相比,它们的敏感性和特异性较差,所以不应将其用于诊断和治疗计划[9]。综合神经心理学评估可能长达数小时,包括临床访谈和多个功能领域的测试,如智力、语言技能、视空间技能、记忆、注意力、执行功能、运动技能、学术技能、情绪行为功能和适应技能;医疗和教育记录的审查及与患者、家属和(或)转诊提供者的交互式反馈。如果对认知功能下降的病因有疑问或对患者的功能或能力有顾虑,应进行综合评估。具体来说,神经心理学评估在以下方面表现出特别的益处。

鉴别诊断

表现出的认知困难和潜在的神经或心理病因之间有明显的重叠。神经心理学评估可有效区分神经退行性疾病[10]及情绪与器质性因素[11]。

了解医疗状况和治疗对功能的影响

神经心理学评估可以提供由患者的医疗状况及治疗由医源性影响引起的功能障碍的信息。神经心理学专家可以在与特定疾病或治疗副作用一致的预期情况下解释患者的缺陷。这些信息对于指导临床护理是有价值的。

建立并跟踪干预前、干预后和治疗后的认知

神经心理学评估经常用于记录手术或治疗变化前的基线神经认知功能,包括癫痫[12]、脑瘤[13]、器官移植[14]和深部脑刺激[15]。这种评估有助于定位与功能缺陷相关的神经异常区域,提供有关语言偏侧化的信息,识别可能影响治疗依从性的认知、情感和行为障碍,并提供有关治疗后神经认知结果的预后信息。术后通常也要进行神经心理学的重复评估,以评估神经认知变化,并为临床和教育干预提供建议。

提供关于工作和学习中功能性能力和参与的建议

如果担心患者的认知状态可能对他们理解和遵守提供者的指示、充分管理日常生活活动(例如,财务、药物、驾驶机动车辆)、适当参与学习和教育体验,以及做出安全决定的能力产生不利影响,神经心理学评估可以更深入地了解这些能力[16]。测试也有助于制订逐步重返工作的计划,特别是根据职业顾问的建议,并为学生的学业干预和住宿提供适当的建议。

评估导致当前表现的病前因素

虽然导致患者认知障碍的主要原因可能很明显[如创伤性脑损伤(TBI)],但神经心理学评估可以阐明导致患者表现的其他因素,包括学习障碍或发育迟缓[16]。了解病前因素的作用,有助于指导伤病后适当的预期

恢复水平。

神经心理学评估时机

进行综合测试的理想时机取决于几个因素，包括患者的年龄、脑损伤或疾病的类型、严重程度、治疗过程及对功能能力紧迫性的了解（例如，重返工作或学校）。简短的神经认知测试或筛查有助于记录认知障碍的模式，并指导急性期的早期干预。当患者的认知和功能状态仍然存在问题时，更全面的神经心理学评估通常是有价值的。由于发育因素的影响，儿科患者可能需要更早和更频繁的评估。与成人相比，年幼的儿童在脑损伤后可能恢复得更好，特别是语言技能，因为大脑具有较高的可塑性，功能重组的潜力更大。但另一方面，早期的损伤有时会造成更大的伤害，因为这种损伤会干扰常规的大脑发育。随着时间的推移，患有神经系统疾病的儿童往往会落后于同龄人，因为他们的技能发展速度比同龄人慢。此外，随着儿童年龄的增长和对这些技能需求的增加，更高水平的技能（如执行功能）缺陷可能会变得更加明显。持续的神经心理学随访可能有助于记录与发育相对应的神经认知状态变化，考虑与年龄相关的预期获益，并随着发育更新适合的临床和教育干预建议。损伤或疾病的类型和严重程度也会影响神经心理学评估的转诊情况。

轻度创伤性脑损伤和脑震荡

脑震荡后的神经认知缺陷通常在 1~3 周后减轻。在大多数情况下，认知有希望得到完全的恢复。对于小部分持续存在症状的患者，提出了一种生物心理社会模型来解释症状的原因[17]。脑震荡开始是一个生物学事件，持续的症状可以通过心理因素（例如，适应限制、症状的错误归因、对恢复的期望、二次获得）、社会因素（例如，减少参与社会和娱乐活动、错过学业）和身体变化（例如，运动减少、睡眠中断或嗜睡造成的不适）来解释。有针对性的神经心理学评估有助于识别导致震荡后持续症状的原因，确定症状的真实性，识别可能导致继发性获益的因素，为患者和护理人员提供心理教育，并提出治疗建议[18]。进一步进行简短的认知行为疗法是必要的，其以改变消极的信念模式、建立应对技能和逐渐增加活动为重点，该疗法已被证明可以减轻脑震荡后的症状[19,20]。

中度至重度创伤性脑损伤

中重度 TBI 的后遗症和认知恢复程度个体化差异较大，但一般而言，大多数患者恢复发生在伤后的第一年，第二年的持续恢复程度不一[21]。伤后 3 年以上进一步的认知恢复很少见，但通常以发展适应能力和补偿策略来改善功能。神经心理学评估的效用取决于患者的功能状态和目标，但通常建议在受伤后 4~6 个月进行综合测试，以确定恢复程度和（或）预测在 1 年后可能的恢复水平，确定需要进一步康复的领域，并针对在工作、学校和家庭中的功能障碍制定适应措施。运动和基本的认知障碍往往在恢复早期已有所改善，但更高阶的认知障碍和情绪/行为症状可能长期存在，并且这种症状在患者从高度结构化的环境（如住院康复病房）过渡到较低结构化但高要求的环境（如家庭、工作、学校）时变得更加明显。

脑卒中

脑卒中后认知恢复的后遗症取决于病

变的大小和位置,但一般来说,在最初的3~6个月恢复最快,6~12个月恢复次之,通常在一年后趋于平稳[22]。在急性和亚急性期,建议进行床边或简短的评估,以确定功能障碍。一旦恢复进入稳定期,持续性认知障碍并不少见,而且此时认知缺陷变得更加细微,所以在此阶段进行更全面的测试非常有必要,以便制订治疗方案,减轻患者功能障碍。

脑肿瘤和癌症

认知障碍可能由脑肿瘤和治疗(手术、化疗和放疗)引起。如果可能,建议在治疗前进行神经认知测试,可与基线比较来跟踪干预后的变化[13,23]。基线认知功能也有助于预测复发性肿瘤患者的死亡风险[24]。对于正在接受化疗和放疗的患者,除非有非常紧急的情况(例如,需要立即返回工作或学校),否则建议等治疗完成后再进行测试,以尽量减少疲劳和其他治疗效果对表现的影响。治疗后神经心理学评估的理想时机在很大程度上取决于患者的认知状态和功能问题。建议提供者在转诊时尽可能具体地说明要通过测试解决的问题,包括以下几个方面:①是否因肿瘤、治疗或两者兼有而导致认知能力下降;②认知缺陷是否与肿瘤/治疗或情绪困扰有关;③患者是否能从认知康复中受益,或者是否需要重返学校或进行工作适应性训练。儿科患者需要更频繁的神经心理学随访,因为他们更有可能产生治疗带来的神经认知迟发效应[25]。特别注意,鞘内甲氨蝶呤和颅内放射已被证明会减缓白质的发育速度,从而影响处理速度和新技能的获得。年龄较小且接受较高剂量辐射治疗的儿童出现神经认知障碍的风险较高。

神经心理评估前需要考虑的因素

虽然存在暂时性身心问题并不是神经心理评估的绝对禁忌,但在全面测试之前,应尽可能稳定急性的情绪困扰和疼痛。它们的存在有可能使患者表现得比预期的更差或更不一致,导致结果不可靠甚至无效,可能会限制在这种情况下形成固有印象。另一个重要的考虑因素是患者是否存在睡眠障碍。阻塞性睡眠呼吸暂停(OSA)和睡眠片段化与注意力、处理速度和记忆等一系列认知障碍相关,尤其是在老年人群中,在一定程度上是由于慢性低氧血症和神经血管损伤而持续存在[26]。在约2/3接受治疗的患者中,持续气道正压通气(CPAP)依从性与认知改善水平之间的剂量反应关系已得到充分证明,因此,建议未经治疗的OSA患者在接受神经心理学评估之前,可坚持CPAP ≥1个月[27]。这也有助于排除可能解释认知损伤的情境性或短暂性因素。例如,如果一个孩子因为经常缺课而在学校遇到困难,那么在进行神经心理学评估之前,应该进行学业上的调整和干预。最后,评估患者的既往测试也很重要。练习效应有可能掩盖真正的缺陷或下降,否则会被检测到。建议那些在测试后没有经历过可能导致功能恶化的重大疾病或事件的患者,在上次评估后的9~12个月内不要重复测试[28]。

资源

一旦确定患者适合进行门诊神经心理学测试(如果可行),建议进行内部转诊,以最大限度地减少提供者之间的沟通障碍并简化护理。然而,内部的神经心理学服务并不总是可用的,如果是这样,转诊可能意味着不能及时安排患者。在这些情况下，以下资源可帮助您找到其他医院或社区服务提供者：

■ 美国专业心理学委员会（ABPP）：ABPP 是心理学专业委员会认证的主要组织，包括临床神经心理学。一旦提供者获得神经心理学委员会认证，他们的联系信息可以通过使用临床神经心理学专业的在线 ABPP 目录找到。

　　❏ ABPP 目录：https://abpp.org/Directory

■ 美国心理学会：其中包括按专业（如神经心理学）的搜索标准。

（张丽 译　陈勇 计樱莹 帅胜斌 审）

参考文献

1. Folstein MF, Folstein SE, McHugh PR. "Mini-mental state." A practical method for grading the cognitive state of patients for the clinician. *J Psychiatr Res.* 1975;12(3):189–198. doi:10.1016/0022-3956(75)90026-6

2. Nasreddine ZS, Phillips NA, Bédirian V, et al. The Montreal Cognitive Assessment, MoCA: a brief screening tool for mild cognitive impairment [published correction appears in *J Am Geriatr Soc.* 2019 Sep;67(9):1991]. *J Am Geriatr Soc.* 2005;53(4):695–699. doi:10.1111/j.1532-5415.2005.53221.x

3. Ciesielska N, Sokołowski R, Mazur E, Podhorecka M, Polak-Szabela A, Kędziora-Kornatowska K. Is the Montreal Cognitive Assessment (MoCA) test better suited than the Mini-Mental State Examination (MMSE) in mild cognitive impairment (MCI) detection among people aged over 60? Meta-analysis. Czy test Montreal Cognitive Assessment (MoCA) może być skuteczniejszy od powszechnie stosowanego Mini-Mental State Examination (MMSE) w wykrywaniu łagodnych zaburzeń funkcji poznawczych u osób po 60. roku życia? Metaanaliza. *Psychiatr Pol.* 2016;50(5):1039–1052. doi:10.12740/PP/45368

4. Roalf DR, Moberg PJ, Xie SX, Wolk DA, Moelter ST, Arnold SE. Comparative accuracies of two common screening instruments for classification of Alzheimer's disease, mild cognitive impairment, and healthy aging. *Alzheimers Dement.* 2013;9(5):529–537. doi:10.1016/j.jalz.2012.10.001

5. Trzepacz PT, Hochstetler H, Wang S, Walker B, Saykin AJ; Alzheimer's Disease Neuroimaging Initiative. Relationship between the Montreal Cognitive Assessment and Mini-mental State Examination for assessment of mild cognitive impairment in older adults. *BMC Geriatr.* 2015;15:107. doi:10.1186/s12877-015-0103-3

6. Slomine B, Eikenberg J, Salorio C, Suskauer S, Trovato M, Christensen J. Preliminary evaluation of the Cognitive and Linguistic Scale: a measure to assess recovery in inpatient rehabilitation following pediatric brain injury. *J Head Trauma Rehabil.* 2008;23(5):286–293. doi:10.1097/01.HTR.0000336841.53338.2f

7. Gershon RC, Cella D, Fox NA, Havlik RJ, Hendrie HC, Wagster MV. Assessment of neurological and behavioural function: the NIH Toolbox. *Lancet Neurol.* 2010;9(2):138–139. doi:10.1016/S1474-4422(09)70335-7

8. Milani SA, Marsiske M, Cottler LB, Chen X, Striley CW. Optimal cutoffs for the Montreal Cognitive Assessment vary by race and ethnicity. *Alzheimers Dement (Amst).* 2018;10:773–781. doi:10.1016/j.dadm.2018.09.003

9. Roebuck-Spencer TM, Glen T, Puente AE, et al. Cognitive screening tests versus comprehensive neuropsychological test batteries: a National Academy of

Neuropsychology Education Paper†. *Arch Clin Neuropsychol*. 2017;32(4):491–498. doi:10.1093/arclin/acx021

10. Salmon DP, Bondi MW. Neuropsychological assessment of dementia. *Annu Rev Psychol*. 2009;60:257–282. doi:10.1146/annurev.psych.57.102904.190024

11. Swainson R, Hodges JR, Galton CJ, et al. Early detection and differential diagnosis of Alzheimer's disease and depression with neuropsychological tasks. *Dement Geriatr Cogn Disord*. 2001;12(4):265–280. doi:10.1159/000051269

12. Andelman F, Neufeld MY, Fried I. Contribution of neuropsychology to epilepsy surgery. *Isr J Psychiatry Relat Sci*. 2004;41(2):125–132.

13. Dwan TM, Ownsworth T, Chambers S, Walker DG, Shum DH. Neuropsychological assessment of individuals with brain tumor: comparison of approaches used in the classification of impairment. *Front Oncol*. 2015;5:56. doi:10.3389/fonc.2015.00056

14. Roman DD. The role of neuropsychology on organ transplant teams. *Arch Clin Neuropsychol*. 2018;33(3):339–343. doi:10.1093/arclin/acx127

15. Foley JA, Foltynie T, Limousin P, Cipolotti L. Standardised neuropsychological assessment for the selection of patients undergoing DBS for Parkinson's disease. *Parkinsons Dis*. 2018;2018:4328371. doi:10.1155/2018/4328371

16. Harvey PD. Clinical applications of neuropsychological assessment. *Dialogues Clin Neurosci*. 2012;14(1):91–99. doi:10.31887/DCNS.2012.14.1/pharvey

17. McCrea M, Iverson GL, McAllister TW, et al. An integrated review of recovery after mild traumatic brain injury (MTBI): implications for clinical management. *Clin Neuropsychol*. 2009;23(8):1368–1390. doi:10.1080/13854040903074652

18. Kirkwood MW, Peterson RL, Connery AK, Baker DA, Forster J. A pilot study investigating neuropsychological consultation as an intervention for persistent postconcussive symptoms in a pediatric sample. *J Pediatr*. 2016;169:244–249.e1. doi:10.1016/j.jpeds.2015.10.014

19. McNally KA, Patrick KE, LaFleur JE, Dykstra JB, Monahan K, Hoskinson KR. Brief cognitive behavioral intervention for children and adolescents with persistent postconcussive symptoms: a pilot study. *Child Neuropsychol*. 2018;24(3):396–412. doi:10.1080/09297049.2017.1280143

20. Al Sayegh A, Sandford D, Carson AJ. Psychological approaches to treatment of postconcussion syndrome: a systematic review. *J Neurol Neurosurg Psychiatry*. 2010;81(10):1128–1134. doi:10.1136/jnnp.2008.170092

21. Dikmen SS, Machamer JE, Powell JM, Temkin NR. Outcome 3 to 5 years after moderate to severe traumatic brain injury. *Arch Phys Med Rehabil*. 2003;84(10):1449–1457. doi:10.1016/s0003-9993(03)00287-9

22. Hochstenbach JB, den Otter R, Mulder TW. Cognitive recovery after stroke: a 2-year follow-up. *Arch Phys Med Rehabil*. 2003;84(10):1499–1504. doi:10.1016/s0003-9993(03)00370-8

23. Casaletto KB, Heaton RK. Neuropsychological assessment: past and future. *J Int Neuropsychol Soc*. 2017;23(9–10):778–790. doi:10.1017/S1355617717001060

24. Meyers CA, Hess KR, Yung WK, Levin VA. Cognitive function as a predictor of survival in patients with recurrent malignant glioma. *J Clin Oncol*. 2000;18(3):646–650. doi:10.1200/JCO.2000.18.3.646

25. Robinson KE, Fraley CE, Pearson MM, Kuttesch JF Jr, Compas BE. Neurocognitive late effects of pediatric brain tumors of the posterior fossa: a quantitative review. *J Int Neuropsychol Soc*. 2013;19(1):44–53. doi:10.1017/S1355617712000987

26. Alchanatis M, Zias N, Deligiorgis N, et al. Comparison of cognitive performance

among different age groups in patients with obstructive sleep apnea. *Sleep Breath.* 2008;12(1):17–24. doi:10.1007/s11325-007-0133-y

27. Sforza E, Roche F. Sleep apnea syndrome and cognition. *Front Neurol.* 2012;3:87. doi:10.3389/fneur.2012.00087

28. Calamia M, Markon K, Tranel D. The robust reliability of neuropsychological measures: meta-analyses of test-retest correlations. *Clin Neuropsychol.* 2013;27(7):1077–1105. doi:10.1080/13854046.2013.809795

第 **62** 章

矫形器

Mark S. Hopkins，Marlís Gonxálex-Fernández

核心定义

矫形器是一种应用于身体外部的装置，用于支撑、矫正、对齐或改善身体活动部位的功能，或减轻头部、脊柱或四肢的疼痛[1,2]。

通常，矫形器分为下肢、上肢和脊柱三大类。基于受损关节进一步分出子类别。

矫形器的使用者是一个异质性群体，不容易通过单独的诊断进行分类。因此，在许多情况下，矫形器处方的重点是设计和功能，而不是潜在的病因和诊断。矫形器的评估包括功能评估和建立合理的功能目标、预期结果和使用时间。

适应证和应用指南

下肢矫形器

下肢矫形器的处方和设计始于明确的诊断和体格检查，包括功能评估和步态分析。由矫形师确定要控制的关节[踝/足、膝和(或)髋关节]、矫形器的结构和材料(定制的与预制的；金属、塑料和混合材料)、绑带和配件修改，以及合适鞋类的建议。

足部矫形器

足部矫形器(FO)用于直接支撑足部并对齐足部力线，以预防或矫正足部畸形，从而改善足部和下肢的功能。FO 可以通过纠正错误的力线和适当控制足部的运动来减少足部、踝部、膝盖、髋部、骨盆和脊柱的压力；支撑纵向足弓和横向足弓；缓解疼痛；将承重应力均匀分布在整个足底面；纠正下肢长度差异。

FO 可以是预制的，也可以是定制的，并且由多种材料制成。FO 通常分为调节性或矫正性/功能性，并进一步分为软性、半刚性或刚性子类别。足部矫形器的详细设计包括①在后足、前足或两者之下放置或楔入；②跖弓支撑；③疼痛区域的缓解或阻断；④前足延伸修改。

踝足矫形器

踝足矫形器(AFO)的一般适应证是：①下肢运动控制缺陷和由此产生的功能缺陷(安全性、活动受限和步态低效)；②足部、踝部或膝部不稳定导致疼痛、畸形或功能受限；③疼痛控制、骨折稳定、烧伤、外伤或伤口处理所需的固定；④足/踝关节挛缩管理。

矫形器包括足部和踝部,因此,具有向踝关节近端和远端延伸的杠杆臂。杠杆臂的长度、踝关节控制以及用于制造 AFO 的材料决定了控制。

传统的 AFO(图 62.1A)由两个金属侧杆和接头组成,近端由皮革包覆的下肢带连接,远端与鞋相连。模制塑料 AFO(图 62.1B)旨在与肢体接触,以便更好地控制,重量更轻,并且适用于多种鞋型。由 AFO 提供的踝关节控制可以限制或辅助运动,并且有或没有踝关节都可以进行构建。

常见的非铰接式 AFO 包括固定的踝关节部分和后侧弹性片 AFO。PLS AFO 在摆动期辅助背屈(DF),限制站立期的运动。常见的铰接设计仅控制冠状面,而允许矢状面的自由运动、提供 DF 辅助和有限运动。在矫形器上增加带子和衬垫可以更有效地弥补由于肌肉无力、痉挛或挛缩造成 ROM 受限而引起的不稳定。

踝上 AFO 具有短的近端杠杆臂,用于距骨下、跗骨中间和前足的正面和横向平面的控制。地面反射式 AFO(图 62.1C)使用 DF 止动器和模制的胫骨前壳,为因股四头肌无力或其他疾病导致膝关节屈曲的患者提供膝关节伸展稳定力。肌电矫形器(例如,Walk-aid 或 Bioness L300)可提供功能

性电刺激以矫正足下垂,并可作为 AFO 的替代产品,用于某些上运动神经元相关的 DF 肌麻痹或无力导致足下垂的患者。

现在,许多 AFO 设计都采用复合材料制造,与传统的金属或热塑性塑料相比,复合材料具有更广泛的材料特性。超轻重量;刚度、强度和耐用性增加;碳纤维和环氧树脂等复合材料可能会因材料变形而产生动态响应。这些 AFO 中的许多都以预制模块的形式提供,这些模块允许针对个体进行定制装配,以实现装配和功能优化。使用复合材料定制的 AFO 也是一种选择,特别是当预制矫形器无法获得合适的贴合和功能导致不能适配时。

膝关节矫形器

膝关节矫形器(KO)用于支持胫骨和(或)髌骨关节。常见的设计包括带有支撑垫的氯丁橡胶套管,用于控制髌骨轨迹功能障碍,以及带有内侧和外侧关节的刚性框架式矫形器,用于三平面控制。通常规定的 KO 是隔间卸载器类型。这种 KO 产生内翻或外翻推力,以打开关节炎患者膝关节的外侧或内侧间室来缓解疼痛。这种类型的 KO 被制造成具有一侧或双侧膝关节的刚性框架并且有冠状面推力控制的可调

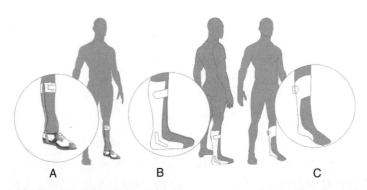

图 62.1 (A)金属、(B)塑料、(C)地面反射式踝足矫形器。(Source:Reprinted from González-Fernández M, Friedman J. Physical Medicine and Rehabilitation Pocket Companion. Demos Medical Publishing;2011.)

节对齐功能。

膝踝足矫形器

膝踝足矫形器(KAFO)为下肢提供支撑,其适应证不仅包含AFO的适应证,还可以直接控制膝关节(图62.2A)。机械膝关节既可以构建为双直立系统(内侧和外侧),也可以构建为单个膝关节的单直立系统,最常见的是在膝关节的外侧。KAFO的长机械杠杆臂允许直接控制膝关节的冠状面(内翻/外翻)、矢状面(屈曲/过伸)或横断面(旋转)。足部和踝关节的控制选项与AFO相同(铰接式或非铰接式;自由运动、DF辅助或有限运动)。膝关节可分为单轴或多轴来预防膝关节塌陷。大多数膝关节在设计中内置了0°制动装置,以防止过伸。关节通常提供静态锁定机制,通常具有后偏移旋转轴的地面反射效应,或允许分别在支撑相和摆动相间选

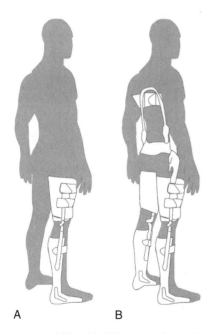

图62.2 (A)膝踝足矫形器,(B)双侧髋膝踝足矫形器。(Source:Reprinted from González-Fernández M, Friedman J. Physical Medicine and Rehabilitation Pocket Companion. Demos Medical Publishing;2011.)

择性锁定和解锁的姿态控制。新型的姿态控制可以使用电子和微处理器来控制矫正膝关节,允许为个人用户定制更多的步行控制。这包括允许在负载下控制膝关节屈曲的选项以及用户可以选择的各种模式。构造技术包括传统的带有鞋附件的全金属和皮革系统、模制塑料以及金属和塑胶结构的组合,并包括上述复合材料。由于KAFO跨越多个关节并需要保持精确的矫形和解剖上关节对齐的复杂性,所以通常是量身定制的。

由于KAFO关注的是对膝盖的直接控制,所以首先决定的是膝关节控制机制。踝关节和膝关节控制应被视为一个平衡稳定性和灵活性的系统,其目标是尽可能减少限制装置。基本的运动处方包括膝关节控制、踝关节控制、结构、附加带和合适的鞋类。

髋膝踝足矫形器和髋矫形器

横跨髋关节的矫形器分为两类:延伸至足部和踝关节的髋膝踝足矫形器(HKAFO)和未延伸至足部和踝关节的髋矫形器(HO)。HKAFO的总体设计与KAFO类似,但增加了髋关节和骨盆带。这一增加允许直接控制髋关节的不稳定,可在冠状面上减少躯干侧倾(臀中肌步态或臀中肌倾斜补偿),也可在矢状面上限制躯干后倾。横断面或旋转控制是HKAFO的固有设计,近端为骨盆连接,远端为足/踝杠杆。单侧HKAFO用于治疗整个下肢的严重瘫痪和不稳定,需要高水平的定制装配和用户训练。

单侧外展HO可用于全髋关节置换术后限制髋关节屈曲、内收和内旋。双侧髋膝踝足矫形器(图62.2B)是一种双侧HKAFO,在髋关节后部和近端分别安装了脊柱伸展装置和机械往复式的下肢辅助系统。用户通过卸下一侧肢体,在手臂推动辅助设备(助

行器或双侧拐杖)的帮助下伸展躯干来创建交互模式。对于截瘫患者来说,这种模式是替代摆动相到摆动相的方案。需要提前评估完整的 ROM、皮肤状态、痉挛状态、直立性低血压、骨质疏松和直立姿势。

上肢矫形器

基于预期使用时间、材料和制造技术、矫形器与治疗护理计划的整合、转诊模式、偏好和专业可用性给出上肢矫形器的方案。一般来说,矫形师旨在提供长期使用的装置,这要求矫形器具有较为复杂的结构装置(例如,高温塑料和金属)。由低温热塑性塑料制作的矫形器,直接模制到患者的肢体上,并完全融入具体的治疗方案中,主要由物理或作业治疗师负责。

手部矫形器

手部矫形器的作用是保持掌弓、保持拇指处于对掌位、保持虎口空间或作为其他矫正系统和辅助装置的连接工具。手部矩形器的特征性装置包括对侧杆、拇指内收制动装置、掌指关节伸展制动装置、指间关节伸展辅助装置和模制掌弓支撑。手部矩形器通常用于固定特定的关节,以帮助创伤或过度使用损伤的愈合。矫形器可以是预制的或定制的,并由多种材料组成。

腕手矫形器

腕手矫形器(WHO)具有 HO 的许多特征,但延伸至整个手腕,以便更好地控制手部和腕部。WHO 分为静态和动态两类。预制手套式 WHO 通常用于过度使用损伤和软组织创伤。静态前翘式腕手矫形器(图 62.3A)是一种非常常见的矫形器,用于在外伤或神经损伤后对手和手腕进行被动定位。常见于外周神经损伤后用 WHO 支撑手和手腕,其设计和修剪线根据损伤和瘫痪模式特制。

肌腱固定式 WHO 是动态矫形器的一个示例(图 62.3B),它通过手腕驱动屈肌铰链连接系统辅助抓握。手腕伸展提供掌指关节屈曲力。肌腱固定式 WHO 主要用于 C6或 C7 四肢瘫痪的患者,也可用于 C5 节段的患者,通过肩部操作的电缆系统或其他外部电源(如功能性电刺激、压缩空气)来实现腕

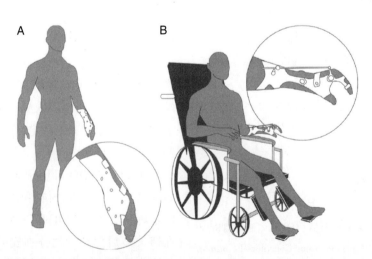

图 62.3 　(A)前翘式腕手矫形器、(B)固定式腕手矫形器。(Source:Reprinted from González-Fernández M, Friedman J. Physical Medicine and Rehabilitation Pocket Companion. Demos Medical Publishing;2011.)

部伸展。肌矫形器通过 FES 促进肌腱活动。

肘腕手矫形器和肘部矫形器

肘腕手矫形器(EWHO)可实现多种功能,包括实现手在空间的定位、提供肘关节屈曲、肘关节挛缩管理及术后稳定或固定。矫形器可以预制或定制;所有分段都有固定位置的静态、带有静态渐进或动态接头的动态或混合构造类型;并由多种类型的材料制成。肘矫形器(EO)通常用于保护无前臂或手腕缺陷造成的不稳定的肘关节。

肩肘腕手矫形器

肩肘腕手矫形器(SEWHO)通常被设计用于肩部重建术后的短期静态固定。一种常见的静态预制 SEWHO,通常被称为"飞机式外展支具",将肩关节固定在外展和旋转中立位,肘关节屈曲 90°,以便将手放在身体的侧面和前面。臂丛神经损伤后可使用动态型 SEWHO,设计目的是支撑松弛的手臂,可通过安全带提供电缆操作的肘关节屈曲,并通过对侧肢体的肩胛外展提供动力。

脊柱和颅骨矫形器

脊柱矫形器可用于各种诊断。目的是提供腹部支持、疼痛管理、控制脊柱位置(复位可变化的畸形、支撑和适应固定畸形、防止畸形进展)和控制脊柱运动。这些目标实现主要是通过减少总体脊柱运动、稳定单个运动节段及施加力来控制脊柱畸形的进展。脊柱矫形器通常按脊柱节段、脊柱可控制的总体运动、定制水平和用于制造矫形器的材料进行分类。

骶髂矫形器

骶髂矫形器(SIO)被推荐用于因外伤、

过度使用或妊娠引起的骶髂关节不稳定。其通过直接压迫作为骨盆"基石"的骶骨、对整个骨盆周向压迫,以及对下腹部肌肉的压迫和支撑来提供稳定性。矫形器通常是预制的,一般使用帆布或其他柔性材料。

腰骶矫形器

推荐使用腰骶矫形器(LSO)来处理 L2~S1 区域的病变。前修剪线从剑突延伸至耻骨联合,向后从肩胛下角延伸至骶尾部连接处。LSO 分为半刚性或刚性。束腹式 LSO 是一种常用的半刚性脊柱矫形器,用于缓解腰痛。束腰可以由织物或其他柔性材料制成,具有可调节的闭合装置以确保贴身,刚性水平撑条或模制塑料插入物用于增加刚度。束腰会增加腹部压力,以减轻脊柱后部肌肉组织的压力,从而减轻疼痛。刚性脊柱矫形器由最受矫形器限制的运动平面来定义。例如,Knight LSO 控制矢状面内的运动,由带有骨盆带的刚性后框架、胸部带和一对椎旁立柱组成。定制成型的热塑性夹克式 LSO,由于材料的刚性和骨盆贴合的亲密性,可提供刚性的三平面运动限制。

胸腰骶矫形器

推荐使用胸腰骶矫形器(TLSO)来处理 T3~S1 区域的病变。前修剪线从胸骨切迹延伸至耻骨联合,向后从肩胛骨的脊柱延伸至骶尾接合处。TLSO 可分为半刚性或刚性。束腹式 TLSO 是一种常用的半刚性脊柱矫形器,用于缓解腰椎和(或)胸椎疼痛。与 LSO 类似,束腹式 TLSO 依靠压迫腹部来缓解脊柱后部肌肉组织的压力,从而缓解疼痛。它们的不同之处在于 TLSO 包括肩胛骨的后伸,肩带用于在胸椎上产生伸展力并限制屈曲。刚性 TLSO 由带有骨盆带的刚性后框架、胸带、一对椎旁立柱、肩胛间束带和用于控制屈伸的腋窝束带组成。与 LSO 版本一样,皮革覆盖的金属带是传统的材料;然而,泡沫覆盖的热塑性塑料版本现在很常见。束腰前部也用于产生腹部压力,以进一步支撑脊柱。

定制成型的热塑性夹克式 TLSO,其刚性和在骨盆和躯干上的紧密贴合性,提供了最有效的刚性三平面运动限制。过伸式 TLSO(如 Jewett 型)是刚性框架(通常是预制的),专门为 T10~L2 前柱压缩性骨折患者设计,并使用经典的三点压力系统接触胸骨、耻骨和胸腰段,防止弯曲并允许胸腰段脊柱伸展。脊柱侧弯 TLSO 的目的是阻止脊柱畸形的发展。它们通过终点控制、横向加载和曲线校正来实现这一目标。为治疗脊柱侧弯设计的低截面 TLSO 有几个版本,包括 Boston、Rosenberger、Miami、Lyonnaise 和 Wilmington。另外,遵守佩戴时间和常规跟进调整是曲线稳定的关键。

颈胸腰骶矫形器

颈胸腰骶矫形器(CTLSO)可用于控制多节段创伤或术后重建的整个脊柱的稳定。Minerva 型矫形器可以完全定制,也可以是定制的 TLSO 与预制颈椎延伸器的组合。密尔沃基(Milwaukee)CTLSO 由定制的骨盆部分、金属框架上层结构和颈环组成,带有侧带和衬垫,用于治疗顶点在 T7 或以上的特发性脊柱侧弯或 Scheuermann 后凸畸形。

(张丽 译 陈勇 计樱莹 帅胜斌 审)

参考文献

1. Webster J, Murphy D, eds. *AAOS Atlas of Orthoses and Assistive Devices*. 5th ed. American Academy of Orthopedic Surgeons, Elsevier; 2019.
2. O'Sullivan S, Schmitz T, Fulk G, eds. *Physical Rehabilitation*. 7th ed. F.A. Davis Company; 2019.

第 **63** 章

特殊体位

Holly Vance

核心定义

支撑面是压疮预防和伤口愈合的重要组成部分[1]。美国压力性损伤咨询委员会（NPIAP）支撑面标准倡议已经定义了与支撑面相关的术语（表 63.1）[2]。

临床相关科学背景

目前，还没有太多的研究来帮助临床医生定义特定类型的支撑面。2001 年，NPIAP 参与启动了一项支撑标准计划，旨在为支撑面开发一致的术语、测试方法和报告标准[3,4]。此外，2015 年，来自伤口造口失禁护理学会（WOCN）的多位临床专家开发并发布了一种支撑面算法，旨在指导临床医生根据患者的需求选择支撑面[5]。这是第一个基于证据和共识的算法，适用于支撑面的选择[5]。该算法在网上和出版物中均可找到，为患者选择最合适的支撑面提供了分步指导[5]。

适应证

特定的支撑面是为那些有压力性损伤或其他创伤、有压力性损伤风险、失禁或行动不便的人设计的[6]。请注意，特定的支撑面有绝对禁忌证，在评估患者需求时应仔细考虑（表 63.2）。应特别考虑伤口的位置和状况、患者的活动、翻身和复位的能力、跌倒和被困的风险、尺寸和重量、床架和床垫的承重能力及患者对支撑面的选择。其他考虑因素包括设施使用特定支撑面的能力，以及患者在门诊环境中获得特定支撑面的能力和资源。

在考虑使用支撑面时，应对每位患者进行皮肤和压力性损伤风险评估[5]。常用的评估方法包括 Braden 量表和 Norton 量表，这些压力性损伤风险评估量表可以帮助临床医生选择合适的支撑面[5,8]。WOCN 算法基于 Braden 量表[5]。

尽量地减少患者和支撑面之间的层数和类型非常重要[1,5,7]。NPIAP 和 WOCN 推荐的最大层数为三层，包括床单和贴身吸收性产品[7]。确保层的类型与床垫的兼容也很重要，例如，不推荐在低气损或空气流化床上使用带塑料背衬的尿布，因为塑料背衬会阻塞表面的空气流动，从而抵消治疗效果[7]。

为患者选择的特定支撑面应基于直接的临床评估。有关为特定患者选择最佳支撑面的更深入信息和帮助，请考虑参考 WOCN 支撑面算法[5]。

表 63.1　美国压力性损伤咨询委员会支撑面标准倡议所描述的术语和定义[2]

术语	定义
主动支撑面	无论是否施加负荷,有动力且能够改变其负荷分布(或重量分散)特性的支撑面类型
空气流化	产生流体状态的支撑面特征,通过迫使空气穿过颗粒介质(如硅胶珠)来提供压力的重新分布
交替式压力	加载和卸载的循环变化,以提供压力的重新分布的支撑面特征。这些循环变化的特征为振幅、持续时间、频率和变化率参数
基本/标准医院床垫	用于描述设施床垫的术语;各医院存在差异。通常是无动力泡沫或弹簧床垫
触底反弹	当支撑面的变形超过临界浸没范围,且失去有效的压力再分布时,就会发生这种情况
临界沉浸	支撑面的变形超过阈值并导致聚集增加和局部压力增加的点
弹性泡沫	具有广泛的承重能力和弹性的聚合物,用于提供舒适和缓冲;通常包括互连和开放的单元结构。弹性使泡沫能够抵抗变形,并在导致变形的力被移除后恢复到原始形状
包裹	支撑面能够在不显著增加压力的情况下顺应或模塑身体的不规则的能力
疲劳	表面或其组件按规定发挥作用的能力降低
摩擦	相对于两个表面之间的共同边界的平行运动阻力(例如,将患者向上移动到床上时,皮肤在床单上滑动)
凝胶	从硬到软,凝胶是一种由固体聚集体、胶态分散体或聚合物组成的网络,可以显示出弹性
浸入	穿透(下沉)到表面的深度,使压力重新分布到周围区域,而不是直接在骨突处
综合床系统	床架和支撑面作为一个整体组合,不能单独使用
预期寿命	产品能够有效实现其指定目的的时间段
低气损	使用气流来协助皮肤的微环境管理的支撑面
床垫	为全身设计的支撑面,旨在直接放置在现有的床架上
机械负荷	力在整个表面上的分布
微环境	关于支撑面,这是指皮肤/身体和支撑面界面处的温度和湿度
多区表面	支撑面的不同部分可以有不同的压力再分配能力
无动力	不使用或不需要外部能源来操作的支撑面
覆盖	用于直接放置在现有支撑面上的支撑面
动力	需要或使用外部能源进行操作的支撑面
压力	垂直于感兴趣区域施加的单位面积的力
压力再分配	支撑面将负荷分布在身体接触区域的能力
脉冲	支撑面特征是提供重复的较高和较低压力,从而导致表面刚度的循环变化。与交替式压力相比,其充气和放气具有较短的持续时间,并且具有较高的频率和较低的幅度
反应性支撑面	仅响应施加的重量或负荷而改变负荷分布特性的动力或非动力支撑面
剪应力	平行于感兴趣的垂直区域施加的单位面积的力
支撑面	为管理组织负荷、微环境和(或)其他治疗功能而设计的压力再分配专用设备。包括但不限于床垫、综合床系统、床垫替代品或覆盖物、坐垫和坐垫覆盖物

(待续)

表 63.1(续)

术语	定义
治疗工作负荷（重量范围）	适用于支撑面功能的额定重量范围
黏弹性泡沫（记忆泡沫）	与施加的负荷(重量)成比例的多孔聚合物。施加负荷时会表现出阻尼弹性
区	具有一种压力再分配能力的节段

Source：Adapted from the National Pressure Injury Advisory Panel Support Surface Initiatives Standard(S3I). For more in-depth list of terms refer to：https://cdn.ymaws.com/npiap.com/resource/resmgr/s3i_terms-and-defs-feb-5-201.pdf.

表 63.2　支撑面、适应证和禁忌证[5-7]

支撑面类型	适应证	绝对禁忌证
反应性（例如, 泡沫） 仅在响应施加的重量或负荷时更改负荷分布属性 可以有动力或无动力	没有湿性伤口的患者 有轻微湿性伤口的患者慎用，如 Braden 分量表评分为 2 分或更低 可用于脊柱不稳定的患者	重量限制：确保表面适用于重量和周长
交替式压力 加载和卸载的循环变化，以提供压力的重新分布 在施加或不施加负荷的情况下，更改负荷分布特性	用于有压力性损伤风险但没有湿性伤口的患者	脊柱不稳 颈椎或骨骼牵引 重量限制：确保表面适用于重量和周长
低气损 提供有助于微环境管理的气流 通过泵缓慢持续的输送气流，当患者躺在床垫上时，他们的重量均匀分布，提供压力的重新分布	用于存在湿性伤口和失禁问题的患者 好斗/不安/激动的患者慎用	脊柱不稳 颈椎或骨骼牵引 重量限制：确保表面适用于重量和周长
空气流化 含有硅珠，一旦空气被泵入床中，其行为就像流体一样，允许患者"漂浮"，患者身体的 1/3 在表面上，其余 2/3 浸入表面	用于有复杂伤口或在多个旋转表面上有伤口的患者 好斗/不安/焦虑的患者慎用 需要频繁抬高头部或需要积极管理分泌物的患者慎用 患有幽闭恐惧症或有谵妄风险的患者慎用	脊柱不稳定 颈椎或骨骼牵引 重量限制：确保表面适用于重量和周长 在这种类型的表面上无法进行特伦德伦伯体位摆放

特制床示例

成人压力和湿度管理

压力再分配床

适应证：存在压伤风险或治疗现有压伤。提供专门的压力再分配床垫，床垫对脊椎是安全的。如果患者存在湿性伤口或失禁问题，请订购低空气损耗床垫替代品。对于高个子患者（>17.78cm），可订购加长版。禁忌证：体重限制为 550 磅（249kg）。

肥胖压力再分配床

适应证：体重>500 磅（227kg）或将受益于更宽转动面的患者。如果患者存在湿性伤口或失禁问题，订购低空气损耗床垫替代品（减肥）。

低气损床垫替代品–正常重量

适应证：存在压伤风险或治疗现有压伤，并且存在湿性伤口或失禁问题。禁忌证：脊柱不稳，颈椎或骨骼牵引。体重限制：300 磅（135kg）。

低气损床垫替代品—减肥

适应证：急症护理床上体重>300 磅（135kg）、存在压伤风险或治疗现有压伤，并且有湿性伤口或失禁问题的患者。禁忌证：脊柱不稳，颈椎或骨骼牵引。体重限制：1000 磅（454kg）。需要减肥床架。

空气流化床

适应证：经主治医生批准的皮瓣方案。有复杂伤口或在多个旋转表面上有伤口的患者。禁忌证：脊柱不稳，颈椎或骨骼牵引。体重限制：350 磅（158kg）。

资源

伤口造口和失禁护理学会支撑面算法：http://algorithm.wocn.org/#home.

美国压力性损伤咨询委员会支撑面标准倡议（S3I）：www.npiap.com/S3I.

该网站包含其他资源的在线链接，包括测试支撑面的标准以及与支撑面相关的术语和定义。

（张丽 译　陈勇 计樱莹 帅胜斌 审）

参考文献

1. McNichol L, Watts C, Mackey D, Beitz JM, Gray M. Identifying the right surface for the right patient at the right time. *J Wound Ostomy Continence Nurs.* 2015;42(1):19–37. doi:10.1097/won.0000000000000103

2. National Pressure Ulcer Advisory Panel Support Surface Standards Initiative. Terms and definitions related to support surfaces. Ver. 01/29/2007. Published January 29, 2007. Accessed November 22, 2020. http://www.npiap.org/wp-content/uploads/2012/03/NPUAP_S3I_TD.pdf

3. Npiap.com. npiap.com. Accessed November 12, 2019. http://www.npuap.com/

4. Overview. Support Surface Standards Initiative (S3I) - National Pressure Ulcer Advisory Panel. Accessed November 12, 2019. https://npiap.com/general/custom.asp?page=S3I

5. Support Surface Algorithm. Support Surface Algorithm - Wound, Ostomy and Continence Nurses Society™ (WOCN®). Accessed November 12, 2019. https://www

.wocn.org/page/SSA#

6. Nix DP, Mackey DM. Support surfaces. In: *Acute & Chronic Wounds*. 5th ed. Elsevier; 2016:162–176.

7. European Pressure Ulcer Advisory Panel, National Pressure Injury Advisory Panel and Pan Pacific Pressure Injury Alliance. *Prevention and Treatment of Pressure Ulcers/ Injuries: Clinical Practice Guideline. The International Guideline*. Edited by Emily Haesler. EPUAP/NPIAP/PPPIA; 2019.

8. Pancorbo-Hidalgo PL, Garcia-Fernandez FP, Lopez-Medina IM, Alvarez-Nieto C. Risk assessment scales for pressure ulcer prevention: a systematic review. *J Adv Nurs*. 2006;54(1):94–110. doi:10.1111/j.1365-2648.2006.03794.x. PMID: 16553695.

第 64 章

气管切开术

Alba Azola，Dominique Vinh

核心定义

气管切开术是在气管上开一个切口，以便通气。通常在第二和第三气管环之间，通过外科手术(气管切开术)做一个水平切口。气管切开术也可以在支气管镜或超声引导下经皮进行。与外科气管切开术相比，经皮气管切开术可改善预后，可减少伤口感染和瘢痕形成[1]。

在护理气管切开术患者时，了解气管切开的原因至关重要，这将指导康复环境中的决策和管理。气管切开术可能会损害患者的沟通、吞咽和嗅觉能力;可以进行基本和安全的改良以支持康复工作[2]。

气管切开术的基本适应证包括:

1.急性呼吸衰竭和需要长期机械通气是最常见的适应证，占所有病例的2/3[3]。通过减少通气期间的无效腔，帮助脱离呼吸机支持。

2.上呼吸道阻塞:存在喘鸣、缺氧、气管回缩和严重的睡眠呼吸暂停，药物治疗失败，不适合手术或拒绝其他手术方式[4]。

3.帮助清除分泌物:特别是在上呼吸道分泌物吸入增加或下呼吸道分泌物清除不足的情况下。

与气管切开术相关的生理变化

分泌物增多

气管切开术后，通过整个上呼吸道的气流将会绕道而行。上呼吸道(即鼻腔和咽部)的主要功能之一是在空气进入气管和肺部之前对其进行加湿和加热。当干燥的空气直接进入气管时，会刺激呼吸道黏膜，并增加呼吸道上皮细胞生成黏液。黏液栓是气切导管阻塞最常见的罪魁祸首。对于气管切开术后气管造口未被盖住或未安装加湿阀的患者，应通过气管切开术的面罩为其提供加湿的空气。

言语和吞咽功能障碍

讲话中的声音是由呼气时气流带动的声带振动而产生的。当气管切口导管较大或具有膨胀的套囊时，这会占据气管的整个直径，阻止气流带动声带振动。给气管切口导管套囊放气或缩小气管切口的尺寸可使空气到达声门并允许或改善发声。说话瓣膜(如 Passy-Muir 瓣膜)是一种单向瓣膜，允许空气通过气管切口并在呼气时密封切口，使空气通过上呼吸道排出(图 64.1)。对于说

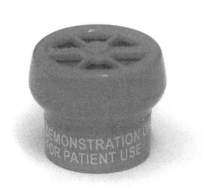

图 64.1　说话瓣膜。(Source：Courtesy of Terbergen.)

话瓣膜不能产生声音的患者,需要由耳鼻喉科医生进行气道评估以排除声门下阻塞。

嗅觉减退

　　气流绕过上呼吸道的另一个影响是嗅觉能力的下降, 这对患者来说十分困扰,并且会导致食欲下降[5]。

评估和管理

气管切开套管类型

　　清楚地记录患者的气管切口术的类型(带套囊还是不带套囊)和尺寸非常重要。通常成人使用的尺寸是 4(小号,女性)~8 号(大号,男性)。也有一些品牌的尺寸只有一半(图 64.2)。

　　最常见的气管切开套管类型：

　　Shiley®气管切开套管:最常见,由聚氯乙烯(PVC)制成,具有可拆卸和可清洁的内部套管,供单个患者使用(图 64.2)。可以带套囊(充气)或不带套囊。可在近端或远端法兰处延长长度(Extended length,XLT)。

　　Portex™ Bivona®气管切开套管:由带有内部线圈的硅胶制成,具有柔软性和灵活

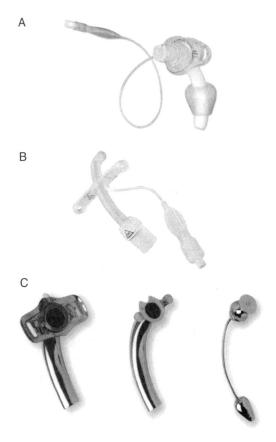

图 64.2　常见气管切开套管类型。(A)Shiley 气管切开套管;(B)Portex 气管切开套管;(C)Jackson 气管切开套管。[Source：©2021 Medtronic. All rights reserved. Used with the permission of Medtronic.(B) Courtesy of Smiths Medical.(C)Provided courtesy of Premier.]

性,因此,其形状可适应气道。球囊紧贴轴,应填充水而非盐水,因为这可能会损坏袖带。也可提供空气或泡沫袖带。

　　Jackson 气管切开套管:最不常用。由金属制成,非常耐用,可以消毒并用于不同的患者。需要特殊的适配器来连接呼吸机。对于一些需要长期通气或难以控制分泌物的患者可能是首选。

抽吸、加湿空气和其他需求

　　气管切开患者出院时应携带吸痰机和

相关工具,应该教会患者和护理人员正确的吸痰技术。其他重要的设备包括一个加湿器,一个相同尺寸的备用气管切口导管,以及小一号的备用气管切开导管,以防意外拔管,切口可能会变小,而较小的气管切开导管将允许重新插管。患者和护理人员应熟悉日常护理和气管切开术的更换流程。

患者还应该熟悉如何和何时使用单向说话瓣膜和帽,以及呼吸困难时如何进行移除。此外,患者对封管的耐受性降低,需要通过耳鼻喉科进行气道评估,以评估是否有肉芽组织阻塞气道或是否存在气管或声门下狭窄。

拔管的影响和步骤

大多数气管切开患者(无气道阻塞)的意外拔管并不危及生命。对于气管愈合良好的患者,气管切口导管可以很容易地更换。如果在尝试放置气管切口导管时遇到阻力,应使用小一号导管来建立气道。如果担心形成假通道,且患者存在急性呼吸窘迫,应进行气管插管。对于需要气管切开的上气道阻塞患者,意外拔管是一种气道急症,因为气道阻塞使得气管内插管极其困难,或者在某些情况下(即严重的声门下狭窄)是不可能的。

拔管方案

拔管方案的具体细节各不相同,但总的原则是相似的。第一步是确认气道通畅,无阻塞。可能需要咨询耳鼻喉科进行气道评估、内镜鼻咽镜检查和通过气管切口逆行观察,以确保在关闭切口前没有气道阻塞。一旦清除,可以开始日间封管测试。如果可以耐受日间封管测试,则应使用连续脉搏血氧仪进行夜间封管测试。如果没有记录到血氧饱和度下降,则可以移除导管并闭合切口。通常,切口关闭需要 1~2 周。在说话时用闭合敷料压住切口,以防止漏气且有助于闭合。营养状况受损也可能延迟伤口的愈合和闭合。如果切口未能在 12 周内关闭,则需要转诊至耳鼻喉科进行气道评估,因为持续性切口的不愈合可能与现有的气道阻塞有关。

(张丽 译　陈勇 计樱莹 帅胜斌 审)

参考文献

1. Brass P, Hellmich M, Ladra A, Ladra J, Wrzosek A. Percutaneous techniques versus surgical techniques for tracheostomy. *Cochrane Database Syst Rev*. 2016;7(7):CD008045.
2. Khademi A, Cuccurullo SJ, Cerillo LM, et al. Tracheostomy management skills competency in physical medicine and rehabilitation residents: a method for development and assessment. *Am J Phys Med Rehabil*. 2012;91(1):65–74.
3. Cheung NH, Napolitano LM. Tracheostomy: epidemiology, indications, timing, technique, and outcomes discussion. *Respir Care*. 2014;59(6):895–919.
4. Bunnell AM, Fernandes RP. Operative airway management and tracheostomy. In: Salman SO, ed. *Modern Management of Obstructive Sleep Apnea*. Springer; 2019:107–116.
5. Tsikoudas A, Barnes ML, White P. The impact of tracheostomy on the nose. *Eur Arch Otorhinolaryngol*. 2011;268(7):1005–1008.

第 65 章

尿流动力学

Cristina L. Sadowsky, Albert C. Recio, Philippines G. Cabahug

核心定义

尿流动力学研究(UDS)是一种用于描述下尿路功能的功能性检查。

UDS 评估两种主要的膀胱功能:储存和排出[1]。一个全面的 UDS 可以测量多个参数,包括:

1.尿流率测定:测量膀胱排空的流速和容量。

2.膀胱内压测定:测量膀胱充盈时的尿量和尿压。

3.肌电图:记录盆底肌肉的电活动。

4.漏尿点压测定:测量发生泄漏点的膀胱压力;测试尿液从尿道括约肌口流出时所需的腹压。

5.尿道压力分布曲线:打开闭合尿道所需的流体压力;用于评估在充盈、排尿和腹部压力时括约肌闭合压力和尿道能力。

6.压力流测定:从"允许排尿"开始到测试者认为排尿结束时停止;包括尿流率检查。

7.使用超声或 X 线片进行可视尿动力学测试(可选):如果条件允许,在透视下进行 UDS 可以评估膀胱输尿管反流、膀胱出口梗阻的位置,以及评估其他膀胱异常,如膀胱憩室和结石。

尿流动力学检查中的重要测量指标

膀胱测压期间膀胱的充盈率:①生理充盈率[小于预测最大值,计算方法:体重(kg)除以 4(mL/min)];②非生理充盈率(大于预测的最大值)[2]。

膀胱感觉(mL):①膀胱充盈的第一感觉,即患者第一次意识到膀胱充盈时的感觉(这是一种模糊的感觉,在骨盆下部有感觉,有起伏,几分钟内很容易被忽略;150~175mL);②最初的排尿欲望,一种持续性的感觉,会导致患者在下一个方便的时刻排尿,但仍然可以延迟排尿(小腹有感觉,会随着膀胱充盈逐渐增加;250~275mL);③强烈的排尿欲望,持续的排尿欲望,不担心漏尿,并在会阴或尿道有感觉(400~430mL)。

膀胱顺应性:定义为膀胱容积变化与逼尿肌压力变化之间的关系,作为衡量膀胱扩张性的指标。顺应性=容量变化量/逼尿肌压力改变。顺应性反映膀胱压力增加 $1cmH_2O$($1cmH_2O=0.1kPa$)所需的膀胱灌注量(mL/cmH_2O)。正常膀胱顺应性值为 30~100mL/cmH_2O;在神经源性膀胱患者中,膀胱顺应性值为 13~40mL/cmH_2O 与上尿路

471

并发症的高风险相关。

膀胱容量:当"允许排尿"时,充盈膀胱测压结束时的膀胱容量;正常膀胱的容量变化很大,但通常为 300~500mL,男性的值高于女性。

腹压(P_{abd}):腹腔内的稳态压力;用直肠导管记录。仰卧位时腹部和膀胱初始静息压力为 5~20cmH_2O,坐位时为 15~40cmH_2O,站立位时为 30~50cmH_2O。

膀胱压(P_{ves}):施加在膀胱内容物上的压力。膀胱压是来自膀胱外的腹内压力和膀胱壁肌肉施加的逼尿肌收缩压的总和;用导尿管记录。

逼尿肌压(P_{det}):由膀胱壁施加的张力(主动和被动)产生的膀胱压力分量;通过膀胱压力(P_{ves})减去腹压(P_{abd})计算(不测量)。在 90%的情况下,空膀胱中 P_{det} 的变化为 0~10cmH_2O。正常的 P_{det} 在以 50~60mL/s 的速率充盈膀胱时应<20cmH_2O。

最大尿道压(MUP):尿道压力曲线的最大压力(10~25cmH_2O)。最大尿道闭合压(MUCP):尿道压力和膀胱内压之间的最大差值(男性 20~90cmH_2O,女性 20~75cmH_2O)。

尿流率(mL/s)和体积:排尿量通常>150mL(与膀胱测量/充盈阶段注入膀胱的量相当);男性的最大尿流率(Qmax)应>15mL/s(女性更难确定正常值),并且流量曲线应呈钟形。

残余尿量测量:排尿后膀胱中残留的尿量(正常<50mL)。

逼尿肌漏尿点压:在没有逼尿肌收缩或腹压升高(正常<40cmH_2O)的情况下开始尿液外溢时,测量逼尿肌的压力。

腹压/Valsalva 漏尿点压:在没有逼尿肌收缩的情况下,由于腹压增加而发生尿液漏出的膀胱内压;其测量的是尿道抵抗腹压增加的能力。在膀胱已充盈≥200mL 后,应在膀胱测压期间对其进行测试。

适应证

UDS 用于评估神经源性膀胱和尿失禁。

并发症

UDS 最常见的并发症包括尿路感染、疼痛、痉挛加剧和导尿相关的创伤。

与脊髓损伤相关的神经源性膀胱可能的尿流动力学检查结果

逼尿肌过度活动:是一种尿流动力学观察,其特征是在充盈期不自主的逼尿肌收缩,可能是自发的或诱发的[3]。

逼尿肌反射亢进:不自主、不受抑制的逼尿肌收缩。

逼尿肌反射消失:由于神经控制异常而引起的收缩。

逼尿肌-括约肌协同失调:排尿时尿道外括约肌不能放松;此外,逼尿肌收缩时,尿道括约肌间歇性或连续性不自主的收缩;是骶上脊髓损伤患者的典型表现。逼尿肌-括约肌协同失调一词一般不用于非神经疾病患者。

示例

欧洲泌尿外科协会(EAU)泌尿外科感染指南建议既往有泌尿生殖系统感染史的高危患者,在 UDS 发生前应考虑使用抗生素预防。

1.手术前 14 天进行尿液分析和培养。

2.如果出现以下情况,开始使用抗生素:

- 发现菌尿和脓尿：UDS 前 5~7 天。
- 仅菌尿：UDS 前 3 天。
- 清洁尿液样本：USD 前 1 天

3.最后一剂抗生素应是手术当天使用。

glossary.

2.美国泌尿外科协会：https://www.auanet.org/guidelines/urodynamics-guideline# x3255.

（张丽 译　陈勇 计樱莹 帅胜斌 审）

资源

1.国际尿失禁协会：https://www.ics.org/

参考文献

1. Dorsher PT, McIntosh PM. Neurogenic bladder. *Adv Urol.* 2012;2012:816274. doi:10.1155/2012/816274
2. Mahfouz W, Al Afraa T, Campeau L, et al. Normal urodynamic parameters in women. *Int Urogynecol J.* 2012;23:269–277. doi:10.1007/s00192-011-1585-y
3. Agrawal M, Joshi M. Urodynamic patterns after traumatic spinal cord injury. *J Spinal Cord Med.* 2015;38(2):128–133. doi:10.1179/2045772313Y.0000000136

第 **66** 章

轮椅

Erin Michael，Elizabeth Farrell，Meredith Linden，Philippines G. Cabahug，
Cristina L. Sadowsky，Albert C. Recio

核心定义

有严重下肢功能障碍的患者，尤其是脊髓损伤（SCI），通常需要依赖轮椅来实现独立生活和健康优化。轮椅被认为是复杂的康复技术（CRT），不同于非定制的耐用医疗设备，因为 CRT 是"①为个人特定设计、制造、单独配置、可调整或修改，以满足个人独特的医疗、躯体或功能需求和能力；②为了医疗、躯体或功能的目标，服务于残疾、疾病、受伤或其他医疗状况的人；③需要某些服务来确保适合的设计、配置和使用。"[1]专门的 CRT 确保用户通过移动来实现最大的功能独立性，同时最大限度地减少继发性并发症。

物理医学和康复医生在帮助 SCI 相关瘫痪和其他残疾患者获得最合适的轮椅和座椅系统方面发挥关键作用。本章描述了不同类型的轮椅和座椅系统，回顾了向座椅诊所转诊的适应证，并概述了 CRT 处方的流程。

轮椅和座椅系统

CRT 的处方包括电动或手动轮椅（MWC）底座和其他关键部件，包括座椅系统或组件，是为个体化用户高度定制的。处方医生应与座椅专家和供应商合作，努力为每个人配备最合适的轮椅和组件。电动轮椅（PWC）根据性能要求分为不同的"组"，而 MWC 根据重量和车轴的可调节性分为"K 代码"[2-3]。

电动轮椅组

PWC 组别越高，代表轮椅性能越高。第 2 组的 PWC 提供的电动座椅功能有限，不提供驱动轮悬架。这类 PWC 不被视为 CRT，不需要专业的座椅治疗师进行评估。它们在 PWC 类别中成本最低，但不能充分满足特殊人群的医疗和功能需求。

第 3 组和第 4 组的 PWC 可提供压力释放、位置变化和改善自我护理所需的多种电动座椅功能。其还具有改进的驱动轮悬架和减振功能，这对经受疼痛和痉挛的患者至关重要。第 3 组和第 4 组的 PWC 最能满足大多数 SCI 或其他类似残疾患者的需求。获得第 3 组和第 4 组的 PWC，需要座椅治疗师的专业评估。

研究支持结合使用多种电动座椅功能（倾斜、后仰和电动升降腿托）以实现最佳的压力释放、水肿管理[4-5]和疼痛管理[5]。这种结

合还提高了使用者执行自我照顾的能力，包括在轮椅上穿衣和膀胱管理。全天较少的转移会减少疼痛，减少转移过程中因剪切而造成的压力性损伤风险，并减轻照顾者的负担。

临床研究还表明，每天长期使用轮椅引起的全身振动与健康损害有关，包括腰痛、颈痛、肩痛、肌肉疲劳和神经损伤[6,7]。振动还可能增加患有外周或心血管疾病及多种癌症的风险[7]。第3组和第4组的PWC增加的驱动轮悬架可减振，并减少使用者的整体接触量。

手动轮椅

MMC按车架重量分类，并由K代码指定，范围为K0001~K0009[3]。对于患有SCI的轮椅依赖者，最常用的两个代码是K0004（高强度轻型，<15.42kg）和K0005（超轻型，<13.61kg）。由于铝、钛和碳纤维等材料的革新，许多超轻框架现在重量<9.07kg。

这些代码之间最重要的区别是后轮轴可调性不同。K0004的轴只能在一个平面内进行调节，由于可调性有限，K0004是成本最低的产品。K0005的轴在水平面和垂直面上都是完全可调的。此外，还可以通过K0005车轴增加外倾角。外倾角使车轮的顶部更靠近使用者，以提高推进效率。

MWC使用者上肢疼痛和损伤的风险很高。为了降低风险，SCI临床实践指南[8]建议为轮椅依赖者提供"由最轻的材料制成高强度、完全可定制的MWC"。这些指南还指出，后轮轴应"在不影响使用者稳定性的情况下尽可能向前"，后轮的位置应当是，当使用者的手放在最顶端时，其肘部屈曲100°~120°[8]。不良的车轴位置会对能量消耗、滚动阻力、推动频率和椅子占地面积产生不利影响[9]。正确的车轮位置只能通过完全可调的

轴来实现，获得该位置取决于个人，这使得K0005成为可满足使用者的医疗和功能需求的合适设备。

手动轮椅配置

MWC的配置方式对使用者的独立性和功能移动性有很大的影响。具体来说，轮子的大小和位置对轮椅的可操作性和稳定性起着重要作用。

如前所述，后轮位置不仅影响上肢健康，还影响轮椅的整体稳定性和功能。更靠前的车轮可更容易进行车轮翻转，并减轻较小的前足轮的重量。这允许使用者在多变地形进行更有效的导航。更靠后的车轮位置可以提高轮椅的稳定性，对新用户更有利。

前轮或足轮尺寸也会影响椅子的功能。较小的车轮更容易转动，但滚动阻力更大，很容易卡在裂缝中。较大的车轮转动较慢，但能更好地适应地形。4~5英寸（1英寸=2.54cm）的车轮和更宽的轮胎是很好的折中方案。

外倾角使车轮顶部更靠近，以提高效率并减少推进过程中的肩部外展，这在儿童中尤为重要。其还通过创建更宽的支撑底座来提高椅子的整体横向稳定性。外倾角确实增加了椅子的宽度（每度增加1英寸），但可能会影响通行。

这进一步强调了选择具有更高可调节性的MWC的重要性，并解释了在特殊人群中使用K0005而非K0004轮椅的合理性。

动力辅助和附加动力

可以将动力辅助或动力附加系统添加到MWC中，以补充推力或将MWC转变为PWC。电机可以安装在轮毂上，也可以安装在椅子的后轮轴上。即使有了动力辅助，推进能力仍然是必要的，而有了动力附加装

置,操纵杆就变成了驱动控制。这类系统可能适用于由于上肢力量受限、耐力差或上肢疼痛而无法进行功能性推进,但需要 MWC 的可移动性和减轻重量的患者。如果使用者不能进行有效的减压,应排除此类系统。

座椅系统

"座椅系统"是指坐垫和靠背。它可以包含许多附加组件,包括头枕、胸带、骨盆带和下肢定位器。座椅系统可提供皮肤保护、姿势支持、减轻疼痛、增强稳定性和改善功能。不合适的座椅系统会导致皮肤破裂、姿势畸形、疼痛甚至丧失独立性或参与性差[9]。合适的座椅系统选择需要全面的、多学科协作的评估和产品试用。

门诊转诊的适应证

获得新轮椅和座椅系统的过程从转诊到专门的座椅诊所开始。需要进行座椅诊所评估的适应证包括:

- 坐轮椅时姿势不良。
- 由于生长或体重增加/减少引起的轮椅不适合。
- 疼痛。
- 皮肤破裂。
- 轮椅功能不足。
- 使用者的轮椅和座椅系统状况欠佳。
- 个人功能下降,包括可步行个体经常性的跌倒或步态速度下降。
- ADL 所需时间增加或无法参与。

轮椅本身应为使用者提供尽可能高的独立性和行动能力。有效的座椅系统可提供中立的脊柱和骨盆力线、有效的上下肢支撑以及充分的压力释放。轮椅应可作为人身体的延伸部分。轮椅上的不良姿势会导致疼痛、功能丧失、压力性损伤、皮肤破裂、器官功能障碍和固定姿势异常。如果轮椅使用者目前的轮椅已不能满足其活动需要,应被转诊到专门的座椅诊所。

资料

为了获得轮椅和座椅系统,适当的医疗文件至关重要。医疗记录中的不准确或不完整的文档可能会导致订购急需设备时出现严重延误。医疗保险以及一些额外的第三方付款人有特定的文件要求, 在订购 CRT 之前必须满足这些要求。

医疗保险要求在订购动力移动设备之前与开处方的医生进行面对面(FTF)的移动评估。动力移动设备包括 PWC 或 MWC 的动力辅助/附加装置。对个人活动需求的功能评估必须详细记录在医疗记录中。尽管医生能够在来访期间提供其他医疗建议和干预措施,但文件必须反映移动性评估是来访的主要原因。

FTF 评估必须包括以下内容:身高和体重、四肢肌力和关节活动度、心肺检查和神经系统检查。在 FTF 来访期间,医生必须解释为什么成本较低的替代品(如 MWC 或辅助设备)不足以满足个人的家庭移动需求,以及动力移动设备如何让他们在家中实现至少一项必要的 ADL。

FTF 预约必须在订购动力移动设备之前的特定时间范围内完成,可以在治疗师评估之前或之后。FTF 来访的时间可能会发生变化,建议医生与设备供应商沟通具体的时间要求。

虽然现在 MWC 处方不需要 FTF 预约,但医疗文件必须支持对该设备的需求。最近的就诊记录应说明需要完全依赖 MWC 的损伤和活动限制,还应记录排除成本较低的替代品,如支撑和(或)辅助设备。一旦 CRT 供应商收到临床文件,他们将根据付款人的要求,向医生发送相应的详细订单以完成流程。这必须由医生审核并签字,并及时返回给供应商。文件不充分或延迟可能会妨碍保险的批准。

资源

1. RESNA 位置文件:https://www.resna. org/knowledge-center/position-papers-white-papers-and-provision-guides.

2. CMS 文件要求:www.CMS.gov.

(张丽 译 陈勇 计樱莹 帅胜斌 审)

参考文献

1. Ensuring access to quality complex rehabilitation technology act of 2019, H.R. 2408, 116th Cong. 2019.

2. Services CFMM. Local coverage article: power mobility devices - policy article (452498). In: Original Effective Date: 10/01/2015, Revision Effective Date: 07/22/2019.

3. Services CFMM. Local Coverage Article: Manual Wheelchair Bases - Policy Article (A52497). In: Original Effective Date 10/01/2015, Revision Effective Date: 01/01/2019.

4. Fujita D MA, Cleminson T, Kada M, et al. Using seating techniques as a preventative measure against lower limb edema—the effect of combining tilt angle and reclining mechanisms on wheelchairs. *J Phys Ther Sci*. 2010;22(4):437–441.

5. Dicianno BE, Lieberman J, Schmeler MR, et al. Rehabilitation Engineering & Assistive Technology Society (RESNA) position on the application of tilt, recline and elevating leg rests for wheelchairs: 2015 current state of the literature. *Assist Technol*. 2015;27(3):193–198.

6. Garcia-Mendez Y, Pearlman JL, Boninger ML, Cooper RA. Health risks of vibration exposure to wheelchair users in the community. *J Spinal Cord Med*. 2013;36(4):365–375

7. Krajnak K. Health effects associated with occupational exposure to hand-arm or whole body vibration. *J Toxicol Environ Health B Crit Rev*. 2018;21(5):320–334.

8. Paralyzed Veterans of America Consortium for Spinal Cord Medicine. Preservation of upper limb function following spinal cord injury: a clinical practice guideline for health-care professionals. *J Spinal Cord Med*. 2005;28(5):434–470.

9. Budai M, Farrell E, Michael E. Manual wheelchair configuration and seating considerations in the spinal cord injury population. *Curr Phys Med Rehabil Rep*. 2018;6:204–211.

索 引